经阴道超声诊断学

（第 3 版）

常 才 主编

科学出版社

北京

内 容 简 介

本书介绍了经阴道超声诊断的基本原理、操作方法、临床应用的适应证和禁忌证，从临床及病理学角度分析了妇产科常见病、多发病的特点，并与经阴道超声声像图特征做比较，系统地描述了经阴道超声在妇产科临床上的应用价值。本书在第 2 版基础上精选 700 多幅超声图片，同时编入了最新的超声造影和三维超声方面的内容，适于从事妇产科临床、超声诊断工作者及医学院校师生阅读和参考。

图书在版编目 (CIP) 数据

经阴道超声诊断学／常才主编. —3 版. —北京：科学出版社，2016.3
ISBN 978-7-03-047386-8

Ⅰ. 经… Ⅱ. 常… Ⅲ. 妇产科病-超声波诊断 Ⅳ. R710.4

中国版本图书馆 CIP 数据核字（2015）第 033323 号

责任编辑：沈红芬／责任校对：郭瑞芝
责任印制：肖　兴／封面设计：黄华斌

科学出版社出版

北京东黄城根北街 16 号
邮政编码：100717
http://www.sciencep.com

北京通州皇家印刷厂 印刷

科学出版社发行　各地新华书店经销

*

1999 年 8 月第　一　版　　开本：787×1092　1/16
2016 年 3 月第　三　版　　印张：25 1/4
2023 年 7 月第十次印刷　　字数：600 000

定价：198.00 元
（如有印装质量问题，我社负责调换）

《经阴道超声诊断学》第3版
编写人员

主　　编　常　才
副 主 编　严英榴
编写人员　(按姓氏汉语拼音排序)

常　才　教授　复旦大学肿瘤医院超声医学科

陈　萍　教授　上海市第一妇幼保健院超声医学科

程　琦　教授　广州军区总院超声医学科

李燕东　教授　北京复兴医院超声医学科

宁　燕　教授　复旦大学附属妇产科医院病理科

牛建梅　教授　上海交通大学医学院附属国际和平妇幼保健院
　　　　　　　　超声医学科

任芸芸　教授　复旦大学附属妇产科医院超声医学科

孙　莉　教授　复旦大学附属妇产科医院超声医学科

汪源源　教授　复旦大学

王莎莎　教授　广州军区总院超声医学科

王威琪　院士、教授　复旦大学

王彦林　教授　上海交通大学医学院附属国际和平妇幼保健院

严英榴　教授　复旦大学附属妇产科医院超声医学科

杨秀雄　教授　新加坡竹脚妇幼医院

张　丹　教授　北京复兴医院超声医学科

张　晶　教授　解放军总医院介入超声科

张冰松　教授　解放军总医院介入超声科

周先荣　教授　复旦大学附属妇产科医院病理科

周毓青　教授　上海市长宁区妇幼保健院超声医学科

顾　问

张珏华　教授　复旦大学附属妇产科医院

闻　悭　教授　上海市第六人民医院

凌梅立　教授　上海市第一妇幼保健院

序 言 一

　　女性的内生殖器官是软组织器官，在 X 线下是不显影的，但是超声检查不但能显示大部分妇科疾病的组织，而且对其具有较高的分辨率。因超声检查无损伤（或损害甚微），对监察和评估胎儿在子宫内的生长发育和宫内安危情况有利，故现今超声检查对妇产科的诊断很重要。

　　经阴道超声检查为妇产科经腹部超声检查的一项发展，其所使用探头经过阴道检查盆腔器官和组织，其分辨率更高；对子宫内膜的病灶和卵巢内组织的变化的显示均优于经腹部超声检查，而且检查时无须充盈膀胱，故更方便。

　　近年来，随着妇产学科发展的需要，又进一步开展了介入性超声。这是在超声仪探头上装上可在超声显示下同时插入腹腔的针头，可对盆腔器官的某部进行穿刺检查，进行诊断或治疗。目前，这种技术已较广泛地应用于医学助孕，以评估卵的成熟度并直接获取所需之卵子。

　　《经阴道超声诊断学》一书的编写者均为在妇产科超声诊断方面有造诣的专家。他们主要是根据自己的经验和资料对经阴道超声的应用、适应证、禁忌证和方法作系统的介绍，对三维超声、宫内超声和超声造影也作了介绍。因此，该书可作为妇产科临床医师和超声工作者较好的参考书。

郑怀美

复旦大学附属妇产科医院

序 言 二

　　腔内超声（endoluminal ultrasound）为超声诊断发展中的前沿分支之一。经阴道超声（transvaginal ultrasound）为腔内超声的一个重要组成部分。而从妇产科专科衡量，经阴道超声是超声诊断中的一个更能解决临床实际、推动高科技研究的重要技术。

　　经阴道超声需使用特别的阴道内探头，其设计制造各异。由于缩短了探头与受检组织器官间的声路距离，降低声衰减，所以可采用高频探头，提高图像分辨率。使用频率通常在 5 ~ 10 MHz。为解决分辨率与穿透力之间的矛盾，可采用多频（或变频）探头。经阴道超声目前可分二维、彩色血流成像及三维成像三大类，给临床提供各种切面图形、立体空间组图及血流动力学信息，可利用上述各种图形及信息进行疾病分析、介入性超声诊断及介入性超声治疗。

　　该书对经阴道超声的发展史、超声诊断原理及对人体与胎儿的作用、女性内生殖器超声解剖、妇科疾病超声诊断、妊娠生理及病理的超声表现、女性计划生育、妇科介入性超声、助孕技术中介入性超声的应用等，作了详细的描述；对经阴道超声下超声造影及阴道三维超声等也作了介绍。

　　该书的内容密切结合临床，系作者们多年来专业技术和经验的宝贵结晶；内容丰富、图文并茂，为一部甚有价值的、系统性的超声诊断专著。

徐智章

复旦大学附属中山医院

目　　录

第一章　妇产科经阴道超声的发展史

超声诊断技术应用于临床已有几十年的历史。随着超声诊断仪器及诊断技术的不断发展，从最早的 A 型超声、B 型超声、M 型超声，发展到目前的多普勒超声、彩色血流成像技术、腔内超声、介入性超声、三维超声立体成像，同时超声灰阶度的提高和实时显像技术的加强，使得超声检查为临床提供更多、更确切的诊断信息。超声诊断技术是妇产科临床不可缺少的一项辅助诊断技术，而腹部超声正成为目前妇产科超声检查的最常见方法和手段。阴道超声则为妇产科超声技术提供了很好的检查途径，使后盆腔肿块、宫腔内疾病、早孕、卵泡监测等比腹部超声更能明确诊断，提高了超声诊断率。

阴道超声是指将超声探头直接放置在阴道内进行超声检查的一种方法。在我国超声发源地——上海，于 20 世纪 60 年代初，上海超声协作组已开展了应用 A 型超声仪进行阴道超声检测，检查者用指套套住金属的探头，放入阴道内进行检查，主要检查宫颈癌病变的波形特征。以后直接用笔式探头放入阴道内检查。

1964 年，我国燕山等用 A 型 5MHz 腔内探头（固定式或指环式）经阴道或宫腔内做 A 型超声检查。

1983 年 Popp LW 等、1984 年 Schwiner SR 等使用 B 型超声仪的专用阴道探头进行阴道内超声检查，观察盆腔解剖、正常生殖器的结构。1985 年 Schwimer SR 等报道用经阴道超声监测卵泡，能精确测量其大小。1985 年 Cohen J 等也开展了经阴道超声监测卵泡。1986 年 Brown JE 等报道，用经阴道超声观察孕妇宫颈，观察子宫内外口、子宫下段及诊断胎盘低置。1986 年 Davis FA 等报道用经阴道超声观测盆腔积液。1986 年 Feichtinger W 等首先报道在经阴道超声引导下经阴道穿刺取卵取代腹腔镜下取卵。

最初几年经阴道超声未能广泛应用，文献报道不多，涉及面也不广。1987 年以后文献报道逐步增多，多用于 IVF 穿刺取卵，如 Kemeter P、Michelmann HW、Schulman JD、Wikland M 等所报道。1987 年 Reuss A 等报道用经阴道超声观察孕 10 周胎儿除外囊性淋巴瘤。1987 年，Timor-Tritsch IE 等用经阴道超声观测输卵管，Granberg S 等将其用于测量卵巢体积，Wikland M 等将其用于诊断子宫腺肌病。1988 年后文献报道面逐步扩大，如用经阴道超声观察胚胎结构可比腹部超声早发现 5～7 天。其他，有观察测量黄体血流、前置胎盘、卵巢体积、输卵管妊娠、卵巢癌、子宫内膜、早孕等。对绝经后妇女子宫内膜变化的观察有较多文献报道，有作者认为经阴道超声可作为绝经后妇女常规普查的手段，以排除卵巢及子宫肿瘤。

随着介入性超声在妇产科临床的应用，经阴道超声引导下穿刺，不仅用于取卵，还用于未破裂输卵管妊娠穿刺、卵巢活检、卵巢囊肿及盆腔脓肿等的穿刺。

1988 年，Baber D 等应用经阴道彩色多普勒超声观察 IVF 患者的黄体血流。以后，彩色血流成像技术的发展，使经阴道超声可用于观察早孕、卵巢肿瘤、孕期母儿循环、前置胎盘、不孕妇女子宫卵巢血流、绝经后妇女附件肿块、输卵管妊娠等，为经阴道超声增加了血流信息。进入 21 世纪后，超声造影技术和弹性超声技术相继应用于妇科，为了解内生殖器官的微循环、血流灌注、组织硬度变化提供了新的参数。

我国于 1986 年开始应用 B 型经阴道超声。开始几年未能得到广泛应用，仅用于卵泡监测。1987 年开始做卵巢内膜样囊肿、卵泡等经阴道超声引导下穿刺。1988 年张珏华等报道介入性超声在妇产科的临床应用，已将经阴道超声应用于妇科肿块穿刺。1990 年张珏华等发表经阴道超声检查在妇产科的临床应用，对 504 例妇产科各类疾病进行经阴道超声检查，其中包括卵泡监测，检查子宫肌瘤、盆腔肿块、异位妊娠、宫内妊娠、子宫畸形、绝经后阴道流血、骨盆测量等，并报道了 63 例经阴道超声引导下穿刺各种病例，包括卵巢内膜样囊肿、卵泡、包裹性积液等。1990 年，唐建华等报道了经阴道超声诊断宫外孕。1990 年，严英榴等报道了超声引导下穿刺术在妇产科的应用，其中大部分为经阴道超声引导下穿刺。1990 年，张珏华又报道了经阴道超声引导下穿刺取卵及盆腔肿块穿刺抽吸。1991 年，张援胜等报道了经阴道超声对子宫内膜的初步观察。1991 年，张玉等报道了经阴道超声在妇产科的应用。1991 年，陈子江等报道了经阴道超声监测卵泡。1992 年，宋伊丽等报道了经阴道超声诊断宫外孕。1992 年，叶蓉等报道了经阴道超声引导下异位妊娠胚囊穿刺注药。

1993 年 4 月，在武汉召开的第七届中日超声学术交流会议上，有多位作者交流了经阴道彩色多普勒超声在妇产科的应用情况，如陈常佩、俞雯、肖蔚、张珏华、贺江勇等。其中，肖蔚在日本进修期间与竹内合作研究了经阴道彩色多普勒超声检测子宫动脉血流变化，并在 1993 年发表了论文。1993 年，肖蔚等又报道了经阴道彩色多普勒超声诊断卵巢肿瘤。1994 年，张珏华等报道了经阴道彩色多普勒超声在妇产科的应用，对彩超在诊断子宫内膜癌、滋养细胞肿瘤、卵巢早衰、子宫肌瘤、卵巢肿瘤等疾病诊断中的作用进行了探讨。1994 年，张珏华等报道了经阴道宫腔内超声在妇产科的应用。

此后，经阴道超声及经阴道彩色多普勒超声的应用日趋普遍，各类报道逐渐增多。1994 年，高林等报道了经阴道超声诊断妇科肿块，于兰等报道了经阴道超声检查诊断卵巢肿瘤的价值，黄黎明等报道了经腹及经阴道超声联合应用在妇产科中的作用，谷春霞等报道了经阴道超声在内膜病变中的鉴别诊断作用，刘全英等应用经阴道超声对宫颈病变进行了观察，叶美美等应用经阴道超声观察妊娠晚期子宫颈成熟度，王命强等应用经阴道超声引导下注射甲氨蝶呤成功治疗了胚胎存活的宫颈妊娠，姜春峰等报道了经阴道超声在子宫内膜异位症中的应用，等等。1995 年，胡淑芳等应用经阴道彩色多普勒超声观测了卵巢动脉 PI、RI 的变化。1996 年，陈欣林等报道了经阴道彩色多普勒超声诊断早孕的研究。1996、1997 年，有关经阴道超声检查的文献增多，包括经阴道超声观察子宫内膜厚度、诊断异位妊娠（包括卵巢妊娠、宫角妊娠）、盆腔肿块、卵巢肿块等。

经阴道超声检查自从进入临床应用以来，已成为妇产科超声检查必不可少的重要手段之一；经阴道超声引导下穿刺已成为目前妇产科临床首选及常用的穿刺方法。经阴道超声的发展及应用是妇产科超声诊断技术的一大发展，也是妇产科临床诊断的一大发展。

超声造影技术、三维超声技术和弹性超声技术的应用，为经阴道超声检查途径增添了新的方法和技术，改变传统诊断方法和理念。如三维超声技术在宫腔发育异常的诊断、输卵管超声造影中的应用，使得观察和评估更加直观、简单。超声造影技术的推广为评价妇科内生殖器官微循环奠定了基础。弹性超声的出现可以直观地了解子宫、卵巢等组织器官硬度变化，对疾病的诊断和鉴别有一定的帮助和价值。

随着计算机技术和精细加工技术的不断发展与提高，超声设备不断向小型化、简便化发展，微小或手掌（口袋）超声仪器的出现，已经将传统的超声诊断和治疗技术推向更为广阔的领域。预计不远的将来，超声设备将出现两极分化，可以简单地分为查房用超声设备和诊断治疗用超声设备。临床用查房用超声设备在功能上具备最基本的要求，能满足基本的大小测量、血流观察等常规超声检查条件，最为重要的是设备向小型、轻便化和携带方便发展，使得临床医生可以将超声设备放置在口袋中，达到在任何场合或环境下进行超声观察的目的，在日常工作中可以应用在查房中，了解脏器大小、血流情况等，并完成病程记录，代替以往临床医生的听诊、触诊和叩诊功能。诊断治疗用设备将更加专业化、功能更加全面，从而满足临床不同工作、科研等需求，并为临床提供详细的超声检查、诊断和治疗报告书。

（常　才　张珏华）

参 考 文 献

常才. 2000. 宫腔形态与不孕症的超声诊断价值探讨. 上海医学，23（10）：627.

常才. 2012. 妇科肿瘤超声诊断，中国癌症杂志，22（6）：447.

陈常佩，陆兆龄，刘敦云，等. 1993. 经阴道彩色多普勒超声对绝经后出血诊断的价值. 第七届中日超声医学学术交流会论文汇编，180.

陈欣林，芦劲，朱文钟，等. 1996. 经阴道二维彩色血流多普勒在早期妊娠的研究. 中国超声医学杂志，12（3）：24～26.

陈子江，苏应宽. 1991. 经腹及经阴道 B 超监测卵泡发育的评估. 中国超声医学杂志，7（3）：159.

戴晴，刘真真，姜玉新等. 2006. 经阴道超声造影在附件包块诊断中的应用研究. 中华超声影像学，15（9）：693.

段兴普. 1992. TVS 在妇产科应用（综述）. 中级医刊，（7）：41～44.

高林，侯秀昆. 1994. 应用经阴道超声诊断妇科肿物. 大连医学院学报，16（4）：291～292.

谷春霞，何方方，向红，等. 1994. 阴道超声测量子宫内膜厚度用于内膜病变的鉴别诊断. 中华妇产科杂志，29（12）：720～723.

胡淑芳. 1995. 经阴道彩色多普勒超声观测卵巢动脉 PI、RI 与卵巢功能变化的关系. 铁道医学，23（1）：45～46.

黄黎明. 1994. 经腹与经阴道超声联合探测在妇产科中的作用. 皖南医学院学报，13（4）：366～367.

姜春峰，胡述德，蔡立庆. 1995. 经阴道超声扫描在卵巢子宫内膜异位中的应用. 医学影像学杂志，5（4）：201～203.

刘全英，谭旭燕，缪青. 1994. 阴道超声扫描对宫颈癌病变范围的观察. 江苏医药，20（12）：727～728.

唐建华，罗小叶，詹林，等. 1990. 经阴道超声探查诊断早期宫外孕. 中国超声医学杂志，6（1）：50.

王命强. 1995. 经阴道超声扫描引导下局部注射甲氨蝶呤成功治疗胚胎存活的子宫颈妊娠. 前卫医学情报，11（3）：108～109.

王莎莎，李叶阔，程琪. 2010. 经阴道三维超声造影重建技术评价输卵管通畅性的初步探讨. 中国超声医学杂志，26（10）：932.

肖蔚，闻恽，张莲华，等. 1993. 经阴道彩色多普勒超声诊断盆腔肿瘤良恶性的价值. 中国超声医学杂志，9（4）：240.

肖蔚，闻恽，张莲华，等.1993. 经阴道彩色多普勒超声诊断盆腔肿瘤良恶性的价值. 第七届中日超声医学学术交流会论文汇编，182.

肖蔚，竹内久弥.1993. 利用经阴道彩色多普勒法探讨子宫动脉的血流动态变化. 中国超声医学杂志，9（3）：179.

严英榴，张珏华，朱关珍.1990. 超声引导下穿刺术在妇科的应用. 中国医学影像技术，6（2）：37.

叶美美，翁霞云.1994. 应用阴道超声波观察妊娠晚期子宫颈成熟度. 中华妇产科杂志，29（11）：657～659.

叶蓉，张珏华，严英榴.1992. 超声引导下异位妊娠胚囊穿刺注药. 中国医学影像技术，8（2）：19.

于兰，石梅，何晓齐，等.1994. 阴道超声检查对卵巢肿瘤的诊断价值. 新疆医学，24（4）：201～203.

俞雯，王军燕，盛建恒，等.1993. 经阴道彩色多普勒在子宫肿瘤的应用. 第七届中日超声医学学术交流会论文汇编，181.

张珏华，常才，严英榴，等.1994. 阴道内彩色多普勒超声在妇产科的应用. 中国医学影像技术，10（1）：26.

张珏华，常才.1994. 宫腔内超声在妇产科的应用. 中国医学影像技术，10（增刊）：35.

张珏华，严英榴，郭红卫.1988. 妇产科疾病的介入性超声检查（104例分析）. 上海医学，11：568.

张珏华，严英榴.1990. 经阴道超声探查在妇产科的临床应用例（504例分析）. 中国医学影像技术，6（2）：35.

张珏华.1990. 超声引导下穿刺取卵. 实用妇产科杂志，6：239.

张珏华.1990. 盆腔肿块的穿刺抽吸与细胞学检查. 实用妇产科杂志，6：240.

张珏华.1992. 介入性超声在产科的应用. 实用妇科与产科杂志，8（2）：93.

张玉，曹铁生.1991. 经阴道超声探测在妇产科的应用. 中国超声医学杂志，7（1）：33.

Alfirevic Z, Kurjak A. 1990. Transvaginal color Doppler ultrasound in normal and abnormal early pregnancy. J Perinat Med, 18：173～180.

Baber RD, McSweeney MB, Gill RW, et al. 1988. Transvaginal pulsed Doppler ultrasound assessment of blood flow to the corpus luteum in IVF patients following embryo transfer. Br J Obstet Gynaecol, 95：1226.

Bonilia Musoles F, Ballester MJ, simon C, et al. 1993. Is avoidance of surgery possible in patients with preimenopausal ovarian tumors using transvaginal ultrasound and duplex color Doppler sonography? J Ultrasound Med, 12（1）：33～39.

Bourne T, Campbell S, Steer C, et al. 1989. Transvaginal colour flow imaging：a possible new screening techique for ovarian cancer. BMJ, 299（6712）：1367～1370.

Bree RL, Edwards M, Bohm-Velez M, et al. 1989. Transvaginal sonography in the evaluation of normal early pregnancy：Correlation with HCG level. AJR Am J Roentgenol, 153：75～79.

Brown JE, Thieme GA, Shah DM, et al. 1986. Transabdominal and transvaginal endosonography：Evaluation of the cervix and lower uterine segment in pregnancy. Am J Obstet Gynecol, 155：721～726.

Cohen J, Serkine AM, Solal PH, et al. 1985. Results of preparatory surgery for in vitro fertilization with embryo transfer. J Gynecol Obstet Biol Reprod Paris, 14（2）：223～225.

Coleman BG, Arger PH, Grumback, et al. 1988. Transvaginal and transabdominal sonography：Prospective comparison. Radiology, 168：639～643.

Davis FA, Gosink BB. 1986. Fluid in the female pelvis, cyclic patterns. J Ultrasound Med, 5：75～80.

Farine D, Fox HE, Jacobson S, et al. 1988. Vaginal ultrasound for diagnosis of placenta previa. Am J Obstet Gynecol, 159：566～569.

Feichtinger W, Kemeter P. 1986. Ultrasonically guided follicle aspiration as the method of choice for oocyte recovery for in vitro fertilization. In：Proceedings of the Fourth World Congress on IVF, Melbourne. New

York：Plenum Press.

Feichtinger WE，Kemeter P . 1987. Conservative treatment of ectopic pregnancy by transvaginal aspiration under sonographic control and methotexate injection. Lancet，ii：381 .

Fleischer AC，Mendelson EB，Bohm- Velez M，et al. 1988. Transvaginal and transabdominal sonography of the endometrium. Semin US CT MR，9：81～101.

Fleischer AC，Rodgers WH，Rao BK，et al. 1991. Assessment of ovarian tumor vascularity with transvaginal color Doppler sonography. J Ultrasound Med，10：563～568.

Fornage BD，O'Keeffe F. 1990. Ultrasound- guided transvaginal biopsy of malignant cystic pelvic mass. J Ultrasound Med，9（1）：53～55.

Granberg S，Wikland M. 1987. Comparison between endovaginal and transabdominal transducers for measuring ovarian volume. J Ultrasound Med，6：649～653.

Hay DL，de Crespigny LC，Mckenna M，et al. 1989. Monitoring early pregnancy with transvaginal ultrasound and chorioginadotrophin levels. Aust N Z J Obstet Gynaecol，29（2）：165～167.

Higgins RV，van Nagell JR，Donaldson ES，et al. 1989. Transvaginal sonography as a screening method for ovarian cancer. Gynecol Oncol，34：402～406.

Kemeter P，Feichtinger W. 1986. Transvaginal oocyte retrieval using a transvaginal sector scan probe combined with an automated puncture device. Human Reprod，I（1）：21～24.

Khaw KT，Walker WJ. 1990. Ultransound guided fine needle aspiration of ovarian cysts：Diadnosis and treatment in pregment and nonpregnant women. Clin Radiol，41：105～108.

Kurjak A，Kupesic Urek S，Schulman H，et al. 1991. Transvaginal color flow Doppler in the assessment of ovarian and uterine blood flow in infertile women. Fertil Steril，56（5）：870～873.

Kurjak A，Miljan M，Zalud I. 1990. Transabdominal and transvaginal color Doppler in the assessment of feto- maternal circulation during all three trimesters of pregnancy. Eur J Obstet Reprod Biol，36：240～247.

Kurjak A，Schulman H，Sosic A，et al. 1992. Transvaginal ultrasound，color flow，and Doppler waveform of the postmonopausal adnexal mass. Obstet Gynecol，80（6）：917～921.

Menard A，Crequat J，Mandelbrot L，et al. 1990. Treatment of unruptured tubal pregnancy by local injection of methotrexate under transvaginal sonographic control. Fertil Steril，54：47～50.

Mendelson EB，Bohm- Velez M，Neiman HL，et al. 1988. Transvaginal sonography in gynecologic imaging. Semin US CT MR，9：102～121.

Michelmann HW，Tinnerberg HR，Weisner D，et al. 1987. Transvaginal ultrasound- controlled follicle puncture within the scope of human in vitro fertilization. Geburtshilfe Frauenheilkd，47（9）：619～622.

Nasri MN，Shepherd JH，Setchell ME，et al. 1991. The role of vaginal scan in measurement of endometrial thickness in postmenopausal women. Br J Obstet Gynaecol，98（5）：470～475.

Neiger R，Bailey S，Wall AM，et al. 1989. Diagnosis of ectopic pregnancy using transvaginal ultrasound scanning. J Reprod Med，34（1）：52～54.

Neiman HL，Mendelson EB. 1988. Ultrasound of the ovary. In Callen PW：Ultrasonography in Obstetrics and Gynecology. Philadelphia：WB Saunders，423～446.

Nelson LH，Melone PJ，King M. 1990. Diagnosis of vasa previa with transvaginal and color flow Doppler ultrasound. Obstet Gynecol，76（3 pt2）：506～509.

Randall JM，Fisk NM，Mc Tavish A，et al. 1989. Tansvaginal ultrasonic assessment of endometrial growth in spontaneous and hyperstimulated menstrual cycles. Br J Obstet Gynaecol，96（8）：954～959.

Reuss A，Pijpera L，van Swaaij E，et al. 1987. First- trimester diagnosis of cystic hygroma using a vaginal ultrasound transducer. Eur J Obstet Gynecol Reprod- Biol，26（3）：271～273.

Rodriquez MH，Platt LD，Medearis AL，et al. 1988. The use of transvaginal sonography for evaluation of postmonopausal ovarian size and morphology. Am J Obstet Gynecol，159：810～814.

Russell J，de Cherney A，Hobbins J. 1987. A new transvaginal probe and biopsy guide for oocyte retrieval. Fertil Steril，47：350～352.

Schulman JD，Dorfmann AD，Jones SL，et al. 1987. Outpatient in vitro fertilization using transvaginal ultrasound-guided oocyte retrieval. Obstet Gynecol，69（4）：665～668.

Schwimer SR，Lebovic J. 1985. Transvaginal pelvic ultrasounography：accuracy in follicle and cyst size determination. J Ultrasound Med，4：61～63.

Schwimer SR，Rothman CM，Lebovic J，et al. 1984. The effect of ultrasound coupling gels on sperm motility in vitro. Fertil Steril，42：946～947.

Schwimer SR，Lebovic J. 1984. Transvaginal pelvic ultrasounography. J Ultrasound Med，3：381～383.

Shoupe D，Mishell DR Jr，Lacarra M，et al. 1989. Correlation of endometrial maturation with four methods of estimating day of ovulation. Obstet Gynecol，73（1）：88～92.

Teisala K，Heinonen PK，Punnonen R，et al. 1990. Transvaginal ultrasound in the diagnosis and traetment of tube-ovarian abscess. Br J Obste Gynaecol，97（2）：178～180.

Tekay A，Jouppila P. 1992. Color Doppler flow as an indicator of trophoblastic activity in tubal pregnancies detected by transvaginal ultrasound. Obstet Gynecol，80（6）：995～999.

Timor-Tritsch IE，Rottem S. 1987. Transvaginal ultrasonography study of the fallopian tube. Obstet Gynecol，70：424～428.

van Sonnenberg E，D'Agostino HB，Casola G，et al. 1991. US-guided transvaginal drainage of pelvic abscesses and fluid collections. Radiology，181：53～56.

Wikland M，Enk L，Hammmarberg K，et al. 1987. Use of a vaginal transducer for oocyte retrieval in an IVF/ET program. J Clin Ultrasound，15：245～251.

Wikland M，et al. 1987. Gray scale ultrasonography in the diagnosis of endometriosis and adenoymyosis. AJR Am J Roentgenol，132：87～90.

第二章　超声诊断原理

超声医学和医学超声是研究超声波与人体组织相互作用的规律并在医学上加以应用的学科，它是生物学、医学、声学和工程技术学科相结合的产物。随着电子学、计算机等工程技术的迅速发展，超声技术已被广泛应用于医学领域。而属于超声医学的超声诊断，是超声医学的重要组成部分，它是研究如何利用人体组织声学特性差异等超声的物理特性，以一定的方式探查和诊断组织疾病的学科。其中，超声波在人体组织中的传播规律及其诊断信息的提取构成了超声诊断的物理基础。

超声技术渗透到医学领域始于20世纪30年代到40年代。20世纪40年代末发表的将脉冲超声波用于脑部疾病诊断的论文，是最初的 A 型超声诊断技术，从此以后，A 型超声诊断仪在临床上得到广泛的应用。不久，B 型超声、M 型超声和超声多普勒诊断法相继出现。特别是20世纪70年代开始，随着计算机、微电子和其他技术的发展及其在医学超声领域的应用，B 型成像技术发展更加迅速，并在临床诊断中占有十分重要的地位。20世纪80年代初，又有脉冲多普勒技术和彩色多普勒技术相继问世，使得超声诊断的方法更加丰富。

妇产科超声诊断作为医学超声诊断的一个组成部分，经阴道超声诊断作为妇产科超声诊断的组成部分，均既有其区别于其他科室超声诊断的特殊性，也有其在超声诊断本质原理上的共性。本章将主要介绍超声诊断的基本原理。

第一节　超声波的基本概念

物体在平衡位置附近做来回往复的运动称为机械运动，机械运动在介质中的传播称为机械波，机械波和电磁波构成了波动（振动在介质中的传播）的两个主要类型。产生波动必须有两个条件：一是要有波源的振动系统，二是要有能够传播振动的介质。而我们讨论的超声波则是机械波的一种。

一、声波的传播速度

声波在介质中的传播速度，简称为声速。它是指机械波的某一个振动相位在介质中的传播速度，单位为 m/s（米/秒）。由于声的传播依赖于介质的惯性和弹性，因此超声波在不同惯性和弹性的介质中传播时，其声速也是各不相同的。但是对人体软组织（如血液、脂肪、肌肉、心、脑和肝、肾）来说，它们的声速大致相等，都在 1500 m/s 左右。这也是目前各种超声仪器在检测脏器时所引入的假设，而实际上各种软组织的声速有5%左右的差异。因此，在超声诊断时，若能将各种软组织的声速差异也考虑进去，则对脏器的探测精度将更高。

二、声波的频率、波长和周期

频率是声波的一个常用参数，指单位时间内质点振动的次数，单位为 Hz（赫兹）。在波动的同一传播方向上，相邻的两个相位相差 2π 的质点，其振动的步调是完全一致的，它们之间的距离恰好是一个完整的波的长度，称为波长。波动传过一个波长的距离所需要的时间，也就是一个完整的波经过某一个质点所需要的时间，称为波的周期。可见，声波的频率和周期互为倒数的关系。

质点每振动一次将前进一个波长 λ 的距离，质点在单位时间内振动次数为 f，也就是说单位时间内波前进了 $f\lambda$ 的距离，而根据声速的定义，单位时间内波前进的距离就是声速 C，因此得到声速 C 与声波的波长 λ、频率 f 的关系为

$$C = f\lambda$$

声音的频率在 20 Hz ~ 20 kHz，这是人的耳朵可以听到的频率范围。当波动的频率低于 20 Hz 或高于 20 kHz 时，人的耳朵都无法听见。前者称为次声，后者称为超声。目前医学诊断中所用的超声的频率一般为 2.5 ~ 20 MHz，因此，在人体软组织中传播时的波长大致为 0.075 ~ 0.6 mm。

三、声特性阻抗

声特性阻抗是声波在介质中传播的一个十分重要的参量，和声波的传播过程有着很大的关系，许多超声技术之所以能得以应用都和声特性阻抗有关。一般而言，在无衰减的平面波的情况下，声特性阻抗 Z 是一个与频率无关的实数，它可定义为介质的密度 ρ 和介质中声速 C 的乘积：

$$Z = \rho C$$

但是，当考虑介质的衰减时，声特性阻抗一般而言应是一个与频率有关的复数，好在对人体软组织而言，声特性阻抗仍可近似为 ρ 与 C 的乘积。声特性阻抗可以反映介质的密度和弹性，不同的介质由于密度和弹性的不同，可以有不同的声特性阻抗。人体软组织的声特性阻抗平均值大致为 1.63×10^5 g/(cm^2·s)，而体内的骨头却有较大的声特性阻抗，一般可达 5.57×10^5 g/(cm^2·s)。

四、声强和声压

声强和声压可以描述声波在介质中传播的强弱。当声波在介质中传播时，声波的能量也从介质中的一个体积通过邻近的体积元向远处传播开去。我们把单位时间内通过垂直于声波传播方向单位面积的能量称为能流密度，也称为波的强度，即声强，用 I 表示，单位为 W/cm^2（瓦特/平方厘米）。声强在物理上还可以理解为单位面积上被照射或发出的声功率，而声压是指介质中有声波传播时的压强与没有声波传播时的静压强之差。声强 I 和声压 P、特性阻抗 Z 之间存在以下关系：

$$I = P^2/Z$$

第二节　超声医学的声学基础

超声波作为机械波的一种，它的产生同样要有振源（声源）和传播声波的介质。在超声医学中，声源是超声换能器，俗称超声探头；传播声波的介质主要指人体的组织和器官。下面分两个方面介绍超声诊断的声学基础。

一、超声波在人体组织中传播的基本规律

研究超声和人体组织相互作用的规律是超声医学的内容之一，这些相互作用包括与组织特性阻抗、声速有关的超声波的反射、折射、散射和衰减。

（一）超声波在组织界面的反射和折射

在医学超声中，所有超声仪器都是基于声波在各种组织中传播时所显示的特性，其中相当重要的是声波在两种特性阻抗不同的界面上的反射。当声波从一种特性阻抗的介质进入另一种不同特性阻抗的介质时，有一部分能量被界面反射回来，而其余的能量则进入界面另一侧的介质中。下面分两种情况来讨论超声波在传播过程中的反射和折射现象。

1. 垂直入射时的反射与折射　当声波从一种介质自上而下垂直入射到第二种介质的分界面上时，所产生的反射波将在第一种介质中自下而上反向传播，而折射波则在第二种介质中开始自上而下传播。假设两种介质的特性阻抗分别为 Z_1 和 Z_2，则有

声压反射系数 $r_p =$ 反射波声压/入射波声压 $= (Z_2 - Z_1)/(Z_2 + Z_1)$

声压折射系数 $\tau_p =$ 折射波声压/入射波声压 $= 2Z_2/(Z_2 + Z_1)$

声强反射系数 $r_I =$ 反射波声强/入射波声强 $= r_p^2$

声强折射系数 $\tau_I =$ 折射波声强/入射波声强 $= 4Z_1 Z_2/(Z_2 + Z_1)^2$

声特性阻抗差 $\Delta Z = Z_2 - Z_1$

下面分几种情况讨论声波在组织中的传播：

（1）$Z_1 = Z_2$ 时，$r_p = r_I = 0$，$\tau_p = \tau_I = 1$，这说明当两种介质的特性阻抗相同或很接近时，在它们的分界面上将不发生反射，即没有回波，声波全部透射，似乎该分界面不存在一样。

（2）$Z_2 > Z_1$ 时，$r_I > 0$，说明发生了反射。

（3）$Z_2 \gg Z_1$ 时，这种情况发生在超声波从空气入射到组织中，或从软组织入射到骨骼、结石等声特性阻抗很大的介质中。这个时候，$r_I \approx 1$，$\tau_I \approx 0$，这说明声波几乎全部反射，没有透射。这种现象称为全反射。因此，当超声在人体中传播遇到空气或含气脏器时，反射强烈，回波幅度很大，出现亮点。同时由于折射的声波能量减少，在显示屏上将很难看到空气或含气脏器后方的组织。

（4）$Z_2 \ll Z_1$ 时，这种情况发生在超声波从组织入射到空气中，或从声特性阻抗很大的介质入射到软组织中。与上一种现象相似，此时也发生全反射。

可见两种介质的特性阻抗相差越大，反射越强。同时由于能量守恒，入射波的能量总等于反射波的能量和折射波的能量之和。反射越强，进入第二种介质的折射波的能量将

越小。

被界面反射的声波给我们带回来了界面位置和形状等重要信息，使人们可以利用这些信息进行超声的诊断。而透射进去的那一部分声波，将在第二种介质中继续传播，探索更深处组织的情况。

三层相邻介质的垂直入射情况也是常见的。例如，压电晶体材料、面材和人体软组织构成了一个三层介质，超声探头、超声耦合剂和人体软组织也构成了一个三层介质。此时需要研究的问题是，第一种介质中的超声波有多少可以通过第二种介质进入第三种介质，而且在什么条件下进入第三种介质的超声能量最多。理想情况下，第一种介质的超声能量全部进入第三种介质，此时第二种介质称为透声层或阻抗匹配层。

经过理论计算，透声层的条件是：厚度 d 为波长的 1/4，特性阻抗为两边特性阻抗乘积的平方根。当将超声探头放在人体上探测时，由于探头晶体的特性阻抗和人体组织的差异将引起超声波的反射，使晶体发射的超声不能完全进入人体组织。在制作探头时，要求这种反射越小越好。这时，可在晶体的表面涂一层面材作为阻抗匹配层，使晶体发射的超声完全透射到人体组织中去。超声耦合剂的作用在于排除空气，增加透声性，因此也要注意满足阻抗匹配条件，一般情况下应使它的特性阻抗接近人体软组织的特性阻抗。

2. 斜入射时的反射与折射　当声波的入射方向不是与两种介质的分界面垂直，而是与界面的垂直轴成 θ 角度时，声波的反射系数、折射系数就不仅与这两种介质的声特性阻抗有关，而且还与它们的声速及入射角 θ 有关。

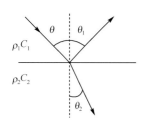

图 2-2-1　超声波斜入射时的反射和折射情况

如图 2-2-1 所示，反射波按反射角 θ_1 返回第一种介质，折射波则按折射角 θ_2 的方向在第二种介质中传播。

根据著名的 Snell 定律，即折射定律，反射角 θ_1、折射角 θ_2 和入射角 θ 之间存在下列关系：

$$\theta_1 = \theta, \quad \sin\theta/\sin\theta_2 = C_1/C_2$$

其中 C_1、C_2 分别为两种介质的声速。这说明在界面处，声波的反射角等于入射角，而折射角的大小取决于两种介质的特性阻抗之比。如果 $C_2 > C_1$，则 $\theta_2 > \theta$，也就是说，当声波从稀疏的介质进入稠密的介质时，折射角将大于反射角；反之亦然。

在斜入射的情况下，声波的反射系数和折射系数有以下关系：

$$r_P = (Z_2\cos\theta_1 - Z_1\cos\theta_2)/(Z_2\cos\theta_1 + Z_1\cos\theta_2)$$

$$\tau_P = 2Z_2\cos\theta_1/(Z_2\cos\theta_1 + Z_1\cos\theta_2)$$

$$r_I = r_P{}^2$$

$$\tau_I = 4Z_1Z_2\cos^2\theta_1/(Z_2\cos\theta_1 + Z_1\cos\theta_2)^2$$

由于超声波在不同声速的介质中传播时，会产生折线传播，特别是当声波与组织分界面的垂直轴具有较大的夹角时，透射的超声能量将会大大减少，从而造成分界面图像后方的阴影，同时反射却加强，因此，容易产生超声成像中的伪像。

（二）声波的散射

在讨论声波的反射和折射时，其条件是界面的尺寸要比声波的波长大得多。因此，当入射波是平面波时，反射波也是平面波。但当声波在传播过程中遇到线度大大小于波长的微小粒子时，微粒吸收声波的能量后向各个方向散射声波，形成球面波，不再是界面反射时的平面波，这种现象称为声波的散射。它是超声波在人体组织传播中最普遍、最基本的现象。

散射体的性质、几何形状不同，声波散射的情况也不同。一般来说，散射体的尺寸越大，频率越高，则散射也就越强。血液中红细胞对超声波的散射是一种较常见的散射现象。

血液中红细胞的线度为 $5 \sim 8 \, \mu m$，频率为兆赫（MHz）［波长为毫米（mm）］数量级的超声波遇到红细胞后将产生散射。根据理论推导，红细胞对超声波的散射强度 I_s 和入射强度 I_l 存在以下关系：

$$I_s = \left[\, |f(\theta)|^2 / l^2 \, \right] I_l$$

其中，l 为观察点离散射体的距离，$f(\theta)$ 称为散射因子，其表达式为

$$f(\theta) = 4\pi^2 f^2 a^3 \left[1 - C_p \rho_p / C_r \rho_r + (\rho_r - \rho_p) \cos \theta / \rho_p \right] / (3C_p)$$

式中，f 为超声频率，a 为散射体的直径，C 为声速，ρ 为密度，θ 为声束方向与观察方向之间的夹角，脚标 p 表示血浆，脚标 r 表示红细胞。这个式子表明，各个方向（不管 θ 是什么角度）都存在散射强度。

综合两个式子，红细胞对超声波的散射强度与频率的 4 次方成正比，与距离的平方成反比。

（三）声波的衰减

超声波在介质中传播时，其强度往往随着传播距离的增大而减小，这种现象称为声波的衰减。引起声波衰减的主要原因：其一是软组织的声吸收所造成的声能转化为其他形式的能量，主要是热能，从而引起声波的衰减。其二是介质的非均匀性造成的声波的反射和散射，在声特性阻抗差异大的界面反射很强烈，因而透射波的声强将大大减小；另一方面，即使在界面两边特性阻抗相差不大的情况下，组织的非均匀性也会引起声波的散射，反射和散射使得按原来方向传播的声波的声束强度逐渐减弱。第三种因素是声波传播过程中其波阵面的逐步扩散，从而引起声束截面积的逐渐增大，导致声强的减弱。

声强的衰减服从指数规律，即

$$I(x) = I_0 e^{-2\alpha x}$$

其中，$I(x)$ 为声束传播方向离起始点 x 处的声强，I_0 为起始点处的声强，α 称为介质的声衰减系数，它表征了介质的特性，单位为 dB/cm（分贝/厘米）。下面就组织对超声的衰减机制和基本规律作一些阐述。

1. 介质对声波的吸收　超声波在介质中传播时有一部分能量会不可逆地转化为其他形式的能量，其中最主要的是热能，对声波而言这部分能量被介质吸收了。组织的声吸收机制是复杂的，它不仅由黏滞性引起，而且和许多复杂的物理、化学弛豫过程及热传导有关。这类吸收引起衰减系数 α 与频率成正比，即

$$\alpha = \beta f$$

β 称为衰减系数斜率，它的单位为 dB/（cm·MHz）。实验还表明，组织的声吸收与温度有着密切的关系。有些介质如一些生物组织，其声吸收随温度升高而升高，而有些介质如水，其声吸收却随温度升高而降低。

2. 声波散射引起的衰减 声波在介质中传播时，如果介质中含有大量的散射粒子，一部分超声波将向四面八方散射，而不再沿着原来的方向传播，仅有余下的部分沿原来的方向继续传播，这样就造成了原来传播方向上的声能衰减。

散射衰减的问题比较复杂，它既与散射粒子的形状、尺寸和数量有关，还与介质的性质和散射粒子的性质有关。经过粗略的计算后发现，散射衰减系数在低频极限下与频率的四次方成正比，在高频极限下与频率的平方成正比，而在多数情况下，散射衰减系数与频率的关系比较复杂。

3. 声束扩散引起的衰减 超声波在传播过程中，随着传播距离的增大，其波阵面逐步扩散，从而引起声束截面积的逐渐增大，导致单位面积上声波能量的减弱，这就是由于声束扩散引起的声衰减。减少或克服这种衰减，可以采用声束聚焦的方法。

虽然人体组织的衰减机制比较复杂，但是在超声医学的频率范围内，人体软组织总的声衰减系数大多与频率成正比。只是血液和骨组织的声衰减系数和频率的关系若用线性来近似，则误差比较大。对于血液来说，其声衰减系数要比一般软组织小得多，且用下面的式子表示声衰减系数和频率的关系比较接近实际情况：

$$\alpha = \beta f^{1.25}$$

而对于骨组织，其声衰减系数比一般软组织要大得多，和频率的关系可用下式表示：

$$\alpha = \beta f^{1.7}$$

二、超声换能器及其发射和接收

超声诊断借助各种超声设备，而超声设备的主要部分之一是超声换能器，俗称为探头，是产生和接收超声波的必备元件。在医学超声设备中，大多使用压电超声换能器。

（一）压电换能器

1. 压电现象和压电材料 1880 年，法国的科学家居里兄弟发现，一些单晶在机械应力的作用下会在它们的表面产生电荷。不久，他们又发现，若对晶类施以电场，晶类会发生形变。这种机械能转化为电能、电能转化为机械能的现象称为压电现象。其中，机械能转化为电能称为正压电效应，电能转化为机械能称为逆压电效应。超声波的产生就是应用逆压电效应，而超声波的接收则利用了正压电效应。

压电材料中，石英和铌酸锂是较常见的压电单晶，压电陶瓷则是多晶体。这种多晶体结构的压电陶瓷，在外界温度发生变化时，其晶体内部的结构也会发生一定的变化，从一种晶系转变为另一种晶系，这种质的变化称为相变。晶体发生相变时的温度称为居里温度。不同材料的居里温度是不同的，石英单晶的居里温度为 576 ℃，钛酸钡的居里温度为490 ℃。同一种材料的居里温度也应其所含杂质不同而不同，例如，锆钛酸铅（PZT）的居里温度就随其配方不同而稍异，为 300℃多。

　　晶体由于其内部的结构，存在许多自发极化方向一致的小区域，称为电畴。一般情况下，整个晶体包含了大量的电畴，它们杂乱无章的排列使得总的极化强度为零。但是在外电场的作用下，各电畴的自发极化在一定程度上按外电场的取向排列，因此总的极化强度不再为零。这种人工外加电场的处理步骤称为"极化"，而且极化时的温度不能超过晶体的居里温度（这也是超声换能器不能用高温消毒的原因）。极化后的压电陶瓷就具有剩余的极化强度，在外界（电场或外力）的作用下，此极化强度就会发生变化，从而出现压电效应。

　　压电材料的成分和配方也处于不断的探索中，其中压电陶瓷就比单晶在生产和机械加工等方面方便得多。近年来，又找到一些可以做成薄膜的高分子材料以及压电材料和高分子材料的合成材料，与压电陶瓷相比，它们有有利的一面，也有不足的地方。各种材料的配方和工艺也在不断的改进中。

　　2. 压电材料的特征参数　评价压电材料，不仅要考虑其力学特性，还要考虑其电学特性，更要考虑它的电学和力学相互耦合的特性，这就分别涉及弹性常数、介电常数和压电常数。

　　压电材料的弹性参量有弹性顺从系数 s 和弹性模量 c，其中弹性顺从系数 s 表征了压电材料所受的应力 T 和产生的应变 S 之间的关系：

$$S = sT$$

　　压电材料的介电参量有介电系数 ε 和介电诱导系数 β，其中介电系数 ε 表征了压电材料电感应强度 D 与电场强度 E 之间的关系：

$$D = \varepsilon E$$

　　压电常数的具体定义，可以从描述压电材料宏观特性的基本方程得出，这个方程称为压电方程。压电方程随独立变量的不同选取而有四种不同的形式，压电常数也相应地有四种形式。在应力 T 和电场强度 E 已知的条件下，压电方程为

$$S = s^E T + dE, \quad D = dT + \varepsilon^T E$$

其中 d 为应变电场系数，s、d、ε 称为压电参量。由于压电方程式是一个张量方程式，压电参量也分别以脚标表示它的取向，例如，d_{31}、d_{32}、d_{33}。描述压电效应的参量还有电场应力系数 g（也称压电接收系数），应力电场系数 e（也称压电发射系数）等。

　　还有一类系数，以不同的方式把压电常数、介电常数和弹性常数结合起来，用于表征压电材料的性能，称为压电耦合系数。机电耦合系数 k 是其中最常用的一个参数，它定义为

$$k = \frac{1}{2} \frac{U_m}{\sqrt{U_e U_d}}$$

其中 U_e 是力学弹性能量，U_d 是电学电场能量，U_m 为压电互换能量，因此机电耦合系数说明了压电材料所具有的能量中，可以进行压电转换的能量和不可以进行压电转换的能量之比，它总小于 1。显然，这个系数和压电材料的换能性能更直接相关。

　　3. 压电换能器的结构　换能器的作用是发生和接收超声波。换能器的发生是利用逆压电效应，将电振荡转化为超声波，发射至需要检测的人体组织；换能器的接收是利用正压电效应，将人体组织返回的超声波转化为电信号，送给接收电路进行信息处理。在医学超声中，大多采用反射工作方式，使同一换能器既能完成发生功能，又能完成接收功能。

一般来说，压电换能器是以压电元件为主要部分，但还包括面材、背材等其他部件。

（1）压电元件：压电元件是换能器的关键，它决定了换能器电能和声能的互换能力。影响压电换能器具体性能的因素很多，通过控制这些因素便可以控制换能器的性能，这就要求根据实际需要选择合适的压电材料。在压电材料的选择时，除考虑压电材料的弹性常数、介电常数和压电常数、机电耦合系数外，还需要考虑它的声特性阻抗（即密度和声速的乘积）、表征压电材料内部损耗的力学 Q 值和电学 Q 值等。压电陶瓷 PZT 是目前医学超声中用得最普遍的压电材料，另外，一些新型高分子材料的压电材料也在不断的发展和改进中。

（2）面材：压电材料的表面需要加保护层，称为面材。它除了保护压电材料不直接与人体组织接触从而免受氧化和磨损外，更重要的是起到声特性阻抗匹配层的作用。因为压电材料的声特性阻抗约为 35×10^6 kg/（m^2·s），而人体组织的声特性阻抗约为 2.0×10^6 kg/（m^2·s），两者相差很大，如果没有阻抗匹配层，压电材料发射的超声波将在压电材料和人体组织的界面大量反射，而不能进入人体组织中，从而造成探头灵敏度的降低。

如果加一层匹配层，则其特性阻抗为

$$Z_1 = \sqrt{Z_0 Z_L}$$

其中 Z_0、Z_L 分别为压电材料和人体组织的声特性阻抗。如果增加两层匹配层，则它们的特性阻抗分别为

$$Z_1 = \sqrt[4]{Z_0 Z_L^3}$$

$$Z_2 = \sqrt[4]{Z_0^3 Z_L}$$

面材的选择除考虑材料的声特性阻抗外，还需考虑插入损耗小的材料，并需注意材料的柔顺性和老化性能。

（3）背材：压电换能器的背材也需要进行一定的选择。以发射为例，在压电元件的后面加阻尼材料，可使脉冲的余振缩短，从而提高纵向分辨率，但是吸收了探头的声功率，从而影响声波的幅度。因此，选择什么样的背材，需要根据不同用途和情况加以考虑。

对于超声诊断仪器来说，超声换能器的性能对诊断的质量有着十分重要的影响。为了利用超声设备准确而灵敏地诊断疾病，医用的超声换能器应有较高的灵敏度、信噪比、纵向和横向的分辨率。

（二）换能器的声场特性

在超声诊断中，声波的作用区域即声场的分布是十分重要的，因此我们对换能器所辐射的声场作一简单的介绍。

作为例子，首先我们讨论圆形换能器的声场。根据惠更斯原理，一个有限尺寸的换能器的声场分布，可以用许多个小点源所产生的声场叠加。对于半径为 a 的圆形换能器，其声场可分为近场（Fresnel 区）和远场（Franhoff 区）来描述。根据理论推导，近、远场的交界面离换能器表面的距离 z_c 为

$$z_c = (4a^2 - \lambda^2)/4\lambda$$

其中 λ 为介质中超声波的波长。在轴线上离换能器距离 z 的点的声压和声强可分别表示为

$$P = 2P_0 \sin\left[\frac{\pi}{\lambda}\left(\sqrt{a^2+z^2}-z\right)\right]$$

$$I = I_0 \sin^2\left[\frac{\pi}{\lambda}\left(\sqrt{a^2+z^2}-z\right)\right]$$

P_0、I_0 分别为换能器上的起始声压和声强。因此,轴线上的声压、声强是以正弦函数变化的,存在极大值和极小值。极大值的位置可由下列方程解出:

$$\frac{\pi}{\lambda}\left(\sqrt{a^2+z^2}-z\right) = (2n+1)\frac{\pi}{\lambda}, \quad n = 0, 1, 2, \cdots$$

$n=0$ 时出现最后一个极大值。最后一个极大值的位置就是声场近、远场的分界处,离换能器距离为 z_c。

如图 2-2-2 所示,在近场内,声压和声强不断起伏,将影响超声诊断的准确性,不能用于诊断,是超声诊断中的一个死区。在远场,声压和声强比较平稳,可以用作超声诊断。

从圆形换能器发出的声束,在近场区集中,超声波的能量基本上集中在半径为 $0.96a$ 的圆柱形声束中,直到最后一个极大声强处;在远场区声束发散,在 $2z_c$ 的距离处,声强变为原来的 $1/2$,而声束半径增大为 $1.35a$,如图 2-2-3 所示。

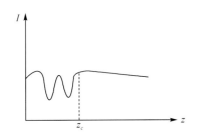

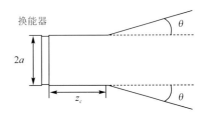

图 2-2-2 圆形换能器的轴向声强分布   图 2-2-3 超声束在远场的扩散

扩散角 θ 可由下式计算:

$$\sin\theta = 0.61\lambda/a$$

声束的扩散可以用聚焦的方法来解决。

(三) 声束聚焦

声束聚焦在医学超声中意义很大。在超声诊断中,通过聚焦可以解决声束在远场的扩散问题,得到很窄的声束,从而提高诊断的准确性。在超声治疗中,通过聚焦可以在焦区得到较高能量的超声,从而提高治疗的效果。

用于描述聚焦换能器的参数有焦距、焦距大小和焦柱长度。而聚焦技术包括机械方式的聚焦和电子方式的聚焦两种。

1. 机械聚焦 声束机械聚焦的方法有声透镜聚焦、声反射镜聚焦和曲面发射直接聚焦等。

(1) 声透镜聚焦:在压电元件的表面放置一个凹面的声透镜,使得压电元件发出的超声波在曲面上发生折射,当我们选择的声透镜材料的声速大于人体软组织的声速时,根

据折射原理，折射角应该小于入射角，于是产生了声束会聚的作用。

（2）声反射镜聚焦：让平行的超声束入射到声反射镜上，然后通过声反射镜反射到抛物面上，再经过抛物面便可以聚焦到焦点上。

（3）曲面发射直接聚焦：当把压电材料制成凹形时，经理论计算可知，它辐射的超声波具有聚焦的作用。

2. 电子聚焦技术 利用电子技术也可以实现声束的聚焦。实现声束聚焦需用换能器阵列。线阵换能器可用作一维的聚焦，而面阵的换能器可用作两维的聚焦。

在电子聚焦中，可以有固定一个焦点的聚焦技术、可变孔径的聚焦技术和动态聚焦技术。

（1）一个焦点的聚焦技术：在固定一个焦点的聚焦技术中，通过一定的延迟状态控制各个换能器阵元的工作顺序，使产生的声束在某一地方最窄。只要各个延迟线的状态保持不变，则产生的声束就只有一个焦点。这种方式只能使图像的某一部位的分辨率提高，而不能使整幅图像的分辨率都得到提高。

（2）可变孔径的聚焦技术：可变孔径聚焦技术所根据的原理是，小孔径（直径）的换能器对近距离容易聚焦，对远距离则声束发散，而大孔径（直径）的换能器对近距离难以聚焦，对远距离却容易聚焦。具体的做法是，将一帧图像分为 n 个距离段，在不同距离段时，电子开关控制不同数目的阵元进行工作。在近距离段，工作的阵元数目少，即孔径小；然后随着距离段的增大，工作的阵元数目也相应变多，即孔径变大。将各距离段聚焦的图像组合在一起，就形成了一幅各距离段均聚焦的图像。在这种技术中，形成一条声线的时间将是无可变孔径时的 n 倍，形成一幅图像的时间也为原来的 n 倍，这对实时显示是很不利的。

（3）动态聚焦技术：动态聚焦技术与变孔径聚焦技术的不同是，在动态聚焦技术中，工作的换能器阵元数目在各个距离段都是保持不变的，只是通过改变各个阵元延迟电路的延迟时间，以达到声束在不同距离段的聚焦。如果发射时只有一个焦点，接收时的动态聚焦可以实现实时的聚焦，这样既提高了图像的质量，又保证图像的帧频不下降，是一种较好的聚焦方式。

3. 两维聚焦技术 超声束扫描平面内的聚焦，可以利用电子聚焦的方法提高侧向分辨率，但对于横向分辨率如何提高？即与扫描平面垂直方向上的聚焦，往往采用声透镜聚焦。以线阵换能器而言，其长轴方向（侧向）是电子聚焦，具有动态聚焦、可变孔径等功能。其短轴方向（横向）是非电子聚焦（声透镜聚焦），只能固定一个焦点。这样，侧向和横向分辨率是不等同的，侧向分辨率好，横向分辨率差。超声束是一个立体束，如何在声束传播方向垂直的（横）截面上采用聚焦手段来获得各向均匀的分辨率？方法有二：其一，由 6～10 个同心环晶片组成环状换能器。各个环之间电子延时实现聚焦；其二，两维阵列换能器，以使长轴、短轴都有条件实行电子聚焦，即两维的电子聚焦。

（四）声束扫描

超声诊断往往需要检测体内的一个区域，因此必须进行声束的扫描。声束扫描的方式主要有手动扫描、机械扫描和电子扫描三种。

手动扫描是最简单的扫描方式，最早出现，也就是说用手拿着超声探头在人体表面进行移动，从而实现声束的扫描。这种方法由于扫描速度慢等缺点，目前在临床上已基本淘汰。目前常用的方式大多为机械扫描和电子扫描。因此，这里主要介绍机械扫描和电子扫描。

1. 机械扫描 用机械扫描代替手动扫描是一个进步，不仅可以实现自动扫描，方便操作，而且可以提高成像的速度，使实时成像成为可能，从而可以用于对动态脏器的观察。

机械扫描可分为直线扫描、扇形扫描、弧形扫描和圆周扫描等几种形式，大多通过探头的旋转、摆动等达到目的。在机械扫描中，一般采用扇形扫描的方式，目前有摆动式和转子式两种。

（1）摆动式：利用马达的旋转，通过与其相连的传动装置的传导，控制超声换能器按一定的角度来回摆动，这样换能器发射的超声束就在人体组织内形成了一定的扇形扫描面。另一方面，在同步电路的控制下，正余弦变压器将换能器的位置信息送给显示器，使显示器显示相应的扇形光栅，从而完成了扇形扫描的功能。但这种探头存在着结构复杂、噪声大、扫描线不均匀和寿命短等缺点。

（2）转子式：转子式扇形扫描是摆动式扇形扫描的改进，可以克服摆动式的一些缺点。它主要是将三个或四个性能相同的超声换能器均匀地安装在一个转子上，由马达控制转子做圆周转动。转子在转动一周的过程中，每个换能器轮流工作，均产生一定的扇形扫描面。同时，位置控制器将换能器的位置信息送给显示器，从而实现了扇形超声图像的显示。在这种工作方式下，转子每转动一周，换能器就产生三次或四次的扇形扫描，在显示器上也就可以出现三幅或四幅的扇形超声图像。

2. 电子扫描 电子扫描不再像机械扫描一样控制换能器的移动或转动，而是通过电子手段直接控制换能器产生相应的扫描声束，从而达到自动扫描的目的。它与机械扫描相比，性能可以得到大幅度的提高，因此发展十分迅速，目前已在临床诊断中得到广泛的应用。

一般来说，电子扫描有直线电子扫描、扇形电子扫描和凸阵电子扫描三种形式。直线扫描一般用切换扫描方式来实现，即利用电路控制换能器阵元分组发射和接收。而扇形扫描则一般使用相控原理，即通过调整各换能器阵元激励脉冲的时间延迟，改变各阵元发射的声波到达某一位置的相位，从而达到聚焦点的控制和声束方向的改变。

（1）直线电子扫描：在直线电子扫描中，超声换能器由若干个（一般不少于 64 个）换能器元件组成线形换能器阵，每个换能器元件称为一个阵元。这些阵元分别与电子开关连接。当电子开关接通时，相应的阵元就工作，在接收时和接收放大器的输入端连接，在发射时和发射电路的输出端连接；当电子开关断开时，相应的阵元就不再工作。根据电子开关的工作方式，线阵电子扫描又可以分为顺序扫描、交错扫描和飞越扫描几种。

1）顺序扫描：为说明问题的简单起见，以 8 个阵元为例。为了改善单阵元发射时的信噪比、近场效应和扩散角等，采用多阵元的组合发射，这里以每次 4 个阵元组合发射为例。根据换能器的声场特性，声场主瓣的极大值应该出现在这 4 个阵元的正中间。如图 2-2-4a 所示，b 为两个阵元之间的距离。第一次电子开关接通 1～4 号阵元，则发射的声线位置应该在 2 号阵元和 3 号阵元的中央；第二次电子开关接通 2～5 号阵元，则发射的声线位置应该在 3 号阵元和 4 号阵元的中央，离第一根声线的距离为 b；第三次电子开关接通 3～6 号阵元，则发射的声线位置变为 4 号阵元和 5 号阵元的中央……这样阵元组合的顺序工作，就完成了一幅 B 型图像的声束扫描。

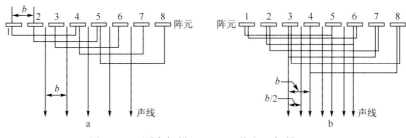

图 2-2-4　顺序扫描（a），二分之 b 扫描（b）

2）交错扫描：在阵元数一定的条件下，交错扫描可以增加扫描数，从而提高图像的质量。仍然以 8 个阵元为例，如图 2-2-4b 所示，第一次电子开关接通 1～5 号阵元，则发射的声线位置应该在 3 号阵元的中央；第二次电子开关接通 1～6 号阵元，则发射的声线位置应该在 3 号阵元和 4 号阵元的中央，它离第一根声线的距离为 b/2；第三次电子开关接通 2～6 号阵元，则发射的声线位置变为 4 号阵元的中央；第四次电子开关接通 2～7 号阵元，则发射的声线位置应该在 4 号阵元和 5 号阵元的中央……这样电子开关接通的阵元数目以增加一个和减少一个交错进行，由于声线相距二分之 b，这种扫描也可以称为二分之 b 扫描。

交错扫描还可以有四分之 b 扫描。

3）飞越扫描：为了消除相邻阵元之间的发射影响，可以采用飞越扫描的方式。如果把所有的阵元组合按位置的顺序分为 N 组，则在飞越扫描时，第一次由第一组阵元发射声波；第二次不再由第二组阵元发射，而改用第 N/2+1 组阵元发射；第三次则由第 2 组阵元发射；第四次又用第 N/2+2 组阵元发射……这样交替地工作，有利于减少伪像，从而提高超声图像的质量。

（2）扇形电子扫描：扇形电子扫描利用相控阵原理，通过不同的时间延迟，控制各个线阵换能器阵元发射的时间先后，从而使各个阵元发射的声波在空间叠加后就成为一定角度偏移的声束。不同的时间延迟组合，可以得到声束的不同角度偏移，从而完成扇形的扫描方式。

（3）凸阵电子扫描：在凸阵电子扫描中，换能器阵元不再是线形排列，而是均匀分布在一个凸形的表面，因为其声扫描的激励方式与直线扫描基本相同，这里就不再详细介绍了。

（汪源源　王威琪）

第三节　超声诊断原理和方法

一、A 型超声诊断原理

A 型超声诊断技术是一种最早出现的一维超声诊断技术。它用一个超声换能器发射单束超声脉冲至人体组织内。当超声波在人体组织内遇到声特性阻抗不同的界面时就会产生反射，声特性阻抗差异越大，则反射波的幅度也就越大，这些从组织反射回来的超声波被同一个超声换能器吸收，然后转换为相应的电信号，并在显示屏上进行显示。显示时用横轴表示声波到达的时间，与反射的组织界面离超声换能器的距离成正比，一般直接用距离单位定标；纵轴表示散射或反射回来的超声信号的幅度大小。这种将声束位置上组织的超声信息，按距离的分布在显示屏上以回波的幅度进行调制的显示形式，称为 A 型超声显示。

图 2-3-1 给出了 A 型超声的工作示意图，Z_1、Z_2 和 Z_3 分别为各层组织不同的声特性阻抗，探头发射的超声脉冲在它们的分界面上将产生反射，图中还给出了示波器上显示的反射回波的波形。虽然 A 型超声诊断技术是一种最简单的脉冲回波技术，但是其所用的脉冲回波原理却是各种超声成像技术（包括超声 CT）的基础，再复杂的超声设备都是在 A 型超声技术的基础上发展起来的。

A 型超声诊断仪主要由发射电路、高频放大电路、检波电路、视频放大电路、时间同步电路、时标电路、示波管和超声换能器等组成，其工作的基本原理如图 2-3-2 所示。

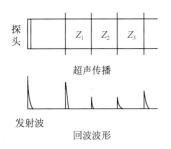

图 2-3-1　A 型超声的工作示意图

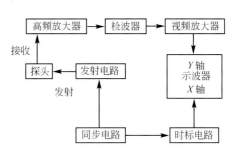

图 2-3-2　A 型超声诊断技术的原理

发射电路主要起声信号发生器的作用，它通过高频的电振荡产生幅度和持续时间均可以调节的、周期性重复的窄脉冲信号，使得收发共用的超声换能器产生相应的高频超声脉冲。超声脉冲进入人体组织后，若遇到声特性阻抗不同的界面就会产生回波，而且每遇到一个特性阻抗不同的界面，便会产生一个超声回波。这些超声回波信号被同一个超声换能器接收后，先经过高频放大器进行放大，然后经过检波器得到回波信号的幅度，再经过视频放大器的放大，最后加到示波管的 Y 轴进行显示。而示波管的 X 轴由时标电路控制，时标电路输出的是线性增加的锯齿波信号，这样就使得回波信号的幅度在示波器上按时间展开进行显示。同步电路的作用是控制发射电路和时标电路的时间同步。增加同步信号的重复频率，可以使得示波器的显示亮度增大，但同时造成超声探测深度的减小。

A 型超声的纵向（距离）分辨率取决于发射的超声脉冲的持续时间，为了提高分辨率，在制作超声换能器时，需要在压电元件的后面加一定的吸声背材，以增加阻尼，使得发射的超声脉冲能够迅速地衰减，从而使得声脉冲的持续时间尽量地短，同时又使接收时换能器的带宽得到增大。A 型超声的横向分辨率则取决于声束的宽度，可以在制作超声换能器时在压电元件的前面放置声透镜来得到提高。

虽然在 A 型超声的显示中，横轴为声波到达换能器的时间，其实它与组织的反射界面离换能器的距离是成正比的。假设产生回波的组织界面离超声换能器的距离为 l，人体软组织的声速为 C，声波从发射经过界面反射到回到换能器的时间为 t，由于在这段时间内声波经过了一个来回，即 $2l$ 的距离，则有

$$t = 2l/C$$

这样通过示波器上显示的时间，就可以估算出超声诊断的深度。当然横轴也可根据该原理直接标出深度。但由于各种软组织的声速不是完全相同的，近似认为声速相等带来的误差大约有±5%。

虽然 A 型超声诊断不能算是目前最常用的超声诊断方法之一，但是这种最早出现的超声诊断法在脑中线探测、眼球探测等方面还是有一定的临床诊断意义的。在现代 B 型超声仪器中，在 B 型图像旁侧的 A 型显示，可以帮助医生对仪器进行调节，例如，在下一部分 B 型超声诊断技术中所介绍的仪器的 STC（TGC）。

二、B 型超声诊断原理

B 型超声诊断技术在医学超声领域内占有十分重要的地位，是目前临床中最常用的诊断手段之一。它是在 A 型超声诊断技术的基础上发展起来的，与 A 型超声诊断技术一样都是应用超声回波原理，即向人体组织发射超声脉冲，然后接收各层组织界面的回波进行信息的处理和显示。但它们之间主要有以下两点不同：①B 型超声将 A 型超声的幅度调制改为亮度调制，即组织中某一部位的回波越强，则图像上对应部位的亮度也就越亮，而不像 A 型超声那样只显示回波的幅度（波形）；②在 B 型超声中，与发射声束同步的时标是加在显示器的 Y 轴上的，同时显示器 X 轴的信息需要靠声束在水平方向的扫描得到，从而使得组织的一个切面上的超声信息能以两维分布的形式显示出来。因而 B 型超声所得到的是与声束传播方向平行的两维组织切面图像，如图 2-3-3 所示。这一点也不同于 A 型超声的一维波形显示。

B 型超声的工作原理和 A 型超声基本相同，主要是由超声换能器、发射电路、高频放大电路、检波电路、视频放大电路、同步电路、时标电路、水平位置检测装置和显示器组成，如图 2-3-4 所示。

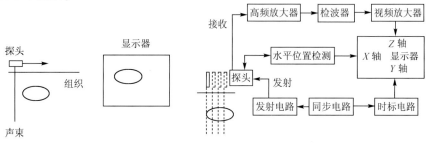

图 2-3-3　B 型超声的工作示意图　　图 2-3-4　B 型超声诊断技术的原理框图

在 B 型超声仪器中，发射电路产生高频的电脉冲信号，控制换能器产生相应的超声束，这些声束进入人体组织后，若遇到声特性阻抗不同的界面就会产生回波。回波被换能器接收后，先后经过高频放大器、检波器和视频放大器，最后加到显示器的 Z 轴作为亮度调制。而显示器的 Y 轴则由与声束同步的时标电路控制。图像 X 轴方向的信息靠声束的扫描（手动扫描、机械扫描和电子扫描）得到，水平位置检测装置的作用是检测声束的水平位置，并控制显示器的 X 轴。这样，显示器上就出现了两维的 B 型超声切面图像。

但是要具体实现 B 型超声，远不是这么简单，除了要研究声束的扫描和聚焦（已在本章第二节中介绍过）外，还要涉及以下这些内容：

（一）信号的放大和增益补偿

由于界面的反射和超声束在传播中的衰减，人体组织超声回波的幅度差异是很大的，一般来说，组织界面的反射波要比组织的散射波大一两个数量级，有时候更大。因此，B 型超声设备的接收放大器应该有较大的放大倍数和较大的动态范围。同时，我们知道，为了提高图像纵向的分辨率，发射的超声脉冲应该尽量地窄，因此放大器还必须是宽带的。

为了使接收放大器有较大的动态范围，可以采用对数放大器，考虑到信号的频带问题，一般采用宽带对数放大器。同时，由于声波在组织中是不断衰减的，为了补偿这种衰减，放大器的放大倍数可以设计为声波传播距离的函数，即随着声波传播距离的增大，放大器的放大倍数也由小变大。这种补偿称为深度增益补偿（depth gain compensation，DGC），也叫做时间增益控制（time gain control，TGC）或灵敏度时间控制（sensitivity time control，STC）。

（二）数字化和图像处理

在 B 型超声技术中，接收的回波信号经过对数放大、时间增益控制和检波后，得到的是模拟的视频信号。为了对图像进行冻结、扩大缩小和各种处理，需要将模拟的视频信号转化为数字信号。这就是视频信号的数字化技术。这种将模拟视频信号转化为数字信号的工作主要由数字扫描转换器（digital scan converter，DSC）来完成。

数字扫描转换器的工作包括模拟视频信号的模拟数字（A/D）变换、图像的预处理、图像的存贮和图像的后处理。模拟视频信号的 A/D 变换就是将模拟的回波信号变换为 n（通常为8）位的二进制数字信号，用数字来表示回波幅度的大小。图像预处理器的作用主要是修正 A/D 变换的非线性和进行图像存贮数据更新时的处理。图像存贮器提供了超声图像数据的存贮，使得仪器有了图像冻结等功能。图像的后处理包括灰阶（或彩色）编码、图像的增强、图像的平滑等处理。存贮的数字图像数据经过数字模拟（D/A）变换器后重新变为模拟信号，然后在显示器上显示 B 型超声图像。

随着技术的发展，可以对接收的高频超声信号直接进行数字化，然后进行后续的一系列处理。这种高频数字化技术俗称为全数字化技术（其实这种称呼是不太确切的）。

（三）图像的分辨率

B 型超声成像在超声诊断中占据首要地位。作为影像诊断，医务人员首先要求图像质量好。如何评价图像质量，固然有其客观和主观的标准，这里不作讨论。但图像的分辨率却是其中一个主要的指标。

分辨率是指分辨目标的能力。作为目标，一般来说不仅因位置而异，而且随时间而变。所以，分辨目标的能力既有空间的属性又有时间的属性。分辨率就应该分为空间分辨率、时间分辨率。

超声所扫查的空间是一个三维（立体）空间，沿声束轴线方向的分辨率称为轴向分辨率（axis resolution），又称纵向分辨率（longitudinal resolution）。在声束扫描平面内与声轴垂直的分辨率称侧向分辨率（lateral resolution）。例如，线阵换能器的长轴（长度）方向。垂直于声束扫描平面又与声轴垂直的分辨率称为横向分辨率（transverse resolution），例如，线阵换能器的短轴（厚度）方向。

影响空间分辨率的因素有声学、电学的因素。两者相比，电子学方面容易得到技术上的提高，而分辨率的提高主要取决于声学系统。因此，我们也着重从声脉冲、声场考虑。

脉冲超声波在介质（人体组织）传播过程中，在两边声特性阻抗不同的界面上将产生反射回波。能够分辨的声波传播方向的两个界面的最小距离就是轴向分辨率。欲提高轴向分辨率，则需提高超声波的工作频率和减少发射脉冲的长度（持续时间）。为达到轴向分辨率高的目的，在技术上采用低 Q 值压电材料、高阻尼背材、匹配面材组成的低 Q 值换能器、窄脉冲激励和形成的电子技术。顺便说一句，由于时域和频域上的傅里叶映射关系，我们将上述能产生窄脉冲的低 Q 值换能器又称为宽带换能器。窄和宽这一看来似乎矛盾的提法却是从不同的角度——时域和频域来表征换能器的特征，构成了对立的统一。

侧向分辨率、横向分辨率的提高，主要取决于声场特征。对于声学图像分辨率的分析与光学衍射图像的分析较为类似。光学中小孔衍射光强的分布图称为 Airy 图。如果两个 Airy 图足够尖锐或者距离足够远；就能分辨，如果两个 Airy 图距离很近，就分辨不清。

但是 B 型超声成像系统和光学成像系统的不同点在于光学系统是工作在"只接收"的状态，而 B 型超声成像系统工作在使用同一探头的发射/接收状态。这就意味着此种系统对一个目标的成像取决于发射声强图和接收声强图的乘积，相当于平方 Airy 图。如何在这个声强分布上定义分辨率？下面介绍数种。

（1）图像的最大强度定义为 0 dB，将声强分布曲线的–20 dB 处宽度定义为侧向分辨率（横向分辨率也适用），这种侧向分辨率有人也称为细节分辨率（detail resolution）。将声强分布曲线的–50 dB 处宽度定义为另一种侧向分辨率，这种侧向分辨率称为对比分辨率（contrast resolution），对比分辨率决定了对微弱图像的分辨能力。

显然，声强分布情况随位置不同而不同，即声强 I 是坐标 X、Y、Z 的函数，那么分辨率，不论是细节分辨率还是对比分辨率，也会随着位置的不同而不同。所以，质量高的 B 型超声图像不仅要求分辨率高，还要求均匀性好，即在整个成像空间内的分辨率都满足一定要求。

（2）有时，分辨率是指在聚焦区的分辨目标的能力。对于一个聚焦超声束，其焦点处的侧向分辨率 d 等于声束的直径。经计算为

$$d = F\lambda / D$$

其中 F 为焦距，D 为探头直径，λ 为声波波长。

由此可见，提高侧向分辨率的途径在于提高超声工作频率（即减小波长 λ）增大孔径 D。采用高频，在考虑到声衰减后，可提高图像分辨率，不论是侧向还是轴向都是一致的要求。采用多个信号通道，例如，128 通道、256 通道、512 通道，其本质上是在增大孔径 D 而达到提高侧向分辨率的目的。为克服孔径 D 增大带来的副作用：Fresnel（近场）区增大（由于 Fresnel 区中声强的极大值、极小值交替地出现，称为超声诊断的盲区）。采用电子可变孔径技术，随着检测深度由浅变深，换能器的孔径也随着检测距离由小变大，使焦点一直处于 Fresnel（近场）区和 Franhoff（远场）区的交接处，或声束直径最小的状态。当然，此时焦点也应由浅变深地被动态聚焦。

在焦区以外，超声束变粗（散焦），分辨率下降。为扩大焦区，甚至接近整个检测范围，需要用特殊的方式来形成发射波束。这种功能，近年来由数字波束形成器（digital beam former）去完成；也有采用将焦点逐渐由近至远设置三点或四点，得到 3~4 幅图像，它们各自的分辨率分别在近、中、远 3~4 个区域内较好，然后将这 3~4 幅图像拼成整幅图像，就提高了整幅图像全程的分辨率。当然，此时的时间分辨率将降低至原先的 1/3 或 1/4。

关于超声束聚焦，本章第二节已经作过介绍。

时间分辨率是指获得图像信息的时间间隔之长短。对于超声成像时间分辨率的要求，往往取决于生理变化速度、人的响应（辨别）速度。若超声成像速度大于生理变化速度，超声成像系统可以将生理现象的非平稳过程当作平稳过程来处理。若超声成像速度大于人的响应速度，超声成像系统可以对生理现象进行实时观察。

通常的超声成像系统的成像速度 F（单位：幅/秒）受到检测深度 R、扫描线数 N 的约束，它们之间必须满足

$$N \cdot R \cdot F \leqslant C/2$$

约束的本质在于声波在介质（组织）中有一定的传播速度（为 C）。对于每根扫描线检测 R 处目标的时间为 $2R/C$。N 根线组成一幅图像的最短时间（$1/F$）为 $2NR/C$。所以成像速度不能无限地提高，阻止成像速度提高的障碍并不在于电子系统而在于声学中的（声波传播）原理。

当 $F<25$ 幅/秒时，人眼会感到图像的闪烁，数字扫描转换器（DSC）出现后，就解决了图像的闪烁问题。由于 DSC 中图像存贮器的写速度 F（图像更新）和读速度 F'（图像显示）相互独立。写速度 F 还是受上式的约束，但读速度 F' 却可以任选。一般都取大于 25 幅/秒以使人眼不感到图像的闪烁。DSC 显示的图像不闪烁并不一定是实时，还要看写速度 F 是否满足实时要求。图像的时间分辨率取决于 DSC 的写速度即 A/D 的取样频率。

近年来，为克服这种时间分辨率的限制，在数字波束形成中采用多波束发射，接收则采用并行处理。这样可提高时间分辨率，例如，采用双波束，则将时间分辨率提高一倍。

（四）伪像

B 型超声图像的伪像是指所获得的图像与组织的解剖断面不完全对应，表现为图像的缺损、增添和失真等，其主要原因有声特性阻抗的不连续性、组织声速的差异和声电扫描的局限等。

1. 声特性阻抗的不连续性造成的伪像 B 型超声成像是利用了不同声特性阻抗界面的超声反射，此种成像带来较多的形态学信息，缺少组织学信息。脏器的前后壁均为声特性阻抗不同的界面，声束可以在其前后壁之间产生多重的反射，从而在脏器后方形成伪像。

2. 组织声速的差异造成的伪像 B 型超声成像假设人体组织的声速是相同的，均等于 1540 m/s。而事实上各种组织的声速还是有一定差异的。根据折射定理，组织的声速差异将引起声束偏离直线传播，成为折线传播，这就成为产生伪像的一个原因；另一方面，纵向的电子扫描是线性的，而组织声速的不均匀性将造成成像位置在纵向的偏移，这就是声速差异产生伪像的第二个原因。

3. 所用声电扫描局限引起的伪像 声束具有波动性，可以在空间形成主瓣和旁瓣，主瓣和旁瓣可以分别成像，旁瓣声束成的像就是伪像；另一方面，由于声束受扫描形状的约束，声束和组织界面的不垂直也将引起回声的失落，从而造成图像的缺损。

三、M 型超声诊断原理

M 型超声诊断技术和 B 型超声诊断技术都是利用亮度调制的方式，不同的是 B 型超声利用声线扫描产生声束切面的图像，而 M 型超声中，X 轴加的不再是换能器的水平位置的信息，而是与时间呈线性关系的慢变化信号，从而可以显示运动器官的运动状况。

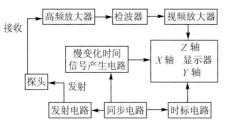

图 2-3-5 M 型超声诊断技术的原理

M 型超声诊断技术仍然利用脉冲的回波原理，和 A 型超声诊断仪一样，主要由发射电路、高频放大电路、检波电路、视频放大电路、时间同步电路、时标电路、显示器、超声换能器和慢变化时间信号产生电路等组成，其工作的基本原理如图 2-3-5 所示。

在 M 型超声仪器中，发射电路产生的高频电脉冲控制换能器产生超声束，这些声束在人体组织中遇到声特性阻抗不同的界面产生回波。回波被换能器接收后，经过高频放大器、检波器和视频放大器，最后加到显示器的 Z 轴作为亮度调制。而显示器的 Y 轴则由与声束同步的时标电路控制。这些与 B 型超声技术的工作原理基本相同。不同的是图像 X 方向的信息不再靠声束的扫描得到，而是通过慢变化的帧扫描来得到以秒为单位的时间轴，完成脏器随时间运动状况的显示。

这种诊断技术特别适用于对运动脏器的观察，常常用于对心脏的观察，因此也称为超声心动图。为了观察时作对照起见，常常在超声心动图的下方同时显示心电图和心音图。

四、多普勒诊断原理

在前面我们讨论的问题中，声源、接收器、介质都是静止的，如果在声源、接收器、介质之间存在着相对运动，此时接收器所收到的声波信号的频率和声源原先的频率之间就有一定的差异，我们把这种效应称为多普勒效应，它是 1842 年由奥地利科学家多普勒研究星座时首先发现的，到 1959 年才被日本的里村茂夫用于血流速度的测量，以后连续波多普勒技术、脉冲波多普勒技术和彩色多普勒成像技术相继在临床上投入使用。这些技术的主要用途包括：探查血流状态、区分层流和湍流；鉴别液性区的性质；探测血流速度；利用伯努利方程估计压力差；估计血流量等。

（一）多普勒效应的基本原理

在多普勒效应中，把接收信号的频率 f_R 与声源的频率 f_S 之差 f_D 称为多普勒频移，而相应的差频信号称为多普勒信号（在医学超声中一般是音频的）。

假设声源以速度 V_S 相对介质运动，接收器以速度 V_R 相对介质运动，由于存在多普勒

效应，接收器所接收到的信号频率为

$$f_R = f_S(C + V_R)/(C - V_S)$$

其中 C 为声速。

在医学超声技术中，常常采用反射式的工作方式，即声源（发射换能器）和接收换能器均位于运动组织的一侧，此时 θ_S、θ_R 分别为相应的声束和运动方向的夹角，如图 2-3-6 所示。则多普勒效应公式可修改为

$$f_R = f_S(C + V_R\cos\theta_R)/(C - V_S\cos\theta_S)$$

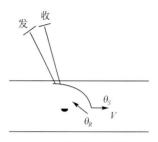

图 2-3-6　运动组织的多普勒效应

因此，多普勒频移 f_D 为

$$f_D = f_R - f_S = f_S(V_R\cos\theta_R + V_S\cos\theta_S)/(C - V_S\cos\theta_S)$$

在医学超声中，一般满足 $V_R \ll C$，$V_R \ll C$ 的条件，则多普勒频移 f_D 简化为

$$f_D = f_S(V_R\cos\theta_R + V_S\cos\theta_S)/C$$

若收、发换能器为同一换能器，或靠得很近且相对静止，可以认为 $\theta_R = \theta_S = \theta$，$V_R = V_S = V$，于是 f_D 进一步简化为

$$f_D = 2f_S V\cos\theta/C$$

这就是常用的超声多普勒技术测量血流速度的基本公式。

通常在医学超声诊断中，换能器（包括收、发换能器）均静止不动，而反射或散射的组织，例如，胎心、瓣膜、血流等，则存在运动，此时产生的多普勒效应仍可以用多普勒基本公式来表示。这样通过测量接收信号的多普勒频移，就可以估算出人体内运动组织或血流的速度，从而达到非侵入性检测体内生理状况的目的。

（二）多普勒测量系统

1. 连续波多普勒的工作原理　连续波多普勒技术是多普勒技术中最基本的一种，其工作原理如图 2-3-7 所示。

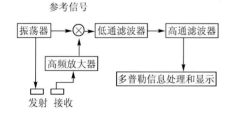

图 2-3-7　连续波多普勒的工作原理

连续波多普勒由振荡器激励向人体发射频率为 f_0 的超声波，其表达式为

$$u_1 = a\cos(2\pi f_0 t)$$

超声波遇到血流中不同速度运动的红细胞，将产生多个多普勒频移，构成窄带谱：

$$u_2 = \sum b_i\cos[2\pi(f_0 + f_i)t + \phi_i]$$

因此，多普勒系统接收的信号除了发射的信号外，还有这窄带谱信号。接收的信号经放大后乘以参考信号（发射信号）$\cos(2\pi f_0 t)$，再经过低通滤波器后的输出 u_o 为所需的血流多普勒频移信号，即

$$u_o = \sum c_i\cos[2\pi f_i t + \phi_i]$$

这就是多普勒频移信号。系统中的高通滤波器是用于去除血管壁等其他低速运动的组织所产生的低频（但相对血流的多普勒频移信号而言，其幅度却大得多）多普勒频移信号，所以也称为壁滤波器。从原理上可以看出，壁滤波器在去除血管壁信号的同时，也去除了

低速的血流信号。因此，为了既能最大可能地去除血管壁的信号，又能尽可能地使低速的血流信号不损失，壁滤波器必须根据实际情况折中选取。

2. 脉冲波多普勒和距离选通 连续波多普勒技术无法区分不同距离的血流信号，为了得到不同位置的血流多普勒信息，应采用距离选通的脉冲多普勒技术。

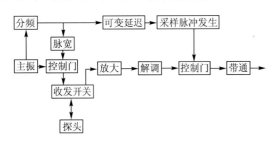

图 2-3-8 脉冲多普勒技术的基本原理

脉冲多普勒技术的基本原理如图 2-3-8 所示，主振产生频率为 f_0 的振荡信号，该信号经控制门后产生一定宽度（即只包含几个振荡周期）的信号，在收发开关为发时加到换能器上，从而发射出相应的声脉冲。换能器在收发开关为收时接收包含多普勒信息的声脉冲的回波信号。该信号和连续波多普勒系统的处理方法一样，先后经过高频放大和乘法器解调。不同的是，此时解调好的信号需要经过一个控制门，这是一个在特定时间才导通的控制门。导通的时间可以改变，但和来自所需要距离的回波的到达时间一致，也就是说，通过改变导通时间，就可以得到来自相应距离的多普勒信息。这就是距离选通的概念，这个控制门称为距离选通门。经过距离选通门的信号，再先后通过低通滤波器和壁滤波器，最后输出音频多普勒信号。收发开关按周期进行发收的切换，上述信号处理过程不断重复，从而得到不同深度的血流速度随时间变化的信息。收发开关两次发的时间间隔，即发射两次声脉冲的间隔，称为脉冲重复时间，其倒数称为脉冲重复频率。

对于脉冲多普勒系统来说，距离门的时间宽度和距离分辨率是有关的，门的时间宽度越窄，距离的分辨率越高，但多普勒频移的准确测量就越困难，这是一对矛盾。而最大的测量速度和最大的测速距离是脉冲多普勒系统的另一对矛盾。以后，出现了伪随机多普勒和线性调频连续波多普勒等技术来克服这些缺点。但迄今为止，脉冲多普勒技术仍然在临床上广泛使用。

3. 彩色多普勒成像 彩色多普勒成像技术（color flow mapping，CFM 或称 color Doppler flow image，CDFI）是 B 型超声成像技术和超声测量速度技术的结合，是目前十分常用的超声诊断仪器，它不仅可以灰阶显示 B 型超声图像，而且可以同时彩色编码显示两维的血流速度信息。

彩色多普勒成像技术和常规的多普勒效应测量流速的方法不同，它是利用自相关的技术来得到血流的速度信息，然后通过彩色的编码技术将血流的速度信息加在 B 型图像的相应位置，从而使血流和组织分别以彩色和黑白同时显示出来，十分直观。因此，血流成像系统基本上是由一个通常的 B 型超声成像系统，一个自相关技术的速度测量系统和两维的流速成像系统三部分组成。

（三）多普勒信息显示和处理

1. 多普勒信息的显示 一般来说，接收到的超声多普勒信息通常有三种表达方式。至于用血液流动或组织运动的信息进行成像，因使用的不是多普勒方法（往往采用相关的方法），故在此处不列入。

（1）音频多普勒声：由于接收到的超声多普勒频移信号处于音频的范围内，因此可以将它通过音频放大器放大后，加在喇叭或耳机上，以声音的形式放给操作者，操作者通过声音的音调等信息来判断血流的速度、性质（是动脉血流还是静脉血流）。虽然这是一种最直观、简单的表示方法，但难以定量地用于血流速度的测量。

（2）单一曲线：将接收到的音频多普勒信号进行信息处理，提取一些相关的特征信息，然后以曲线的方式进行显示。这种方式通常包括平均频率的显示和最大频率的显示。由于根据多普勒效应公式，信号的平均频率和最大频率分别对应于血管中血流空间的平均速度和最大速度，因此曲线显示法可以表示血管中的血流速度随时间的变化情况。

（3）声谱图：由于血管中的血流速度有一个剖面分布，因此接收到的多普勒信号是由各种频移成分组成的，它们形成一个功率谱的分布，是一种三维的信息。声谱图就是这种三维信息的两维显示方法，即以横坐标表示时间，纵坐标表示频率（即速度），每个速度每个时刻对应的点的亮度或颜色用谱的幅度来调制（也就是说，以某种速度运动的成分越多，则相应点的亮度越亮）。这种方法可以方便地看到血流的方向、速度分布及随时间变化等多种信息，是一种为医生喜欢接受的方法。

2. 多普勒信息的处理

（1）夹角的影响与定量测量：从多普勒效应的公式看出，一般的超声多普勒血流测量技术只能作定性的分析，而不能作定量的测量，这是因为被测的速度是和声束与速度矢量的夹角有关的。该夹角往往是未知的，于是就遇到一个多普勒效应方程中有两个未知量的情况。一般来说，这个方程应该有无穷多个解。因此，如何消除夹角的影响，关系到速度能否准确地定量测量。

在 B 型超声和多普勒的双工仪器中，可以通过找到血流方向和声束的夹角，然后用多普勒效应公式消除角度的因子。在单一的多普勒仪器的情况下，由于没有血管的图像，无法进行上述的角度校正。此时消除和减少夹角对测量结果影响的方法大致有：

1）将超声换能器的面材做成如图 2-3-9a 所示的形状，当这样的换能器用于测量血流速度时，如图 2-3-9b 所示，可以保持夹角的基本恒定。

2）Hasen 将两片发射晶片置于接收晶片的中间，如图 2-3-10 所示。当距离皮肤表面 D 的血管中的流速 v 与皮肤平行方向的夹角为 ϕ、两发射晶片的声束夹角为 δ 时，则接收晶片所收到的多普勒频移为

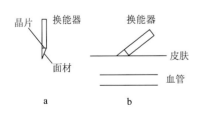

图 2-3-9　消除夹角影响的换能器设计方法

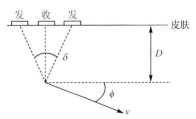

图 2-3-10　Hasen 消除角度影响法

$$f_d = 2f_0 v \cos\phi \sin(\delta/2)/C$$

对于一定的 D，δ 是常数，则

$$f_d = Kv\cos\phi$$

其中 K 为比例常数。当 $\phi < 18°$ 时，$\cos\phi > 0.95$，则

$$f_d \approx Kv$$

这样就基本上消除了角度因子的影响。但这种方法存在缺点：对于不同的深度，δ 要有变化，因此该方法只能用作一定深度的血管中血流速度的测量。

3）古幡博法：在这种方法中，多普勒换能器由三个晶片组成，中间的为发射晶片，两边的为接收晶片，如图 2-3-11 所示。

经过推导，此法测得的血流速度只和声速、两个接收换能器的频移及声束夹角有关。由于当血管深度确定时，两个接收换能器的声束夹角是确定的，因此这种方法可以做到定量测量流速，但缺点是仍然只对某一深度的血流测量有效。

4）Fabrbach-Duck 使用两组换能器，使 A 发射的声束和 B 发射的声束在血管中心成直角，如图 2-3-12 所示。

设 A、B 接收的多普勒频移分别为 f_{da}、f_{db}，则流速为

$$v = C\sqrt{(f_{da})^2 + (f_{db})^2}\,/2f_0$$

上式已消除了角度的影响，但缺点是：晶片间的干扰大；换能器分得太开，体积大；90°只对一定深度成立。新真人将 A 改为收发兼有，B 只有接收，可以克服晶片间干扰的缺点，但仍只对一定深度成立。

5）图 2-3-13 给出了极小值和准补偿法的示意图，两个超声束与血流的夹角分别为 θ_1 和 θ_2，两个接收信号 u 都是速度 v 和夹角 θ 的函数，即

$$u_1 = f(\theta_1, v)$$
$$u_2 = f(\theta_2, v)$$

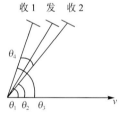

图 2-3-11　古幡博消除
角度影响法

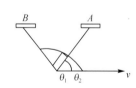

图 2-3-12　Fabrbach-Duck
消除角度影响法

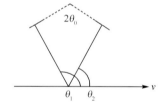

图 2-3-13　极小值
和准补偿法示意图

现在从几何上可知：

$$(180 - \theta_1) + \theta_2 = 2\theta_0$$

由于 θ_0 在换能器设计时就是已知的，因此从上述三个方程中可以唯一地解出速度的值。这就是极小值和准补偿法的基本思想。

（2）双向血流的测量：在血管中经常遇到同时存在正、反向血流的情况，要求超声多普勒技术有方向分离的功能。一般而言，方向分离的方法有时域处理、频域处理和相域处理。

1）时域处理：时域处理法是将接收到的多普勒高频信号 $\cos 2\pi(f_0 + f_d)t$ 同时送入两个乘法器，乘法器的参考信号分别为 $\cos 2\pi f_0 t$ 和 $\cos(2\pi f_0 t + \phi)$，如图 2-3-14 所示。

两路信号经过低通滤波器后的输出分别为

$$U_1 = (\cos 2\pi f_d t)/2$$
$$U_2 = [\cos(2\pi f_d t - \phi)]/2$$

因此，当血流为正向时，$f_d > 0$，则第一路输出信号的相位超前第二路；当血流为反向时，$f_d < 0$，则第一路信号的相位落后第二路。通过比较两路输出的相位，就可以判别血流的方向。

2）频域处理：由于超声多普勒系统的高频接收信号是位于 f_0 两侧的窄带频谱，其中正向血流信息的频率高于 f_0（上边带），反向血流信息的频率低于 f_0（下边带），因此利用高频的上、下边带滤波器就可以将正、反向的血流信息分离开来。这就是频域处理法的基本思想。

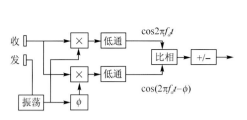

图 2-3-14　时域方向分离的基本框图

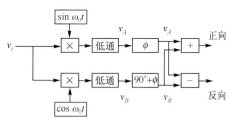

图 2-3-15　相域方向分离的基本框图

3）相域处理：相域处理法的框图如图 2-3-15 所示，两个参考信号是严格正交的，若设多普勒信号为

$$u = A_f \cos 2\pi(f_0 + f_f)t + A_r \cos 2\pi(f_0 - f_r)t$$

其中 f_f 为正向血流的频移，f_r 为反向血流的频移。经过低通滤波器和移相器后，两路的输出分别为

$$u_A = -[A_f \sin(2\pi f_f t + \phi)]/2 + [A_r \sin(2\pi f_r t + \phi)]/2$$
$$u_B = -[A_f \sin(2\pi f_f t + \phi)]/2 - [A_r \sin(2\pi f_r t + \phi)]/2$$

上通道的输出为

$$u_A + u_B = -A_f \sin(2\pi f_f t + \phi)$$

该输出对应于正向血流。

下通道的输出为

$$u_A - u_B = A_r \sin(2\pi f_r t + \phi)$$

该输出对应于反向血流。

五、血流功率成像技术

在前面介绍的彩色血流成像技术中，以彩色编码形式显示的是血流的平均速度、速度方差和流向三种信息。而在血流功率成像技术中，显示的却是超声血流信号的功率。通常以红色来显示超声血流信号的功率，信号的功率越强，颜色也就越深。可见，此时图像中的彩色并不表示血流速度的大小或血流的方向，而是表示血流超声信号的功率（实际上反映的是该位置红细胞或红细胞的聚集体散射超声的功率）。这种彩色血流功率图，就是

国内超声医学界所指的血流能量图（事实上，从成像技术的真正意义来看，称为血流功率图更为确切）。

从技术上讲，得到血流超声信号后，计算其功率是十分容易的。这种成像技术之所以晚于彩色血流成像技术出现，关键是先前并未意识到该技术的临床意义。近来发现，血流功率成像技术有其优点：检测微小血流的灵敏度比彩色血流成像技术高 3~5 倍；检测结果基本上不受声束和血流速度方向夹角的影响等。因此，该技术逐渐在超声医学中占有一席之地。

但是应该看到，该技术并不显示血管内血流速度的大小，也不显示血液的流向。因此和彩色血流成像技术各有所长，应用时可以互为补充。

六、谐波成像技术

目前医学超声所涉及的技术问题，无论是组织结构成像还是运动目标检测，一般都属于线性声学的范畴。从低廉的普及型仪器到昂贵的高档设备，都作为线性系统进行临床应用。线性声学认为：人体组织中传播着声波的频率就是换能器振动的频率，声源和波的频率相同（顺便指出，运动目标产生的频率变化是由于多普勒效应引起的，并非声源和波本身的频率不同）；回波强度随换能器输出强度成比例地增加（减小）。

研究超声医学的非线性现象将有助于超声诊断水平的进一步提高，谐波成像技术是近年来非线性声学在超声诊断中一项颇有成效的应用。

（一）超声传播过程中非线性现象

这里仅举出与谐波成像技术有关的两个现象。

1. 波速的非线性　超声波在人体中以纵波形式传播。波的传播形成组织的压缩和稀疏。线性声学认为：超声波在同一种介质中传播速度各处都是 c_0。当计入非线性效应时超声波在介质中 x 点的传播速度 $c(x)$ 不再是各处相同，而是

$$c(x) = c_0 + KU(x)$$

其中 K 为常数，$U(x)$ 为 x 处的质点振动速度。在波的压缩区 $U(x) > 0$，因而 $c(x) > c_0$；在波的稀疏区，$U(x) < 0$，因而 $c(x) < c_0$。

超声波在传播过程中各点的传播速度不同，这将导致波形的畸变。波形的畸变意味着谐波的产生，组织中传播的超声波除了基波（基频）f 外，还有谐波（谐频）$2f$、$3f$……当然，谐波的次数越高，振幅越小；再者频率越高，衰减越大，因此可利用的通常只是二次谐波。

2. 反射的非线性　线性声学认为反射声强 $y(t)$ 与入射声强 $x(t)$ 成正比。对于刚体介质面，满足线性反射关系，但是对于弹性界面，要计入非线性，也就是说，反射波的声强 $y(t)$ 不与入射波 $x(t)$ 的声强成正比。这时 $y(t)$ 与 $x(t)$ 之间的关系为非线性关系，因此频率为 f 的超声波经弹性界面反射后，回波中具有 f、$2f$……即基波和谐波。谐波中以二次谐波为主要，其他高次谐波可以忽略不计。

应该指出这里的弹性界面既可以是不同组织之间，也可以是组织和超声造影剂（ultrasound contrast agent，UCA）之间的界面。因此有自然组织（native tissue）和 UCA 两

种谐波成像技术。

（二）超声造影剂

超声造影剂简称为 UCA，起到声学性质上的对比增强或反差扩大的作用。当 UCA 进入人体待查部位时，就人为地增大待查部位与周围组织之间的差异，使之便于诊断。UCA 的超声特性有多种，但与目前超声医学息息相关的是：

1. UCA 中微气泡的散射面积大 所谓散射面积是指被微气泡散射的功率（mW）与照射到微气泡上的声强（mW/cm²）之比。这个比值的单位为 cm²，故有截面之称。散射截面大，实际上就是单位声强产生的散射功率大。分析计算指出，微气泡的散射面积要比同样尺寸的固体粒子大 10^9 倍。这就是 UCA 的显像要比别的散射体（例如红细胞）来得清楚的原因所在。UCA 进入待查部位引起反射（散射）回波的增强，使得显像清楚。一般 UCA 在血浆中输运，故 UCA 对血流状态的显像特别有用，使原来不显像的血流得以显示，也许临床医生所说的"超声造影"就以此得名。

2. UCA 非线性效应大 UCA 的非线性参数为人体组织的几十倍甚至 100 倍。这一比例，意味着 UCA 所产生的谐波要比周围组织中产生的谐波高几十倍甚至 100 倍。显然对于那种背景信号非常强而病灶信号较弱的环境，注入 UCA 后检测其非线性特性将会获得比原来基波图像更清晰的图像。

无论用作增强基波图像还是产生谐波图像，UCA 需要无毒性，在输送到病灶过程中必须保持稳定，对循环系统没有生理上的影响，随后却能安全地代谢吸收。

（三）谐波成像技术原理

谐波成像技术的基本框架如图 2-3-16 所示。超声探头向人体发射基波中心频率为 f，经人体组织传播回来的目标回波（不管是 UCA 还是自然组织）中含有基波（f）、谐波（$2f$）。接收系统仅选通中心频率为 $2f$ 的谐波信号。在谐波频率范围内进行各种处理，使得以往的各种超声医学技术都可以冠上"谐波"而成为一种新技术。换言之，凡是属于基波的技术都可以扩展到谐波，不论是 B 型成像还是超声多普勒技术；不论是频谱多普勒还是彩色血流成像；不论是组织多普勒成像还是血流功率成像，等等。

顺便指出，当图 2-3-16 中的接收系统选通中心频率为 f 的回波信号，则就是以往的（基波）超声成像技术。

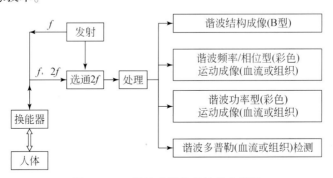

图 2-3-16 谐波成像技术的基本框图

检测一个目标，到底是用基波还是用谐波？要回答这个问题，固然要考虑诸多因素。但是主要的一个因素是被检测目标的回波信号的信噪比。要比较这个目标的回波信号的两个不同频段（基波、谐波）范围内的信噪比。如果谐波的信噪比大于基波的信噪比，当然谐波成像会比常规的基波成像来得清晰。如果相反就不必多此一举。到底谐波信号（幅度）比基波信号（幅度）微弱，导致检测技术复杂。至于这里所说的信噪比，只有被检测的目标才是信号，其他包括不需要检测的或周围的组织反射信号都视为噪声。

七、三维成像技术

B 型超声技术获取的是与声束传播方向平行的两维组织切面（声束扫描平面）图像，为了更方便、直观地观察三维的人体组织和器官，发展三维超声成像技术成为超声医学的需要。近年来，随着计算机技术和电子技术的飞速发展，三维超声成像技术开始逐步成熟，并已应用于医学临床。

目前的三维超声成像技术基本上是以二维超声图像为基础的，它的出发点是：三维图像的切面是二维图像，因此从一系列已知的二维图像，就有望重建三维图像。三维超声成像技术的主要内容有：二维超声图像的采集、三维超声图像的重建、三维超声图像的显示。

（一）二维超声图像的采集

三维超声成像技术是在现有的二维超声成像技术的基础上发展起来的，因此一系列二维超声图像的采集可以完全靠现有的（二维）超声成像设备来进行，不同的是需要在原有设备上增加机械装置或其他位置传感器，来获取相应的二维图像的位置信息。

二维超声图像序列的采集方法通常有：控制超声探头的平移来得到一系列相互平行的二维超声图像；控制超声探头的摆动来得到一系列扇形分布的二维超声图像；控制超声探头的旋转来得到一系列相交的二维超声图像。

二维超声图像的采集是十分费时的，而且对于运动的脏器，很难保证所采集到的二维图像的同时性，目前通常采用心电信号同步的方法来保证这一系列图像是来自于心动周期的同一时相。

随着技术的发展，二维阵列的超声探头将在三维成像技术中发挥作用。从理论上讲，二维阵列的超声探头既可以在横向进行扫描（二维超声成像），又可以在侧向进行扫描，因此有望获取任意位置的二维切面图像。

（二）三维超声图像的重建

获取一系列的二维超声图像后，应用坐标变换和数据插补等方法就可以重建出三维的超声图像。除了重建的精度，重建的速度也是一个重要的衡量方法性能的指标。

（三）三维超声图像的显示

应用计算机图形学的方法，可以将三维的超声图像显示在二维的显示器（三维绘制）。它是通过对三维图像在二维显示器上的投影图像，加上阴影、旋转、透视等方法来得到三维的视觉效果。事实上，医生可以通过任意视角来观察三维的图像，也可以通过任意的切面来观察三维图像的一个截面。

可以相信，随着超声医学技术、计算机技术和电子技术的进一步发展，三维超声成像技术将在超声医学领域发挥越来越重要的作用。

八、组织弹性成像

组织的弹性成像原理是利用外应力（声源的机械振动产生的低频间断性辐射力）或内应力（心脏或大血管搏动引起），使组织内部产生应变。如果组织内部弹性系数分布不均匀，那么产生的应变也会有所差异，这种应变可以通过超声方法测得的动态位移来得到。知道了应力和应变，就可求出其弹性参数，最后将组织的这种弹性参数以彩色或灰阶编码显示为声弹性图。

软组织的弹性性质在很大程度上依赖于组织成分（如脂肪、纤维、胶原质等）和宏观及微观结构。目前主要有两种类型的弹性成像：一类是根据灰阶或彩色图像获得弹性信息，可用于乳腺、甲状腺等小器官和骨骼肌等表浅器官组织；另一类弹性成像利用各种探头和扫描方式的原始射频信号，在仪器上设有专用的数据输出装置，进行各种器官弹性成像的研究和诊断。

组织弹性成像是一种无创性成像方法，它可以提供别的成像所无法提供的组织特征，因此它对疾病的诊断具有重要的参考价值。

超声诊断技术除了以上介绍的方法外，还有 C 型技术、F 型技术和超声 CT 等，但由于种种原因，它们目前在临床上不常用，因此这里也就不作详细介绍。

第四节　阴道超声诊断的特点

由于受到超声检查深度和其他因素（如超声途经含气脏器）的影响，体表超声诊断技术往往对体内某些部位的检查不太清楚或不太方便。新兴发展的腔内超声诊断技术弥补了体表超声诊断技术的这一缺陷。经阴道超声诊断技术是腔内超声诊断最早发展的技术之一，它已广泛使用于医学临床，并在诊断中占有越来越重要的地位。

经阴道超声诊断技术的基本原理和所用方法与一般的超声诊断技术基本相同（已在本章一、二节中详细介绍过），其主要的不同点是小型化或微型化的多功能经阴道超声探头技术。

近年来经阴道超声诊断技术得到迅速的发展，这和经阴道超声探头的发展是分不开的。一般来说，阴道探头应具备以下特点：探头扫描角度可变，以分别满足局部观察和广角观察的需要；频率可以根据探察部位的深度而改变，以清楚地显示女性生殖系统的细节；配有多普勒测量功能，可同时测量一些血管的血流；装有穿刺支架，可以方便地进行穿刺活检，也可进行试管婴儿的取卵工作。阴道探头的品种是多种多样的，但大致可以分为两大类：机械扇形扫描的探头和凸阵电子扫描的探头。前者的扫描范围比较大，而后者由于具有多段聚焦等特点，因此得到的图像质量比较好，而且由于没有机械磨损，探头的寿命比较长。

　　总之，经阴道超声探头的主要特点是：有较高的分辨率，具有多种扫描的方式，能够进行无菌操作和符合安全标准。

（汪源源　王威琪）

第三章　超声波对人体的影响

　　超声诊断是一种无损的诊断技术，已经在医学临床上得到广泛的应用。但是确切地说，超声诊断的无损伤性只是相对的，它和超声辐射的强度是密切相关的。当超声的强度超过一定的阈值时，就会对人体组织产生损伤。事实上，高强度的超声波还能用于手术和治疗，例如超声刀、超声体外碎石机和高能聚焦超声仪（HIFU）。研究超声波和人体组织的相互作用，也是超声医学和医学超声的一个重要内容，许多科研工作者在这方面做了大量的研究工作。从目前掌握的材料看来，只要超声辐射的强度在一定的范围内，超声诊断技术的安全性问题还是有保障的。

第一节　超声波对人体组织的作用

一、与安全性有关的超声声强参数

　　超声使用的安全性完全取决于超声波的辐射功率，因此要研究超声诊断的安全性问题，首先要明确一些超声功率（声强）参数的定义。由于超声的声强是时间和空间的函数，描述超声声强的参数主要有：空间峰值时间峰值声强（有时也称为最大瞬时声强，记为 I_{spTp}）、空间峰值时间平均声强（指声场中声强最大值的时间平均值，记为 I_{spTA}）、空间平均时间峰值声强（指声束有效截面上声强平均值的时间最大值，记为 I_{sATp}）和空间平均时间平均声强（指声束有效截面上声强平均值的时间平均，记为 I_{sATA}）。对超声脉冲，描述声强的参数还有空间峰值脉冲平均声强（指声场中声强最大值除以一个脉冲的持续时间，记为 I_{spPA}）和空间平均脉冲平均声强（指声束有效截面上声强平均值除以一个脉冲的持续时间，记为 I_{sAPA}）。

　　由于对于同样的超声仪器，这些声强参数的值是各不相同的，因此在制定超声诊断的安全标准时，必须明确是使用哪一个声强参数。

二、超声波对人体的作用机制

　　当在人体组织中传播的超声波的声强大于一定的阈值时，它所产生的一些效应将会对人体组织造成伤害。这些效应有产生热量的，也有不产生热量的，它们的作用机制有待进一步的研究。单从目前的研究结果来看，超声波对人体组织的作用机制大概包括：

（一）超声波的吸收

超声波在人体组织中传播时，软组织要吸收声波。这种吸收将造成软组织的某些改变，其作用机制包括两个方面：热效应和生化效应。

1. 吸收造成的热效应　软组织吸收超声波的能量后，一部分能量将转化为分子的无规则运动（振动或旋转），从而产生热能。由于软组织的热传导性能比较差，热量不容易散失，因此会造成组织温度的升高。当温度升高到一定程度时，就会对组织产生伤害。这一点在利用超声波进行理疗时应特别注意，为了不使局部的温度升得过高，要不时地移动超声探头。

2. 吸收造成的生化效应　软组织对超声波的吸收，另一方面还可以改变分子的内部结构，而且这种改变往往是不可逆转的。这种效应不是前面所说的热效应，但能使组织的结构发生变化，因此同样可以造成组织的伤害。

（二）超声波的机械作用

超声波是一种机械振动能量的传播，声波所产生的振动和压力可以直接对组织产生作用。人体组织中的大分子、细胞等在传播声波的机械运动中，其功能、结构可能发生变化，例如细胞壁就会因剧烈运动而破损，从而造成对组织的损伤。

（三）超声波的化学作用

超声波在人体组织中传播时，由于能引起压力的变化和温度的升高，因此改变了人体组织内部的环境条件。环境条件的变化就有可能影响到组织内部物质的化学反应，使某些在一般条件下不会发生的化学反应发生了，或使某些在一般条件下会发生的化学反应不再发生，这些都可能造成对组织的伤害。

（四）超声波的空化效应

在较强的超声声强中，液体中气泡的动力学过程变得十分剧烈。在声场为负压力时，液体介质中就会产生大量迅速膨胀的气泡。这些气泡在声场变为正压力时，由于迅速收缩，就有破裂的可能。在破裂的过程中，常常伴随着光、电、冲击波和高速微射流，从而对空化周围的组织造成严重的损伤和破坏。

由于一般而言超声波引起的生物效应可以用热和机械两种基本机制来衡量，因此机械指数和热指数也成为制定超声医学安全标准的重要指数。

1. 机械指数（MI）　机械指数是用来估计潜在的生物机械效应。而生物效应包括骚动效应、摩擦、空化现象等。一旦这些效应在正常人体内产生，就会对人体构成一定危害。目前已有实验数据显示机械效应与超声波的频率呈线性关系。若只考虑它与超声波基频间的关系，机械指数定义为

$$MI = \frac{\dfrac{p_{r.3}}{(f_{awf}^{1/2})}}{C_{MI}}$$

其中 $C_{MI} = 1$ MPaMHz$^{-1/2}$；$p_{r.3}$ 为衰减后的稀薄声压峰值（MPa）；f_{awf} 为超声波工作频率（MHz）。

不同的组织具有不同的声学衰减模型。若假设模型中的组织各向同性，衰减因子为 0.3 dB/cmMHz，则便于实际应用，且足以让使用者了解声输出与潜在的生物机械效应间

的关系。

2. 热指数 (TI)　到目前为止，组织热能的增加与组织生物效应间已有较为明确的关系。但是，现在可测的声学输出参数如 W_0（输出功率）、I_{TA}（时间平均声强）、I_{spTA}（I_{TA}的空间峰值），都不能单独确定组织温度的升高值。利用特定的几何信息，将上述参数组合起来，可以估计超声波引起的软组织或骨骼温度的升高。

超声波在人体中不同扫描平面有不同的热模型。若采用平均的简化模型，并按照超声成像中遇到的软组织和骨骼在解剖学上的不同组合情况，可以定义如表3-1-1的三类热指数。每一类热指数与超声系统的信息（包括超声换能器孔径、声束大小和成像模式等）相结合后又可产生一种或多种热学模型。

表 3-1-1　热指数类型和热指数模型

热指数类型	热指数模型	
	扫描型	非扫描型
TIS（软组织）	A. 位于表面的软组织	B. 大孔径；C. 小孔径
TIB（位于焦点的骨骼）	A. 位于表面的软组织	D. 位于焦点的骨骼
TIC（位于表面的骨骼）	E. 位于表面的骨骼	—

软组织热指数（TIS）是以三种软组织模型为基础，其中两种为非扫描型的小孔径和大孔径，如超声多普勒和M型超声。另一种则为扫描型的，如彩色血流成像和B型超声。

骨骼的热指数（TIB）指的是非扫描型下骨骼位于焦点时获得的参数。对扫描型，由于表面温度的升高一般都大于或等于骨骼位于焦点时温度的升高值，所以对它仍采用软组织模型。

头盖骨的热指数（TIC）则是一种骨骼接近体表的模型（在成人头盖骨检测中应用）。头盖骨模型对非扫描和扫描型均适用。

通常情况下，热指数（TI）定义为

$$TI = \frac{W_p}{W_{deg}}$$

其中 W_p 为超声的辐射功率；而 W_{deg} 为热模型中，使目标组织温度升高1°C所需的功率。

三、超声波的安全标准

可以看到，超声波对组织造成伤害主要取决于超声波的功率和辐射时间。因此如果能制定超声波的功率和辐射时间的安全标准，就可以保证超声设备的正常使用不对人体造成伤害。许多科研工作者在这方面开展研究，而且一些国家已经制定了相应的标准和法律。

目前不同的国家有不同的安全标准，例如美国超声医学会认为：安全的超声诊断强度为空间峰值时间平均声强 $I_{spTA} < 100$ mW/cm²。而日本的工业标准认为：对心脏，空间平均时间平均声强 I_{sATA} 应小于 40 mW/cm²；对头颅，空间平均时间平均声强 I_{sATA} 应小于 100 mW/cm²。

一般认为，超声设备的声强时间平均值越高，则使用该设备的时间越短越安全。

第二节 超声波对胎儿的作用

在产科超声诊断中，孕妇的安全是不可忽略的。这方面除了要考虑超声波对成人的一般性影响外，还需要考虑孕妇的特殊性问题。由于较难获得临床的资料，在这方面的研究尚没有得出统一而全面的认识。但从人们研究超声诊断对早孕胚囊绒毛细胞、绒毛组织亚微结构及基因活性、免疫活性细胞等影响的结果来看，超声诊断对孕妇产生伤害的概率是比较小的，在临床上一般难以表现出来。但由于毕竟存在伤害的可能，因此在超声诊断时，特别是当使用较高强度的超声辐射时，更应注意这方面的安全问题。

产科的超声诊断有其特殊性，那就是除了要保证产妇的安全外，还要保证胎儿的安全。因为一旦超声诊断使胚胎细胞和胎儿的生长发育受到影响，这种影响就会危及下一代，从而造成严重的社会问题。因此需要研究在什么样的超声诊断强度下，胎儿的生长发育是不会受到影响的。

早在 1970 年就有人对超声波是否对胎儿存在影响进行过系统的研究，结论是：超声检查的次数和第一次检查的时间对胎儿畸变和流产没有什么影响。以后还有人相继研究了超声波对胎儿生长发育，包括妊娠期发育、体重、身长、听力、视力等的影响，也没有发现超声诊断产生过较为严重的负面影响。

由于科研的结果不完全相同，各个国家为产科的超声诊断制定的安全标准也是不完全相同的，例如日本的工业标准就认为：对胎儿空间平均时间平均声强 I_{sATA} 应小于 $10 \mathrm{~mW/cm^2}$。而美国食品药物管理局（FDA）仪器和辐射卫生国家中心也曾建议：生产超声仪器的厂家应报告每台超声仪器的超声辐射强度；孕妇一般不应做超声的常规检查，除非在医学上认为有必要进行这样的常规检查，即使这样，也应该在医学的指导下进行；不允许利用超声仪器做胎儿性别的检测、拍照、教学和商业示范；每次检查应向孕妇报告超声的优缺点。

因此，为了提高人口素质，执行优生优育的基本国策，我国的妇产科超声诊断应该坚持国际上广泛接受的安全标准和原则，使超声医学技术能真正无损伤地为人类服务。

（汪源源　王威琪）

第四章 经阴道超声检查的方法

第一节 经阴道超声的特点

经阴道超声是腔内超声的一种,是将特殊的阴道探头放入阴道内进行超声检查。

经阴道探头是一种微型探头位于头端的长型探头。换能器的大小、形态及种类因不同仪器而异。

(1)按换能器性能分,有机械扫描、电子扫描。目前机械扫描方式除三维探头外已经较少应用。

(2)扫描角因换能器头端声窗大小而不同,有60°、70°、90°、110°、120°、140°、240°不等。阴道探头声窗位于头侧端,直径较小、颈上无弧度,也可用于直肠检查。阴道直肠两用探头往往采用端侧发射方式,兼顾两种途径的检查。

(3)探头频率有5MHz、6.5MHz、7.5MHz,目前临床常用的是宽频探头,频率变化范围多在5~13MHz。频率在5MHz、聚焦区在10cm的阴道探头对中位子宫宫底还能显示,随探头频率增大、聚焦距离变小而显示不清,二者成反比。超宽频率探头的应用和新的技术发展,通过频率融合技术可以实现近区使用较高频率、远区使用较低频率,从而既可获得高分辨率图像,同时又保证穿透力,但往往造成帧频的减少。

(4)经阴道探头的优点

1)频率比腹部常规用3.5MHz探头高,分辨率比腹部探头高。探头在阴道内紧贴宫颈及阴道穹隆,使盆腔器官处于声束的近区,盆腔器官的声像图显示清晰,尤其是对后位子宫、宫腔内病变、后盆腔肿块、位于后盆腔的卵巢卵泡监测、早期异位妊娠、早早孕等观察,图像显示比腹部超声清晰。

2)不需充盈膀胱,盆腔器官处于自然状态,患者不受充盈膀胱之不适。如早早孕,胚囊直径2mm时即能清晰显示。

3)肥胖患者,做阴道超声检查时,因探头紧贴穹隆,声能吸收少,无明显衰减。

4)经阴道彩色多普勒超声检查,对子宫动脉显示比腹部更明显。

5)经阴道超声引导下穿刺是目前介入性超声最常用的途径。

6)经阴道弹性超声成像和超声造影技术可更加清晰地显示宫颈、子宫体、输卵管和卵巢的情况,为疾病的早期评估提供方便。

(5)经阴道超声的局限性

1)因阴道探头聚焦区在直径10cm以内,远区显示欠清。如妊娠13周后子宫超出盆腔,对中晚期妊娠及较大盆腔肿块、子宫肌瘤,经阴道超声不能显示全貌,须用腹部超声检查。所以,妇产科超声检查,腹部超声和经阴道超声二者配合诊断准确性更高,二者都不能缺少。

2)经阴道探头因需放入阴道内进行操作,对未婚妇女及月经期、阴道畸形、阴道炎症患者不宜使用。

第二节　经阴道超声检查的方法

（1）首先要向患者解释经阴道超声检查的必要性，以及需将探头放入阴道内的操作方法，使其能理解经阴道超声检查的过程及作用，能很好地配合检查。

（2）其次，要把仪器调换为经阴道超声状态，使近区位于下方、符合人体解剖位置。此时，纵切位时，声像图左侧见耻骨联合为患者腹侧，右侧见骶尾骨为患者背侧。横切位时，声像图左侧为患者右盆腔，右侧为患者左盆腔（图4-2-1～图4-2-3）。

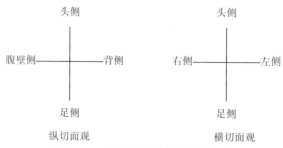

图 4-2-1　经阴道超声检查方位示意图

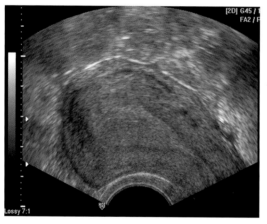

图 4-2-2　经阴道超声纵切面观

图像上方为患者头侧，下方为足侧（即近阴道部位），
右侧为背侧，左侧为腹壁侧

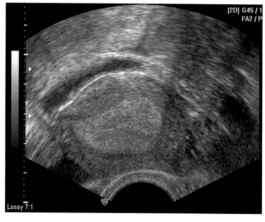

图 4-2-3　经阴道超声检查横切面观

图像上方为头侧，下方为足侧，右侧为患者左侧，
左侧为患者右侧

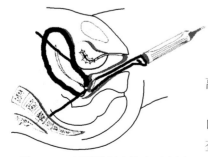

图 4-2-4　经阴道超声检查示意图

（3）操作方法

1）患者取膀胱截石位（不必充盈膀胱）。

2）经阴道探头头端涂以耦合剂，套上塑料套（隔离消毒用），在其表面再涂以耦合剂。

3）操作者右手持阴道探头柄，左手轻轻分开外阴口，缓缓将探头放入阴道内，紧贴穹隆、宫颈进行检查（图4-2-4）。

4）以探头上标记纵切检查，显示子宫与宫颈的关系，以宫底位置可确定子宫的位置，底位于腹侧为前位，宫底位于背侧为后位子宫。随后纵向转动探头，检查左右盆腔（纵切检查）（图4-2-5～图4-2-8）。

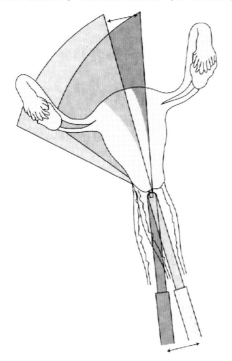

图4-2-5 经阴道超声检查时扫查移动探头示意

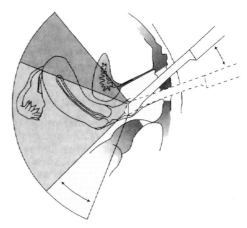

图4-2-6 纵切面扫查示意
通过移动探头，可获得不同的纵切面

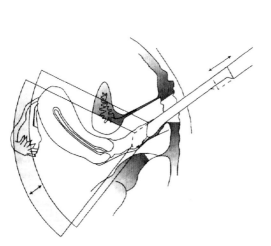

图4-2-7 经阴道超声纵切面示意
通过上下移动探头，可获得不同水平面的切面

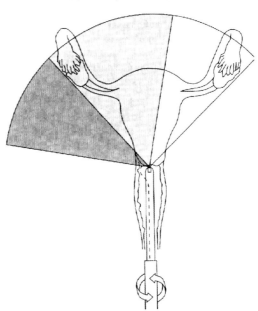

图4-2-8 经阴道超声横切面示意
旋转扫查示意图，可获得任意切面图

　　把探头转到正中后转 90°（逆时针）进行横切检查，显示子宫的横切面图及转向左右显示两侧卵巢。声像图上左侧为右卵巢，反之为左卵巢（横切检查）。

　　把探头柄向下压（即探头翘向前方）进行冠状切面检查，显示膀胱；随后探头柄慢慢向上（即探头慢慢下移）直至显示直肠（冠状检查）。

　　5）如检查脏器部位较高时，左手可在腹壁轻轻下压（如妇科双合诊）使检查脏器接近探头，进入声束的近区。

（常　才）

第五章　女性内生殖器的解剖

女性内生殖器位于真骨盆内，包括阴道、子宫、输卵管和卵巢，后两者称为子宫附件（图 5-0-1 和图 5-0-2）。

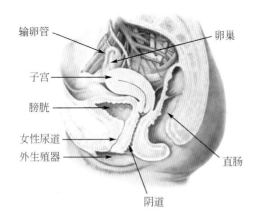

图 5-0-1　女性盆腔器官矢状面

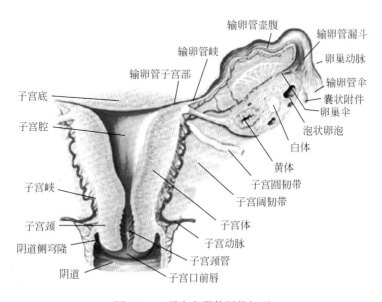

图 5-0-2　子宫和附件冠状切面

一、阴　道

阴道是性交器官，也是经血流出和胎儿娩出的通道。位于真骨盆下方，为一上宽下窄的中空管道。前壁与膀胱和尿道相邻，后壁与直肠贴近，上端包绕宫颈阴道部，下段开口于阴道前庭后部。阴道包绕宫颈形成的圆周形隐窝称为阴道穹隆，其中后穹隆位置较深，与盆腔最低的子宫直肠陷凹紧密相邻，临床常经此位置进行穿刺和引流。阴道壁由内向外分别由黏膜、肌层和纤维组织形成的筋膜层组成。黏膜层由复层鳞状上皮和其下的疏松结缔组织间质组成。上皮形态随年龄和月经周期的改变而发生周期性变化。阴道的 Wolffian（中肾）管被称为 Gartner 管，其沿阴道侧壁深层下行，管腔内出现浓缩的嗜酸性分泌物是这些残件的特征。阴道黏膜富含静脉丛，损伤后易发生出血和形成血肿。

二、子　宫

子宫位于盆腔中央，前邻膀胱，后靠直肠，是孕育胚胎、胎儿和产生月经的器官。成熟的未妊娠子宫呈中空梨形，重 40～80g，长 8～9cm，分为宫体和宫颈。子宫体顶部为宫底，宫底两侧有输卵管入口的宫壁部分成为宫角，宫体和宫颈相连的狭窄部位称为子宫峡部，非孕期长 1cm，其上端为解剖学内口，下端为组织学内口。妊娠期子宫峡部逐渐伸展延长，至妊娠末期可达 7～9cm。宫颈以阴道为界，分为上下两部，上部占宫颈的 2/3 部，两侧与宫颈主韧带相连，下部占宫颈的 1/3，伸入阴道内，称为宫颈阴道部。阴道部宫颈下端称为宫颈外口，宫颈组织学内口和外口之间的管道为宫颈管，未生育妇女宫颈管长 2.5～3cm。宫颈阴道部的表面大部分被覆非角化鳞状上皮，其形态随着年龄而发生变化，绝经后期细胞萎缩，细胞核质比例增加，易误认为 CIN。宫颈管内膜由黏液柱状上皮组成，腺上皮除了覆盖宫颈表面外，还陷入宫颈间质形成长的隐窝（深度常小于5mm，有时可达1cm以上），通常称为宫颈内腺。鳞状上皮和黏液上皮会合的区域称为鳞柱交界区，这是一个不稳定的区域，随着年龄的变化而发生相应的位置变动，因此也称为移行带。宫腔呈三角形，非孕期长 6cm，宫体由子宫内膜层、肌层和浆肌层构成。宫腔内膜由内膜腺体和间质组成，内膜层分为三层，分别是致密层、海绵层和基底层，其中致密层和海绵层又称为功能层，对激素的反应最敏感，随着月经周期而发生变化。而基底层紧贴于肌层，对激素反应尤其是孕激素不像功能层那么敏感，它能保证月经后子宫内膜的再生。子宫肌层由大量平滑肌、少量弹力纤维及胶原纤维组成，可分为三层：最外层较薄，呈纵行排列；中间层占肌层的大部分，呈交叉排列，在血管周围形成 "S" 形围绕血管；内层较薄，平滑肌呈环形排列。子宫浆膜层即盆腔腹膜，为一层单层立方形上皮，子宫底及前后壁大部分为腹膜覆盖，与肌层紧密相连不易分离。

在生育年龄，正常子宫内膜在排卵周期中将发生一系列的变化，以利于受精卵着床。如果卵子没有受精，增殖的子宫内膜间质塌陷，腺体崩解随月经而脱落，如此周而复始。

子宫韧带共有四对：圆韧带、阔韧带、主韧带和宫骶韧带。

圆韧带：起于子宫角的前面、输卵管近端的下方，在阔韧带前叶的覆盖下向前外侧走行，到达两侧骨盆侧壁，经腹股沟管止于大阴唇前端。圆韧带维持子宫呈前倾位置。

阔韧带：分为前后叶，其上端游离，内 2/3 包裹输卵管，外 1/3 移行为骨盆漏斗韧带（卵巢悬韧带）。卵巢内侧与宫角之间的阔韧带稍增厚形成卵巢固有韧带。在输卵管下，卵巢附着处以上的阔韧带称输卵管系膜。宫体两侧的阔韧带中有丰富的血管、神经、淋巴管及大量疏松结缔组织。阔韧带起到防止子宫向两侧倾倒的作用。

主韧带：横行于子宫颈两侧和骨盆侧壁之间，又称为宫旁组织。起到固定子宫位置、防止子宫下垂的作用。

宫底韧带：起自宫体宫颈交界处后面的上侧方，向两侧绕过直肠到达第 2、3 骶椎前面的筋膜，以维持子宫前倾的位置。

子宫的血液供应主要来自于子宫动脉，子宫动脉为髂内动脉前干分支，其上部与卵巢动脉吻合，下部与阴道动脉吻合，子宫-卵巢动脉吻合形成窦样动脉管道，沿着子宫侧壁在阔韧带内行走到达子宫壁的外 1/3，并形成环状血管丛向内辐射，以提供子宫肌壁内侧和子宫内膜的血供（图 5-0-3）。

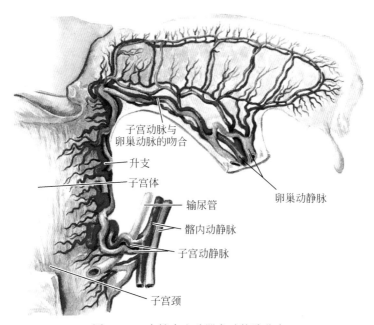

图 5-0-3　女性内生殖器官动静脉分布

三、输　卵　管

为一对细长而弯曲的肌性管道，位于卵巢的前方，阔韧带上缘内，走向子宫底的后上方。生育年龄的输卵管一般长 9~11cm，直径 0.4~0.9cm，自宫角部向远端分为 4 部分：间质部、峡部、壶腹部和伞部。输卵管由外向内由浆膜层、平滑肌层和黏膜层构成，输卵管三面有浆膜包围，只留下其系膜与卵巢门部相连。输卵管肌壁有外、中、内三层，外层为纵行肌，中层为环形肌，内层亦称固有层，呈螺旋状。黏膜层直接与肌层相连，由上皮层和菲薄的固有膜组成，黏膜上皮由纤毛细胞、分泌细胞及插入细胞组成。黏膜上皮可以发生化生，可向宫颈黏膜上皮或鳞状上皮方向分化。输卵管肌内的收缩和黏膜上皮细胞的形态、分泌及纤毛摆动，均受性激素的影响而发生周期性变化。纤毛细胞的功能在排卵时很重要。

输卵管的血供有两个来源，即子宫动脉及卵巢动脉，子宫动脉的输卵管支沿子宫角部入阔韧带内与卵巢动脉的输卵管支相吻合。静脉与动脉平行，引流入卵巢静脉。两侧的淋巴液都注入骶前及髂总淋巴结，因此输卵管的恶性肿瘤可以早期扩散到盆腔以外的区域。

四、卵　　巢

卵巢是一对扁椭圆形器官，在子宫的两侧输卵管的后下方，两侧髂内、外动静脉所夹的卵巢窝内，左右各一。卵巢有内外两端、上下两缘。它的外端以骨盆漏斗韧带（又名卵巢悬韧带，由腹膜皱襞构成）连于骨盆壁，其内含有卵巢主要的血液供应和淋巴引流。内端依靠坚韧肌性的卵巢固有韧带与子宫相连。上缘以疏松肌性的卵巢系膜与阔韧带后叶相连，卵巢的血管及神经均先经骨盆漏斗韧带，再经卵巢系膜穿过此缘进入卵巢，穿入部位称卵巢门。下缘隆凸而为独立缘。当卵巢系膜达卵巢上缘后不再向下移行，卵巢表面覆盖着变异的间皮-表面上皮。

成人卵巢重 5~8g，大小为（3~5）cm×（1.5~3）cm×（0.6~1.5）cm，其大小及形态随年龄而有差异。幼女的卵巢较小，表面光滑，性成熟期卵巢最大，约为 4cm×3cm×1cm，此后由于多次排卵，卵巢表面出现瘢痕，显得凹凸不平。35~40 岁时卵巢开始缩小，50 岁左右随月经停止而逐渐萎缩。

卵巢实质分为皮质和髓质，表面被覆单层柱状上皮，称为生发上皮，下面有一层纤维组织膜，称为白膜，白膜下为卵巢的皮质区，生育期卵巢皮质由大小不等的各级发育卵泡、黄体等组织组成；髓质由疏松结缔组织及丰富的血管、神经、淋巴管等组织构成。

卵巢由卵巢动脉和子宫动脉的卵巢支供血。卵巢动脉自腹主动脉分出（左侧可来自左肾动脉），沿腰大肌前下行至盆腔，跨越输尿管与髂总动脉下端，随骨盆漏斗韧带向内横行再经卵巢系膜进入卵巢门。进入卵巢门前分出若干分支供应输卵管。卵巢动脉和子宫动脉的卵巢支从卵巢门进入髓质，形成螺旋状分支，并呈辐射状伸入皮质，在卵泡膜和黄体内形成毛细血管网，再由毛细血管网集合形成微静脉，然后在髓质内汇成小静脉，经卵巢门离开。

作为女性的性腺器官，从青春期开始到绝经前，卵巢的大小、形状及功能不断发生着周期性变化。卵巢具有生殖和内分泌功能，在卵子发育、排卵、分泌女性激素、维持女性生殖内分泌系统的协调，以及维持孕早期胚胎的稳定等方面都发挥着非常重要的作用。

盆腔淋巴分为 3 组：①髂淋巴组由髂内、髂外及髂总淋巴结组成；②骶前淋巴组位于骶骨前面；③腰淋巴组位于主动脉旁。阴道下段淋巴引流主要入腹股沟淋巴结。阴道上段淋巴引流基本与宫颈引流相同，大部分汇入闭孔淋巴结与髂内淋巴结；小部分入髂外淋巴结，并经宫骶韧带入骶前淋巴结。宫体、宫底淋巴与输卵管、卵巢淋巴均汇入腰淋巴结。宫体两侧淋巴沿圆韧带汇入腹股沟浅淋巴结。当内、外生殖器官发生感染或癌瘤时，往往沿各该部回流的淋巴管传播，导致相应淋巴结肿大（图5-0-4）。

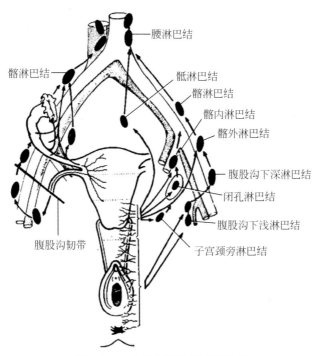

图5-0-4　女性盆腔淋巴回流分布

（宁　燕　周先荣）

参 考 文 献

Clement PB. 2007. Ovary. In：Mills SE ed. Histology for pathologists. Philadelphia：Lippincott，Williams and Wilkins，1663~1694.

Krantz KE. 1973. The anatomy of the human cervix，gross and microscopic. In：Blandau RJ，Moghissi K eds. The biology of the cervix. Chicago：University of Chicago Press.

Kurman RJ，Ellenson LH，Ronnett BM. 2011. Blaustein's Pathology of the Female Genital Tract. Sixth Edition.

Plentl AA，Friedman EA. 1971. Lymphatic system of the female genitalia. Philadelphia：Saunders.

Pryse-Davies J. 1974. The development，structure and function of the female pelvic organs in childhood. Clin Obstet Gynaecol，1：483~508.

Reeves G. 1971. Specific stroma in the cortex and medulla of the ovary. Cell types and vascular supply in relation to follicular apparatus and ovulation. Obstet Gynecol，37：832~844.

Sulak O，Malas MA，Esen K，et al. 2005. Uterine tube-ovary relationship and fimbrial development during the fetal period. Saudi Med J，26：1080~1084.

Weber A，Walters M，Schover L，et al. 1995. Vaginal anatomy and sexual function. Obstet Gynecol，86（6）：946~949.

第六章 正常内生殖器官的声像图

经阴道超声检查是将特殊的阴道探头放入阴道内进行检测。其探头具较高之频率，且直接放入阴道内紧贴阴道穹隆及宫颈，使盆腔器官能显示清晰的声像图。而且不需通过腹壁、不需膀胱（作为声窗）充盈，对肥胖患者亦更为适宜。

第一节 子宫声像图

检查时取膀胱截石位或用枕头垫高臀部，以有利于显示盆腔前方结构。先将消毒胶料套或阴道探头套内置适量的无菌耦合剂，套入阴道探头前端，然后在其表面涂以无菌耦合剂。操作者右手持阴道探头柄，左手轻轻分开外阴，将探头放入阴道内直至宫颈表面或阴道穹隆部，转动探头柄做纵向、横向及多方向扫查，观察子宫、卵巢等盆腔情况（图6-1-1）。

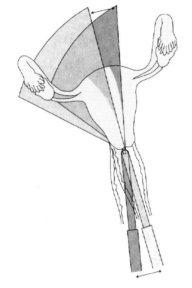

图6-1-1 经阴道超声扫查子宫卵巢示意

子宫声像图：前倾或中位子宫，纵切时呈梨形，前方与膀胱、后方与直肠相邻。经阴道超声检测时，先显示宫颈，继之为宫体，子宫体外层为浆膜层，呈现为高回声、光滑，轮廓线清晰。中间为肌层，为子宫壁最厚的一层，为实质均质结构，超声图像显示均匀的低、等强度回声（图6-1-2）。内层为内膜层。正常情况下宫腔为潜在的、闭合的腔隙，呈线状高回声，是前后壁子宫内膜的交界。

在月经周期中子宫内膜的回声强度及厚度会周期性改变。宫颈回声较子宫体回声稍高且致密，其中央回声更高，呈线状，为宫颈管黏膜之回声。通过子宫纵切观，观察宫体与宫颈的夹角（图6-1-2和图6-1-3），或其位置关系，可以了解子宫是否过度前倾屈或后倾屈。彩色多普勒检测时，在宫体内可见散在、稀疏的彩色血流信号点，在子宫体两侧纵切面或横切面观时，可显示子宫动脉的彩色长轴或短轴图像（图6-1-4～图6-1-7）。

自纵切观转动探头90°，显示子宫横切图，宫底部呈三角形，其左右突出处为宫角部位，该处为子宫横轴最宽处，测量子宫横径应自该处向下移，在子宫侧壁清晰显示处测量（见图6-1-4）。测量子宫纵径为自宫底至子宫内口的长度。与之相垂直处测定子宫前后径，自宫颈内口至宫颈外口的距离为宫颈长度。

生育年龄妇女正常子宫体超声测值为纵径5.5～7.5cm，前后径3.0～4.0cm，横径4.5～5.5cm。宫颈长度2.5～3.0cm。

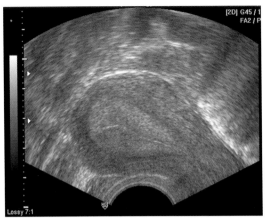

图 6-1-2　正常前位子宫（纵切）

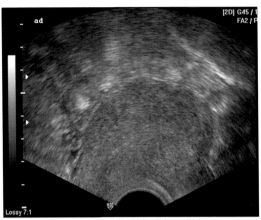

图 6-1-3　正常后位子宫（纵切）

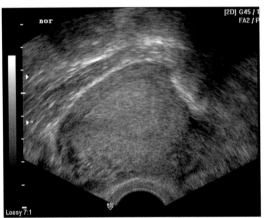

图 6-1-4　正常子宫（横切）
显示子宫内膜呈三角形

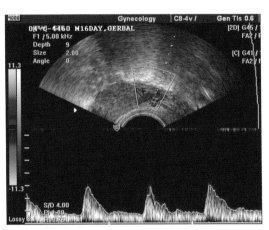

图 6-1-5　纵切显示右侧子宫动脉及频谱

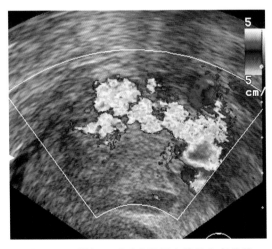

图 6-1-6　纵切显示子宫肌层血管及宫旁静脉

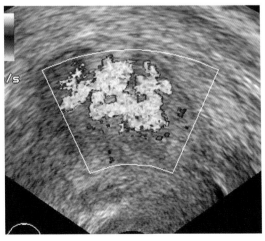

图 6-1-7　横切面显示子宫肌层及宫旁血管分布

第二节 输卵管及卵巢声像图

经阴道探测，做横向扫查或纵向扫查侧向左或右一侧时，可显示子宫角延伸处的部分输卵管（图6-2-1）及卵巢。输卵管由于子宫角处蜿蜒伸展，呈高回声边缘的细管状结构，其内径小于5mm（图6-2-2），正常情况下由于受周围组织回声的干扰，输卵管难以显示或仅仅显示近宫角部分。卵巢位于子宫体部两侧的外侧偏下方，但卵巢位置可发生很多变异。正常位置的卵巢，其外侧可显示同侧的髂内血管，常可依此作为卵巢的定位标志。

正常卵巢切面声像图呈扁圆形，其内部回声强度高于子宫回声，大小约4cm×3cm×2cm（图6-2-3）。生育年龄妇女，其大小随月经周期而有变化。声像图并可观察到卵泡的生理变化过程（见下节）。

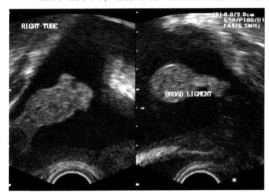

图 6-2-1 右侧输卵管及阔韧带

左图所示为输卵管全程，可见输卵管伞端，右图显示阔韧带的因宫旁积液断面回声，使得正常结构显示

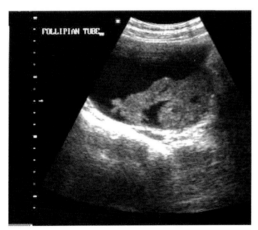

图 6-2-2 右侧输卵管

呈细长条状弯曲，管腔显示不清

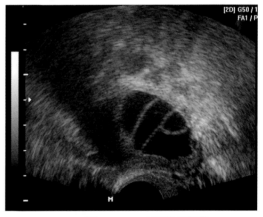

图 6-2-3 正常形态卵巢

内部见多个卵泡存在

第三节 月经周期中子宫、卵巢声像图变化

一、子宫内膜周期性变化

子宫内膜的周期性变化一般分为三期，从月经出血第1日算起，月经期（第1~4日）、增殖期（又称卵泡期，第5~14日）、分泌期（第15~28日）。月经期，内膜不断脱离和出血，内膜层变薄，和宫腔内脱离的组织、血块混合，形成不均匀回声的内膜类型；增殖期卵巢以分泌雌激素为主，使子宫内膜发生增殖变化，表现为内膜层的部分增

厚，回声类型为"三线征"，即宫腔线和前后内膜与内膜下组织的分界呈现为高回声线状，内膜层的回声为低回声。排卵后期，黄体分泌的孕激素和雌激素，使子宫内膜发生分泌性变化，回声上子宫内膜层呈现为相对均匀一致的高回声，宫腔线显示不清，与周围组织的分界清晰。月经期，由于子宫内膜水肿，腺体分泌，血管增殖，在超声图像上显示内膜回声逐渐偏低，内膜厚度增宽（图6-3-1）。

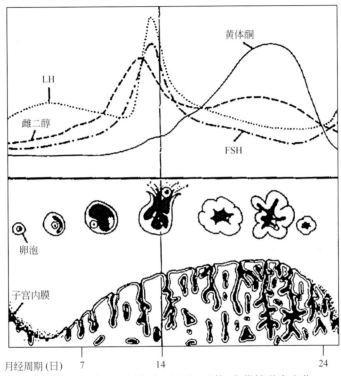

图6-3-1　正常月经周期中下丘脑-垂体-卵巢轴激素变化，以及子宫内膜随性激素周期变化示意

二、卵巢周期性变化

在排卵期卵巢体积可逐渐增大，其内显示有圆形无回声，乃卵泡之回声；每一自然月经周期中，在一侧卵巢内可有多个卵泡，但仅有一个主卵泡发育，最大可达17～24mm，卵巢之外形饱满，呈圆形或椭圆形，并逐渐显示主卵泡移至卵巢表面（图6-3-1）。排卵后，卵泡边缘皱缩不规则，内有细弱点状回声，此乃进入黄体期，提示黄体形成。此外在排卵期，子宫直肠隐窝可显示少量液性无回声区，可能系继发于卵泡的崩溃，排出的卵泡液或卵巢表面渗出聚集形成少量的腹腔积液。

第四节　主要的盆腔血管声像图

经阴道彩色多普勒超声可方便地观察盆腔内的血管结构。动脉和静脉依其各自的特点，前者扑动性、后者连续性，并可用脉冲多普勒分别检出其流速曲线。彩色多普勒依其血流走向与探头之间血流方向，而显示红迎蓝离色彩。

髂血管位于卵巢的外侧，显示为搏动性血流色彩；髂内动脉、静脉显示在盆腔壁内侧，紧靠卵巢的深处（图6-4-1）可显示其长轴，转动探头可追踪其走行，并可显示到髂内、髂外的分叉处，甚至显示离探头较远的髂总动脉。动脉内充填彩色血流信号，收缩期色彩明亮，舒张期转为暗淡，呈闪烁状彩色血流图。髂总动脉和髂外动脉以脉冲多普勒采样显示收缩期高速血流速度、舒张期反向的血流频谱（图6-4-2），而髂内动脉舒张期不显示反向的血流频谱，髂内静脉位于卵巢旁，与髂内动脉并行，彩色血流色彩正好与髂内动脉相反（图6-4-3a、b），多以离向探头的蓝色血流色彩为主，呈持续性色彩显示，按压探头，其管腔可缩小。脉冲多普勒检测，取样容积置髂内静脉呈低速血流，无收缩期至舒张期的明显改变流速，呈连续性血流频谱。

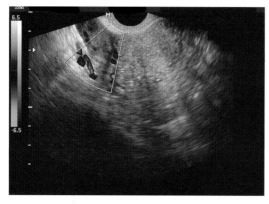

图 6-4-1　右侧髂血管 1
彩色超声显示右侧髂血管，蓝色提示髂静脉，红色
提示髂动脉。右卵巢位于髂血管的内侧

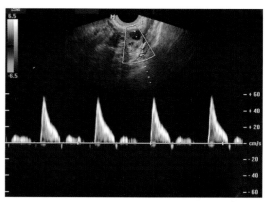

图 6-4-2　右侧髂血管 2
蓝色为髂静脉，红色为髂动脉。多普勒
频谱显示髂动脉舒张早期反流

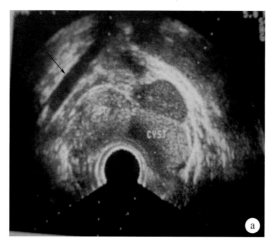

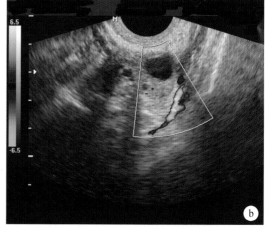

图 6-4-3　髂血管
a. 二维阴道超声观察髂血管，呈长条状管道结构，图中箭头所示，管腔较宽的为静脉，
伴行的为动脉；b. 彩色超声显示蓝色为髂静脉，红色为髂动脉

子宫动脉是髂内动脉的主要分支，自髂内动脉发出后，向内向下走行，在子宫峡部外侧大约2cm处和输尿管交叉后到达子宫侧壁，分为上行支（子宫卵巢支）和下行支（阴道宫

颈支），其中上行支为主要分支，沿子宫体侧壁卷曲地分布，并发出不断发出弓状动脉穿入宫体内。经阴道彩色多普勒检测横切时，在子宫二侧偏前部位，可显示子宫动脉的血流信号，纵稍斜切时可显示子宫动脉和静脉，分别呈红和蓝两种相反的色彩，显示其血流走行之方向相反（图6-4-4a）。以脉冲多普勒在子宫动脉处取样，正常子宫动脉之血流曲线为高、中等收缩期流速，舒张期低流速的高阻力型血流频谱（图6-4-4b）。在月经期其阻力指数可增高（图6-4-4a和图6-4-5）。妊娠期子宫动脉舒张期血流速度增高，阻力指数降低。

　　卵巢具有双重动脉供应，卵巢动脉起源于腹主动脉（左侧可起源于左肾动脉），是卵巢的主要血液提供血管，子宫动脉的输卵管卵巢支也为卵巢提供血液供应，卵巢血管供应取决于卵巢的内分泌功能状态。经阴道彩色多普勒超声可显示其血管网，尤其在排卵前更易显示。脉冲多普勒取样于其中，呈低流速血流类型（图6-4-6）。

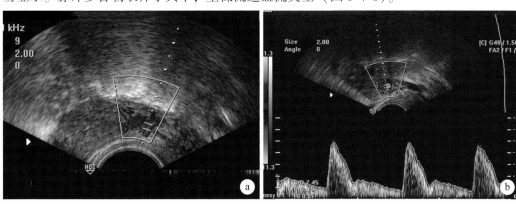

图6-4-4　子宫血管

a. 纵切子宫左侧，显示位于子宫一侧的子宫血管分布，子宫动脉与静脉伴行；

b. 显示左侧子宫动脉多普勒频谱图。月经初期，舒张期血流较慢

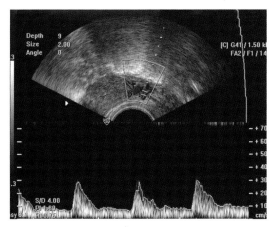

图6-4-5　月经中期，随卵泡的生长（卵泡19mm×18mm×19mm），子宫动脉舒张期血流明显增加，提示子宫血供增多

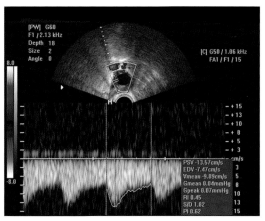

图6-4-6　左卵巢动脉及其多普勒频谱图

　　静脉系统，两侧弓形静脉联合成为子宫静脉，然后流入髂内静脉，再汇入髂总静脉。卵巢和阔韧带上部的血液，由几条静脉所收集，在阔韧带内形成大的蔓状丛，彩色多普勒

图显示交流纵横、丰富血流色彩。

子宫内膜血管的结构对解释月经和妊娠的某些现象极为重要。子宫动脉由髂内动脉（腹下动脉）的前干分支，在腹膜后沿骨盆侧壁向下前行，于颈管内口水平 2cm 处与输尿管交叉达子宫侧缘分为上下两支，下支供应子宫颈及阴道上部。上行支（又称子宫体支）沿子宫侧缘上行达子宫角并分出输卵管支，子宫体支沿子宫上升的同时沿两侧分出弓形动脉，并在肌层外 1/3 层内形成血管网，由此网垂直分出放射状动脉达到内膜与肌层交界处转为螺旋动脉供应子宫内膜，从而形成子宫内膜血管。月经周期中，随卵泡的生长、性激素的变化，子宫动脉也发生周期性变化。

彩色多普勒可显示子宫内膜的彩色血流图像，尤其以能量型彩色多普勒显示得更为清晰。

第五节　子宫和卵巢的血流

经阴道彩色多普勒不仅可以观察子宫和卵巢的解剖结构，而且可以观察到有关血流的信息。

正常育龄的妇女，子宫动脉及其分支的舒缩活动受性激素的周期性影响，卵泡期雌激素水平升高，子宫动脉及其分支逐渐扩张，舒张期流速升高，阻力指数降低（见图 6-4-4b 和图 6-4-5），在雌激素高峰时变化最大。排卵前雌激素水平稍降，动脉舒张期流速稍降，阻力指数稍升高。黄体期，在雌激素影响下，子宫动脉及其分支的阻力再次下降。黄体后期，阻力逐渐升高，月经期阻力最高。彩色多普勒检测，可见子宫肌层内血流色彩呈均匀的星点状分布，月经期、卵泡早期和黄体晚期，其色彩呈稀疏星点状分布。脉冲多普勒示，子宫动脉搏动指数（PI）为 1.8±0.4，阻力指数（RI）为 0.88±0.1。绝经后，可出现舒张期血流的缺如。

正常妇女在月经周期中，卵巢血流状态亦有周期性改变。随卵泡发育，卵巢动脉的舒张期流速增高，阻力指数降低，彩色多普勒检测，在卵巢间质内见丰富、散在的血流色彩分布，排卵前 2~4 天，优势卵泡壁上可显示新生血管的彩色血流（图 6-5-1），以能量图显示更为优越，频谱图呈明显的低阻力型血流特征（图 6-5-2）。而非排卵侧卵巢其血流

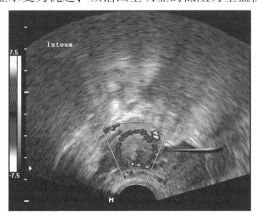

图 6-5-1　黄体期，彩色超声显示卵巢内部
血管分布（箭头所示）

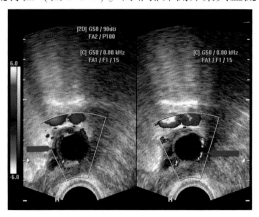

图 6-5-2　左卵巢内囊性黄体的形成，
见囊壁新生血管存在

色彩分布较排卵侧为少，卵巢动脉血流频谱与子宫动脉相似，其搏动指数在 1.5~3.0。绝经后，卵巢动脉舒张期血流亦可缺如。

经阴道彩色多普勒超声，对盆腔主要血管的清晰显示，为研究正常与病变时盆腔血液循环的情况提供了诊断信息。

（常 才）

参 考 文 献

Chan FY, Chau MT, Pun TC, et al. 1997. Transperineal versus transvaginal color Dopller imaging of the uterine circulation. J Clin Ultrasound, 25（6）：293~299.

Sokalska A, Timmerman D, Testa AC, et al. 2009. Diagnostic accuracy of transvaginal ultrasound examination for assigning a specific diagnosis to adnexal masses. Ultrasound Obstet Gynecol, 34（4）：462~470.

Valent S, Oláh O, Sára L, et al. 2011. Ultrasonography in the diagnosis of ovarian and endometrial carcinoma. Orv Hetil, 152（47）：1887~1893.

第七章 子宫良性疾病

第一节 子宫肌瘤

子宫肌瘤（myoma of uterus）是最常见的生殖器良性肿瘤，好发于 30～50 岁。发病率文献报道不一，大量的尸体解剖发现 35 岁以上妇女 20%～30% 患有子宫肌瘤。其病因不明，普遍认为子宫肌瘤的发生与性激素有关。

一、病理学特点

子宫肌瘤是由具有平滑肌分化的细胞构成的。

（一）大体病理检查

子宫平滑肌瘤多呈球形生长，由于肿瘤呈膨胀性生长，常压迫周围组织形成假包膜，故分界明显。切面常见瘤细胞呈旋涡状结构。肌瘤的血管分布于假包膜或蒂部之中，呈放射状供应肌瘤。随着肌瘤的增大，血管相应增粗。

（二）显微镜检查

子宫肌瘤因瘤细胞增生常排列较密集并呈旋涡状。瘤细胞可肥大、胞质丰富、核深染。肌瘤细胞之间为纤维结缔组织。

（三）肌瘤分类

按生长部位的不同可以分为三类（图7-1-1）。

1. 宫颈肌瘤 肌瘤细胞来自于宫颈壁平滑肌细胞。宫颈明显增大，形态不规则。占子宫肌瘤的3%～8%。

2. 宫体肌瘤 子宫体部是最常见的肌瘤生长部位，90%～95%的子宫肌瘤为宫体肌瘤。又根据肌瘤生长部位与肌层的关系分为：

（1）肌壁间肌瘤（intramural myoma）：占宫体肌瘤的60%～70%。位于子宫肌层内，周围均被肌层包围，与正常组织间由假包膜分隔。随着肌壁间肌瘤不断增大，肌瘤可以向浆膜下或宫腔内突起，继之转化为浆膜下肌瘤或黏膜下肌瘤。

（2）浆膜下肌瘤（subserous myoma）：占15%。肌瘤突出子宫浆膜面，表面仅覆盖浆膜。与子宫体通过蒂部连接，肌瘤的血液供应来自于蒂部血管。随着浆膜下肌瘤部分增大，蒂部逐渐变细变长，少数肌瘤可以附着在邻近组织（腹膜或大网膜）或器官上，其血液供应来自于附着的组织器官，而与子宫的联系中断，从而形成寄生性肿瘤（parasitic

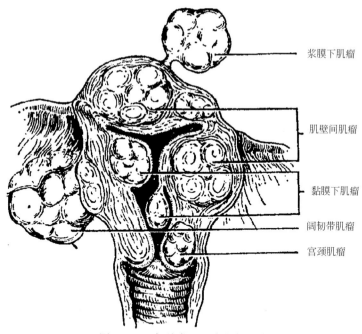

浆膜下肌瘤

肌壁间肌瘤

黏膜下肌瘤

阔韧带肌瘤

宫颈肌瘤

图 7-1-1　各种类型肌瘤解剖示意图

tumor)。

（3）黏膜下肌瘤（submucous myoma）：占 21%。肌瘤向宫腔内生长，表面覆盖子宫内膜。多数黏膜下肌瘤是单发的。由于子宫具有排出宫腔内异物的作用，部分黏膜下肌瘤常常随着蒂部逐渐延长，可以突出在宫颈外口或阴道内。

宫体肌瘤又可以根据肌瘤生长的数量分为：

（1）多发性肌瘤（mutiple myoma）：子宫肌层内出现 2 个以上的肌瘤称为多发性子宫肌瘤，是最常见的类型，约占 80%。常常一个子宫上可以同时具有肌壁间肌瘤、浆膜下肌瘤和黏膜下肌瘤。肌瘤大小悬殊极大，小者数毫米，甚至显微镜下方能诊断，大者可以数厘米乃至 10cm 以上。肌瘤个数常见为几个或十几个，最多可达 100 个以上。

（2）单发性肌瘤（single myoma）：子宫上仅有一个肌瘤。

3. 阔韧带肌瘤（intrabroad ligamentous myoma）　相对最少见的一种类型，仅占 0.3%。包括原发性和继发性，原发性阔韧带肌瘤是指来源于阔韧带内的平滑肌细胞；继发性阔韧带肌瘤指子宫侧壁肌瘤向阔韧带内生长而形成。

（四）肌瘤的变性

肌瘤的血管主要分布在假包膜或蒂部，放射状向肌瘤内部供应血液，而且肌瘤血管粗大壁薄，较大的肌瘤内部可发生供血不足。随着肌瘤的生长，可造成中央部分的血液供应不足，从而使得局部肌瘤细胞变性坏死或液化。大体上肌瘤切面旋涡状结构消失，局部组织坏死或形成囊腔。程度不同的变性，可以分为：

1. 玻璃样变性或透明样变性（hyaline degeneration）　最常见的一种变性，在绝大部分肌瘤中发生。变性早期主要发生在肌瘤的结缔组织中，常常为分散的灶状；肌瘤局部缺血的早期，细胞变性，细胞器结构消失。后期肌瘤旋涡状结构消失，代之为均匀的半透明样物质，呈白色。

2. 水肿变性或囊性变（hydropic degeneration） 较透明样变性略为少见，由于血液供应不足基质分解而形成，常发生在肿瘤的间质中间，表现局部大小不等的囊腔。切面观察变性区域呈棉絮状，透亮的液体聚集在囊腔之中，随着变性的发展，囊腔逐渐扩大，使得肌瘤变软呈囊性，囊液为清亮或血性液体。肌瘤囊性变性的发生率约为1.9%。

3. 黏液样变性（myxoid degeneration） 较为少见，常与水肿变性混淆，好发于宫颈肌瘤或黏膜下肌瘤突出阴道内，妊娠晚期肌瘤变性常为黏液变性。剖面上变性局部呈胶冻状，局部细胞结构消失，无旋涡状纹理，为黏液物质代替。

4. 钙化（calcification degeneration） 发生率为0.9%。常发生在绝经后妇女及带有细长蒂部的浆膜下肌瘤，主要是由于慢性血液供应不足造成。钙化可发生在肌瘤的内部，钙化呈点状分散，或呈钙化片状，典型的钙化是在肌瘤的表面形成钙化层包绕肌瘤。显微镜下检查，钙化区域为深蓝色，大小不等、形态不规则。

5. 红色变性（red degeneration） 多见于妊娠早期，是一种特殊类型的变性，占2.5%，其发生原因不明，可能与肌瘤局部血液供应障碍有关。变性肌瘤局部呈缺血、淤血、梗死、血栓形成和溶血表现。切面呈红色，无光泽，质软，如变质的牛肉。显微镜下观察变性区域呈淡红色，肌细胞隐见。

6. 脂肪变性（fatty degeneration） 其发生原因可能是肌瘤间质化生为脂肪组织，也可能是脂肪组织浸润。一般病灶较小，主要为肌瘤细胞内脂肪颗粒增多。镜下见肌细胞内有空泡，脂肪染色阳性。

7. 肉瘤样变（sarcomatous degeneration） 肌瘤恶性变极为少见。国外文献报道发生率为0.13%~1.0%，国内报道为1.39%。

二、临床表现

肌瘤的临床表现与其生长部位密切相关，而与肌瘤大小、形态和数量相对关系不密切。临床症状与肌瘤对宫腔及周围器官的影响程度有关，而临床体征则与肌瘤的生长部位、数量及大小等有一定的关系。

（一）症状

大多数子宫肌瘤无明显的临床症状，可能仅在健康体检时发现。临床症状主要与肌瘤的部位、生长速度及肌瘤是否变性有关，与肌瘤的大小、数目无关。常见的临床症状包括：

1. 月经改变 月经改变是子宫肌瘤最常见的症状。肌壁间小肌瘤和浆膜下肌瘤出现症状较晚，往往较少引起月经改变。较大的肌壁间肌瘤可以使得子宫腔增大，内膜面积增加，同时肌瘤可以造成子宫收缩不良或子宫内膜增生过长，从而造成月经周期缩短、经期延长、月经量增多或阴道不规则出血。黏膜下肌瘤的临床症状往往出现较早，表现为月经过多、经期延长。随着肌瘤的增大，蒂部变细变长，黏膜下肌瘤表面血液供应不足或感染，可以造成肌瘤表面的溃烂和坏死，从而引起持续性或不规则阴道流血或脓性血水。

2. 腹部肿块　较大的浆膜下肌瘤或多发性肌瘤引起子宫增大明显时，患者可以出现腹胀感，如果增大的子宫或肌瘤达到盆腔上，下腹部可扪及形态不规则、质地较硬的包块，膀胱充盈时更为明显。

3. 白带增多　白带增多与宫腔面积增加、盆腔充血和肌瘤表面感染坏死有关。肌壁间肌瘤通过增加宫腔内膜面积和压迫周围血管造成静脉回流障碍、盆腔淤血，使得宫腔分泌物增加，白带增多。黏膜下肌瘤患者由于内膜面积增加或肌瘤表面坏死，同样可以造成宫腔分泌物增多。而浆膜下肌瘤一般不引起白带量的变化。

4. 压迫症状　常见于浆膜下肌瘤或较大的肌壁间肌瘤向浆膜下突起对周围器官的压迫。如向前压迫膀胱，可以造成尿频、尿急或排尿困难，向后压迫直肠可以引起便秘等症状。

5. 不孕与流产　子宫肌瘤患者多数可以受孕、妊娠直到足月。文献报道25%～40%的肌瘤患者可以出现不孕。宫颈肌瘤可能影响精子进入宫腔；黏膜下肌瘤可阻碍孕卵着床；巨大肌瘤可使宫腔变形，特别是输卵管间质部被肌瘤挤压不通畅时，妨碍精子通过。有研究者认为子宫肌瘤引起的肌壁、子宫内膜静脉充血及扩张，可导致子宫内环境不利于孕卵着床或对胚胎发育供血不足而致流产。原因可能与肌瘤压迫造成输卵管变形、拉长、宫腔变形及子宫内膜增生过长等有关。

6. 贫血　子宫肌瘤的主要症状为子宫出血。由于长期月经过多或不规则出血可导致失血性贫血；临床出现不同程度的出血症状。重度贫血多见于黏膜下肌瘤。

（二）体征

肌瘤的体征与肌瘤的生长部位、大小、数目等有关。妇科检查体征包括：

（1）子宫增大：由于肌瘤的生长，子宫体积增大，形态不规则，质地不均匀。

（2）黏膜下肌瘤突出宫颈外口时，阴道内可见鲜红色的、质地较硬的肿块，表面可以出现溃烂、坏死或充血、出血。

（3）宫腔变形：黏膜下肌瘤或突向宫腔的肌壁间肌瘤可以造成宫腔不规则或变形。

三、声像图特征

（一）经阴道超声检查的适应证

由于经阴道超声探头频率较高，因此扫描半径较小，在对子宫肌瘤进行诊断时应正确选用。其适应证包括：①子宫体积较小未超出盆腔者（图7-1-2a 和图7-1-2b）；②黏膜下肌瘤，了解肌瘤的来源（图7-1-3）；③肌壁间肌瘤，判断肌瘤与宫腔的关系（图7-1-4）；④宫颈肌瘤（图7-1-5）；⑤浆膜下肌瘤（图7-1-6），应探查附件情况，以便与卵巢肿瘤区别。

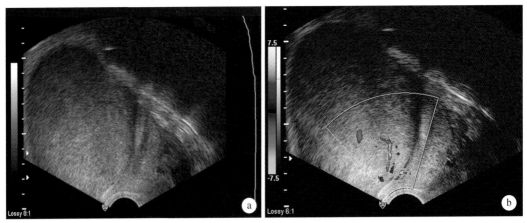

图 7-1-2 子宫肌壁间肌瘤

a. 巨大子宫肌壁间肌瘤，肌瘤内部回声较为均匀，形态不规则，边缘相对光整，后方见声衰减；b. 同一患者经阴道超声检查，可以显示宫腔内高回声的内膜。由于肌瘤较大，仅能显示肌瘤与子宫连接处（彩色超声显示肌瘤与子宫壁之间血管的交通）

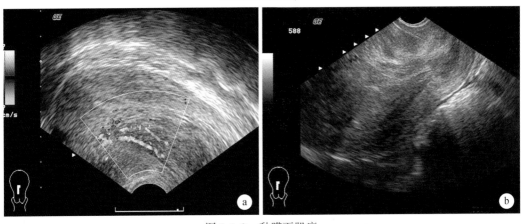

图 7-1-3 黏膜下肌瘤

a. 肌瘤经宫颈外口突出于阴道内，彩色超声可见肌瘤蒂部血管，显示肌瘤来自子宫底部肌层；
b. 肌瘤位于宫腔内，回声不均匀，边界尚清，病理诊断肌瘤变性感染

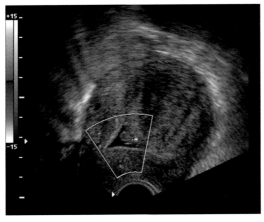

图 7-1-4 子宫底部肌瘤

肌瘤呈高回声结构，边界清晰，部分影响宫腔

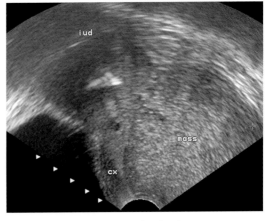

图 7-1-5 宫颈肌瘤

位于宫颈后壁的肌瘤，与宫颈前壁分界不清

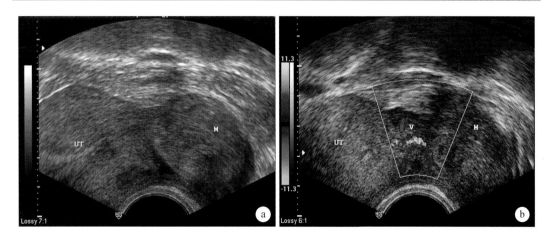

图 7-1-6 浆膜下肌瘤

a. 肌瘤位于子宫左侧,呈实质性结构,边界清晰。与子宫间分界欠清,超声探查时可见正常的卵巢;

b. 彩色超声显示子宫和肌瘤之间有血管沟通

(二) 子宫肌瘤的阴道超声特征

经阴道超声检查除诊断子宫肌瘤外,还应该了解子宫大小、形态、回声和边界,肌瘤的数目、大小、部位、形态、边界和回声,宫腔的形态和回声。

1. 子宫大小 子宫肌瘤可以造成子宫体积不规则 (图 7-1-2b) 或规则性增大 (图 7-1-7),这与肌瘤生长部位和数目有关。黏膜下肌瘤时,由于肌瘤位于宫腔内,造成子宫体的膨胀性增大,表现为均匀性增大 (图 7-1-8)。小的肌壁间肌瘤或主要向宫腔内突起的肌壁间肌瘤常常引起子宫体的均匀性增大,而较大的肌壁间肌瘤一般造成子宫体的不规则性增大。浆膜下肌瘤同样使得子宫体不规则性增大,但是带有细长蒂部的浆膜下肌瘤,如为单发时子宫体大小可以正常,仅表现为子宫旁的混合性结构。如果是肌壁间小肌瘤或较小的黏膜下肌瘤,子宫体积可以变化不大,此时肌瘤的诊断往往主要依靠经阴道超声 (图 7-1-9 和图 7-1-10)。

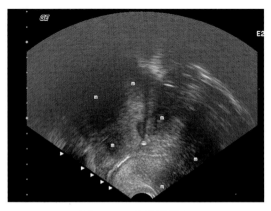

图 7-1-7 多发性肌瘤

子宫增大,位于宫底部肌层内和后壁峡部肌
层内边界清晰的回声稍降低区域

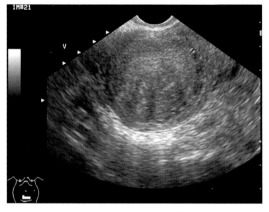

图 7-1-8 子宫肌瘤

子宫前壁肌瘤伴变性早期,呈高回声结构

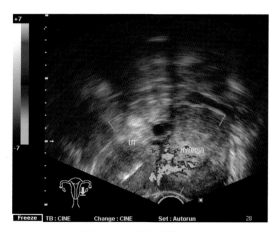

图 7-1-9 子宫小肌瘤 1

子宫后壁小肌瘤，呈圆形向浆膜下突起

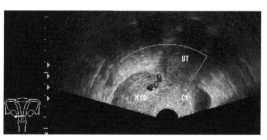

图 7-1-10 子宫小肌瘤 2

宫颈前壁肌瘤，边界清晰

2. 子宫的形态和边界 子宫的形态和边界与肌瘤生长的部位、大小、形态及数目有关。黏膜下肌瘤子宫呈膨胀性子宫或小的

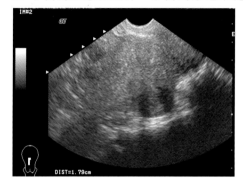

图 7-1-11 子宫后壁肌壁间肌瘤

子宫形态增大，后壁肌层增厚，可见边界较清晰的实质性结构，与子宫肌层回声相近。周围见回声稍低的假包膜回声

位（图 7-1-12 和图 7-1-13）。

肌壁间肌瘤或突向宫腔的肌壁间肌瘤，子宫形态往往呈球形或倒梨形，子宫的边界清晰。较大或数目较多的肌壁间肌瘤或浆膜下肌瘤，子宫形态不规则（见图 7-1-9），由于肌瘤对声波的吸收，使得后方边界不清。

3. 宫腔线（**图 7-1-11**） 宫腔线主要与肌瘤的生长部位有关。黏膜下肌瘤时宫腔内肌瘤的存在，将正常的两层子宫内膜分离，引起宫腔线分离。肌壁间肌瘤影响宫腔时，可以造成宫腔线的变形或相对移

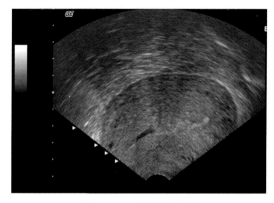

图 7-1-12 子宫小肌瘤

子宫前壁小肌瘤，向宫腔内突起，引起宫腔内膜线的相对移位

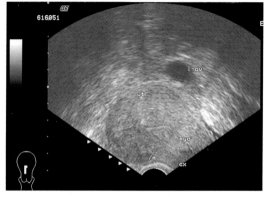

图 7-1-13 子宫黏膜下肌瘤

肌瘤位于宫腔内，使得内膜线分离呈 Y 形

4. 肌瘤的回声 肌瘤的回声是超声诊断的重要参考指标。表现为回声稍减弱区，与正常肌层相比，肌瘤部位回声稍低，假包膜的存在使得肌瘤与正常肌层有较为清晰的分界线。未变性的肌瘤内部回声相对较为均匀。肌瘤较多时由于声衰减作用，肌瘤的远场回声更低。高分辨率的经阴道内超声往往可以观察肌瘤剖面上的旋涡状结构，从而构成肌瘤回声的特点。

5. 肌瘤的形态及大小 肌瘤一般为圆形或椭圆形，边界清晰（图7-1-14）。黏膜下肌瘤由于受宫腔的挤压呈舌形（图7-1-15和图7-1-16）。多发性肌瘤因肌瘤之间相互挤压，可以呈不规则状。肌瘤的大小不一，经阴道超声可以发现的最小肌瘤直径仅3~5mm，最大肌瘤可达20cm。

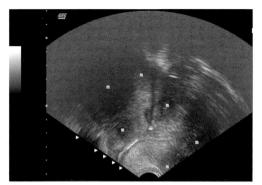

图 7-1-14 子宫多发性肌瘤

子宫肌层内见多个肌层，彩色超声显示位于肌瘤包膜内的血管。宫腔显示欠清

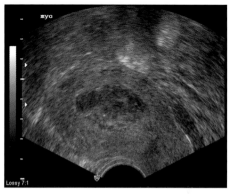

图 7-1-15 子宫黏膜下肌瘤 1

肌瘤位于宫腔内，周围内膜环绕

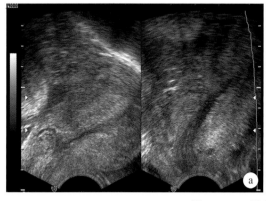
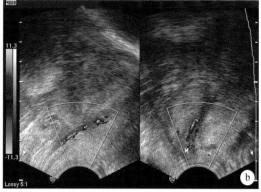

图 7-1-16 子宫黏膜下肌瘤 2

a. 肌瘤已突出宫颈外口，达阴道内；b. 彩色超声显示肌瘤蒂部血管，从而有利于寻找基底部

6. 肌瘤变性 变性是肌瘤最常见的变化，可以造成肌瘤内部回声的不同程度变化，主要表现为肌瘤内部回声的不均匀，不同的变性其回声变化不一样，包括：

（1）变性的早期：肌瘤的早期变性主要是黏液样变、脂肪样变或水样变。肌瘤局部缺血，造成肌瘤细胞的变性回声，局部形成大量破碎的细胞碎片和周围组织的水肿，从而构成了大量的回声界面。因此声像图特征为变性局部回声的不均匀，呈高回声（见图7-1-

8）、等回声及低回声的相嵌（图7-1-17和图7-1-18），各种回声形态不规则，但是肌瘤的形态及边界不变。

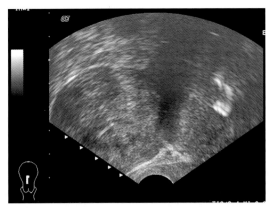

图 7-1-17　肌壁间肌瘤变性
子宫右侧壁肌瘤，边界不清，肌瘤内部回声不均匀，见高回声
和低回声结构。宫腔内见高回声的节育器

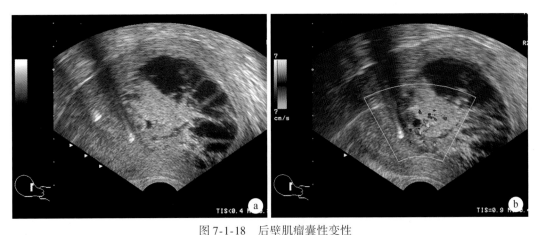

图 7-1-18　后壁肌瘤囊性变性
a. 肌瘤内部回声不均匀，部分为无回声囊性结构，可见正常宫腔内膜和 IUD 回声；
b. 彩色超声显示未变性区域血管扩张

（2）变性的晚期：随着缺血坏死的加重，变性组织逐渐液化，形成囊腔，声像图特点呈现为肌瘤内部无回声和极低回声区域，类似于囊肿样结构，囊腔形态往往不规则（见图7-1-18）。囊腔内部因破碎组织的存在可以有散在的点或片状高回声，周围回声增强。

（3）肌瘤钙化：钙化可以发生在肌瘤的任何部位，最常出现在肌瘤的表面，形成包绕肌瘤的强回声环，由于钙化灶对声能的大量吸收，造成肌瘤内部回声结构不清，后场无法观察，从而引起漏诊或误诊。部分肌瘤的钙化可以发生在其内部（图7-1-19），形成点状或不规则形态的强回声结构，散在分布于肌瘤的断面上，伴明显的声影（图7-1-20）。

（4）红色变性：红色变性是肌瘤变性的一种特殊类型，可以引起妇女急腹症表现，多见于妊娠期或产后。超声表现为肌瘤内部回声明显增强（图7-1-21），出现点状的高回声区域，不均匀地分布在肌瘤断面上。

（5）肉瘤变：肉瘤变时肌瘤内部回声降低、旋涡状结构消失，肿块迅速增大，正常清晰的边界消失。

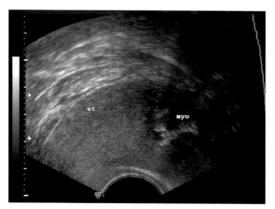

图 7-1-19　肌瘤钙化

肌瘤内部见散在的高回声光点，局部连接成片状，伴声衰减

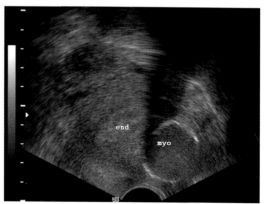

图 7-1-20　子宫肌瘤

子宫后壁肌瘤伴表面钙化

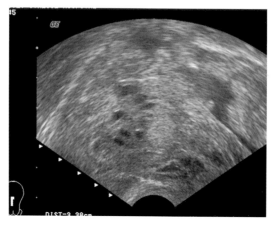

图 7-1-21　子宫肌瘤红色变性

7. 彩色多普勒超声观察　彩色多普勒超声显示肌瘤为假包膜中血管包绕，从而形成环状或半环状结构。肌瘤内部血管分布呈点状。发生变性或肉瘤变时，肿瘤内部血管扩张、管腔增大，血管阻力降低。对黏膜下肌瘤或浆膜下肌瘤可以探及分布于蒂内的血管供应肌瘤。子宫肌瘤内部血管的阻力指标变化较大，通常阻力指数大于 0.5，文献报道子宫肌瘤时肌瘤内部血管的阻力指数在 0.59± 0.08。

四、鉴 别 诊 断

子宫肌瘤是妇科最常见的良性疾病，经阴道超声诊断一般难度不大。但是由于肌瘤生长的部位不同，以及肌瘤变性，有时同样会造成诊断困难，从而引起误诊。主要需鉴别的疾病有：

（一）卵巢肿瘤

主要是与浆膜下肌瘤区别。如果浆膜下肌瘤蒂部细长，超声观察肌瘤可以与子宫体分离，子宫体形态、大小及形态正常，而肌瘤位于宫体的一侧，尤其当肌瘤发生囊性变性时，可以造成与卵巢肿瘤鉴别的困难。经阴道超声在鉴别卵巢肿瘤和浆膜下肌瘤方面具有明显的优势。浆膜下肌瘤往往形态规则，高分辨率超声可以发现肌瘤的蒂部，彩色多普勒超声可以探及肌瘤与宫体血管上的连接，并且在肌瘤的外侧能发现正常的卵巢回声，是鉴别二者的主要特征。

（二）子宫肌腺病

子宫肌腺病表现为子宫增大，月经过多，好发于中年女性。从病史到阴道检查所见与子宫肌瘤有类似之处。重要的鉴别点是子宫腺肌病的临床症状特点为进行性加重的痛经，并伴有肛门下坠感；近年来由于刮宫手术的增多，子宫肌腺病的发生率明显增加，而且子宫肌瘤常常和子宫肌腺病合并存在，因此二者较容易混淆。从病史方面子宫肌腺病一般有痛经史，而子宫肌瘤多无症状。子宫肌腺病的声像图特点为病灶多无明显的边界，回声较肌瘤稍强，肌层和病灶内部血管合并较肌瘤稀少；而肌瘤边界清晰，回声稍低，其中肌瘤周围假包膜内有血管分布的对二者的鉴别有一定的价值。但要注意二者合并存在，避免漏诊。

（三）子宫内膜息肉

黏膜下肌瘤和子宫内膜息肉均是宫腔内病变，二者的鉴别同样有一定的难度。二者的临床表现相似，而经阴道超声在鉴别方面具有较大的价值，可以清晰地显示病灶的边界和内部回声。一般情况下，子宫内膜息肉的回声较高，内部可见扩张的小腺体形成的囊腔，但囊壁较薄、清晰。黏膜下肌瘤的回声往往较低；血流多分布在边缘。

（四）子宫发育异常

主要是指双子宫、双角子宫及单角子宫合并残角子宫，有时会将其中的一个子宫或残角子宫诊断为浆膜下肌瘤引起误诊。经阴道超声可观察到双子宫和双角子宫，常可以发现子宫内膜的存在，子宫体较正常情况发育小，从而诊断子宫发育异常。如果残角子宫没有宫腔，声像图未显示内膜回声，则经阴道超声难以鉴别。

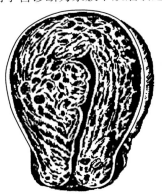

图 7-2-1　子宫肌腺病病理示意

第二节　子宫肌腺病

子宫肌腺病（adenomyosis）是由于具有功能的子宫内膜腺体细胞及间质细胞向肌层侵蚀，伴随着子宫平滑肌细胞的增生。其发生机制普遍认为是由于子宫内膜的基底层细胞向肌层内生长而形成的（图 7-2-1）。发病年龄为 30 ～ 50 岁，发生于经产妇或多次刮宫术后。发生率的报道差异较大，最高者报道为88%，普遍认为发生率在10% ~ 30%。50%合并子宫肌瘤，15%合并盆腔子宫内膜异位症。

一、病 理 特 点

（一） 大体检查特点

根据子宫肌腺病的大体特点可以分为：

（1）弥漫型：子宫体呈现为弥漫性均匀性增大，但是一般不会超过3个月妊娠大小，常合并子宫肌瘤存在。切面上子宫肌层明显增厚，以后壁增厚多见和明显。肌层内平滑肌增生，呈旋涡状或编织状结构，不形成结节，无包膜。肌束之间可见散在的小腔隙，小的可以只有针尖大小，大的可以形成数厘米的囊腔，内充满暗红色黏稠液体。

（2）局限型：子宫呈不规则形态，局部突起呈结节状。切面上肌层内可见单个或多个结节，类似于子宫肌瘤表现，但是无包膜存在，手术不能剥离，结节内存在大小不等的出血腔隙。

少见肌腺病可以在肌层内形成大囊腔，类似于卵巢内膜样囊肿。

（二） 显微镜下特点

肌腺病的镜下特点为肌层内出现子宫内膜的腺体及间质细胞，呈小岛状分布，距离内膜基底层和肌层的交界处至少一个低倍视野的距离。小岛内膜细胞多数呈增生反应或增生过长反应，腺体扩张腺上皮增生，腺体周围见数量不等的间质细胞。大多数学者认为异物在肌层的子宫内膜对孕激素不敏感。少数学者报道肌腺病的内膜腺体或间质具有同宫腔内膜一样的功能，对雌激素和孕激素具有同样的反应性。

子宫肌腺病的恶变发生率极低，占肌腺病患者的2.3%。病理诊断条件包括：

（1）子宫肌腺病恶变的诊断：异位的腺体癌与非癌之间可见移行区；该腺体旁有间质细胞存在。当子宫内膜癌患者同时合并有肌腺病时，要注意该患者是否有肌腺病癌变的发生。没有同时合并的内膜癌及其他盆腔癌灶。

（2）癌灶来自肌腺病的腺体，有移行过程，不是从其他地方转移来。

（3）在腺体周围有内膜间质。

二、临 床 表 现

（一） 痛经

痛经是子宫肌腺病的最常见症状。典型的痛经为继发性、进行性加重，常为月经前或月经来潮中，部分患者可以发生在月经干净初期。痛经产生的原因为异位的病灶受周期性卵巢激素的影响出现类似月经期的变化，如增生、出血等，由于异位的内膜灶局部充血、水肿或出血，从而使得病灶局部小囊腔内压力增加，或局部的病理变化造成周围的子宫平滑肌产生痉挛性收缩。据文献报道，子宫肌腺病患者痛经的发生率为70%左右，其中50%呈进行性加重。临床上也有相当部分患者无痛经史。由此可知，痛经并非子宫内膜异位症必须具备的症状。

　　子宫内膜异位症引起的疼痛多位于下腹部及腰骶部，可放射至阴道、会阴、肛门或大腿。

（二）月经改变

　　15%～30%的患者表现为经量增多或经期延长，少数出现经前点滴出血。子宫肌腺病患者由于子宫肌层的明显增厚，子宫体积增加，从而造成子宫腔增大，内膜面积增加。因此可以表现为月经量的增多，经期延长。同时内膜腺体及其间质在肌层的侵蚀下，造成平滑肌的收缩功能受损，以及内膜异位常合并卵巢内分泌功能的失调，也是造成月经量增加的原因之一。

（三）不孕

　　子宫内膜异位症患者不孕率高达40%左右。一部分患者是因为不孕症前来检查，才发现是患了子宫肌腺病。

（四）妇科检查

　　子宫增大、变硬和轻压痛，子宫体形态不规则或呈球形。

三、声像图特征

（一）子宫表现

　　子宫均匀性增大（图7-2-2和图7-2-3）或不增大，或不均匀增大。由于异位的内膜在肌层内周期性出血，造成局部纤维组织增生、子宫壁的增厚（图7-2-4），其厚度往往大于正常的0.8cm。一般子宫的增大为均匀性。局限型可引起局部突起，或合并子宫肌瘤（图7-2-5）存在，同样使得子宫不均匀性增大（图7-2-5）。子宫肌腺病好发部位是子宫后壁（图7-2-6），常常引起后壁明显增厚。

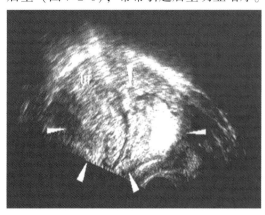

图7-2-2　子宫肌腺病，子宫均匀性增大

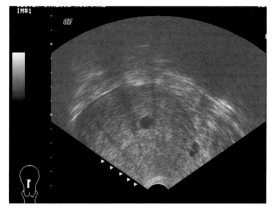

图7-2-3　子宫弥漫型肌腺病1
子宫均匀性增大，肌层明显增厚，内部回
声不均匀。子宫内膜线仍居中

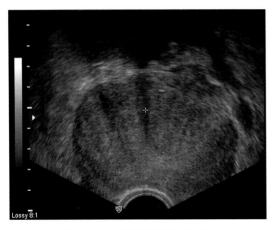

图 7-2-4　子宫弥漫型肌腺病 2

子宫均匀性增大，肌层增厚以宫底部最为明显，前壁肌层回声明显增强，病灶无明显边界

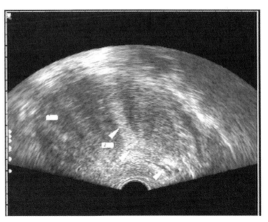

图 7-2-5　子宫多发性肌瘤并肌腺病

子宫不均匀性增大，后壁突起，局部肌层增厚明显，回声较子宫肌瘤稍高，边界不清。子宫内膜线相对变形

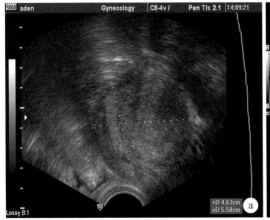

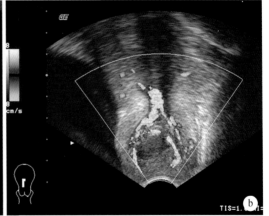

图 7-2-6　子宫局限性肌腺病

a. 子宫不规则增大，以后壁宫底部肌层增厚明显，病灶区域无明显边界，内部见散在高回声点。子宫内膜线因肌层局部增厚而相对移位。b. 患者 14 岁，宫颈外口处实质回声，血管扩张，病理为息肉状子宫肌腺病

（二）子宫肌层回声增强

由于内膜组织、局部的小出血灶及周围纤维组织形成，可以造成子宫肌层的回声均匀性增强（图 7-2-7），呈细小光点状回声增强，部分患者在高分辨率阴道超声时还可以发现病灶内的低回声小囊腔（图 7-2-8）。弥漫型肌腺病时子宫肌层均匀的细小点状回声增强。局限型时可见病灶局部回声增强，且与正常肌层无明显分界，从而与子宫肌瘤相鉴别。合并子宫肌瘤时阴道超声可以在肌层内同时发现回声稍低的、边界较为清晰的肌瘤回声。极少数患者肌层内小的出血灶可以相互聚集，从而形成较大的囊腔（图 7-2-9 和图 7-2-10），类似于卵巢内膜样囊肿，边界清晰，形态欠规则，内壁有密集的细小回声。

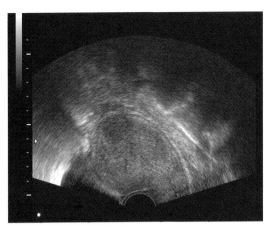

图 7-2-7　子宫肌腺病 1

肌层明显增厚，内部回声不均匀呈高回声

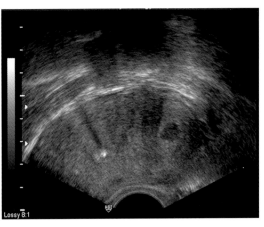

图 7-2-8　子宫肌腺病 2

子宫肌层内见大量小囊腔和较大的囊腔，肌层回声不均匀

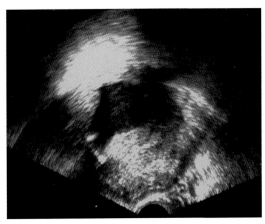

图 7-2-9　子宫弥漫性肌腺病

图中箭头所示为子宫内膜异位肌层后，局部不断出血而形成类
似内膜样囊肿的囊腔。边界清晰，囊腔内为细小密集点状回声，
囊壁较厚。子宫边界不清。肌层内弥漫病灶存在，回声不均匀

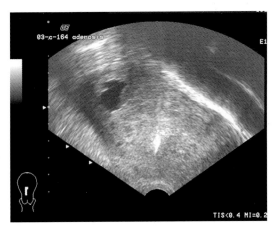

图 7-2-10　子宫肌腺病

可见肌层内囊肿形成

（三）内膜回声的变化

弥漫型肌腺病时，由于前后壁肌层的均匀性增厚，宫腔线回声可以仍然居中（见图 7-2-3）。局限型时肌层的不均匀增厚，可以引起宫腔线的相对移位（图 7-2-11）。内膜层回声无特殊。

（四）彩色多普勒超声检查

由于病灶内反复出血及纤维化，肌层内部及病灶区域血管分布较正常稀少。

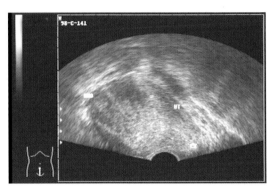

图 7-2-11　子宫局限型肌腺病

子宫后壁及宫底部肌层明显增厚，内部见高回声点，

子宫内膜呈高回声，位置相对迁移

四、鉴别诊断

（一）子宫肌瘤

子宫肌腺病的发病率近年来有逐渐增加趋势，在临床上其治疗方法与子宫肌瘤等完全不同，尤其对有生育要求的患者，子宫肌腺病可以通过药物治疗，手术不能进行剥出，而子宫肌瘤在了解肌瘤的位置、数目后可以行剥出术。因此二者的鉴别诊断对临床处理具有重要的意义。但是，由于二者有 50% 合并存在的可能性以及均表现为子宫体的增大，无论临床或超声诊断，都有较高的误诊、漏诊率。经阴道超声检查有助于二者的鉴别。通过详细的病史和仔细观察病灶区域的回声、边界及彩色多普勒超声表现可以提高诊断正确率。

（二）子宫肥大症

常为均匀性子宫增大，子宫肌层的回声较子宫肌腺病低，而且回声均匀，肌层内无细小高光点回声，肌层厚度大于 2.5mm。

第三节　子宫肥大症

子宫肥大症（hypertrophy of uterus）是指子宫均匀性增大、肌层厚度超过 2.5cm，伴有子宫出血过多的一种疾病。发病年龄为 24～55 岁，发病率占子宫手术标本的 2.3%。发病原因包括多产妇慢性子宫复旧不良，卵巢功能障碍，雌激素长期持续刺激和慢性子宫肌炎或盆腔淤血致使子宫肌层内胶原纤维增生。

一、病理特点

本病最突出的病理变化为子宫壁增厚。主要发生在子宫肌层的平滑肌细胞和血管壁。

（一）大体病理特点

子宫均匀性增大。子宫肌层的厚度平均为 2.5～3.2cm，切面呈灰白色，硬度增加，呈编织状纤维束排列。外 1/3 肌层内血管隆突，断面呈鱼口状。一般肌层内无其他病变，25% 患者可以合并子宫微小肌瘤（直径小于 1cm），9% 患者合并子宫内膜息肉。

（二）显微镜下特点

根据增生的成分不同可以分为：

1. 单纯子宫平滑肌细胞的肥大与增生　子宫肌层的增厚仅为子宫平滑肌细胞的增生及肥大，无纤维组织的增生和血管的变化。镜下观察与正常肌层表现相同。

2. 子宫肌层内胶原纤维增生　又称子宫纤维化。正常情况下，子宫肌层内平滑肌组织与纤维组织的比例为 80∶20，当子宫纤维化发生后二者的比例可以增加到 50∶50，严重时纤维组织可以部分代替平滑肌组织。增生的胶原纤维有时可将平滑肌束分成网篮状排列，血管周围增生更为明显。

在慢性子宫复旧不良的患者中，新生的血管周围可以有呈团状的弹性纤维增生。

二、临床表现

（一）症状

月经量增大，这是由于子宫肌层的增厚、子宫体积增大，使得宫腔增大、内膜面积增加，以及子宫平滑肌的肥大或肌层内纤维结缔组织的增生造成平滑肌收缩功能较差而引起。一般月经周期规则，如不合并内分泌失调，月经期时间正常。大多数患者可以无任何症状，仅在体检时发现子宫增大。

（二）体征

仅表现为子宫体增大。如为平滑肌肥大者，子宫质地较软；反之，如胶原纤维增生引起的子宫增大，其质地较硬。子宫形态规则，边界清晰。

三、声像图特征

（一）子宫形态变化

子宫体积增大，肌层均匀性增厚，厚度大于 2.5cm 是超声诊断子宫肥大症的标准，一般前后壁增厚明显，宫底部肌层变化较轻。子宫形态规则，边界清晰，子宫内膜层与肌层的分界清晰，宫腔线位于子宫中央，内膜结构无改变。

（二）子宫回声

子宫肌层的回声在以平滑肌肥大增生为主的子宫肥大症中，与正常肌层回声基本相似，或由于平滑肌细胞的肥大而稍低。当以胶原纤维增生为主时，由于肌层内大量纤维结缔组织的形成，肌层回声往往较正常肌层稍增强，呈较为均匀的稍高回声结构。彩色多普勒超声检查无特异性变化，肌层内血管分布及血管阻力多无明显改变，对诊断帮助不大。

四、鉴 别 诊 断

子宫肥大症的诊断无论在临床或超声检查方面均是较为困难的，常常与子宫小肌瘤、子宫肌腺病等相混淆。超声检查时除要与上述两种疾病鉴别外，还要与因内分泌失调，体内长时期雌激素刺激，引起的子宫平滑肌细胞反应性增生、肥大鉴别。后者在临床上往往有内分泌失调造成月经异常的病史，超声检查除发现子宫增大、肌层增厚外，常常在一侧卵巢内发现功能性卵巢囊肿或有服用雌激素的病史，一旦原因去除，增大的子宫可以恢复正常大小。因此，随访是区别二者的重要方法。

第四节　子宫内膜息肉

子宫内膜息肉（endometrial polyp）多是因雌激素绝对或相对增多使局部子宫内膜腺体及间质增生所致，是因炎症等因素的作用而形成，由内膜腺体及间质组成的肿块，常形成有蒂的宫腔内突出物并向宫腔内突起。可发生于青春期后任何年龄，好发于 40~49 岁，近年来发现绝经后妇女发生率明显增加。

一、病 理 特 点

（一）大体病理特点

子宫内膜息肉可以是单个或多个，呈舌形或椭圆形，形状及大小变化较大，小的 1~2mm，大者可以充满宫腔。蒂部长度不一，具有较长蒂部者，息肉可以通过扩张的宫颈管突向宫颈外口或阴道内；蒂部的粗细不等。随着息肉的生长或突出，表面常有溃烂、出血或坏死，甚至合并感染，局部肉芽组织增生。好发部位是宫底部、宫角或子宫后壁。当子宫内膜息肉同时伴有子宫内膜不典型增生过长时，要高度警惕是否有内膜息肉癌变。

（二）显微镜下特点

子宫内膜息肉分非功能性与功能性两型。前者占子宫内膜息肉的 80%，仅对雌激素有反应，无周期性变化；后者占子宫内膜息肉的 20%，对雌、孕激素均有反应并有周期性变化。子宫内膜息肉表面覆盖立方或低柱形上皮细胞。其下常为不同程度增生的子宫内膜，根部可见粗大的供养血管。中央为黏膜下层及结缔组织。大部分息肉上子宫内膜一般呈单纯的增生期或增生过长状态，对卵巢激素不敏感，无周期变化，是由未成熟子宫内膜组成，占息肉的 80%。周围正常内膜可以有周期变化。约 20% 的息肉是由功能性内膜组成，其对雌激素及孕激素均有反应，有周期性变化，月经前呈分泌反应。

子宫内膜息肉的恶变率较低，约为 0.89%。表现为：

（1）可以看到整个息肉的形态。

（2）恶变仅局限于息肉。

（3）息肉周围的子宫内膜无恶变。

局限于息肉的恶变，可以通过刮宫或宫腔镜手术完全去除，预后良好。

二、临床表现

1. 月经改变　月经改变是子宫内膜息肉最常见的临床表现。宫腔内息肉的形成，使得内膜面积增加，因此常见的临床表现为月经量的增多，月经期延长。由于息肉表面溃烂及出血坏死，部分患者可以出现不规则阴道出血，月经淋漓不尽或血性白带。绝经后妇女可以表现为绝经后阴道不规则出血，反复诊断性刮宫病理无明显的出血证据，有经验的刮宫医师可以感觉到宫腔内组织物的存在，而刮宫无法获得组织是绝经后子宫内膜息肉的表现之一。息肉较小时，患者可以无任何临床症状，仅在病理检查时发现子宫内膜息肉的存在。

2. 阴道分泌物增加　内膜面积的增加，可以造成月经周期中分泌物的增多。一旦息肉表面发生溃烂坏死，阴道分泌物将进一步增加，可表现为血性分泌物、脓性分泌物。

3. 妇科检查　仅在息肉突出宫颈外口时才能发现，表现为舌形、鲜红色的肿块，质地较软。表面可以发生溃烂、出血或感染。如果息肉位于宫腔内，且息肉较大时，子宫体可以表现为均匀性增大。大部分患者无任何体征。

三、声像图特征

1. 子宫改变　子宫增大往往不明显（图7-4-1），或仅稍稍增大。子宫体形态规则或呈球形。肌层回声均匀稍低、厚度均匀。

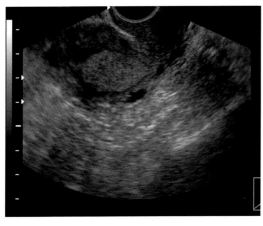

图 7-4-1　子宫内膜息肉 1

绝经后反复阴道出血。图中显示宫腔内高回声结构，分界清晰，内部回声均匀，病理提示子宫内膜息肉

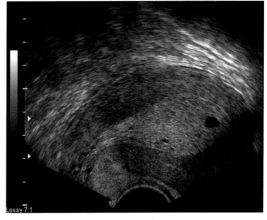

图 7-4-2　子宫内膜息肉 2

宫腔内等回声结构，与子宫壁分界清晰，呈低回声边界。息肉完全突入宫腔内，患者表现为不规则阴道出血

2. 宫腔改变　由于息肉的存在，宫腔线变形或消失（图7-4-2）。息肉较小时，宫腔

回声和形态可以无变化。

3. 息肉回声特征 表现为回声增强区（见图7-4-1），也可伴有小的囊腔（图7-4-3）。与子宫内膜的分界清晰，位置可以在宫腔内、宫颈管内及宫颈外口处（图7-4-4），大小变化较大。小者经阴道超声检查也无法诊断，大者可充满宫腔，息肉形态一般为长形和舌形。病灶内部可因腺体扩张而形成囊性结构，常见于绝经后妇女由于腺口的阻塞致分泌物潴留引起。病灶分界清晰。彩色多普勒超声可以探及自蒂部至息肉体部的穿入性血管（图7-4-5）。

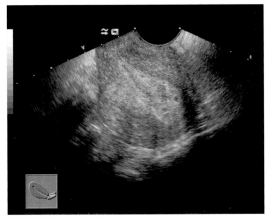

图7-4-3 子宫内膜息肉3
宫腔内等回声结构，与子宫壁分界清晰，内见小的囊腔

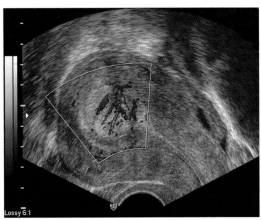

图7-4-4 子宫内膜息肉4
息肉位于宫腔

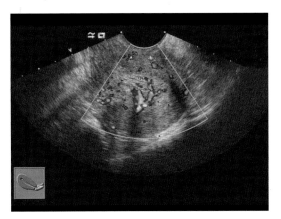

图7-4-5 子宫内膜息肉5
与图7-4-3为同一病例，息肉内可见自蒂部至体部的穿入性血流信号

四、鉴别诊断

子宫内膜息肉主要应与子宫内膜癌及黏膜下肌瘤相鉴别，尤其是与子宫内膜癌的区别，具有较大的临床意义。从临床角度看子宫内膜息肉可发生在任何年龄的妇女，而子宫内膜癌主要发生在围绝经期和绝经后，但近年来，育龄期妇女子宫内膜癌的发生

率呈上升趋势。诊断性刮宫时，子宫内膜息肉患者往往仅能感觉到宫腔内病灶的存在，但是无法获得组织物，阴道超声表现的鉴别要点是子宫内膜息肉的回声多较内膜癌的回声高，内部回声较均匀，而且边界清晰等。子宫内膜息肉与黏膜下肌瘤的鉴别常常较为困难。阴道超声在鉴别方面具有较大的价值，可以清晰地显示病灶的边界和内部回声，一般情况下子宫内膜息肉的回声较高，内部可见扩张的小腺体形成的囊腔，但囊壁较薄、清晰。黏膜下肌瘤的回声往往较低。当子宫内膜息肉发生癌变时，其声像图表现（图7-4-6）及血流分布（图7-4-7）与良性子宫内膜息肉的表现相似，即使采用经阴道超声检查，依然难以鉴别。

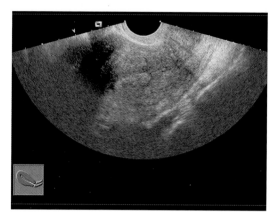

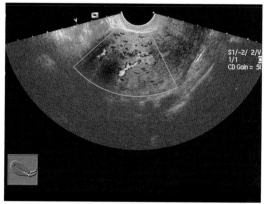

图 7-4-6　子宫内膜息肉癌变 1
宫腔内中等回声结构，与子宫壁分界清晰

图 7-4-7　子宫内膜息肉癌变 2
与图 7-4-6 为同一病例，病变内可见自蒂部至体部的穿入性血流信号

第五节　子宫内膜增生过长

　　子宫内膜增生过长是由于持续或大剂量雌激素单独作用而引起的内膜变化。

　　子宫内膜增生过长分为：①子宫内膜单纯性增生过长；②子宫内膜单纯性增生过长伴不典型增生；③子宫内膜复杂性增生过长；④子宫内膜复杂性增生过长伴不典型增生。

　　单纯与复杂是针对腺体形态与密度而言；不典型增生是针对细胞有异型性而言。

　　1988 年国际妇产科病理协会（FIGO）提出对增生过长的新分类：①简单型增生过长；②复杂型增生过长；③不典型增生过长。

一、病理特点

　　1. 子宫内膜单纯性增生过长、简单型增生过长（simple hyperplasia）　又称腺囊型增生过长。子宫内膜单纯性增生过长表现为内膜容积增多，腺体及间质均有增生。内膜厚度 3 ~ 12mm，严重时可达 20mm，宫腔内膜表面光滑或呈息肉状，水肿或透明，有时可见扩张的腺体呈小囊状。常见于更年期月经失调。

　　2. 子宫内膜单纯性增生过长伴不典型增生　指内膜腺体结构在单纯增生的基础上伴

腺上皮细胞的不典型增生。

3. 复杂型增生过长（complex hyperplasia） 子宫内膜腺体增生程度明显高于间质增生，表现为腺体排列密集、极性消失。

又称腺瘤型增生过长，是由于雌激素在单纯型增生过长的基础上进一步持续影响的结果。镜下观察腺体过度异常的增生，腺体腔扩张，细胞增生活跃。

4. 不典型增生过长（atypical hyperplasia） 病灶多为局部性、多发性，可与各种内膜病变合并存在。不典型增生过长的腺体在小区域可呈筛状结构，腺细胞呈假复层或复层，排列紊乱，无极性，细胞多形性，核圆而深染。一般认为不典型增生过长与子宫内膜癌有明显的相关性，是癌前病变。

5. 子宫内膜复杂性增生过长伴不典型增生 这是子宫内膜在复杂增生的基础上同时伴有细胞不典型增生。表现为细胞核大、深染、核膜增厚。该增生为癌前病变，且与子宫内膜腺癌之间没有明显的分界线，有时鉴别非常困难。

二、临床表现

（一）月经改变

月经改变是子宫内膜增生过长的常见临床表现。由于子宫内膜增生过长时内膜厚度明显增加，月经来潮时内膜脱落增多，以及子宫内膜增生过长和无分泌变化，内膜脱落面止血功能不良，出血量增加，表现为月经量的增多，经期的延长。持续的雌激素作用使得内膜结构和局部的功能紊乱或雌激素的波动，可以造成内膜的不规则脱落，阴道不规则出血。

（二）体征

子宫内膜增生过长患者妇科检查可以无任何体征。部分患者由于长期雌激素的作用可以表现为子宫肌层的反应性肥大增生，子宫体增大，质地较软。少数患者可以有原发病的体征，如多囊卵巢综合征，双卵巢的增大。

三、声像图特征

（一）子宫变化

子宫体形态规则，肌层回声均匀呈低于子宫内膜的回声，且厚度均匀，子宫体大小常常在正常范围。有的患者由于长期的雌激素作用，子宫平滑肌细胞增大或增生，从而使得子宫体稍稍增大，主要表现为子宫体前后径的明显增加。

（二）子宫内膜的变化（图 7-5-1）

子宫内膜增生过长时内膜回声无明显的特征。有文献报道内膜增生过长时子宫内膜厚度明显增加。但是也有文献报道子宫内膜厚度与子宫内膜增生期或分泌期厚度无明显差异。分析上海医科大学妇产超声室资料发现，子宫内膜增殖早期增生期子宫内膜的厚度为（7.2±2.1）mm，分泌期子宫内膜厚度为（8.1±1.7）mm，而子宫内膜增生过长时内膜厚度仅为（7.7±1.9）mm，三者间无明显的内膜厚度差异，少数患者内膜增生过长较为明显，内膜厚度可达14～16mm。在回声方面子宫内膜增生过长由于仅表现为子宫内膜的增生期反应，因此子宫内膜实质部分呈现为稍低回声，而前后层内膜之间形成的宫腔线，以及内膜层与肌层之间的界面回声呈现为高回声，故内膜层可见清晰的三条高回声线状结构，内膜层回声均匀，部分病例可见小的囊腔。如果有不规则阴道出血，内膜层回声往往变得不均匀，局部出现形态不规则的高回声区域。宫腔内的三条线结构不清（图7-5-2）。

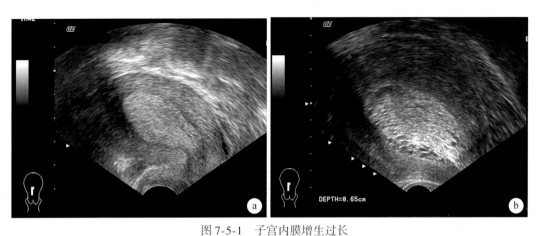

图 7-5-1　子宫内膜增生过长

显示内膜层明显增厚，与肌层分界不清，回声紊乱且较肌层回声稍强，见腺体扩张形成的小囊性结构

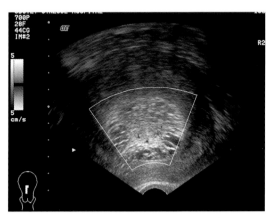

图 7-5-2　子宫内膜不典型增生过长

显示不典型增生过长的内膜回声不均匀，呈高回声结构，与肌层回声分界不清

四、诊断及鉴别诊断

子宫内膜增生过长的诊断主要依靠诊断性刮宫病理诊断，无论腹部超声或经阴道超声对该病的诊断价值都不大。这是因为超声诊断是通过观察内膜的形态学变化而诊断

其病理变化的，而子宫内膜增生过长则是内膜的功能变化。但是，如果子宫内膜增生过长伴随有内膜层的明显增厚时，经阴道超声对诊断及鉴别诊断具有一定的价值。尤其在子宫内膜增生过长和子宫内膜息肉分泌，子宫内膜增生过长时，可以在宫腔的实质性结构中探及宫腔线的回声，而子宫内膜息肉往往宫腔线分离，实质结构内部无宫腔线穿过；且子宫内膜息肉可显示较粗大的穿入性血流信号，而子宫内膜增生过长多显示为点状或短条状血流信号。

第六节　宫腔粘连和宫腔积液

宫腔粘连和宫腔积液是宫腔病变的一种，尤其是宫腔积液常随宫腔其他疾病而变化，其本身的临床意义不大，但是通过对其的诊断及认识，可以及时地发现其他疾病，具有较大的临床价值。

一、病理特点

（一）宫腔粘连

常发生于刮宫、宫腔手术、内膜炎及物理化学等对内膜的刺激后，绝大多数是由于流产或产后刮宫术造成的。病理表现为宫腔形态不规则，出现不规则粘连带，局部可出现积液或积血。粘连带的组成可以有三种类型：
（1）由子宫内膜组织形成。
（2）由结缔组织形成。
（3）由平滑肌组织形成。
根据粘连的程度可分为部分性粘连和完全性粘连。
粘连带组织成分的不同与子宫内膜损伤的程度有关。当内膜损伤程度较轻时，仅为子宫内膜层的相互粘连。随着损伤程度的加重，内膜层破坏加深，从而造成黏膜下层的结缔组织增生或平滑肌组织增生，形成相应的粘连带。同样，粘连程度与内膜的损伤程度有关，子宫内膜部分受损伤时，可以仅受损伤部位发生粘连，形成部分粘连。如果整个宫腔内膜受损伤，则可以造成全部内膜的破坏，发生宫腔内完全的粘连，形成完全性粘连。

（二）宫腔积液

常为一种伴随症状，可以出现在正常情况下或病理状态。绝经后妇女由于子宫萎缩，内口相对狭窄，可以发生宫腔积液。正常情况下，宫腔内也可以有少量液体存在。病理状态下，宫腔积液常与子宫内膜癌、宫颈癌放疗后、子宫内膜炎及宫腔粘连等有关，表现为宫腔内液体或血液或脓液的积聚。

二、临 床 表 现

（一）宫腔粘连

可以表现为月经周期的改变。部分由于宫腔内膜层的粘连，可造成功能性内膜面积的减少，月经量减少。粘连带的作用可以使得月经血引流不畅，在宫腔内形成不规则的残腔，随着经血的聚集、压力增加，可以与宫腔相通，从而引起阴道不规则出血或阴道淋漓出血不尽，血液呈暗红色或褐色。部分患者可以出现继发性痛经症状，如果粘连发生在宫腔下段或内口处，使得宫腔与宫颈管阻塞，临床上仅表现为周期性痛经。完全性粘连时由于子宫内膜的彻底性破坏，可以仅表现为闭经，妇科检查常常无明显特点。宫腔粘连可依据粘连部位、位置、组织成分及粘连的范围分类。

（1）按部位分类：分为单纯宫颈粘连、宫颈和宫腔粘连及单纯宫腔粘连三类。

（2）按粘连位置分类：分为中央型、周围型和混合型三种。

（3）按组织成分分类：分为膜性粘连、肌性粘连、纤维性粘连及混合性粘连。

（4）依据粘连范围分为三度：轻度粘连，粘连范围<1/4 宫腔，一般为膜样粘连；中度粘连，粘连范围<1/2 或>1/4 宫腔，通常为纤维肌肉粘连，较厚，但仍覆盖子宫内膜，宫腔局部或全部闭锁；重度粘连，粘连范围 >1/2 宫腔，粘连组织仅为结缔组织构成，没有子宫内膜组织。

（二）宫腔积液

主要表现为阴道分泌物的增多。如果合并感染引起宫腔积脓可以表现为阴道流出脓性分泌物。宫腔积血时，出现阴道不规则的出血。除上述症状外还可以出现原发病的症状和体征，如宫腔部分粘连、子宫内膜息肉、子宫内膜癌等。

三、声像图特征

（一）宫腔粘连

阴道超声检查可以发现子宫体形态、大小及肌层厚度、回声均无明显的改变。其特征性变化是子宫内膜层的回声不均匀。

1. 宫腔粘连合并积血或积液　可见不规则的高回声带或片状高回声区域（图 7-6-1），其间有形态不规则的低回声区域，粘连及内膜回声与肌层的回声分界不清。宫腔线显示不清。

2. 宫腔闭合性粘连或周围型粘连　在二维声像图上仅可显示子宫腔回声薄或无异常改变（图 7-6-2），往往不能明确诊断。

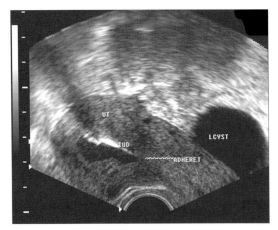

图 7-6-1 宫腔粘连伴积液

人工流产术后，无月经来潮。子宫内膜层菲薄，局部
见纤维粘连组织呈高回声，低回声结构为积液部分。
经宫腔内放置节育器后治愈

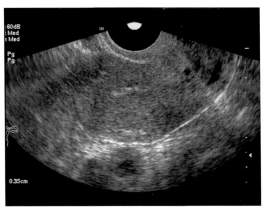

图 7-6-2 宫腔闭合性粘连

二维声像图上仅显示子宫腔回声薄

3. 膜性粘连 宫腔回声增厚，酷似子宫内膜增生过长，但内膜涌动征象消失（图 7-6-3）。

4. 宫颈部粘连 宫腔回声于宫颈部中断（图 7-6-4）。

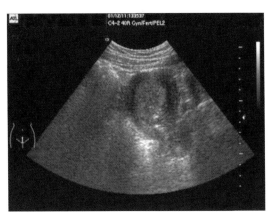

图 7-6-3 膜性宫腔粘连

宫腔回声增厚酷似子宫内膜增生过长

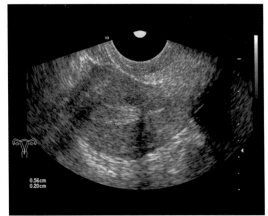

图 7-6-4 宫颈部粘连

宫腔回声于宫颈部中断

（二）宫腔积液

宫腔内出现低回声或无回声结构（图 7-6-5 和图 7-6-6）。除积液存在外常常可以发现原发病的超声特征存在，如宫腔粘连时内膜回声不均匀，子宫内膜息肉的高回声结构及子宫内膜癌时的不均匀回声。

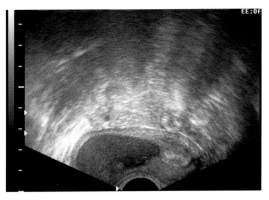

图 7-6-5　宫腔积液

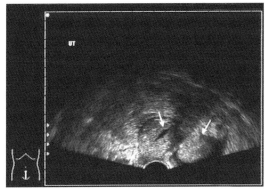

图 7-6-6　宫腔积脓

患者表现为绝经后阴道出血，伴流脓。
病理提示子宫内膜炎合并宫腔积脓

四、诊断及鉴别诊断

宫腔粘连和宫腔积液的经阴道超声诊断比较容易，尤其是宫腔积液。但是如果发现宫腔积液的存在应该仔细做经阴道超声检查，以防遗漏原发病。宫腔粘连应与子宫内膜疾病鉴别，一般根据病史及经阴道超声表现，诊断难度不大。

第七节　子宫发育异常

一、胚胎发育特点

（一）女性内生殖器的胚胎发育

胚胎时期，在生殖嵴的外侧中肾有两条纵行管道，是内生殖器的始基。其中中肾管（mesonephrotic duct）发育为男性内生殖器，而副中肾管（para mesonephrotic duct）将发育为女性内生殖器，这些由细胞核内性染色体来决定，如果性染色体核型为 XX，则中肾管退化，副中肾管发育。大约在胚胎发育的第 6 周，副中肾管的头端分别分化成为输卵管，中端及末端逐渐融合，构成子宫体、子宫颈和阴道的上 1/3 段。约在 12 周时，两侧融合的副中肾管间隔消失，从而形成单腔的子宫腔和阴道。

（二）女性内生殖器发育异常的形成

胚胎发育时期，当各种致病（内在或外来）因素作用到内生殖器的形成环节时，使得某一阶段发育受到影响，均可造成内生殖器的发育异常。如影响两侧副中肾管的融合可以造成双子宫，造成间隔的吸收障碍可形成纵隔子宫。如果一侧副中肾管的发育停止，可引起单角子宫等。

二、子宫发育异常的分类

子宫发育异常的分类（图7-7-1）是建立在子宫形态学基础上的。根据子宫的有无可分为：

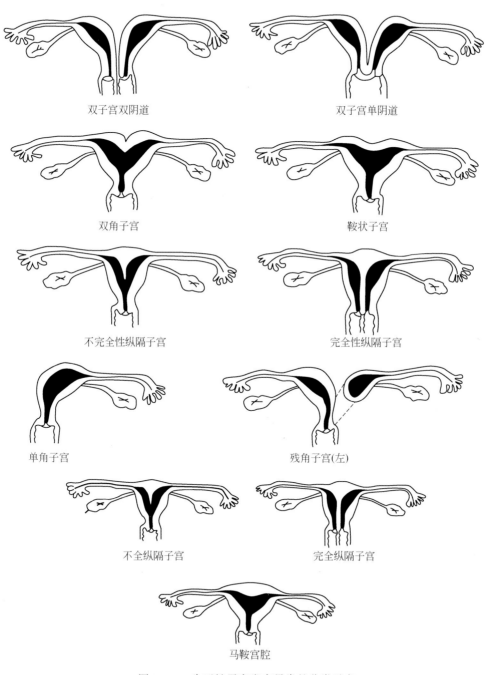

图 7-7-1 先天性子宫发育异常的分类示意

（一）副中肾管缺如或发育不全

1. 先天性无子宫（congenital absence of uterus） 如副中肾管缺如或在中途停止发育、不能会合，则无子宫、无输卵管形成。子宫未发育常合并上 2/3 无阴道或阴道闭锁不全，但卵巢可以正常发育。雄激素不敏感综合征患者，其核型为 XY，因此决定了中肾管发育，副中肾管退化，但是由于对雄激素不敏感，男性特征未出现，以女性特征展现在社会上，并且该患者无正常的卵巢。

2. 始基子宫（primordial uterus） 又称为痕迹子宫，系两侧副中肾管融合后即停止发育所致。常合并无阴道。子宫较小，仅 1～2cm 长，无子宫内膜和宫腔。

3. 幼稚子宫（infantile uterus） 幼稚子宫是子宫发育异常最常见的类型。由于副中肾管融合后较短时间内停止发育引起，常常子宫体明显较正常小。

（二）子宫发育不良（hypoplasia of uterus）

根据子宫发育的不同分为：

1. 双子宫（didelphic uterus） 副中肾管发育后完全没有会合，各具输卵管、子宫、宫颈，常合并阴道纵隔。包括双子宫并双宫颈双阴道和双子宫并单宫颈单阴道。

2. 双角子宫或鞍状子宫 双侧副中肾管尾端大部会合，宫底部会合不全，形成左右各一角，称为双角子宫（bicornuate uterus）。双角子宫从宫颈内口处分开为完全双角子宫，在宫颈内口之上任何部位分开为不全双角子宫。有时宫底中央下陷，宫壁向宫腔突出，称弓形子宫（arcuate uterus），也称鞍状子宫或弧形子宫。

3. 单角子宫或残角子宫 一侧副中肾管发育良好，且偏向一侧，形成单角子宫（unicornuate uterus），而另一侧子宫未发育；此侧之卵巢、输卵管及肾脏往往也缺如。如另一侧副中肾管发育不全，形成残角子宫（rudimentary uterine horn）。单角子宫与残角子宫可同时存在。

4. 纵隔子宫（septate uterus） 两侧副中肾管会合后，纵隔未被吸收，将子宫分为两部分，形成完全纵隔或不全纵隔。

（三）腔道形成受阻

正常腔道形成受阻可致处女膜闭锁、阴道横隔、阴道纵隔、阴道斜隔、阴道闭锁、无阴道、子宫颈闭锁等。

1. 处女膜闭锁 处女膜是由阴道上皮、泌尿生殖窦上皮及间叶组织构成的环状薄膜，与泌尿生殖窦隔开。妊娠后半期向外开口，阴道与体外相通。若泌尿生殖窦上皮增生的下界未向外阴前庭贯穿就形成了处女膜闭锁。

2. 阴道横隔 两侧副中肾管会合后，其尾端与泌尿生殖窦相接处未贯通或部分贯通而形成，位置多在阴道上段及中段，可分为完全性与不完全性，后者少见。多数在横隔中央或侧方有一小孔，经血经小孔排出。

3. 阴道斜隔 副中肾管两侧融合时，仅尾端会合，而中隔未完全消失。阴道斜隔是一片膜样组织，从两个宫颈之间斜行附于一侧阴道壁，将该侧宫颈覆盖，膜后方有一腔。均伴有双宫颈，绝大多数伴有双子宫或双角子宫。

4. 阴道纵隔　双侧副中肾管会合后，纵隔未吸收或未完全吸收，形成阴道完全纵隔与不完全纵隔。完全纵隔常合并双子宫双宫颈。

5. 阴道闭锁或狭窄　双侧副中肾管会合后的尾端与泌尿生殖窦相接处未贯通，便导致阴道闭锁或狭窄。阴道闭锁多发生在下段，其上方为正常阴道。

三、临床表现

1. 无症状　大部分子宫发育不良无临床症状。尤其是双子宫、纵隔子宫、双角子宫、鞍状子宫等，可以月经规则，月经量在正常范围，并可以正常妊娠及生育。仅在手术中（如剖宫产或妇科手术时）发现子宫发育异常。

2. 月经量减少　常见于单角子宫。由于子宫仅来自于一侧副中肾管，子宫往往较正常子宫小，内膜面积减少，因此表现为月经量较少。

3. 阴道不规则流血　常见于具有内膜的残角子宫，并且该残角子宫腔与另一侧子宫腔相通。但是由于通道较小，残角子宫腔在性激素的周期作用下可以有规律地脱落，并在残角内聚集，通过管道不断地流出暗红色陈旧性血液。双子宫及纵隔子宫当一侧宫腔引流不畅时，同样可以造成阴道不规则出血，呈陈旧性血液。

4. 原发性闭经　常见于先天性无子宫和始基子宫患者，表现为18岁以后仍然无月经来潮。如果卵巢发育正常，患者常常第二性征发育正常，仅表现为无月经。妇科检查盆腔内不能扪及正常大小的子宫或无子宫。常合并无阴道或阴道上段盲段，如宫颈可见常常明显小于正常。

5. 原发性痛经　常见于残角子宫、双子宫或纵隔子宫伴一侧引流不畅时。随着月经的来潮，引流不畅侧宫腔内膜同样发生周期性脱落、出血并聚集在局部，从而造成类似于子宫内膜异位症的临床表现。

四、声像图特征

先天性子宫发育异常的声像图特征与发育异常的类型有关。不同类型的子宫发育异常，其子宫的形态、肌层发育、内膜发育和宫腔的形态均不同，从而形成了超声诊断的基础。

（一）双子宫

盆腔内探及两个大小基本一致、形态规则、回声均匀的子宫（图7-7-2）。其体积较正常子宫稍小，均可探及宫腔线（图7-7-3）。经阴道彩色多普勒超声在子宫的外侧分别可探及一条子宫动脉（图7-7-4）。子宫内膜随性激素的周期变化均出现规律的改变。两子宫间可见肠曲。常合并双宫颈和双阴道，采用高分辨率的经阴道超声可以清晰地显示紧紧相

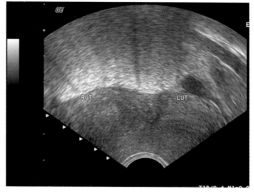

图7-7-2　双子宫1

显示横切面观，见两个相对独立的子宫，较正常稍小，均有正常的肌层和内膜层

贴的双宫颈回声和宫颈管线回声。一般情况下双子宫的经阴道超声诊断是比较容易的。

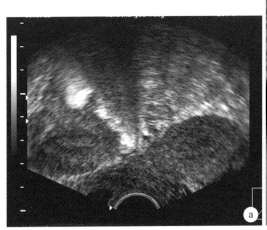 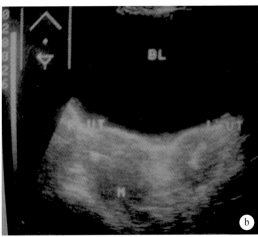

图 7-7-3 双子宫 2

a. 显示横切面上左右子宫的形态、大小内膜；b. 显示右子宫后壁肌瘤

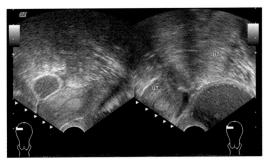

图 7-7-4 双子宫 3

显示双子宫左子宫阴道积血

少数患者表现为双子宫单宫颈和单阴道异常，其一侧子宫与宫颈相连，宫腔通过宫颈管与阴道相通。而另一侧子宫虽然与宫颈也相连，但其宫腔与宫颈管不通或经狭小的管道相通，在性激素周期性作用下，子宫内膜发生规律性脱落，从而引起该侧宫腔内积血。经阴道超声检查可见子宫明显增大，肌层较薄，宫腔内充满低回声的液体，内部可有细小密集的点状回声。与阴道相通侧子宫形态正常，且被挤压在一边，此时如果检查粗心，可能会漏诊为单子宫、宫腔积血，或误诊为附件囊块。在阴道超声检查时应注意。

（二）纵隔子宫

分为完全性（图 7-7-5）和部分性纵隔子宫（图 7-7-6 和图 7-7-7）。子宫大小、形态完全符合正常子宫，仅横切面探及子宫内膜回声分隔为两团，之间为回声稍低的纵隔。超声检查特点是在横切面上通过连续移动探头，从而获得一系列超声切面观察，对区分完全性纵隔子宫和部分性纵隔子宫有一定的帮助。完全性纵隔子宫在任何水平的横切面上均显示为两团子宫内膜横切面回声，而部分性纵隔子宫当横切面扫查逐渐接近子宫内口时，原分离的两团内膜之间距离逐渐缩小，最后合并，与正常子宫横切面观察一致。

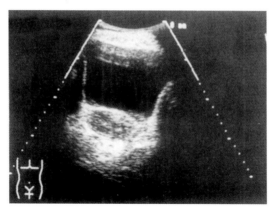

图 7-7-5 纵隔子宫

子宫体部横切面观。两团子宫内膜回声。子宫横径明显增宽

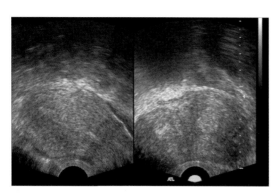

图 7-7-6 不完全纵隔子宫 1

宫腔底部横切面观，显示子宫横径明显增宽，
见子宫内膜回声分为两团

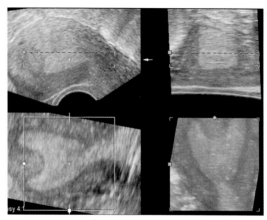

图 7-7-7 不完全纵隔子宫 2

三维超声显示宫腔形态，可见子宫内膜在
中上段分离，呈"Y"形

少数患者一侧宫腔因纵隔膜的关系，与宫颈管及阴道不通和通道狭窄，从而造成宫腔积血，使得宫腔内呈低回声。

（三）双角子宫

纵切面子宫基本正常，横切面上子宫下段基本正常，在近宫底部时，子宫分为两部分，分别有内膜存在，类似于双子宫表现（图 7-7-8）。

（四）单角子宫及残角子宫

单角子宫超声检查为子宫底部横切面仅见一侧突起，宫腔呈半月形。残角子宫为探及单角子宫的同时，在子宫一侧可探及等回声结构（图 7-7-9），如果残角子宫内有功能性内膜，可以周期性出血、聚集形成囊性结构，表现为低回声区，但能发现双侧卵巢。

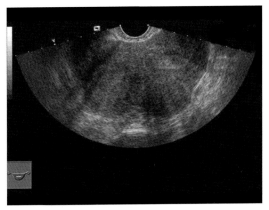

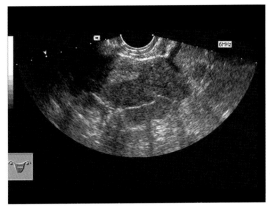

图 7-7-8　不全双角子宫

宫底中央部凹陷、成角

图 7-7-9　残角子宫与单角子宫

图左侧为单角子宫，内见宫腔回声；图右侧为残角
子宫，与单角子宫相连，未见宫腔回声

（五）始基子宫、幼稚子宫和先天性无子宫

始基子宫（图 7-7-10 和图 7-7-11）和幼稚子宫往往要在生育年龄诊断，表现为性成熟期后子宫仍处于未发育期，可探及两侧子宫动脉，内膜呈线状，临床表现为无月经来潮。先天性无子宫表现为盆腔内探不到正常的子宫图像。

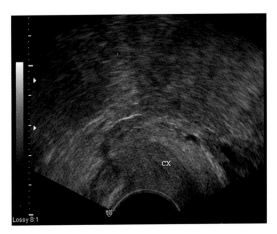

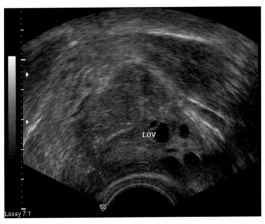

图 7-7-10　始基子宫 1

患者 20 岁，原发性闭经，超声显示子宫明显小于
生育年龄，子宫内膜显示不清

图 7-7-11　始基子宫 2

与图 7-7-10 为同一患者，显示双卵巢大小同
生育年龄，见小卵泡发育

第八节　子宫颈良性疾病

子宫疾病绝大多数是发生在子宫体部，来自子宫颈的疾病所占比例较低。而且宫颈疾病常常通过妇科检查或阴道镜即可诊断。因此超声检查（尤其经腹部超声检查）不是宫颈疾病诊断的主要方法。阴道内超声的应用，为宫颈疾病的诊断提供了新的手段。可以用

在慢性宫颈炎、宫颈 Nabothian 囊肿、宫颈肌瘤和宫颈功能不全等。

由于炎症刺激，宫颈管内膜增生，表现为自基底层逐渐向宫颈外口部突出，形成宫颈息肉（cervical polyp）。宫颈息肉多表现为中等回声（图 7-8-1），也可呈低回声，病变内有条状血流信号穿入（图 7-8-2）。

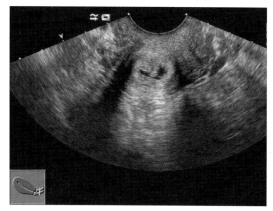
图 7-8-1　宫颈息肉 1
宫颈前壁见中等回声结带，内突宫腔

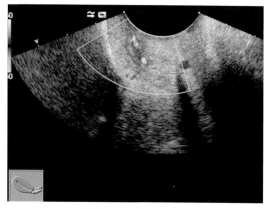
图 7-8-2　宫颈息肉 2
宫颈管内见低回声结节伴粗大条状血流信号

1. 慢性宫颈炎（chronic cervicity）　常无明显的临床症状和体征。经阴道超声检查也无特征性变化，随着炎症的发展，宫颈壁内纤维组织阻塞，可以造成宫颈肥大。经阴道超声检查表现为宫颈体积的明显增大，宫颈壁回声增强，可合并 Nabothian 囊肿。

2. 宫颈 Nabothian 囊肿　宫颈 Nabothian 囊肿是由于宫颈腺体管因炎症等因素阻塞、造成腺体分泌物潴留而形成的囊肿。无临床症状及体征，且不需要治疗。阴道超声检查对发现宫颈 Nabothian 囊肿有较大的帮助。声像图特征（图 7-8-3）是宫颈壁内出现圆形或椭圆形、边界清晰、内部无回声的囊性结构。直径一般在 0.3~3cm。

3. 宫颈功能不全（incompetent cervix）
主要是由于宫颈内口的扩张和宫颈管的缩短，使得妊娠不能维持，从而造成流产或早产。常与多次分娩、宫颈手术或损伤、宫颈先天性发育不良等因素有关。未妊娠期，宫颈功能不全往往无临床意义及表现，不需要

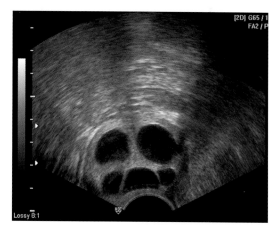
图 7-8-3　宫颈 Nabothian 囊肿
宫颈前壁见无回声的圆形囊性结构

治疗。妊娠后，随着胎儿的发育长大，宫颈内口逐渐扩张、宫颈管渐渐缩短，造成流产或早产。非孕期，在诊断方面主要依靠 X 线观察宫颈内口大小，经阴道超声的应用有助于该病的诊断。正常情况下宫颈长度大于 3cm，宫颈内口闭合。如果宫颈长度小于 3cm，且内口扩张宫颈功能不全诊断成立。

（张　丹　李燕东）

参 考 文 献

乐杰.1996.妇产科学.第4版.北京：人民卫生出版社.

汪龙霞.2003.妇科与产科超声诊断学.北京：科学技术文献出版社，57~112.

尹云霞.1986.子宫肌瘤的声像图特征.中华物理医学杂志，8：144.

袁耀萼，盛丹青.1996.妇产科学新理论与新技术.上海：上海科学技术出版社.

张丹，李燕东，马彦.2007.子宫内膜增生过长彩色多普勒超声检查及病理分析.中华医学超声杂志（电子版），4（6）：368~370.

张丹.2012.子宫内膜息肉样病变的超声影像学诊断.山东医药，52（12）：10~11.

张颖，张丹，李燕东.2014.子宫内膜息肉样病变的超声与病理对比分析.首都医科大学学报，3（2）：1~5.

周永昌，郭万学.1998.超声医学.第3版.北京：科学技术文献出版社.

卓忠雄，杨浩.1994.子宫肌瘤声像图与病理结构的研究.中华超声影像杂志，4：265.

Akhtar AZ. 1989. Congenital abnormalities of genital tract- uterine malformation. J Pak Med Assoc，36：261~266.

Atzori E，Tronci C，Sionis L. 1996. Transvaginal ultrasound in the diagnosis of diffuse adenomyosis. Gynecol Obstet Invest，42（1）：39~41.

Baltarowich OH，Kurtz AB，Pennell RG，et al. 1988. Pitfalls in the sonographic diagnosis of uterine fibroids. Am J Roentgenol，151：725~728.

Batzar FR，Hansen L. 1996. Bizarre sonographic appearance of an adenomyoma and its presentation. J Ultrasound Med，15：599~602.

Berman L，Stringer DA，Stonge O，et al. 1987. Case report：Unilateral haematocolpos in uterine duplication associated with renal agensis. Clin radiol，38：545~547.

Berman MC，Cohen HL. 1997. Obstetrics and Gynecology：Diagnositic Medical Sonography. 2nd. Philadelphia：JB Lippincott.

Bernaschek G，Deutinger J，Kratochwil A. 1990. Endosonography in obstetrics and gynecology. Berlin：Springer-Verlag.

Bohlman ME，Ensor RE，Sanders RC. 1987. Sonographic findings in adenomyosis of the uterus. Am J Roentgenol，148：765~766.

Bornstein J，Auslender R，Pascal B，et al. 1994. Diagnostic pitfalls of ultrasonographic uterine screening in women treated with tamoxifen. J Reprod Med，39：674~678.

Bourne TH，Lawton F，Leather A，et al. 1994. Use of intracavity saline instillation and transvaginal ultrasonography to detect tamoxifen- associated endometrial polyps. Ultrasound in Obstst and Gyncol，4：73~75.

Buttram VC. 1983. Mullerian anomalies and their management. Feril Steril，40：159~163.

Cullinan JA，Fleischer AC，Kepple DM，et al. 1995. Sonohysterography：Atechnique for endometrial evaluation. Radiographics，15：510~514.

Dudiak CM，Turner DA，Patel SK，et al. 1988. Uterine leiomyomas in the infertile patient：Preoperative localization with MR imaging versus US and hysterosalpingography. Radiology，176：627~630.

Fedele L，Bianchi S，Dorta M，et al. 1991. Transvaginal ultrasonography versus hysteroscopy in the diagnosis of uterine submucous myomas. Obstet Gynecol，77：745~748.

Fedele L，Bianchi S，Dorta M，et al. 1992. Transvaginal ultrasonography in the differential diagnosis of adenomyoma versus leiomyoma. Am J Obstet Gynecol，167：603~606.

Fleischer AC, Gordon AN, Entman SS, et al. 1990. Transvaginal scanning of the endometrium. J Clin Ultrasound, 18: 331.

Fogel SR, Slaskey BS. 1982. Sonography of naborthian cyst. Am J Roentgenol, 138: 927.

Gompel C, Silverberg SG. 1985. Pathology in Gynecology and Obstetrics. 3rd ed. Philadelphia: JB Lippincott.

Gross BH, Siver TM, Jaffe MH. 1983. Sonographic features of uterine leiomyomas: Analysis of 41 proven cases. J Ultrasound Med, 2: 401~406.

Iams JD, Goldenberg RL, Meis PJ, et al. 1996. The length of the cervix and the risk of spontaneous premature delivery. N Engl J Med, 334: 567~572.

Iams JD, Johnson FF, Sonek J, et al. 1995. Cervical competence as a continuum: A study of ultrasonographic cervical length and obstetric performance. Am J Obstet Gynecol, 172: 1097~1106.

Kurjak A. 1991. Transvaginal color Doppler: A comprehensive guide to transvaginal color Doppler sonography in obstetrics and gynecology. The Parthenon. Lancs.

Lev-Toaff AS, Coleman BG, Arger PH, et al. 1987. Leiomyomas in pregnancy: Sonographic study. Radiology, 164: 375~380.

Lewit N, Thaler I, Rottem S. 1990. The uterus: A new look with transvaginal sonography. J Clin Ultrasound, 18: 331.

Malini S, Valdes C, Malinak R. 1984. Sonographic diagnosis and classification of anomalies of tie female genital tract. J Ultrasound Med, 3: 397~404.

Pellerito JS, McCarthy SM, Doyle MB, et al. 1992. Diagnosis of uterine anomalies: Relative accuracy of MR imaging, endovaginal sonography, and hysterosalpingography. Radiology, 183: 795~800.

Reuter KL, Daly DC, Cohen SM. 1989. Septate versus bicornuate uteri: Errors in imaging diagnosis. Radiology, 172: 749~752.

Sheth SS. 1993. Broad uterine fundus: A sign to suspect intrauterine septum. Int J Gynecol Obstet, 40: 65~66.

Syrop CH, Sahakian V. 1992. Transvaginal sonographic detection of endometrial polyps with fluid contrast augmentation. Obstet Gynecol, 79: 1041~1043.

Viscomi GN, Gonzalez R, Taylor KJW. 1980. Ultrasound detection of uterine anomalies. Radiology, 136: 733.

第八章 子宫恶性病变的超声诊断

第一节 子宫内膜癌

子宫内膜癌（endometrial carcinoma）是常见的宫体恶性肿瘤，占女性生殖道恶性肿瘤的 20% ~30%；是原发于子宫内膜的一组上皮源性恶性肿瘤，其中多数为起源于内膜腺体的腺癌，称子宫内膜腺癌（adenocarcinoma of endometrium），或子宫内膜样腺癌（endometrioid adenocarcinoma），其发病率与宫颈癌之比为 1:5 ~1:8，国外报道近年来子宫内膜癌的发病率有上升趋势，尤其是随着宫颈癌早期诊断方法的普及和完善，子宫内膜癌发病率明显增加。发病原因不明，普遍认为与长期过量的雌激素持续作用、多囊卵巢综合征、肥胖、高血压和糖尿病等因素明确相关。长期以来公认子宫内膜癌的发生与子宫内膜增生过长有关。大量文献报道子宫内膜增生过长（尤其是不典型子宫内膜增生过长）是子宫内膜癌的癌前病变。病理研究也发现了从正常子宫内膜、腺囊型、腺瘤型、不典型子宫内膜增生过长到子宫内膜癌的变化过程。好发年龄 50 ~59 岁，其中发生在绝经后的占 70% 左右，40 岁以下的占 20% 左右。子宫内膜癌是女性生殖道常见的三大恶性肿瘤之一，近年来发病率有上升趋势，占女性生殖道恶性肿瘤的 20% ~30%。

一、病 理 特 点

（一）病理分型

Ⅰ型子宫内膜癌：占子宫内膜癌的 80%，为雌激素依赖型。肿瘤多经过子宫内膜增生过长的发展过程，也称子宫内膜样腺癌。Ⅰ型子宫内膜癌患者的年龄跨度较大，囊括了育龄期、围绝经期及绝经后妇女，其中以围绝经期患者比例略高；其发病年龄（50.6 岁±11.9 岁）高于内膜增生过长患者；约 30% 的患者无生育史。

Ⅱ型子宫内膜癌：占子宫内膜癌的 15% ~20%，为非雌激素依赖型；包括鳞状细胞癌、黏液腺癌、浆液腺癌及透明细胞癌等。肿瘤不经历子宫内膜增生过长的过程，常发生在年龄较大的妇女。其发病年龄（62.2 岁±8.4 岁）明显高于Ⅰ型内膜癌患者，Ⅱ型子宫内膜癌具有快速进展的生物学行为。

（二）大体病理特点

多发生于宫底部及后壁，少数可发生在侧壁、宫角、前壁及子宫下段。根据生长方式可以分为：

（1）局部生长：占大多数，肿瘤局限在宫腔的某一个区域，多位于子宫底和宫角附近，后壁较前壁多见；呈息肉状或菜花状肿块。

（2）弥漫生长：呈多灶性或累及整个宫腔。50%的病灶形态呈菜花状，或呈肿块状、息肉状及少见的颗粒状。由于血液供应不足，表面可以缺血、溃烂和坏死。一旦病灶累及肌层，在肌层内形成结节状病灶。当病灶累及浆膜层时，可以使得子宫表面呈结节状突起。肿瘤组织呈灰白色或灰黄色，豆渣状，质脆。

（三）显微镜下特点

表现为腺体增生、结构异常，腺体上皮细胞增生、异型，具有恶性细胞的特点。绝大多数为腺癌，占80%~90%；少数为腺角化癌、鳞腺癌、透明细胞癌及鳞癌。

Ⅰ型子宫内膜癌：镜下表现为腺体密集增生、极性消失、结构异常；腺上皮细胞具有异型性。

Ⅱ型子宫内膜癌：鳞状细胞癌镜下表现为癌细胞具有鳞状分化，有时可见角化的癌珠；黏液腺癌镜下特点为癌细胞有黏液分泌；浆液腺癌形态与卵巢浆液腺癌相同，癌细胞胞质红染、核异型性十分明显，常有乳头形成；透明细胞癌结构多样、复杂，故不进行组织学分级，癌细胞胞质透明或嗜酸红染。

（四）子宫内膜癌的浸润方式

子宫内膜癌的浸润方式包括推进式浸润和插入式浸润。
（1）推进式浸润：癌组织与正常肌层分界清楚（图8-1-1）。
（2）插入式浸润：癌组织像树根样插入肌层（图8-1-2）。

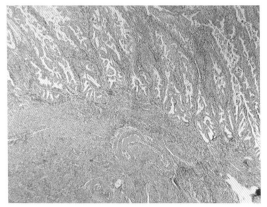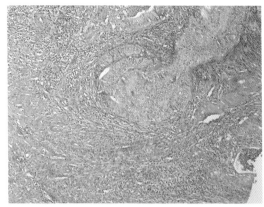

图8-1-1　子宫内膜癌推进式浸润　　　　　图8-1-2　子宫内膜癌插入式浸润
光镜下示癌组织与正常肌层分界清楚，HE×10　　光镜下示癌组织像树根样插入肌层，呈交错分布，HE×100

（五）子宫内膜癌的临床分期

2009年国际妇产协会（FIGO）重新修订的子宫内膜癌的分期标准：
Ⅰ[*]期：　　　　肿瘤局限于宫体
Ⅰa[*]期：　　　　肿瘤无肌层浸润或浸润深度<1/2肌层

　Ⅰb*期：　　　　　　肿瘤浸润深度≥1/2肌层

Ⅱ*期：　　　　　　肿瘤侵犯宫颈间质，但无宫体外蔓延△

Ⅲ*期：　　　　　　肿瘤局部和（或）区域扩散

　Ⅲa*期：　　　　　　肿瘤累及浆膜层和（或）附件★

　Ⅲb*期：　　　　　　阴道和（或）宫旁受累★

　Ⅲc*期：　　　　　　盆腔淋巴结和（或）腹主动脉旁淋巴结转移★

　　Ⅲc₁*期：　　　　　盆腔淋巴结阳性

　　Ⅲc₂*期：　　　　　腹主动脉旁淋巴结阳性，合并或不合并有盆腔淋巴结阳性

Ⅳ*期：　　　　　　肿瘤侵及膀胱和（或）直肠黏膜，和（或）远处转移

　Ⅳa*期：　　　　　　肿瘤侵及膀胱或直肠黏膜

　Ⅳb*期：　　　　　　远处转移，包括腹腔内和（或）腹股沟淋巴结转移

FIGO 分期说明：

＊ G1、G2、G3 任何一种（G1：高分化，G2：中分化，G3：低分化）。

△ 仅有宫颈内膜腺体受累应当认为是Ⅰ期，而不再认为是Ⅱ期。

#细胞学检查阳性应单独报告，并没有改变分期。

二、临 床 表 现

（一）阴道不规则出血

阴道不规则出血是子宫内膜癌的最常见症状之一。子宫内膜癌发生在绝经前时可以表现为阴道不规则流血，月经过多，经期延长或月经淋漓不尽。发生在绝经后妇女常常表现为绝经后不规则阴道出血，流血量一般不多，呈持续性或间断性。大多数子宫内膜癌早期患者可以无任何临床症状。当出现阴道出血时常常是病变的晚期，由于癌灶表面组织血液供应不足，从而造成局部癌组织缺血坏死并脱落出血，故往往是少量的、持续或间断性的不规则出血。

（二）阴道流液

阴道异常排液约占就诊患者的25%，是子宫内膜癌较为常见的临床症状。由于宫腔内癌组织的生长，宫腔内分泌物增加，可以造成阴道流液增多。癌灶表面缺血坏死，也可以造成阴道排液增加。如果癌灶位于内口附近，影响宫腔内分泌物的引流，可以引起阵发性阴道流液。子宫内膜癌患者阴道流液常常为血性或带血丝，如果局部合并感染，可以排出脓性或脓血性液体。

（三）全身症状

子宫内膜癌晚期，当癌细胞侵蚀周围组织并压迫神经时，可引起下腹或腰骶部疼痛；影响内口造成宫腔内分泌物引流障碍时可引起下腹部阵发性疼痛。随着疾病的发展，患者

可以出现恶病质，表现为贫血、消瘦、发热和全身衰竭。出现远处转移时可以造成临床表现，如膀胱转移可以出现血尿，直肠受累可表现为便血或大便障碍等。

（四）妇科检查

早期子宫内膜癌妇科检查可以无任何发现，子宫正常大小，形态规则，活动度好，且边界清晰。随着疾病的发展，癌组织逐渐增大或伴宫腔积液、积血，可以造成子宫体积增大，质地变软；晚期患者癌组织可以脱落，在宫颈外口处突出，宫旁转移引起附件增厚。

三、声像图特征

建立在形态学诊断基础上的超声诊断技术在子宫内膜癌的诊断方面具有较大的价值。通过观察内膜形态学的变化，可以为子宫内膜癌的诊断提供依据，尤其是阴道内超声检查，可以更加仔细地观察子宫内膜的回声、形态变化，了解病变累及部位，为临床诊断及治疗提供大量的信息，是目前不可多得的诊断方法。

（一）子宫增大

主要表现在子宫的长径及前后径增加。一般子宫呈球形，形态规则，肌层回声均匀。子宫内膜癌的早期，子宫可以正常大小，边界清晰。但癌组织在宫腔内不断增大或向肌层内侵蚀后，往往造成子宫的增大，并使得肌层的回声不均匀（图8-1-3）。文献报道如果绝经后妇女其子宫长径大于7cm（包括宫颈长度）和前后径大于2cm，而又无子宫肌瘤存在证据时，应注意子宫内膜癌存在的可能性。

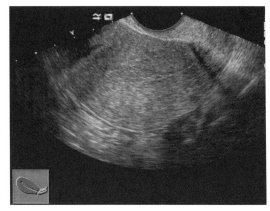

图 8-1-3　子宫内膜癌
显示子宫形态饱满，宫腔回声稍低，边界尚清

（二）子宫回声

早期癌灶局限于宫腔时，除内膜回声发生改变外，子宫肌层回声均匀，子宫表面清晰光滑，内膜与肌层的分界线可见。但癌灶侵蚀到子宫肌层后，可以造成肌层的回声不均匀，癌灶区域回声较正常肌层低，推进式浸润，宫腔回声与正常肌层间分界回声更低且形态不规则（图8-1-4）；插入式浸润，宫腔回声与肌层分界不清（图8-1-5）；彩色多普勒超声显示宫腔回声与肌层交界处为扩张的血管（图8-1-6），呈低阻力型或高低阻力血流并存。子宫内膜与肌层的分界在侵蚀区域不清。

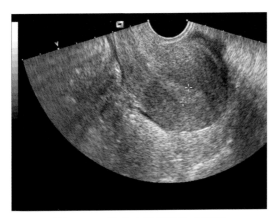

图 8-1-4　子宫内膜癌推进式浸润

与图 8-1-1 为同一病例，病灶与肌层分界清楚

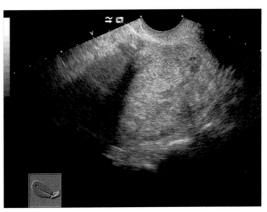

图 8-1-5　子宫内膜癌插入式浸润

与图 8-1-2 为同一病例，宫腔回声与肌层分界不清

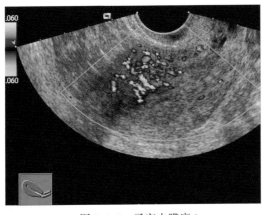

图 8-1-6　子宫内膜癌 1

宫腔回声与肌层交界处血流信号丰富

（三）子宫内膜层回声

子宫内膜层回声是诊断子宫内膜癌时阴道超声检查的主要观察部位。正常情况下，子宫内膜的回声均匀，与肌层分界清晰，内膜层结构清楚。子宫内膜癌早期（图 8-1-7），癌组织呈局灶性时，仅表现为子宫内膜层的不规则增厚，局部回声不均匀，多呈稍增强回声（类似于子宫内膜息肉表现），癌灶可突向宫腔（图 8-1-8），同时合并局部少量宫腔积液。

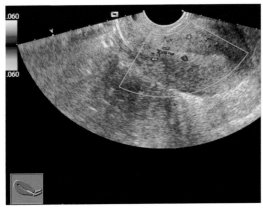

图 8-1-7　子宫内膜癌 2

浅肌层浸润

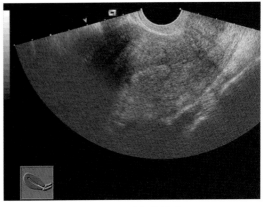

图 8-1-8　子宫内膜癌 3

子宫内膜癌呈息肉样生长

随着疾病的发展，宫腔内癌灶逐渐增大，其内部可以发生缺血坏死，从而造成癌灶局部的回声不均匀，内部可见不规则低回声区域。局限型时宫腔内病灶呈回声稍增强区域，形态不规则，与正常组织分界不清。弥漫型时除宫腔内病灶外，肌层内可见回声稍降低区域，与肌层分界不清、形态不规则（图8-1-9）。彩色超声显示病灶区域血管扩张、分布紊乱、阻力降低（RI 0.34±0.5）（图8-1-10）。

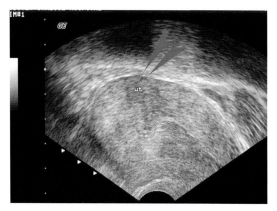

图 8-1-9　子宫内膜癌 4

深肌层浸润，子宫增大不明显，内膜回声紊乱，与肌层分界不清，箭头所示为癌组织外缘，几乎达到浆膜面

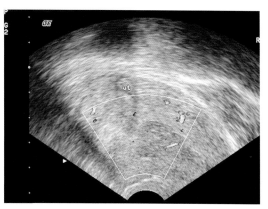

图 8-1-10　子宫内膜癌 5

同图8-1-9，彩色超声显示病灶与肌层交界处血管扩张

子宫内膜癌晚期可以造成子宫不规则增大，内膜与肌层均呈现不均匀回声，由于局部出血坏死可伴局灶性无回声区域，彩色多普勒超声显示子宫壁血管扩张明显，阻力降低。如宫旁有癌灶侵蚀，可以在子宫旁探及回声稍低的混合性块，往往与子宫分界不清，其形态不规则，内部回声常不均匀，严重时充满盆腔，使得诊断困难。

一般文献报道，对于绝经后妇女，一旦其子宫内膜厚度大于 5～6mm，伴不规则阴道出血或绝经后阴道出血者，应考虑子宫内膜癌的可能。

（四）阴道超声检查对术前判断子宫内膜癌肌层侵蚀深度的价值

通过高分辨率的阴道超声可以清晰地显示正常子宫内膜层、子宫肌层和子宫内膜下层，区分内膜与肌层。而子宫内膜癌的肌层侵蚀的深度对判断临床分期具有较大的价值。首都医科大学附属复兴医院的研究显示：子宫内膜癌肌层浸润的发生率在90%，结合FIGO2009 年修订的子宫内膜分期标准，未发生肌层浸润及浅肌层浸润均为 Ia 期，因此子宫内膜癌术前超声的重点不再是有无肌层浸润，而是判断肌层浸润的深度；因此术前判断癌组织肌层侵蚀范围，对临床分期及制定治疗方案都是必要的。经阴道超声检查时，通过仔细观察宫腔内病灶、肌层内侵蚀的病灶，按照病理学肌层侵蚀标准，测量相对正常部位的肌层厚度及侵蚀最深处病灶外缘距子宫浆膜面的距离，即可判断肌层内侵蚀是否大于肌层的1/2。从而为临床分期提供可靠的依据。影响肌层浸润深度的因素包括病变的分化程度和年龄，癌组织分化越差，年龄越大，发生深肌层浸润的几率越高。上海医科大学妇产科医院超声室 1992～1993 年期间研究分析 32 例子宫内膜癌患者，术前行常规阴道彩色多普勒超声检查，并判断肌层侵蚀深度，结果 25 例（78.1%）与病理检查结果完全符合。

其中病灶局限于宫腔者 11 例（图 8-1-11 和图 8-1-12），彩色阴道超声诊断正确率 81.8%，浅肌层侵犯 14 例（见图 8-1-7 和图 8-1-8），彩色阴道超声诊断正确率为 85.5%，而深肌层侵犯 7 例（见图 8-1-9 和图 8-1-10），彩色阴道超声诊断正确率 57.1%。子宫内膜癌时子宫动脉血流量增加，表现为血管阻力下降，子宫动脉搏动指数平均 1.66 ± 0.41，阻力指数平均 0.75 ± 0.08，而病灶局部动脉的搏动指数平均 0.83 ± 0.35，阻力指数平均 0.51 ± 0.14，明显高于 28 例正常妇女月经正确子宫动脉的搏动指数 3.12 ± 1.24 和阻力指数 0.90 ± 0.09。国外报道术前阴道超声判断肌层侵蚀深度 20 例中 14 例（70%）诊断准确。Noumoff 报道阴道超声检查判断子宫内膜癌肌层侵犯深度的正确率为 91%。Doering 研究结果提示子宫内膜癌浅肌层浸润时，阴道超声判断的正确率为 96%，深肌层侵犯正确率为 71%。说明阴道超声不仅可以用来诊断子宫内膜癌，同时还可以在术前判断子宫内膜癌肌层侵蚀深度，为临床术前分期提供更多的依据。

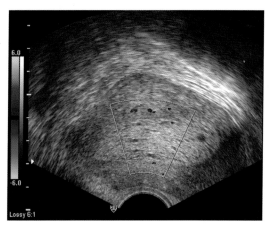

图 8-1-11　子宫内膜癌 6
病灶局限于宫腔内，内膜层回声紊乱，与肌层分界不清，呈稍高回声结构。肌层回声尚均匀

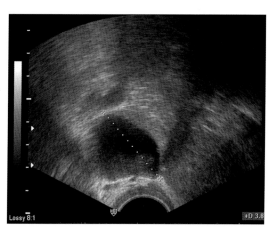

图 8-1-12　子宫内膜癌 7
与图 8-1-9 同一患者。横切面观显示卵巢内见功能性囊肿（卵泡囊肿）

　　分析上海医科大学妇产科医院 1991 ~ 1993 年采用腹部超声、阴道超声和阴道彩色超声诊断子宫内膜癌，结果发现采用腹部超声诊断子宫内膜癌 50 例，定位诊断率为 100%，定性诊断率为 74.6%。采用阴道超声诊断子宫内膜癌 39 例，定位诊断率为 100%，定性诊断率为 97.4%。阴道彩色超声诊断子宫内膜癌 32 例，定位诊断率为 100%，定性诊断率为 91.4%。采用阴道超声诊断子宫内膜癌的准确性明显高于腹部超声。同时比较子宫内膜息肉的诊断率，发现阴道超声同样优于腹部超声。

四、鉴 别 诊 断

（一）子宫内膜息肉

　　子宫内膜癌和子宫内膜息肉的临床表现基本一致，而且二者均可以发生在绝经后妇女，造成阴道不规则出血，从临床角度二者的鉴别较为困难。阴道超声检查时，一般子宫内膜息肉的回声更高一点，而且形态规则，内部回声均匀，内部有无回声区时，往往囊腔较小，且边界清晰、形态规则，刮宫时常常子宫内膜息肉不易获得组织。首都医科大学附属复兴医院超声影像科病理实验室的资料显示：当子宫内膜息肉癌变时，声像图表现与良性子宫内膜息肉无明显差异。因此，经阴道超声检查不能鉴别子宫内膜息肉是否癌变。首都医科大学附属复兴医院的研究资料提示：当声像图表现为子宫内膜息肉，刮宫病理为子宫内膜不典型增生时，应高度怀疑子宫内膜癌及息肉癌变。

（二）黏膜下肌瘤

黏膜下肌瘤常常将正常的两层子宫内膜分离，引起宫腔线分离。内膜层回声均匀、厚度一致，肌瘤呈稍低回声区，回声相对较为均匀，形态规则，与内膜的分界清晰，黏膜下层回声清晰可见。常见于生育年龄妇女及围绝经妇女，多合并肌壁间肌瘤。刮宫子宫内膜符合月经周期变化。

（三）子宫内膜增生过长

子宫内膜增生过长是正常子宫内膜与子宫内膜癌之间的一组病变，组织学分类包括单纯增生、复杂增生及不典型增生，不典型增生为癌前病变。首都医科大学附属复兴医院病理实验室对 2002～2011 年 108 例子宫内膜癌和 101 例子宫内膜增生过长的超声与病理的研究结果显示：内膜癌组 101 例患者宫腔回声厚径为 4.60～59.00 mm，平均（20.00±0.92）mm，内膜增生过长组 108 例患者宫腔回声厚径为 3.8.0～43.9.0 mm，平均（12.53±5.71）mm，两组患者宫腔回声平均厚径比较差异有统计学意义（$t=6.362$，$P<0.01$）。内膜癌组患者宫腔病变呈高阻力动脉血流（RI≥0.5）21 例（21/101，20.79%），低阻力动脉血流（RI<0.5）31 例（31/101，30.69%），高低阻力动脉血流共存的病变 37 例（37/101，36.63%），内膜增生过长组患者宫腔病变呈高阻力动脉血流（RI≥0.5）77 例（77/108，71.3%），低阻力动脉血流（RI<0.5）病变 6 例（6/108，5.56%），高低阻力动脉血流共存病变 17 例（17/108，15.74%）。内膜癌组宫腔病变呈高阻力血流的例数少于内膜增生过长组，低阻力及高低阻力动脉血流共存的例数多于内膜增生组。病理检查显示：208 例患者诊断性刮宫提示复杂性增生 12 例全切子宫病理诊断为子宫内膜癌 1 例（1/12），单纯性增生过长 90 例，全切子宫术后病理诊断为子宫内膜癌 1 例（1/12，8.33%；1/90，1.10%）；诊断性刮宫提示子宫内膜不典型增生 12 例，全切子宫病理诊断为子宫内膜癌 4 例（4/12，33.33%），明显多于复杂性增生和单纯性增生过长病例；子宫内膜癌和子宫内膜增生过长并存 49 个病灶（49/101，48.51%）。研究结果提示：子宫内膜增生过长与子宫内膜癌在宫腔回声厚径、血流阻力等存在明显的交叉；提出超声检查高度怀疑子宫内膜癌的指征为：宫腔回声增厚伴低阻动脉血流或高低阻力动脉血流并存；宫腔回声增厚伴高阻力动脉血流（RI≥0.5），诊断性刮宫病理为子宫内膜不典型增生；超声检查提示子宫内膜息肉样病变，诊刮病理为子宫内膜不典型增生。因此，阴道超声主要鉴别点是患子宫内膜癌时，内膜层的厚度明显较子宫内膜增生过长厚，且回声不均匀。一般子宫内膜增生过长仅表现为子宫内膜层厚度的增加，内膜层回声均匀，可见正常宫腔线，内膜与肌层分界清晰。诊断性刮宫是鉴别二者的主要方法。

第二节 子宫肉瘤

子宫肉瘤（sarcoma of uterus）是罕见的子宫恶性肿瘤，国外报道占子宫恶性肿瘤的3%，国内报道占子宫恶性肿瘤的1.5%，子宫肉瘤与子宫内膜癌的比为1∶10.5。

一、病 理 特 点

子宫肉瘤主要包括子宫平滑肌肉瘤、内膜间质肉瘤和恶性苗勒管混合瘤。

（一）子宫平滑肌肉瘤

子宫平滑肌肉瘤（leiomyosarcoma）是子宫肉瘤中最多见的一种肿瘤，国外报道占子宫肉瘤的45%，国内报道占74%。大体检查类似于子宫肌瘤，2/3为肌壁间生长，1/5为黏膜下生长，1/10为浆膜下生长。高分化者可有假包膜存在；中低分化者可呈浸润性生长，与正常肌层无明显边界。子宫平滑肌肉瘤常为单发，多不伴有子宫平滑肌瘤。大体检查常表现为体积较大、边界不清；切面常无旋涡状及条索状结构，质软，呈鱼肉状。半数以上病例可因出血坏死，呈灰黄色或黄红色相间。镜下瘤细胞核具有异型及病理性核分裂，常见出血坏死。

（二）子宫内膜间质肉瘤

子宫内膜间质肉瘤（endometrial stroma sarcoma）发生率占子宫肉瘤的20%，50%以上为绝经前妇女。肿瘤来源于内膜的未分化间叶细胞。根据分化程度将其分为低度恶性间质肉瘤和高度恶性间质肉瘤。

1. 低度恶性间质肉瘤 大体特点十分明显，表现为子宫呈球形增大，类似于子宫肌腺病表现，但是肌层内无明显的出血病灶。大体所见：肿瘤可呈息肉状或结节状、界限不清，质软，切面呈黄色。

2. 高度恶性间质肉瘤 组织来源于未分化间叶细胞。生长部位多为宫底部，形成柔软的、息肉状或分叶状的肿块突向宫腔；或不形成明确的肿块而呈弥漫性生长。肿瘤大小一般2~2.5cm，切面灰色或黄色，呈鱼肉状，局部可有出血坏死及囊性变。

二、临 床 表 现

1. 阴道不规则出血 阴道不规则出血为最常见的症状，往往是持续出血多日，量多少不定，还可伴有突然阴道大量出血。

2. 下腹疼痛、下坠等不适感 半数以上患者会出现下腹疼痛、下坠。由于肿瘤过度膨胀，或肿瘤内出血、坏死，或侵犯穿透子宫壁，引起浆膜层破裂出血而发生急性腹痛。

3. 压迫症状 肿瘤较大时则压迫膀胱或直肠，出现尿急、尿频、尿潴留、便秘等症状。

4. 腹部包块 大瘤体较大，致子宫明显增大，可在下腹部触及质地较硬的包块。

5. 其他症状 晚期可出现消瘦、全身乏力、贫血、低热等症状，以及肿瘤转移出现的相应症状。

三、声像图特征

（一）平滑肌肉瘤

（1）子宫体积通常增大。

（2）肿瘤呈浸润性生长，与正常肌壁界限不清。

（3）肿瘤体积较大，内部回声不均；发生凝固性坏死时，可伴有不规则无回声区（图8-2-1）。

（4）彩色多普勒血流显像：既可见较丰富的血流信号，也可表现为血流信号稀少（图8-2-2）。

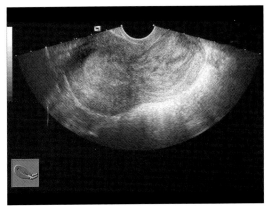
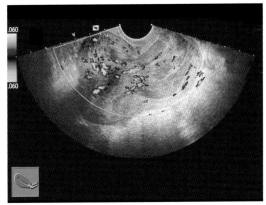

图 8-2-1 子宫平滑肌肉瘤 1
二维声像图显示肿瘤体积较大，内部回声不均

图 8-2-2 子宫平滑肌肉瘤 2
与图 8-2-1 为同一病例，彩色多普勒血流显像显示
病变基底部血流信号较丰富，脱入宫颈部血流信号减少

（二）子宫内膜低度恶性间质肉瘤

1. 子宫大小及形态改变 如未合并子宫壁病变，子宫形态规则，体积正常或稍大。

2. 宫腔回声的改变 宫腔回声内见息肉样病变，与子宫内膜有清楚的分界线，多呈低回声（图8-2-3），质地软，探头挤压后可变形。

3. 彩色多普勒血流显像 病变内的血管保留了螺旋动脉的分布特点，呈树状，血流信号极为丰富（图8-2-4）。瘤体突入宫腔的部分血管结构丰富，管壁平滑肌少，呈低阻动脉血流（图8-2-5）；瘤体深入肌层的部分，血管数量减少，血管平滑肌丰富，呈高阻动脉血流。

4. 肌层浸润 低度恶性间质肉瘤均有肌层浸润，表现为浸润部肌层血流信号粗大（图8-2-6）。

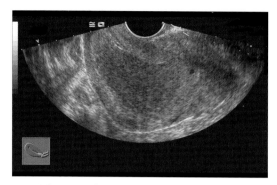

图 8-2-3　低度恶性子宫内膜间质肉瘤 1

二维声像图显示病变呈息肉样、低回声

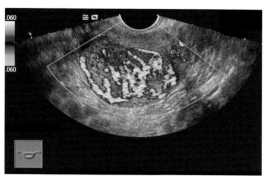

图 8-2-4　低度恶性子宫内膜间质肉瘤 2

与图 8-2-3 为同一病例，彩色多普勒血流
显像显示血流信号丰富，呈树状分布

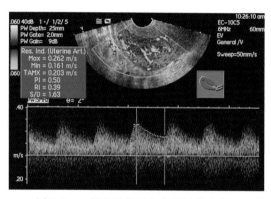

图 8-2-5　低度恶性子宫内膜间质肉瘤 3

与图 8-2-3 为同一病例，病变核心区多为低阻动脉血流

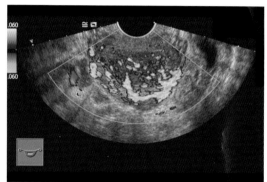

图 8-2-6　低度恶性子宫内膜间质肉瘤 4

与图 8-2-3 为同一病例，肌层浸润部血流信号粗大

四、诊断与鉴别

（一）子宫平滑肌肉瘤

子宫平滑肌瘤多表现为界限清楚的低回声结节，血管平滑肌瘤多表现为富血供瘤体，脂肪平滑肌瘤多为高回声结节，平滑肌肉瘤多边界不清，可伴有不规则液化区，故典型的声像图表现可为临床提供诊断信息。

（二）子宫内膜低度恶性间质肉瘤

（1）低度恶性子宫内膜间质肉瘤的二维超声及宫腔镜检查均容易误诊为内膜息肉或黏膜下肌瘤。超声检查时，用探头挤压子宫，如看到肿物变形，提示病变质软，应考虑到间质肉瘤的可能性。

（2）由于血管丰富的低度恶性子宫内膜间质肉瘤保留了螺旋动脉树状血管网的特点，彩色多普勒超声可提供病变的血流分布特征。

（3）子宫内膜间质结节为子宫内膜间质源性病变中的良性病变，与间质肉瘤的区别在于前者界限清楚，没有肌层浸润；后者病变基底部有肌层浸润，浸润部可见粗大的血管伸入子宫壁。

第三节　子宫体上皮-间叶混合性肿瘤

子宫体上皮-间叶混合性肿瘤同时含上皮及间叶两种成分，包括腺纤维瘤、腺肉瘤及恶性苗勒管混合瘤（malignant mesodernal mixed tumor，MMMT）。发病率占子宫恶性肿瘤的5%，并多见于老年人。

一、病理特点

肿瘤生长于子宫内膜。好发于子宫后壁，呈息肉或分叶状突向宫腔。一般突起部分大小为数厘米，有时像黏膜下肌瘤样充满宫腔或突出于宫颈外口，基底部宽广，与周围内膜分界清晰。肿瘤组织常因血供不足，造成局部缺血、溃烂和坏死，切面为灰白色、灰黄色或淡红色，可以有小囊腔形成。

子宫恶性苗勒管混合瘤与腺肉瘤的区别在于前者存在异源性成分，如软骨或骨等成分。绝大多数恶性苗勒管混合瘤的上皮及间叶成分均分化较差，故预后欠佳。肿瘤上皮成分的分化程度最终决定其生物学行为。

二、临床表现

（一）早期临床表现

子宫肉瘤的早期往往无明显临床症状。由于向宫腔内生长，肿瘤表面溃烂坏死，其最常见的临床表现是不规则阴道出血，出血量可多可少。部分患者可以表现为阴道排液增多，如果合并感染可有大量的脓性分泌物，具有明显的臭味，其内可见大量组织碎片或感染坏死组织。

（二）晚期临床表现

除阴道不规则出血和阴道排液外，还有淋巴道的转移，此点与子宫肉瘤有所不同。广泛腹腔转移可出现大量血性腹水、恶病质等。

（三）妇科检查

子宫增大，质地较软，表面不规则。有时宫颈口可见息肉状或葡萄状组织物，呈暗红色，质脆易出血。

三、声像图特征

子宫肉瘤无明显声像图特点，由于本病较为少见，因此对其声像图表现了解不多，其主要表现为（图8-3-1）：

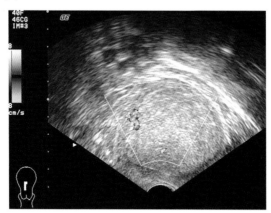

图 8-3-1　子宫内膜息肉状肉瘤

绝经后患者，表现为不规则阴道出血。超声图像显示宫腔内回声不均匀结构，
局部见不规则回声稍减弱区，与肌层分界不清，病灶充满宫腔

（1）子宫增大：由于肿瘤组织的快速生长及局部的出血坏死，可以造成子宫明显增大，形态不规则。肌层与内膜层回声分界不清，肌层内回声较正常降低，内膜层回声降低，可以出现不规则小囊腔。

（2）宫腔变化：正常子宫内膜回声结构消失，宫腔内出现稍低回声结构，与肌层分界不清。

（3）盆腔及腹腔内大量液体存在，如果大网膜受累，可以探及子宫外混合性块。

子宫肉瘤由于是以血行转移为多见，因此恶性度相对较高，往往在疾病的早期即已发生远处转移，其对临床治疗的效果也较差，故5年存活率仅为20%～30%。

第四节　子宫颈癌

子宫颈癌（carcinoma of cervix uteri）是妇科最常见的恶性肿瘤之一。其发病率有明显的地区差异。在世界范围内发病率以哥伦比亚最高，以色列最低。我国子宫颈癌的发病率也有较为明显的地区性分别，一般报道高发地区的发病率是低发区的3倍左右。子宫颈癌的发病率大约占妇女恶性肿瘤的6%，为子宫内膜癌的2倍以上，其发病年龄往往较子宫内膜癌早10年左右。近40年以来，随着宫颈癌涂片阴道脱落细胞学检查的广泛开展，大部分在宫颈癌的早期或癌前病变期就得到诊断和治疗，浸润性子宫颈癌占所有宫颈癌的比例逐年下降。因此，子宫颈癌的5年存活率或10年存活率不断提高，是恶性肿瘤开展普查技术，早期诊断、早期治疗的典范，尤其是在癌前病变时期就及时诊断和治疗，是降低子宫颈癌发病率的关键。

子宫颈癌发生与 HPV（人乳头状瘤病毒）感染有关，其发生与多性伴侣或性伴侣多性伴侣有关。近年来研究发现某些病毒感染与子宫颈癌的发生发展有较为密切的关系，如单纯疱疹病毒Ⅱ型、人乳头状瘤病毒、人巨细胞病毒等感染与子宫颈癌有一定的关系。

一、病理特征

子宫颈上皮的特征决定了子宫颈癌的好发部位在宫颈转化区域。正常情况下，子宫颈的阴道部表面覆盖复层鳞状上皮；宫颈管表面覆盖柱状上皮，二者的交界区域称转化区。该区域的位置和宽度并非一成不变，受雌激素的影响，可以发生移动。雌激素低落时期（如青春前期和绝经后期），由于雌激素水平的低落，转化区向宫颈管内移动。生育年龄由于雌激素水平较高，转化区向阴道部移动并部分覆盖宫颈的阴道部分，从而使子宫颈出现糜烂样改变。

（一）子宫颈癌前病变

子宫颈癌的癌前病变又称为宫颈表皮内瘤变（cervical intraepithelial neoplasia，CIN），是一组疾病的统称，包括宫颈不典型增生（cervical dysplaisa）及宫颈原位癌（cervical carcinoma in situ）。这是 1967 年 Richart 所提出的。

子宫颈不典型增生主要是指宫颈上皮细胞部分或大部分由不同程度异型细胞代替，异型细胞一般起自于基底膜以上向鳞状上皮表面延伸。根据侵犯水平的程度分为：

轻度（Ⅰ级）：病变局限在上皮层的下 1/3。

中度（Ⅱ级）：病变局限在上皮层的下 2/3。

重度（Ⅲ级）：病变累及上皮层全层。

宫颈原位癌是指宫颈上皮细胞发生癌变，但是癌变组织尚未突破基底膜，并无间质侵犯。

CIN 根据细胞异常的程度可以分为：

CIN Ⅰ级：轻度不典型增生。

CIN Ⅱ级：中度不典型增生。

CIN Ⅲ级：重度不典型增生和宫颈原位癌。

（二）大体病理特点

子宫颈癌前病变的大体检查往往无明显特征，可以仅表现为病变部位的糜烂或接触性出血，其特征性变化是显微镜下特点。

宫颈浸润癌中 90%～95% 是鳞状上皮细胞癌，5%～10% 为子宫颈腺癌，后者常发生在宫颈管内。宫颈癌组织生长情况可以分为：

1. 外生型 外生型是最常见的生长类型。癌组织局部向阴道内生长形成如菜花状结构，组织脆，接触易出血。

2. 内生型 癌向宫颈壁深部组织浸润性生长，致使子宫颈肥大、宫颈管扩张、表面糜烂，整个宫颈如桶状。

3. 溃疡型 溃疡型是前两种类型的进一步发展。当癌组织因缺血发生坏死时，局部可形成溃疡，其形如火山口。

4. 宫颈管型　癌组织发生在宫颈管内，并向周围组织侵犯或发生淋巴结转移，是浸润型的特殊类型。常为子宫颈腺癌。

（三）显微镜检查

主要表现为子宫颈上皮细胞的不典型增生，细胞极性消失，胞核肥大、异型；细胞增生活跃，见分裂象，并且排列紊乱。

（四）临床分期

国际妇产科协会（FIGO，2009）修订的临床分期为：

I		肿瘤严格局限于子宫颈（扩展至宫体将被忽略）
	I a	镜下浸润癌。间质浸润≤5mm，水平扩散≤7 mm
	I a$_1$	间质浸润≤3mm，水平扩散≤7mm
	I a$_2$	间质浸润>3mm 且≤5mm，水平扩展≤7mm
	I b	肉眼可见病灶局限于宫颈，或临床前病灶>I a 期*
	I b$_1$	肉眼可见病灶最大径线≤4cm
	I b$_2$	肉眼可见病灶最大径线>4cm
II		肿瘤超过子宫颈，但未达骨盆壁或未达阴道下1/3
	II a	无宫旁浸润
	II a$_1$	肉眼可见病灶最大径线≤4cm
	II a$_2$	肉眼可见病灶最大径线>4cm
	II b	有明显宫旁浸润
III		肿瘤扩展到骨盆壁和（或）累及阴道下 1/3 和（或）引起肾盂积水或肾无功能者△
	III a	肿瘤累及阴道下 1/3，没有扩展到骨盆壁
	III b	肿瘤扩展到骨盆壁和（或）引起肾盂积水或肾无功能
IV		肿瘤播散超出真骨盆或活检证实侵犯膀胱或直肠黏膜。泡状水肿不能分为 IV期
	IV a	肿瘤播散至邻近器官
	IV b	肿瘤播散至远处器官

*所有肉眼可见病灶甚至于仅仅是浅表浸润也都定为 I b 期。浸润癌局限于可测量的间质浸润，最大深度为5mm，水平扩散不超过7mm。无论从腺上皮或者表面上皮起源的病变，从上皮的基底膜量起，浸润深度不超过5mm。浸润深度用毫米（mm）报告，甚至在这些早期（微小）间质浸润（0～1 mm）。无论静脉或淋巴等脉管浸润均不改变分期。

△直肠检查时肿瘤与盆腔间无肿瘤浸润间隙。任何不能找到其他原因的肾盂积水及肾无功能病例都应包括在内。

二、临床表现

早期子宫颈癌常常是无明显症状和体征，与慢性宫颈炎较难区别，其最常见的临床症状有：

（1）阴道出血：主要是接触性出血，常发生在性生活和妇科检查后，出血量一般较少，晚期可以大量出血。也可以表现为阴道不规则少量出血。一般对月经周期影响较小。

（2）阴道排液：常为血性阴道流液或水样流液，尤其是宫颈管腺癌，阴道排液常是其唯一症状和特征性表现。

（3）晚期宫颈癌可以出现恶病质、贫血、消瘦或衰竭等全身表现。

（4）妇科检查：宫颈增大变粗，宫颈表面糜烂，接触易出血、溃疡形成、息肉状突起、菜花状结构。

三、声像图特征

子宫颈癌的超声诊断相对价值较子宫内膜癌小，这是因为子宫颈暴露在阴道内，可以在妇科检查时利用阴道窥器直接观察宫颈表面及形态的变化，并可进行脱落细胞学检查和阴道镜检查加活检。因此，超声检查尤其是阴道超声检查主要是了解疾病在子宫颈的范围、盆腔侵犯情况及鉴别诊断。

早期子宫颈癌的超声往往无明显的变化。一旦阴道超声能观察宫颈的变化，说明间质内已有浸润，主要表现为：

（一）子宫颈的变化

在癌组织浸润的早期，一般宫颈的大小及形态无明显的变化。超声观察宫颈形态呈圆柱形，边界欠清，形态规则，宫颈管清晰（图8-4-1和图8-4-2）。疾病晚期，随着癌灶的不断扩大，宫颈形态逐渐不规则，体积增大。如果侵犯阴道，阴道上方与宫颈分界不清，阴道超声检查发现阴道变短，伴阴道出血。宫旁转移表现为子宫颈两侧混合性肿块，形态不规则，与宫颈分界不清，宫颈管形态不规则。宫颈腺癌发生在宫颈管时，主要表现为宫颈管的扩张，内部实质结构，宫颈桶形增大。

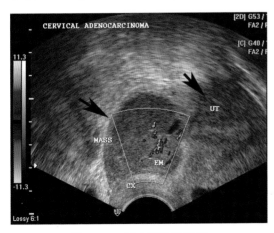

图8-4-1　子宫颈黏液腺癌

绝经后子宫明显缩小，子宫颈后壁增厚，呈低回声结构，病灶形态不规则（下方箭头所示），边界不清，上缘达内口水平

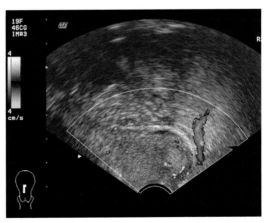

图8-4-2　子宫颈鳞状细胞癌

子宫颈后壁见不规则回声稍降低区域，其内部回声不均匀（箭头所示）

（二）子宫颈回声

早期子宫颈回声均匀，较宫体回声稍增强。一旦间质内有浸润灶存在，阴道超声检查可以在病变部位探及回声较正常减弱区域，与周围组织分界不清，边界形态不规则，呈蟹爪状。如果阴道上段有少量液体存在，宫颈的观察更为清晰。彩色超声显示病灶周围及其内部血管扩张明显，血管阻力明显降低。

子宫颈管腺癌时，可以在子宫颈管内探及回声较子宫颈壁稍增强的区域，呈实质性结构。局部可以分泌黏液，使其呈高回声。

如果子宫体未受累，其形态、回声及大小无改变。宫腔回声清晰。

（三）周围转移

如果累及膀胱，可以探及膀胱内实质性结构，与子宫颈分界不清。累及直肠时，超声特点不明显。

四、鉴 别 诊 断

子宫颈癌的诊断在临床上相对较为容易，但是如果对其认识不足，往往可以造成误诊或漏诊。因此重视子宫颈癌存在的可能性，坚持开展普查工作，及时发现子宫颈癌前病变或早期宫颈癌，以便早期治疗。

子宫颈癌主要应与慢性宫颈炎相鉴别。慢性宫颈炎早期仅表现为宫颈的糜烂，晚期由于纤维结缔组织增生可以表现为子宫颈的增大、变硬。与子宫颈癌具有较多的相似之处。从超声检查角度，慢性宫颈炎时早期可以无明显特征，随着疾病的发展，由于纤维结缔组织的增生，可以表现为子宫颈增大，宫颈壁回声较正常增强，呈现高回声结构，病变区域弥散整个宫颈，从而与子宫颈癌可以鉴别。

第五节　绝经后阴道出血的阴道超声鉴别诊断

随着人们生活水平的提高，妇女平均寿命明显增加。因此妇女的一生大约1/3时间是在绝经后期，做好绝经后妇女的保健是提高老年人生活质量的主要环节之一。绝经后妇女阴道出血是目前临床上最常见的老年妇女就诊原因，正确评价绝经后阴道出血的临床价值，仔细全面的检查，对及时发现妇科恶性疾病具有重要的意义。

绝经后阴道出血是指更年期妇女月经停止一年以上，再次发生阴道流血的一组综合征，其本身仅为一种临床表现，可以由不同的因素引起。表现为阴道不规则出血，其出血量差异较大，大部分情况下，阴道出血量较少，呈白带带血丝、阴道点滴状出血。少数患者可以表现为阴道反复较大量出血。出血一般为偶尔一次，部分患者可以反复多次出血。血液一般为鲜红色，少数可以是暗红色陈旧性出血。对于绝经后阴道出血的妇女，就诊后首先要解决的问题是排除妇科恶性疾病的可能性。

一、绝经后阴道出血的常见原因

　　子宫因素是绝经后阴道出血最常见的病因。绝大部分阴道出血的血液来自宫腔，仅极少部分患者阴道出血是源于阴道的病灶。宫腔出血其疾病可以是在子宫，也可以在子宫以外的器官。来自子宫的病因包括：

　　1. 子宫内膜增生反应　子宫内膜增生反应是引起绝经后阴道出血常见的原因之一，尤其是绝经后 5 年以内，卵巢内的小卵泡可以发生偶发性生长，造成体内雌激素水平升高，从而引起子宫内膜增生。但是，由于绝经后无黄体生成素峰的出现，往往无排卵现象。随着雌激素的增加，子宫内膜逐渐增厚，当增生到一定程度时，由于雌激素不能继续营养子宫内膜，从而可以造成子宫内膜的不规则脱落，引起绝经后阴道出血。或卵泡的萎缩，引起体内雌激素水平的急剧下降，使得子宫内膜脱落而表现为阴道出血。少数患者可以有偶发排卵，使得子宫内膜呈分泌期反应，阴道出血同以往的月经来潮。另外，体内卵巢外小剂量雌激素的长期作用同样可以引起子宫内膜增生反应，当增生到达一定程度时，雌激素无法继续营养子宫内膜，从而表现为内膜脱落出血。由于内分泌因素造成的绝经后阴道出血往往是一次性的，除偶发排卵外，一般阴道出血量较少。通过诊断性刮宫治疗效果较好。

　　2. 子宫内膜息肉　子宫内膜息肉既可发生在绝经前，延续至绝经后；也可因子宫内膜发生萎缩，在各种因素的刺激下，子宫内膜局部增生并可以形成息肉突向宫腔内。息肉表面的内膜可以出现增生反应，内膜的不规则脱落引起阴道出血。内膜也可以呈萎缩状。由于息肉突起，息肉表面的内膜可因缺血或感染而发生溃烂，同样造成阴道不规则出血。临床上由子宫内膜息肉造成的绝经后阴道出血逐渐增多，表现为反复多次的阴道出血，诊断性刮宫往往仅能刮出少量破碎的子宫内膜，常为增生反应，但术后阴道出血仍持续或不断发生。应考虑子宫内膜息肉存在的可能。

　　3. 子宫肌瘤　子宫肌瘤引起绝经后阴道出血常常是由于肌瘤影响子宫内膜所致。绝经后由于子宫内膜及子宫肌层的萎缩，子宫壁变薄，原来位于肌壁间的肌瘤因与子宫肌层的萎缩比例不同，此时可以突向宫腔，从而压迫其表面的子宫内膜，引起子宫内膜溃烂出血。阴道出血可以反复发生，出血量一般较少呈点滴状，间隔时间较长。刮宫时感觉宫腔壁不平，患者常常有肌瘤病史。对于反复阴道出血者应继续手术治疗。

　　4. 子宫内膜癌　由子宫内膜癌引起的阴道出血，其出血量往往较多，出血时间较长。因此，对绝经后妇女发生阴道出血、出血量较多、持续时间较长者或绝经后 5 年以上出现不规则阴道出血者应高度怀疑子宫内膜癌的可能性。也是阴道超声检查的重要鉴别诊断方面。绝大部分绝经后阴道出血的妇女，往往精神上高度紧张，其主要根源就是担心恶性肿瘤发生的可能，而绝经后阴道出血又是妇科恶性肿瘤的常见症状之一。因此，对于绝经后阴道出血患者，阴道超声检查应密切注意子宫内膜的变化，排除或诊断子宫内膜癌是十分重要的。

　　5. 药物性　绝经后妇女接受激素替代疗法、乳腺癌患者应用大量他莫西芬或某些含有雌激素样作用物质的营养品等，均可以造成绝经后体内雌激素水平增高，子宫内膜的增生反应，表现为阴道少量不规则出血，出血量往往较少，且多数为偶发一次性出血。但应用的药物停止后子宫内膜即转化为萎缩型。

6. 子宫内膜炎 绝经后由于雌激素的低落，子宫内膜对病菌的抵抗能力下降，容易发生子宫内膜炎，除表现为阴道分泌物增加外，还可以引起子宫内膜局部溃烂出血，从而表现为阴道不规则出血。

7. 阴道宫颈因素 如老年性阴道炎、宫颈炎或子宫颈癌均可以造成不规则阴道出血。

8. 其他因素 如卵巢肿瘤，尤其是具有分泌雌激素或孕激素功能的卵巢肿瘤，可以促使子宫内膜的增生或分泌反应，从而引起阴道出血。非产生激素的卵巢肿瘤也可以刺激周围卵巢组织，使其激素的分泌量较正常情况下增加，同样可以促使子宫内膜的增生、脱落及出血。

二、阴道超声鉴别诊断的要点

绝经后阴道出血患者的检查，除妇科检查外，阴道超声是首选的检查方法之一。通过阴道超声检查，临床医师不仅可以了解子宫及附件的形态情况，还可以通过阴道超声了解宫腔内膜的回声、形态、厚度等情况，为临床进一步处理提供更多的信息。

（一）子宫内膜的观察

绝经后阴道出血患者阴道超声检查的主要目的是了解子宫内膜的变化。通过观察子宫内膜的厚度变化、回声特点、形态学特征以及子宫内膜层与子宫肌层间的分界线，判断子宫内膜的病理状态，了解子宫内膜癌的可能性，是进行阴道超声检查的主要任务。多数正常绝经后妇女子宫内膜层菲薄，呈现高回声，内膜结构清晰，与子宫肌层的分界线均匀光滑，子宫内膜层的厚度及回声无周期性变化；部分女性在绝经前子宫内膜呈增生过长的状态，甚至伴有腺囊样改变，声像图表现为内膜呈增厚状伴有小囊腔。但出现绝经后阴道出血时，由于不同的病理变化，子宫内膜层的形态及回声变化较多。萎缩型子宫内膜、增生型子宫内膜随着出血的停止，子宫内膜层的形态和回声与正常绝经后内膜一样，有少量血块存在时，可以表现为局部内膜厚度的不均匀，呈高回声结构，内膜与肌层的分界线清晰。子宫内膜息肉时，表现为宫腔内边界清晰的高回声区域，内部可见扩张的小腺体呈小囊腔状，彩色多普勒超声显示条状血流信号穿入。子宫内膜癌时宫腔内回声紊乱，与肌层的分界线局部模糊（图8-5-1~图8-5-7）。通过观察子宫内膜的变化，阴道超声在诊断绝经后阴道出血患者内膜病变方面具有较大的临床价值，不仅可以直接诊断内膜病变，还可以指导进一步的处理。

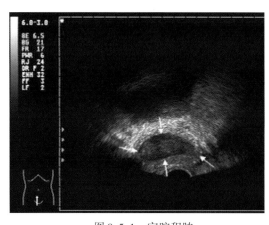

图8-5-1 宫腔积脓

患者80岁，表现为绝经后阴道出血，伴流脓。病理提示子宫内膜炎合并宫腔积脓。箭头所示宫腔内仍有少量积液

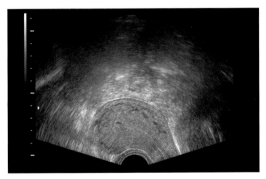

图 8-5-2　绝经后阴道出血 1

患者 77 岁，表现为阴道少量出血。超声见子宫肌
层回声不均匀，内膜呈高回声结构，与肌层
分界清晰，诊断性刮宫提示子宫内膜萎缩

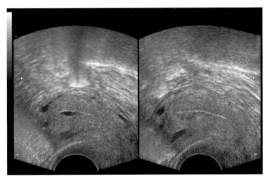

图 8-5-3　绝经后阴道出血 2

患者 76 岁，阴道少量出血，阴道超声所示子宫明显缩小，
边界不清，内膜线清晰。诊断性刮宫来获得组织物

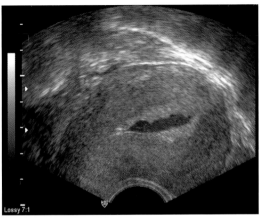

图 8-5-4　子宫内膜增生

绝经后子宫内膜厚度明显增加，其厚度类似于生育年龄，
诊断性刮宫提示子宫内膜增生反应

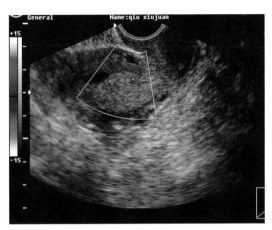

图 8-5-5　绝经后阴道出血 1

由于子宫内膜息肉造成的阴道出血

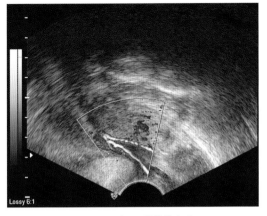

图 8-5-6　绝经后阴道出血 2

因黏膜下肌瘤引起的阴道出血

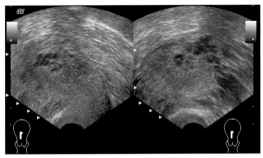

图 8-5-7　绝经后阴道出血 3

宫旁及子宫肌层内血管的明显扩张所致。
彩色超声显示宫旁及肌层的血管扩张明显

Alcazar 报道正常绝经后妇女子宫内膜厚度应小于 5mm（双层），采用该判断标准，应用阴道超声检查 28 例绝经后阴道出血患者，子宫内膜萎缩型者内膜平均厚度为（3.7±1.1）mm，子宫内膜息肉患者子宫内膜平均厚度为（16.3±7.5）mm，阴道超声诊断结果与病理比较，其敏感性 100%，特异性 60.8%，阳性预测值 35.7%，阴性预测值为 100%，与宫腔镜比较虽然特异性稍差，但是其相对安全方便，是检查子宫内膜病理状态的可靠方法。Haller 分析 81 例绝经后阴道出血患者阴道超声检查结果，发现子宫内膜病理状态下厚度明显大于生理状态下，尤其是子宫内膜癌时，内膜最厚，阴道超声诊断子宫内膜癌的敏感性 95.8%，特异性 45.5%，内膜厚度小于 8mm 时，无一例是子宫内膜癌。

Karlsson 总结北欧国家多中心研究结果，发现约 60% 的绝经后阴道出血妇女无器质性病变。通过阴道超声测量绝经后阴道出血妇女子宫内膜厚度，以排除子宫内膜病变，研究调查了 1168 名绝经后阴道出血的妇女，351 名接受激素替代疗法中 165 例为雌三醇治疗，186 例服用雌-孕激素治疗。所有病例均在诊断性刮宫前 3 天内进行阴道超声检查并测量子宫内膜厚度。与病理结果比较，在接受激素替代治疗的妇女中，正常子宫内膜者平均厚度为（5.2±3.1）mm，异常子宫内膜者平均厚度是（13.2±8.6）mm。未接受激素替代疗法妇女正常子宫内膜者平均厚度为（4.0±2.8）mm，异常子宫内膜者平均厚度是（16.5±10.7）mm。提出子宫内膜厚度小于或等于 4mm 时，刮宫发现子宫内膜异常的概率为 3.6%，95% 可信限为 5.5%。子宫内膜厚度小于或等于 5mm 时相应数值为 6.1% 和8.5%。以子宫内膜厚度临界值为 4mm 时，检出组织学异常的子宫内膜灵敏度为 96%，特异性为 68%，阳性预测值为 61%，阴性预测值为 97%，准确性为 78%。如果临界值为5mm 时，灵敏度、特异性、阳性预测值、阴性预测值和准确性分别为 94%、78%、69%、96% 和 84%。以 4mm 为标准无一例子宫内膜癌漏诊，以 5mm 为标准 2 例子宫内膜癌未检出。萎缩型子宫内膜平均厚度为 3.9mm，子宫内膜癌时平均内膜厚度为 21mm，如果无法测量子宫内膜厚度，应高度怀疑子宫内膜异常。

也有学者报道采用子宫内膜厚度 6mm 作为判断子宫内膜异常的标准，并获得较为理想的诊断结果。van Den Bosch 报道萎缩型子宫内膜平均厚度是（3.6±3.6）mm，子宫内膜良性病变时厚度为（10.8±7.0）mm，而子宫内膜癌时厚度为（22.5±8.9）mm 并指出子宫内膜癌患者其内膜厚度均在 12mm 以上。上海医科大学妇产科医院采用宫腔内超声研究结果也提示月经周期中增生期子宫内膜的厚度为（7.2±2.1）mm，分泌期子宫内膜厚度为（8.1±1.7）mm，而子宫内膜增生过长时内膜厚度仅为（7.7±1.9）mm，三者间无明显的内膜厚度差异，少数患者内膜增生过长较为明显，内膜厚度可达 14～16mm。绝经后阴道出血者中，诊断性刮宫可以获得内膜时，其内膜厚度平均为 8.4mm；不能获得内膜组织者，内膜厚度平均为 3.2mm。

（二）子宫形态

绝大多数绝经后阴道出血患者子宫形态无明显变化，子宫肌瘤、较大的子宫内膜息肉或晚期子宫内膜癌患者可以表现为子宫增大、形态不规则、肌层回声不均匀。通过对子宫的观察，可以区别子宫病灶的来源是内膜或肌层，从而为进一步的检查奠定基础。

（三）附件观察

了解是否有卵巢肿瘤存在，主要是观察卵巢的形态及其内壁情况。绝经后 1～5 年内部分患者可以在一侧或双侧卵巢内观察到小卵泡的存在，其卵泡直径一般在 4～5mm，说明在刚刚绝经的妇女中，卵巢仍有一定量的雌激素产生。

（四）子宫动脉血流指标的测量

雌激素是一种血管扩张剂。动物实验及人体观察均发现雌激素可以引起盆腔器官（尤其子宫卵巢血管）的扩张，子宫阻力下降，血液灌注增加。绝经后由于雌激素的低落，子宫动脉血流特点为仅有收缩期血流，而舒张期血流几乎等于零，当体内有一定水平的雌激素作用或炎性因子刺激时，可以造成子宫动脉的灌注增加，表现为舒张期血流的增加，子宫动脉阻力降低，从而为临床诊断提供信息。

（张　丹　李燕东）

参 考 文 献

常才，朱关珍 . 1991. 81 例绝经后阴道流血的临床分析 . 实用妇科与产科杂志，7：143.

陈忠年，杜心谷 . 1996. 妇产科病理学 . 第 2 版 . 上海：上海科学技术出版社 .

林仲秋，吴珠娜 . 2009. FIGO 2009 外阴癌、宫颈癌和子宫内膜癌新分期解读 . 国际妇产科学杂志，36
　　（5）411～412.

王诚，张珏华，严英榴，等 . 1994. 103 例子宫内膜癌的超声检查与分析 . 上海医科大学学报，21（增
　　刊）：156～158.

张丹 . 2008. 子宫内膜病变的超声诊断与病理基础 . 中华医学超声杂志（电子版），5（5）1～4.

张丹，李燕东，王茜，等 . 2011. 国际妇产科学联盟子宫内膜癌分期标准的修订与超声诊断的探讨 .
　　19（10）763～767.

张丹，李燕东、翟林，等 . 2012. 子宫内膜癌与子宫内膜增生过长病变超声与病理对比分析 . 中华医学超
　　声杂志（电子版），9（11）944～949.

张丹，王茜，李燕东，等 . 子宫内膜癌病理组织图与声像图的相关性分析 . 中国超声医学杂志，
　　1150～1153.

张珏华，常才 . 1994. 宫腔内超声在妇产科的应用 . 中国影像技术杂志，10（增刊）：35.

Alcazar JL. 1997. 绝经后妇女子宫出血经阴道超声和宫腔镜检查的比较 . 国外医学·妇科分册，24：
　　114～115.

Haller H. 1997. 阴道超声和宫腔镜用于检查绝经后出血 . 国外医学·妇产科分册，24：115.

Karlsson B. 1996. 绝经后出血妇女子宫内膜经阴道超声检查：北欧国家的多中心研究 . 国外医学·妇产
　　科分册，23：182.

Malinova M. 1995. 绝经后子宫出血患者经阴道超声的子宫内膜厚度 . 国外医学·妇产科分册，22：367.

van Den Bosch T. 1995. 联合使用阴道超声和子宫内膜病检诊断绝经后妇女子宫内膜病变 . 国外医学·妇
　　产科分册，22：366～367.

Aleem F, Predanic M, Calame R, et al. 1995. Transvaginal color and pulsed Doppler sonograghy of the
　　endometrium：A possible role in reducing the number of dilatation and curettage procedures. J Ultrasound Med,
　　14：139～145.

Boronow RC, Morrow CP, Creasmon WT, et al. 1984. Surgical stating in endometrial cancer: clinicopathologic findings of a prospective study. Obstet Gynecol, 63: 825~832.

Bortoletto CCR, Barecut EC, Goncalves WJ, et al. 1997. Transvaginal ultrasonography and the progestogen challenge test in postmenopausal endometrial evalution. Int J Gynecol Obstet, 58: 293~298.

Burghardt E. 1992. Pathology of early invasive aquamous and glandular carcinoma of cervix (FIGO stage Ia). In: Coppleson M, ed. Gynecologic Oncology. 2nd ed. New York: Churchill Livingstone. 609~629.

Cambers CB, Unis JS. 1986. Ultrasonographic evidence of uterine malignancy in the postmenopausal uterus. Am J Obstet Gynecol, 154: 1194~1199.

Carter JR, Lau M, Saltzman PR, et al. 1994. Gray scale and color flow Doppler characterization of uterine tumors. J Ultrasound Med, 13: 835~840.

DeSilva SY, Stewart K, Ateven TD, et al. 1997. Transvaginal ultrasound measurement of endometrial thickness and endometrial pipelle sampling as an alternative diagnostic procedure to hysteroscopy and dilation and curettage in the management of postmenopausal bleeding. J Obstet Gynecol, 17: 399~402.

Fleischer AC, Dudley BS, Entmann SS, et al. 1987. Myometrial invasive by endometrial carcinoma: Sonographic assessment. Radiology, 162: 307~310. .

Goldstorn SR, Ieltser L, Horan CK, et al. 1997. Ultrasonography−bases triage for perimenopausal patients with abnormal uterine bleeding. Am J Obstet Gynecol, 177: 102~108.

Hulka CA, Hall DA, McCarthy K, et al. 1994. Endometrial polyps, hyperplasia and carcinoma in postmenopausal women: Differentiation with endovaginal sonography. Radiology, 191: 755~758.

Innocenti P, Pulli F, Savino F, et al. 1992. Staging of cervial cancer: Reliability of transrectal US. Radiology, 185: 201~205.

Karlsson B, Norstrom A, Wikland M, et al. 1992. The use of endovaginal ultrasound to diagnose invasion of endometrial carcinoma. Ultrasound Obstet Gynecol, 2: 35~39.

Yamashita Y, Mizutani H, Torashima M, et al. 1993. Assessment of myometrial invasion by endometrial carcinoma: Transvaginal sonography vs contrast enhanced MR imaging. Am J Roentgenol, 161: 595~599.

第九章 卵巢良性疾病的超声诊断

卵巢是妇科疾病的好发器官之一。卵巢恶性肿瘤是女性生殖系统常见的三大恶性肿瘤之一。卵巢作为妇女的性激素、卵子的产生器官，卵巢的表面生发上皮细胞具有向多方向分化的功能。因此，卵巢肿瘤的病理种类繁多，在妇女一生中的不同时期功能变化的差异，而且卵巢位于盆腔深部，发生病变不易早期发现，均造成超声诊断困难。

第一节 卵巢肿瘤的病理及其分类

卵巢是常见的盆腔肿瘤发生器官，由于卵巢本身组织学特点，来源于卵巢的肿瘤组织学类型变化较大，分类方法不一。形态学上大部分卵巢肿瘤是呈囊性的，少数为囊实质性或实质性的肿瘤。掌握其病理变化对超声诊断具有较大的帮助。

一、卵巢肿瘤的病理分类

由于卵巢肿瘤的组织学来源特点，其分类方法很多。目前临床上最常用的是世界卫生组织（WHO）制定的卵巢肿瘤组织学分类法（2003年制定，表9-1-1）。其中来源于体腔上皮的原发性肿瘤占50%~70%，恶性肿瘤占85%~90%；来源于生殖细胞的占20%~40%。来源于特殊性索间质细胞的占5%；转移性肿瘤占5%~10%。

表9-1-1 **卵巢肿瘤组织学分类**（WHO，2003年，部分内容）

一、上皮性肿瘤
1. 浆液性肿瘤
2. 黏液性肿瘤，宫颈样型及肠型
3. 子宫内膜样肿瘤，包括变异型及鳞状分化
4. 透明细胞肿瘤
5. 移行细胞肿瘤
6. 鳞状细胞肿瘤
7. 混合性上皮性肿瘤（注明各成分）
8. 未分化和未分类肿瘤
　　良性、交界性、恶性

二、性索-间质肿瘤
1. 颗粒细胞-间质细胞肿瘤
　　颗粒细胞瘤
　　卵泡膜细胞瘤-纤维瘤
　　　　卵泡膜细胞瘤
　　　　纤维瘤
2. 支持细胞-间质细胞肿瘤（睾丸母细胞瘤）
3. 混合性或未分类的性索-间质肿瘤
4. 类固醇细胞肿瘤

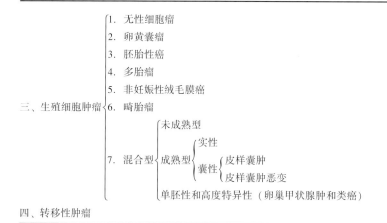

瘤样病变包括：妊娠黄体瘤、卵巢间质增生和卵泡膜细胞增生症、卵巢重度水肿、单发性滤泡囊肿和黄体囊肿、多发性滤泡囊肿（多囊卵巢）、多发性黄素化滤泡囊肿和（或）多发性黄体、子宫内膜异位症、表面上皮包涵囊肿（生发上皮包涵囊肿）、单纯性囊肿、炎性病变、卵巢冠囊肿。

二、常见卵巢良性肿瘤的病理学特征

（一）卵巢上皮性肿瘤

卵巢上皮性肿瘤（epithelial ovarian tumor）是卵巢肿瘤中最常见的类型。好发年龄是30~60岁。根据肿瘤上皮细胞的类型可以分为：

1. 浆液性囊腺瘤（serous cystadenoma） 占所有卵巢良性肿瘤的25%。一般为单发，发生在一侧卵巢或双侧卵巢。呈圆形。大小变化较大，一般直径在5cm左右，很少大于10cm。肿瘤表面光滑，囊壁较薄，厚度均匀，囊肿内壁光滑，囊液呈淡黄色，较为清亮。根据形态可分为：①单房性，仅有一个囊腔，腔内无分隔存在。囊肿内壁光滑。②乳头状型，肿瘤剖面上常为多个囊腔，形成多房性，囊腔之间分隔光滑。特点是囊腔内壁局部突起，多数向囊腔内、偶见向外突起，形成乳头状，乳头一般单发，也可以呈多发性，表面光滑，形态规则，基底部一般较细小。

2. 黏液性囊腺瘤（mucinous cystadenoma） 占卵巢良性肿瘤的20%。多为单侧性、圆形或椭圆形，大小不一，少数患者肿瘤可以充满整个盆腹腔，形成巨大卵巢肿瘤。肿瘤形态规则，表面光滑，内壁较浆液性囊腺瘤稍厚，呈灰白色。剖面上常常为多房性，囊腔大小差别较大，偶见大量小囊腔聚集在一起，使得局部类似于实质性结构。囊腔内充满胶冻样黏液，囊腔内较少看见乳头生长。其恶性变率为5%~10%。2%~5%的患者黏液性囊腺瘤偶尔可发生自行破裂，或手术中破裂黏液流入腹腔，黏液性上皮种植在腹膜并可以在局部生长，分泌黏液形成许多胶冻样囊液团块，称为腹腔黏液瘤（myxoma peritonei），具有类似恶性肿瘤局部种植的特点，多限于腹膜表面生长，一般不浸润脏器实质。

3. 卵巢内膜样囊肿（endometrioma）　这是卵巢最常见的良性肿瘤之一。组织学来源大多数是异位的子宫内膜，少数来自于卵巢表面的生发上皮细胞。肿瘤一般为单房性，圆形或椭圆形，表面光滑。由子宫内膜异位引起的子宫内膜囊肿囊腔内充满稠的陈旧性积血，因长期出血刺激常常与周围组织粘连，囊壁厚度相对均匀，局部可因血块沉积而增厚，多数为单房性，部分患者囊腔内可见多条粘连带，形成不完全分隔，使得囊肿为多房性，但各房腔之间互通。囊壁由纤维结缔组织和少量的子宫内膜腺体及间质组成。

来源于卵巢生发上皮的内膜样囊肿又称为卵巢子宫内膜样肿瘤（endometrioid tumor），是一种较为少见的卵巢良性肿瘤。常为单房性，表面光滑，形态规则，囊液为类似子宫内膜的上皮分泌物，呈淡黄色黏液，多数无出血。

（二）卵巢生殖细胞肿瘤

卵巢生殖细胞肿瘤（ovarian germ cell tumor）为来源于原始生殖细胞的肿瘤。其发生率仅次于上皮性肿瘤，占卵巢肿瘤的20%～40%，好发于青少年或儿童。青春期前的发生率占60%～90%，绝经后仅占4%。良性肿瘤主要是指成熟性畸胎瘤。

畸胎瘤（teratoma）是由多胚层组织结构组成的卵巢良性肿瘤。偶尔见单胚层结构，肿瘤组织为成熟细胞结构。多数为囊性，少数是实质性。

成熟性畸胎瘤（mature teratoma）是良性肿瘤，又称皮样囊肿（dermoid cyst），是最常见卵巢良性肿瘤之一，占卵巢良性肿瘤的10%～20%，占生殖细胞肿瘤的85%～97%，占畸胎瘤的95%以上。好发年龄为20～40岁。常为单侧，10%～17%为双侧性。一般呈圆形或椭圆形，表面光滑，囊壁较厚且有韧性，囊壁厚度不均匀，局部可以向囊腔内突起。剖面上多为单房性，偶尔可以是多房性，囊腔内充满皮质样（油脂）液体、毛发和皮肤组织，部分可见牙齿或骨片组织。由于有形组织局限在囊肿的局部，突向囊腔，形成乳头状结构。也可以为单胚层结构，如甲状腺组织。

成熟性畸胎瘤的恶变率为1%～4%，多发生在绝经后妇女，常为畸胎瘤中某一组织成分的恶变。

（三）卵巢性索间质肿瘤和支持细胞-间质细胞瘤

1. 卵泡膜细胞瘤（theca cell tumor）　卵泡膜细胞瘤是一种具有内分泌功能的卵巢良性肿瘤。呈实质性，来源于卵巢内卵泡膜细胞，多为单侧性的实质性肿块，圆形或椭圆形，有分叶，表面光滑，表面为较薄的纤维包膜。切面呈灰白色。常与颗粒细胞瘤合并存在。可以分泌雌激素。

2. 纤维瘤（fibroma）　纤维瘤是卵巢良性肿瘤的一种，来源于性索间质纤维组织，占卵巢良性肿瘤的2%～5%。多见于中年妇女。常为单侧性，大小变化较大。表面光滑或呈结节状。切面灰白色、实质性，较硬。纤维瘤伴胸腔及腹腔积液，称为梅格斯综合征（Meigs syndrome）。

3. 支持细胞-间质细胞瘤（sertoli-leyding cell tumor）　又称睾丸母细胞瘤（andro-blastoma），是较为罕见的卵巢良性肿瘤。多发生在40岁以下妇女。常见为单侧性，肿块较小，实质性，表面光滑、湿润，部分可呈分叶状。切面上可见白色的囊性变区域，形成小囊腔，囊壁光滑，囊液为血性浆液性或黏液性。具有分泌雄激素的功能。

（四）功能性卵巢囊肿

最常见的卵巢功能性囊肿（ovarian functional cyst）包括卵泡囊肿、黄体囊肿和黄素囊肿，是由于内分泌功能的失调，造成卵泡和黄体的持续存在所致，从而引起机体内分泌进一步失调。而黄素囊肿则是由于大剂量绒毛促性腺激素（HCG）的作用，造成卵巢内大量小卵泡黄素化而致。

1. 卵泡囊肿（follicular cyst） 常为单侧性，在药物促排卵周期或应用治疗内分泌失调的药物（如他莫西酚等）时可以表现为双侧性；是由于排卵功能障碍，使得卵泡持续存在而引起。囊肿形态规则，边界清晰，囊壁菲薄且光滑，囊液清澈呈黄色。大小不一，可以为 1~10cm，平均直径 2cm。多为单个囊腔。囊液中含有大量雌激素。

2. 黄体囊肿（corpus luteal cyst） 常为单侧性，在药物促排卵周期、应用治疗内分泌失调的药物（如他莫西酚等）或药物流产时可以表现为双侧性。卵巢内出现单房性、圆形囊腔，边界清晰，形态规则，囊壁较卵泡囊肿稍厚。一般为单个囊腔，偶尔可见多个黄体囊肿同时存在。囊肿大小一般为 6~8cm。囊壁光滑，囊腔内充满淡黄色液体，内含大量性激素（包括雌激素和孕激素）。

3. 黄素囊肿（theca lutein cyst） 常见于滋养层细胞疾病时，由于肿瘤细胞分泌大量的 HCG，刺激卵巢内卵泡，可以造成大量小卵泡黄素化，从而形成黄素化卵巢。病理特点是双侧或单侧卵巢增大，表面见大量囊腔突起。剖面上卵巢皮质内大量囊腔存在，囊壁光滑，囊腔形态规则，呈圆形。囊液呈淡黄色。大小不一，小者数毫米，大者可达数厘米，一般为 5~10cm。卵巢大小因黄素化卵泡的大小和多少变化较大，最大时可达 10cm 以上。

（五）中肾管囊肿

中肾管是胚胎发育时期残留下来的组织。正常情况下位于输卵管系膜中，呈现为残存萎缩的组织，与输卵管系膜中的结缔组织无法区分。偶尔这些残存组织内部可以发生液体的聚集，从而形成中肾管囊肿（mesonephric duct cyst），又称卵巢冠囊肿。绝大多数为单房性、单个囊肿，呈圆形或椭圆形，形态规则，边界清晰，内壁光滑，囊液清澈而呈淡黄色和浆液性。极少数中肾管囊肿内可见乳头状突起或呈多房性。囊肿大小变化较大，从几毫米到数厘米不等。

第二节 卵巢良性肿瘤的临床表现

卵巢良性肿瘤由于其生长缓慢，常常无明显的临床症状和体征。由于卵巢位于盆腔的深部，除非巨大卵巢肿瘤，一般情况下腹部不能扪及肿块。其常见的临床表现包括：

1. 腹部包块 大多数卵巢良性肿瘤患者，当肿瘤增大超过盆腔时可在下腹部扪及包块，或体检时偶尔发现盆腔囊肿的存在而成为就诊的唯一主诉。由于肿块的生长或压迫，部分患者可以出现下腹部坠胀不适。

2. 月经改变或绝经后阴道出血 主要发生在卵巢功能性囊肿以及具有内分泌功能的卵巢良性肿瘤。如卵巢卵泡膜细胞瘤、卵泡囊肿或黄体囊肿，由于大剂量雌激素或孕激素的分泌，造成体内内分泌紊乱。绝经前妇女大剂量雌激素作用，使得子宫内膜增生过长，或长期孕激素作用造成内膜的不规则脱落，常表现为月经量增多，经期延长，阴道淋漓出血不尽或不规则阴道出血。绝经后妇女表现为绝经后阴道出血，诊断性刮宫子宫内膜常呈现增生反应、增生过长，少数可以呈现分泌反应。

3. 压迫症状　常见于巨大卵巢肿瘤时。由于肿瘤对周围组织器官的压迫，可以引起相应的临床症状。如压迫直肠可表现为里急后重感；压迫膀胱可出现尿频、尿急；压迫输尿管造成肾盂积水，可表现为患者腰酸、腰痛。巨大卵巢肿瘤，当肿瘤充满整个腹腔时，可引起横膈抬高，出现气急、胸闷、心悸。压迫胃部及肠曲时，可出现食欲不振、消化不良等症状。

4. 痛经　常见于内膜样囊肿患者，由于异位的内膜不断地脱落而引起，常表现为继发性、进行性痛经。痛经症状与囊肿大小无关。

5. 妇科检查　子宫一侧扪及球形肿块，形态规则，囊性或少见实质性，表面光滑。肿块活动，内膜样囊肿时由于周围粘连常常不活动。不同的肿瘤妇科检查表现不同。如卵巢成熟性畸胎瘤常为边界清晰、具有一定韧性的肿瘤。内膜样囊肿边界往往欠清晰，肿块活动度差。巨大卵巢肿瘤时，可见腹部隆起，严重时类似足月妊娠，腹部即可扪及边界不清的囊块，叩诊呈现浊音，肠曲被推向四周，但是无移动性浊音。卵巢纤维瘤患者偶尔可伴有腹水或胸水（Meigs syndrome），腹部移动性浊音阳性。

第三节　卵巢良性肿瘤的超声分类

卵巢位于盆腔的深部，常规的妇科检查无法发现正常卵巢或较小卵巢肿瘤。因此，超声检查在卵巢肿瘤的诊断中具有重要的价值。但是，由于超声检查不能反映卵巢肿瘤的组织学类型，往往提取的是组织回声特征，故根据超声检查特点，一般将卵巢肿瘤的超声特征分为三大类：囊性肿瘤、囊性为主或实质性为主的混合性肿瘤，以及实质性肿瘤。阴道超声由于其更接近卵巢及其高分辨率的特点，是卵巢肿瘤超声检查不可多得的好方法。

一、囊 性 肿 瘤

囊性肿瘤（图 9-3-1）声像图表现为圆形或椭圆形，单侧（少数为双侧）。

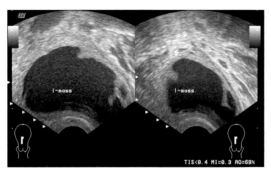

图 9-3-1　囊性肿瘤

图中可见左侧囊性肿块，边界清晰、内壁光滑、囊块内部回声均匀

正常卵巢组织回声消失。肿块内部为无回声区（或极低回声区），形态规则、边界清晰，内部可有均匀的回声点，后壁回声增强。内壁光滑、囊壁厚度均匀。囊腔内部可见带状等回声分隔，其厚度均匀、光滑。部分肿块的内壁可见小的、等回声突起，形成乳头，其回声均匀、表明光滑、蒂部较细。血管分布稀少，而且扩张不明显。一旦发现以下情况应高度怀疑恶性肿瘤：

（1）内壁不规则增厚。

（2）乳头突起，基底部较宽，其内部回声不均匀。

（3）分隔厚度不均匀。

（4）肿块相对固定。

声像图中表现为囊性的常见卵巢病变见表 9-3-1。

表 9-3-1　常见的卵巢良性囊性肿瘤

卵巢功能性肿瘤	卵巢肿瘤
卵泡囊肿	浆液性囊腺瘤
黄体囊肿	黏液性囊腺瘤
黄素囊肿	内膜样囊肿
	中肾管囊肿

二、混合性肿瘤

混合性肿瘤（图 9-3-2）声像图特征为囊性部分与实质性部分混合存在，但根据所占比例不同可分为囊性为主肿块及实质性为主肿块。良性肿瘤时一般为圆形或椭圆形，形态规则、边界清晰，以囊性为主（少数可见实质性为主）。实质部分边界清晰、形态规则、内部回声均匀，血管稀少而且扩张不明显。恶性肿瘤时多为形态不规则、边界不清，以实质性部分为主。囊性部分形态不规则，囊壁呈波浪状，囊腔内部有光点回声，可以形成多个囊腔。分隔厚度不均匀。实质性部分高回声及等回声可以相嵌存在。血管扩张明显，血管阻力明显降低。囊实性肿瘤中最常见的良性卵巢肿瘤是卵巢成熟性畸胎瘤，内膜样囊肿有时也可以表现为囊实性。

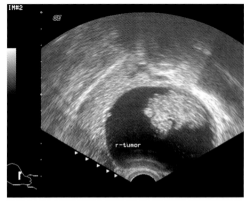

图 9-3-2　混合性肿瘤

图中显示肿块呈混合性，见低回声区域呈不规则形态，囊壁不平，有不规则等回声突起

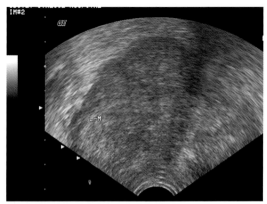

图 9-3-3　实质性肿瘤

肿瘤内部回声呈高回声表现，见少量低回声区域

三、实质性肿瘤

实质性肿瘤（图9-3-3）常见于卵巢恶性肿瘤。表现为形态不规则、边界欠清。内部回声不均匀，等回声、等回声和高回声相嵌。如出现出血坏死可形成不规则的小等回声区域或片状高回声区域。血管扩张明显、分布紊乱、数量增多。常见的卵巢良性实质性肿瘤包括纤维瘤、卵泡膜细胞瘤和睾丸母细胞瘤。

表9-3-2和表9-3-3分别列出了卵巢不同良性肿瘤的发生率及在不同年龄的分布。

表 9-3-2　卵巢良性肿瘤的发生率	
类型	发生率（%）
成熟性畸胎瘤	58
浆液性囊腺瘤	25
黏液性囊腺瘤	12
良性性索间质细胞瘤	4
纤维瘤	1

表 9-3-3　卵巢肿瘤不同年龄及良恶性分布	
类型	发生率（%）
绝经前	75（13% 恶性）
绝经后	25（45% 恶性）
良性	75
恶性	21
交界性	4

第四节　常见卵巢肿瘤的声像图特征

一、功能性卵巢肿瘤

又称非赘生性囊肿或瘤样病变，包括卵泡囊肿、黄体囊肿及黄素囊肿，是由于卵巢内具有功能的组织结构相对持续存在及发展而致。一般情况下，经过2~3个月的观察可自行消失，常伴月经失调。

1. 卵泡囊肿（图9-4-1）　卵泡发育过程中，由于某些因素的影响，卵泡未发生破裂、排卵持续存在而形成卵泡囊肿。大小为3~8cm，呈圆形或椭圆形的无回声区，边界清晰，囊壁光滑而且菲薄。常为单发性，突向卵巢表面，偶尔为多发性。彩色多普勒超声检测提示囊壁无新生血管形成。偶尔可以发生囊腔内出血，使得囊液回声出现细小回声光点。观察6~8周往往囊肿可以自行消失。

2. 黄体囊肿（图9-4-2）　排卵后黄体形成，如以囊性形式存在即形成黄体囊肿。其直径一般为3~6cm，边界较卵泡囊肿模糊，囊壁相对较厚而光滑，囊壁下见低回声晕环。囊液呈无回声，可见细小疏回声点。彩色多普勒超声显示囊壁上具有丰富的新生血管，血管扩张、阻力降低。偶尔黄体囊肿可自行破裂形成急腹症，伴腹腔或盆腔内积液。

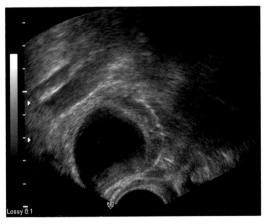

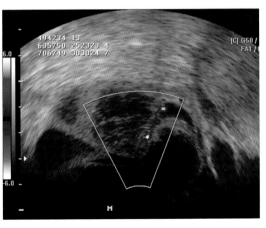

图 9-4-1　卵泡囊肿
显示右卵巢内卵泡呈无回声
结构，位于右髂血管内侧，囊壁清晰

图 9-4-2　黄体囊肿
显示左卵巢内囊性黄体的存在，囊壁上见血管分布

3. 黄素囊肿　14% ~ 30% 的黄素囊肿与滋养层细胞疾病有关。葡萄胎时 50% ~ 60% 可伴发黄素囊肿，是由于大量的人绒毛促性腺激素（HCG）作用于卵巢内部的小卵泡，引起小卵泡黄素化，从而形成大量的小黄素化卵泡，一般为双侧性、多房性，卵巢大小可达 5 ~ 15cm，黄素化卵泡大小 1 ~ 3cm。囊壁光滑、厚度均匀。囊液呈无回声（同黄体囊肿）。彩色多普勒超声显示黄素化卵泡壁上可探及新生血管存在。随着滋养层细胞疾病治愈而消失。

二、卵巢子宫内膜样囊肿（巧克力囊肿）

卵巢子宫内膜样囊肿是子宫内膜异位症中最常见的，80% 累及一侧卵巢（图 9-4-3），50% 双侧卵巢受累（图 9-4-4）。在性激素的周期性作用下，异位的子宫内膜腺体及间质发生周期性变化（类似于正常位置的子宫内膜）。从而形成周期性出血，并在异位内膜周围聚集，周围形成纤维组织包膜。早期病灶为紫褐色斑块，随着病变的发展，局部出血增多，从而形成单房性或多房性囊腔。即子宫内膜样囊肿或巧克力囊肿。由于不断出血、纤维化，往往与周围组织粘连。囊肿的大小不一，通常为 5 ~ 6cm，最大可达 25cm。囊腔内为陈旧性出血。

声像图特征（图 9-4-3 ~ 图 9-4-9）为圆形或椭圆形的低回声区。囊壁厚度基本均匀，外缘边界往往因粘连而欠清，囊壁由于液体黏稠及血块黏附而不平。囊液中含大量细小密集的回声点，基本分布均匀。时间较长的囊肿内可以有凝固的血块而出现为中高回声区，内部回声不均匀，形态不规则（图 9-4-10 ~ 图 9-4-13）。囊腔内可探及纤维组织形成的回声带，厚度均匀，构成完全性或不完全性分隔（图 9-4-5）。彩色多普勒超声往往仅能在肿瘤表面探及阻力较高的血管。当卵巢内膜样囊肿内壁出现乳头或实质性占位时，卵巢内膜样囊肿恶性变的风险增加。

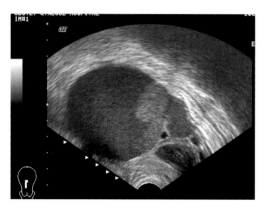

图 9-4-3 右卵巢内膜样囊肿

囊腔内见分布均匀的细小密集回声点

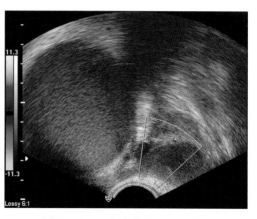

图 9-4-4 双侧卵巢内膜样囊肿 1

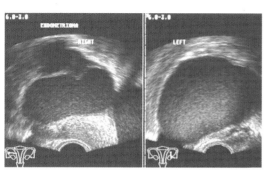

图 9-4-5 双侧卵巢内膜样囊肿 2

见不完全性分隔，囊壁光滑，囊液中大量
细小密集回声点

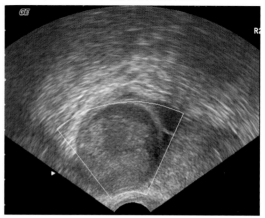

图 9-4-6 右卵巢内膜样囊肿

见分隔，形态不规则，囊肿下半部分呈高回声结构，类
似畸胎瘤的液脂分界，这是由于陈旧性出血的沉积

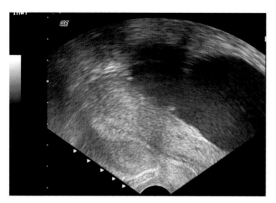

图 9-4-7 双侧卵巢内膜样囊肿

囊液黏稠，由于周围粘连囊肿和子宫边界不清

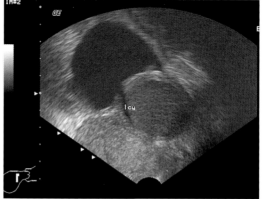

图 9-4-8 右卵巢内膜样囊肿 1

囊肿中有细小密集回声点存在，其外侧为形态
不规则的包裹性积液区域，边界不清

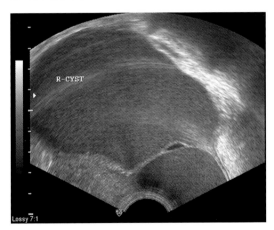

图 9-4-9　右卵巢内膜样囊肿 2
呈多房性结构，囊壁厚度均匀

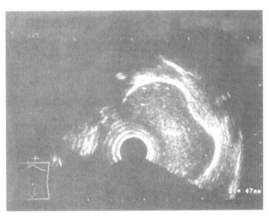

图 9-4-10　右卵巢内膜样囊肿 3
子宫右侧囊性为主混合性块，肿瘤形态不规则，囊液
内见大量细小回声点，囊腔内壁不光滑，局部见实质
性突起，表面不规则

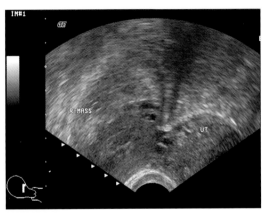

图 9-4-11　右卵巢内膜样囊肿 4
显示囊肿内血块形成，呈高回声结构。形态不规则

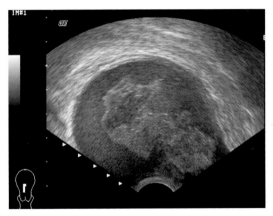

图 9-4-12　卵巢内膜样囊肿
超声显示囊腔内弱回声和等回声并存，等回声部分
为血块形成

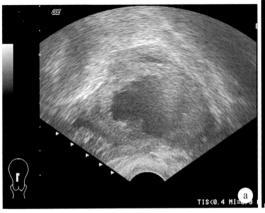

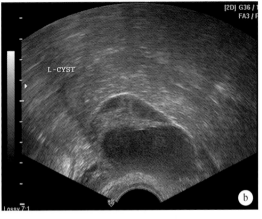

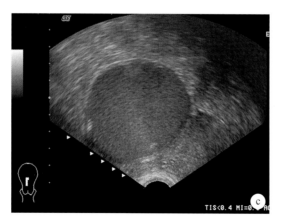

图 9-4-13　左卵巢内膜样囊肿

　　深部浸润性子宫内膜异位症病灶常位于宫骶韧带、直肠阴道隔、阴道、膀胱子宫陷凹、膀胱、输尿管等。深部浸润性子宫内膜异位症超声图像表现不典型，临床上诊断有一定的困难。深部浸润性子宫内膜异位症超声声像图表现为低回声形态不规则肿块，周边回声增加。有时内部可见强回声点。彩色多普勒超声不能探及明显的彩色血流。间接征象包括：子宫、附件及肠管活动度降低，器官浆膜表面强回声斑块状增厚。宫骶韧带处深部浸润性子宫内膜异位症表现为规则或不规则低回声结节状结构，或在宫颈水平表现为线状低回声。阴道后壁与直肠之间出现低回声结节或囊性占位。当子宫、附件、直肠乙状结肠粘连在一起时，子宫直肠陷凹部分或完全消失。经阴道超声对深部浸润性子宫内膜异位症有较高的诊断率。有学者报道，在经阴道超声检查时操作者用阴道探头上推宫颈，观察直肠前壁与宫颈后唇和阴道后壁之间的活动度；操作者再用左手下压患者下腹部，观察直肠乙状结肠前壁与子宫后壁之间的活动度来了解后陷凹处有无深部浸润性子宫内膜异位症。直肠乙状结肠子宫内膜异位症超声声像图特征包括直肠乙状结肠壁肌层出现形态规则或不规则的低回声肿块。

三、囊　腺　瘤

　　包括浆液性囊腺瘤和黏液性囊腺瘤，是来源于卵巢上皮的常见良性肿瘤。

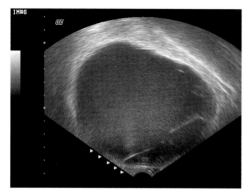

图 9-4-14　左卵巢浆液性囊腺瘤
囊壁光滑，厚度均匀，可见囊壁上血管存在

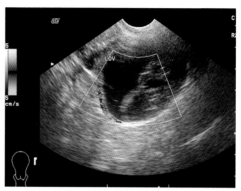

图 9-4-15　左卵巢黏液性囊腺瘤
囊肿边界清晰，囊腔中见大量高回声结构，
相对规则排列

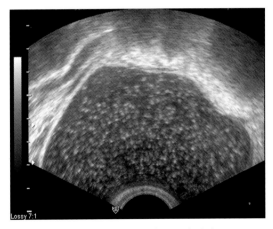

图 9-4-16 左卵巢浆液性囊腺瘤

单房性，囊肿内壁光滑，内部见少量细小点状回声

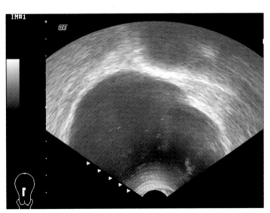

图 9-4-17 左卵巢单纯性囊肿

呈圆形，边界清晰，形态规则，囊壁菲薄

声像图特征（图 9-4-14～图 9-4-17）为圆形或椭圆形无回声结构，多房性或单房性。囊壁厚度均匀、光滑、分隔光滑，肿瘤边界清晰、形态规则。乳头状浆液性囊腺瘤在囊壁上可以探及实质性突起，呈乳头状突向囊腔（偶尔向肿瘤外突起）。乳头回声均匀，体积较小、蒂部较小、表面光滑，彩色多普勒超声可探及内部有血管。黏液性囊腺瘤的囊壁一般较浆液性囊腺瘤厚（大于 5mm），由于囊液黏稠，内部可见细小回声点，肿瘤体积较大，最大可达 25cm。

四、成熟性畸胎瘤

来源于生殖细胞的肿瘤，是卵巢较常见的良性肿瘤，直径一般为 5～10cm。可发生于任何年龄，常见于 20～40 岁。多为单侧，10%～17% 为双侧。

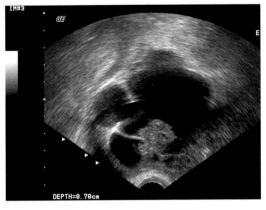

图 9-4-18 右卵巢畸胎瘤 1

肿瘤呈现高回声，边界不清，内部回声均匀，可见正常卵巢组织中的小卵泡

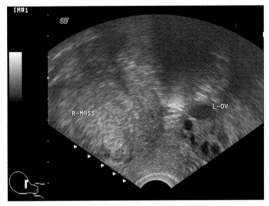

图 9-4-19 右卵巢畸胎瘤 2

肿瘤边界不清，内部回声不均匀，见不规则高回声结构

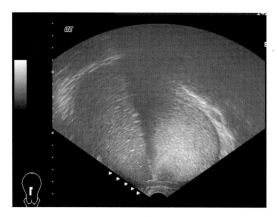

图9-4-20　左卵巢畸胎瘤1

呈现均匀高回声

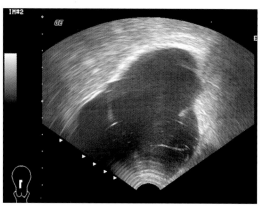

图9-4-21　左卵巢畸胎瘤2

肿瘤内部呈多房性，囊腔局部突起，呈高回声结构，

且形态不规则

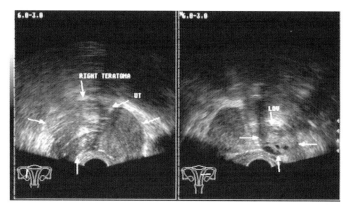

图9-4-22　右卵巢成熟性畸胎瘤

肿瘤后壁边界不清，内部回声不均匀，呈高回声团块状结构

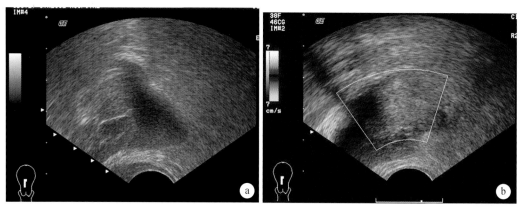

图9-4-23　右卵巢畸胎瘤

肿瘤边界不清，形态不规则，内部回声不均匀

　　声像图表现（图9-4-18～图9-4-21）与其成分密切相关（表9-4-1）。一般呈圆形或椭圆形、边界欠清的肿块，常混肠曲之中造成超声诊断困难。内部回声可以呈低回声、等

回声、高回声或强回声（图 9-4-22～图 9-4-24），或相嵌存在。高回声或强回声多数为脂肪、皮脂液、骨骼或毛发，往往形态不规则，附着在囊壁的一侧。低回声区多为液体部分。骨骼部分呈强回声伴声影。由皮脂组成的部分为细小密集的回声点，均匀分布，与液体部分可以构成强回声的液油分界线并随体位而变化。彩色多普勒超声往往较难探及血管。2%～4%可发生恶变，表现为实质性部分血管扩张、分布紊乱及阻力降低。

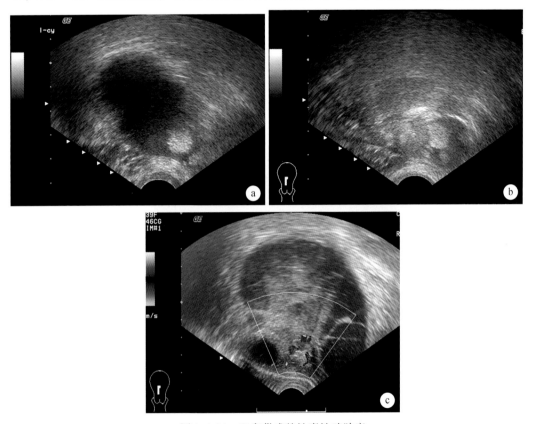

图 9-4-24　双卵巢成熟性囊性畸胎瘤
显示右侧卵巢呈高回声，边界清晰，回声均匀一致

　　成熟性畸胎瘤的囊壁较其他卵巢囊性肿瘤囊壁厚，呈高回声，一般畸胎瘤的形态规则，表面光滑。但是，由于其回声与周围的肠曲回声相近，超声检查时往往边界不清。卵巢内小型畸胎瘤（直径在 2cm 左右）多呈现高回声不规则结构，位于卵巢的皮质部分，边界清晰。

表 9-4-1　成熟性畸胎瘤组织类型与回声

病理学组成	回声特点
主要为液体	低回声结构，内部可以有高回声点。与内膜样囊肿较难区别
皮脂液和液体	见典型的脂液（fat-fliud level）高回声界面，随体位变化，脂液界面相应变化
液体及大量毛发	在囊腔内见多个高回声团，漂浮在液体上部
大量皮肤、骨组织	呈高回声实质性结构，伴强回声声影。有时仅能看见前壁呈强回声，而肿瘤的其他部分均被明显的声影所掩盖（top of icebergz 征）

五、中肾管囊肿

中肾管囊肿呈圆形或椭圆形无回声结构，边界清晰，形态规则，囊壁菲薄而光滑。经阴道超声在鉴别中肾管囊肿及卵巢囊肿方面具有较大的价值，通过经阴道超声检查，盆腔内子宫一侧除可以探及存在囊肿外（图9-4-25），还可以发现双侧正常形态的卵巢，是鉴别二者的主要方法。

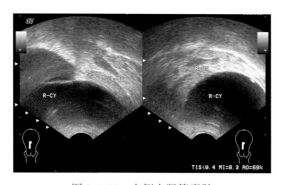

图 9-4-25　右侧中肾管囊肿

囊肿形态规则，边界清晰，内部无回声，壁光滑，可见正常形态的右卵巢

卵巢浆液性囊腺瘤、黏液性囊腺瘤和畸胎瘤占卵巢肿瘤的 90% 左右，三者的鉴别见表9-4-2。

表 9-4-2　卵巢浆液性囊腺瘤、黏液性囊腺瘤和畸胎瘤超声区别

	浆液性囊腺瘤	黏液性囊腺瘤	成熟性畸胎瘤
大小	中等或偏大	大或巨大	中等
内部回声	单纯无回声	无回声内有细小回声点	强回声、低回声或镶嵌
分隔	有（无）	有	无
囊壁厚度	菲薄	较厚	较厚
单双侧	双侧	单侧	单侧

（任芸芸）

参 考 文 献

常才，张珏华，王诚，等.1994.75 例附件肿块彩色多普勒超声检查分析. 中国医学影像技术，10：250～252.

乐桂蓉，张青萍.1991. 卵巢肿瘤蒂扭转 B 型超声诊断的评价. 中华超声医学杂志，7：112.

乐杰.1996. 妇产科学. 第 4 版. 北京：人民卫生出版社.

王诚，张珏华，严英榴.1990. 超声显像诊断"卵巢内膜样囊肿"的探讨. 中国医学影像技术，6：38，39.

张珏华，严英榴.1990. 经阴道超声探查在妇产科的应用. 中国医学影像技术，6：35～37.

周永昌，郭万学.1998. 超声医学. 第 3 版. 北京：科学技术文献出版社.

Alpern MB, Sandler MA, Madrazo BL. 1984. Sonographic features of parovarian cysts and their complications. Am J Roentgenol, 143: 157~160.

Andolf E, Jorgenson C. 1988. Simple adnesal cysts diagnosed by ultrasound in postmenopausal women. J Clin Ultrasound, 16: 301.

Angela R, Wein U, Lichtenegger W. 1997. Transvaginal color Doppler sonography and conventional sonography in the preoperative assessment of adnexal mass. JCU, 25: 217~225.

Athey P, Cooper N. 1985. Sonographic features of parovarian cysts. Am J Roentgenol, 144: 83~86.

Athey PA, Siegel MF. 1987. Sonography of ovarian fibromas/thecomas. J Ultrasound Med, 6: 431~436.

Balasch J, Martinez-Roman S, Carreras J, et al. 1994. Acute pancreatitis associated with danazol treatment for endometriosis. Hum Reprod, 9: 1163~1165.

Blanchard TJ, Mabey DCW. 1994. Chlamydial infections. Br J Clin Pract, 48: 201~205.

Coleman BG. 1992. Transvaginal sonography of adnexal masses. Radiol Clin North Am, 30: 677~691.

Fleischer AC, Entman S, Gordon A. 1989. Transvaginal and transabdominal ultrasound of pelvic masses. J Ultrasound Med Biol, 15: 529~533.

Fleischer AC, Stein SM, Cullinan JA, et al. 1995. Color Doppler sonography of adnexal torsion. J Ultrasound Med, 14: 523~528.

Freimanis MG, Jones AF. 1992. Transvaginal ultrasonography. Rdiaol Clin North Am, 30: 955~967.

Goldstein SR, Subremanyam B, Snyder JR, et al. 1989. The postmenopausal custic adnexal mass: The potential role of ultrasound in conservative management. Obstet Gynecol, 73: 8~10.

Gutman PH. 1977. In search of the elusive benign cystic ovarian teratoma: Application of the ultrasound "tip of the iceberg" sign. J Clin Ultrasound, 5: 403~406.

Hall DA McCarthy KA. 1986. The significance of the postmenopausal simple adnexal cyst. J Ultrasound Med, 5: 503~505.

Hata K. 1991. Transvaginal color Doppler imaging for hemodynamic assessment of reproductive tract tumors. Int J Gynecol Obstet, 36: 301~308.

Hirai M, Sagai H, Sekiya S. 1995. Transvaginal pulsed and color Doppler sonography for the evaluation of adenomyosis J Ultrasound Med, 14: 529~532.

Hudelist G, Ballard K, English J, et al. 2011. Transvaginal sonography vs. clinical examination in the preoperative diagnosis of deep infiltrating endometriosis. Ultrasound Obstet Gynecol, 37 (4): p.480~487.

Koonings PP, Camphell K, Mishell DR, et al. 1989. Relative frequency of primary ovarian neoplasms: A 10-year review. Obstet Gynecol, 74: 921.

Lenz S. 1985. Ultrasonic study of follicular maturation, ovulation and development of corpus luteum during normal menstrual cycles. Acta Obstet Gynecol Scand, 64: 15~19.

Montz FJ, Schlaerth B, Morrow CP. 1988. The natural history of theca lutein cysts. Obstet Gynecol, 72: 247~251.

Pamela MF, James ES, Frances RB, et al. 1997. Benign disease of the female pelvis. In: Berman MC, Cohen HL eds, Diagnostic Medical Sonography /Obstetrics Gynecology. 2nd ed, New York: Lippincott, 113~138.

Reid S, Condous G. 2013. Transvaginal sonographic sliding sign: accurate prediction of pouch of Douglas obliteration. Ultrasound Obstet Gynecol, 41 (6): 605~607.

Reid S, Lu C, Casikar I, et al. 2013. Prediction of pouch of Douglas obliteration in women with suspected endometriosis using a new real-time dynamic transvaginal ultrasound technique: the sliding sign. Ultrasound Obstet Gynecol, 41 (6): p.685~691.

Reynolds T, Hill MC, Glassman IM. 1986. Sonographu of hemorrhagic ovarian cyst. J Clin Ultrasound, 14: 449.

Rulin MC, Preston AL. 1987. Adnexal masses in postmenopausal women. Obstet Gynecol, 70: 578.

Schwartz LB, Seifer DB. 1992. Diagnostic imaging of adnexal masses: A review. J Reprod Med, 37: 63～71.

Sohaey R, Gardner TL, Woodward PJ, et al. 1995. Sonographic diagnosis of peritoneal inclusion cysts. J Ultrasound Med, 14: 913～917.

Ubaldi F, Wisanto A, Camus M, et al. 1998. The role of transvaginal ultrasonography in the detection of pelvic pathologics in the infertility workup. Hum Reprod, 13: 330～333.

Vimercati A, Achilarre MT, Scardapane A, et al. 2012. Accuracy of transvaginal sonography and contrast-enhanced magnetic resonance- colonography for the presurgical staging of deep infiltrating endometriosis. Ultrasound Obstet Gynecol, 40 (5): 592～603.

第十章　卵巢恶性肿瘤阴道超声诊断

全球癌症统计资料表明，在 2008 年，大约有 225 500 例卵巢癌患者，140 200 例患者死于卵巢癌。卵巢恶性肿瘤占女性恶性肿瘤的第六位。由于卵巢深藏于盆腔内，发生肿瘤时无典型的临床表现，又缺乏特异的早诊方法。当卵巢癌确诊时 60%～70% 属晚期，尽管有手术、化疗及放疗等治疗手段，其 5 年生存率仍在 40% 左右。卵巢癌早期治疗后 5 年存活率为 70%～75%，而晚期为 5%～15%。卵巢癌早、晚期预后差异显著，故需积极探索早诊的方法，以改善治愈率、降低死亡率。自 20 世纪 80 年代中期，由于阴道彩色多普勒超声的发展，为卵巢癌的早诊提供了新的方向。随着超声技术的发展，超声造影等新技术的使用，为卵巢癌的早期诊断提供了一定的帮助。

卵巢恶性肿瘤虽然仅排妇科恶性肿瘤的第三位，但由于早诊率低，其存活率低，严重影响着妇女的身心健康。因此，卵巢恶性肿瘤的超声诊断对提高临床医疗水平具有重大的意义。

第一节　卵巢恶性肿瘤的病理学特点

一、浆液性囊腺癌

浆液性囊腺癌（serous cystadenocarcinoma）是卵巢恶性肿瘤中最常见的一种，占上皮性卵巢癌的 75%。一般为双侧性，肿块体积往往较大，呈囊性与实质性混合存在，往往为多房性。囊壁厚度不均匀，局部明显增厚形成乳头状或结节状突向囊腔，从而造成囊腔形态不规则。实质性部分质地较脆，切面常常有局部出血、坏死或液化区域。肿块一般形态不规则，表面可见乳头状结构突起，偶尔囊腔内充满乳头，形成实质性结构。囊液混浊，往往为血性液体。囊壁在实质性部分多呈波浪状，有时与局部坏死液化形成的囊腔相通。晚期癌组织可以向周围浸润，造成局部粘连，从而造成边界不清。

二、黏液性囊腺癌

黏液性囊腺癌（mucinous cystadenocarcinoma）占卵巢恶性肿瘤的 10%。一般为单侧性，肿块体积往往较大，形态不规则，晚期癌组织可以向周围浸润，造成局部粘连，从而造成边界不清。切面上可见由不同比例的囊性部分和实质性部分组成。其囊性部分中液体混浊或为血性，囊腔形态不规则，囊壁在实质性部分多呈波浪状。实质性部分常位于肿块的一侧，质地较脆，切面常常有局部出血、坏死或液化区域。

三、未成熟性畸胎瘤

未成熟性畸胎瘤（immature teratoma）占卵巢恶性肿瘤的 1%～2%，多发生在青少年时期，绝大多数为单侧性，肿瘤往往较大，表面欠规则，呈结节状。剖面上组织质地较脆，基本上为实质性部分，局部组织缺血坏死及液化，可以形成不规则囊腔，也可以是囊性部分为主。未成熟组织主要是原始的神经组织，偶尔可见成熟组织如骨、毛发或皮脂等。肿瘤的恶性程度与未成熟组织所占比例、分化程度等有关。手术治疗后复发再次手术时，肿瘤组织有自未成熟向成熟转化的特点。

四、无性细胞瘤

无性细胞瘤（dysgerminoma）无性细胞瘤好发于儿童及青年妇女，是一种中度恶性卵巢生殖细胞肿瘤。80%～90% 为单侧性，多发生在右侧卵巢，这与右侧性腺分化及发育比左侧慢有关。肿瘤一般呈中等大小或较大，圆形或椭圆形，常呈分叶状，触之似橡皮感，包膜光滑，形态规则。切面上为实质性结构，呈淡棕色，有纤维结缔组织形成的分隔，故呈分叶状。无性细胞瘤对放疗较为敏感，5 年存活率可达 90%。

五、内 胚 窦 瘤

内胚窦瘤（endodermal sinus tumor）因其组织结构与大鼠胎盘的内胚窦相似而得名；又因形态类似人胚的卵黄囊称为卵黄囊瘤（yolk sac tumor）。发生率极低，但是恶性度极高，多见于儿童及青少年。绝大多数为单侧性，肿瘤体积往往较大，呈圆形或椭圆形，一般包膜完整而且光滑，形态不规则。切面上呈大部分实质性，组织结构脆，由于缺血、出血坏死和囊变，实质性部分中可见形态不规则、大小不等的囊腔，包含出血坏死组织。肿瘤的囊腔部分往往形态不规则，内含胶状囊液，且囊腔大小不等。内胚窦瘤以血行转移为主，往往在早期即发生远处转移。瘤细胞产生甲胎蛋白（AFP），故患者血清 AFP 很高，其浓度与肿瘤消长有关，是诊断及治疗监测时的重要标志物。平均生存时间为 12～18个月。

六、颗粒细胞瘤

颗粒细胞瘤（granulosa cell tumor）是具有内分泌功能的最常见的卵巢肿瘤。具备低度恶性潜能。肿瘤多为单侧性，大小不一，表面光滑或呈分叶状，切面多呈实质性，灰色或黄色，有时表现为实性及囊性结构混杂，可以产生大量雌激素，从而引起子宫内膜的病理变化，包括子宫内膜增生过长甚至子宫内膜癌。颗粒细胞瘤分为成人型及幼年型，其中成人型占 95% 以上。

七、转移性肿瘤

转移性肿瘤占卵巢恶性肿瘤的 5% ~ 20%。最常见的原发灶是胃肠道、乳腺及生殖器（子宫、输卵管），是晚期恶性肿瘤的表现。

大约 60% 的转移性卵巢肿瘤表现为双侧性、实性、结节状，有时表现为部分囊性。内部弥漫性出血坏死，完全囊性表现比较少见。

库肯勃瘤（Krukenberg tumor）是一种特殊类型的卵巢转移性腺癌。原发灶位于胃肠道，肿瘤常累及双卵巢，形成双侧性、中等大小、肾形的肿块或肿块形态维持卵巢原形状。肿块周围边界清晰，与周围器官无粘连，形态不规则。剖面上呈实质性结构，内含大量小的囊腔，囊液为胶质样，常伴腹水。

第二节　卵巢恶性肿瘤的临床表现及其临床分期

一、临床分期

采用 FIGO 制定的标准，根据临床、手术和病理进行分期。FIGO（2000 年）修订的临床分期见表 10-2-1。

表 10-2-1　原发性卵巢恶性肿瘤的手术和病理分期（FIGO，2000）

Ⅰ期	肿瘤限于卵巢内
Ⅰa	肿瘤限于一侧卵巢，包膜完整，表面无肿瘤，腹水或腹腔冲洗液中未见恶性细胞
Ⅰb	肿瘤限于两侧卵巢，包膜完整，表面无肿瘤，腹水或腹腔冲洗液中未见恶性细胞
Ⅰc	肿瘤局限于一侧或双侧卵巢，伴有以下任何一项者：包膜破裂，卵巢表面有肿瘤，腹水或腹腔冲洗液中含有恶性细胞
Ⅱ期	一侧或双侧卵巢肿瘤，伴盆腔内扩散
Ⅱa	肿瘤蔓延和/或转移到子宫和/或输卵管，腹水或冲洗液中无恶性细胞
Ⅱb	肿瘤蔓延到其他盆腔组织，腹水或冲洗液中无恶性细胞
Ⅱc	Ⅱa 或Ⅱb 病变，但腹水或冲洗液中查见恶性细胞
Ⅲ期	一侧或双侧卵巢肿瘤，镜检证实有盆腔外腹膜种植和/或区域淋巴结转移，肝脏表面转移定为Ⅲ期
Ⅲa	淋巴结阴性，组织学证实盆腔外腹膜表面有镜下转移
Ⅲb	淋巴结阴性，腹腔转移灶直径≤2cm
Ⅲc	腹腔转移灶直径>2cm 和/或腹膜后区域淋巴结阳性
Ⅳ期	远处转移（胸水有癌细胞，肝实质转移）

二、临 床 表 现

1. 早期表现　恶性肿瘤早期往往无特异性临床症状，经常是妇科检查或普查时偶尔发现。随着肿瘤的生长，较为常见的症状是腹胀不适、胃肠道不适等不典型症状。颗粒细胞瘤可以在较早期即表现出临床症状，典型表现是月经不规则或绝经后阴道出血，与肿瘤细胞产生大量雌激素有关。

2. 晚期表现　恶性肿瘤的晚期患者常常出现贫血、消瘦和恶病质。随着肿瘤的不断增大，可以压迫周围器官，引起相应的压迫症状。远处转移可以表现出相应的症状。

3. 妇科检查　盆腔内子宫一侧或双侧扪及相对固定、形态不规则、质地不均匀、边界欠清晰的肿块。表浅淋巴结转移时可扪及肿大的淋巴结。

第三节　常见卵巢恶性肿瘤的阴道超声特征

一、浆液性囊腺癌

占卵巢上皮性恶性肿瘤的50%～60%，其中60%为双侧性，声像图特征是囊性为主的囊实性结构。阴道超声可表现为大部分呈囊性，内部无回声。肿瘤早期形态规则，边界清晰。晚期当肿瘤发生周围浸润时，可以表现为形态不规则，边界部分区域不清。囊壁厚度不均匀。局部可见等回声或高回声突起实质性结构，一般向囊腔内突起，少数可以突向囊腔以外，实质部分往往内部回声不均匀、表面不规则、蒂基底部较宽。实质部分可以发生缺血坏死，从而局部形成小的不规则囊腔（图10-3-1）。彩色多普勒超声显示实质性部分血管分布紊乱、扩张、阻力降低。晚期可伴腹水。

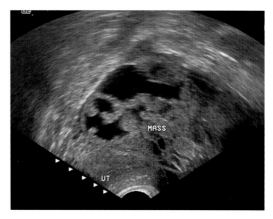

图10-3-1　左卵巢浆液性囊腺癌
肿瘤形态不规则，边界欠清。肿瘤内部回声
不均匀，见不规则和厚度不均匀的分隔

二、黏液性囊腺癌

占卵巢上皮性恶性肿瘤的30%～40%，常为双侧性。声像图特征（图10-3-2和图10-3-3）是囊性为主的囊实性结构，形态不规则。同浆液性囊腺癌相似，囊壁厚度不均匀。局部可见等回声或高回声突起实质性结构，一般向囊腔内突起，少数可以突向囊腔以外，实质部分往往内部回声不均匀、表面不规则、蒂基底部较宽，实质部分可以发生缺血坏死，从而局部形成小的不规则囊腔。液体部分可有细小点状回声。彩色多普勒超声显示实质性部分血管分布紊乱、扩张、阻力降低。晚期可伴腹水。

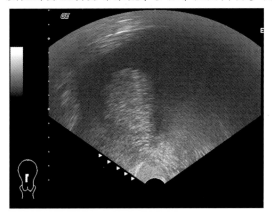

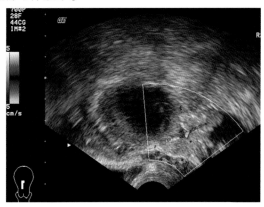

图 10-3-2　卵巢黏液性囊腺癌

肿瘤形态不规则，呈囊实性结构。囊腔形态不规则，
囊壁厚度不均匀，见实质性部分形态不规则

图 10-3-3　左卵巢黏液性囊腺癌

肿瘤形态不规则，呈多房性，囊壁厚度不均匀，
分隔厚度不一致，囊腔内壁不平

三、内胚窦瘤

　　来源于生殖细胞的恶性肿瘤，好发于青春期，恶性度较高，以静脉转移为主。超声特征为不规则的实性为主囊实质性结构。囊性部分边缘不规则，内部有回声点，呈细小密集状，其分布受体位影响。实质性部分呈现为细小的、分布均匀的等回声，内部可见小的不规则囊腔，一般肿瘤体积较大，阴道超声可能仅观察肿瘤的一部分（图 10-3-4）。彩色多普勒超声检查见实质性部分内部血管扩张明显，阻力降低。

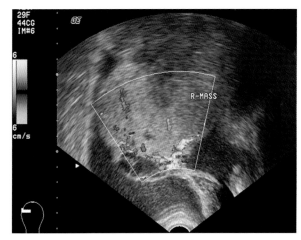

图 10-3-4　右卵巢内胚窦瘤

显示实质性部分回声相对均匀，见大小不等的囊腔分
布与实质性区域

四、无性细胞瘤

　　来源于生殖细胞的恶性肿瘤，好发于年轻女性，恶性度高。一般为单侧性，呈圆形或椭圆形，多数患者肿瘤形态规则，边界较为清晰。少数肿瘤形态不规则，边界不清。肿瘤一般为实质性结构，内部回声不均匀，呈分叶状。可见高回声分纤维分隔（小叶），叶间为恶性肿瘤组织，回声稍低。彩色多普勒超声内部血管扩张、阻力降低。肿瘤内可以发生缺血坏死，从而形成不规则的低回声区或无回声区。

五、颗粒细胞瘤

颗粒细胞瘤是妇女较少见的低度恶性肿瘤，大约占所有卵巢肿瘤的 3%，是最常见的性索间质肿瘤及分泌激素的肿瘤。约 1/3 发生在绝经前妇女，超过 50% 发生在绝经后妇女，大约 5% 发生在青春期前。由于肿瘤细胞分泌雌激素的作用，往往较早即出现临床症状。因此，肿瘤体积大小不一，圆形或卵圆形，形态规则或呈分叶状，多为实质性肿瘤，肿瘤内部回声不均匀（图 10-3-5 和图 10-3-6）。极少数瘤体内局部可发生出血回声，并形成小囊腔结构，形成 "瑞士奶酪样" 表现。由于大剂量雌激素的扩张血管作用，瘤体内部血管扩张明显，血供较丰富，血管阻力下降。子宫由于受雌激素的作用，也发生相应的变化，表现为子宫体轻度增大，内膜增厚和子宫血流增加。

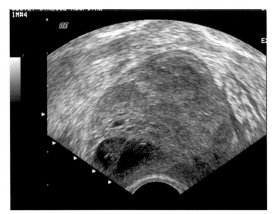
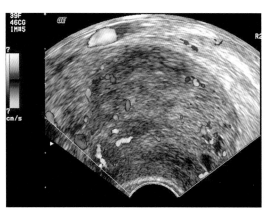

图 10-3-5 右卵巢颗粒细胞瘤 1
图像显示右侧肿块形态不规则，内部见多个大小不等的囊腔，实质性部分回声不均匀

图 10-3-6 右卵巢颗粒细胞瘤 2
内部回声不均匀，血管扩张明显

六、转移性卵巢肿瘤

大部分来源于胃、乳腺、淋巴或子宫的转移性卵巢肿瘤为实质性。大部分来源于结肠、直肠、阑尾或胆道的转移性卵巢肿瘤为多房性或混合性肿块，并且体积大于来源于胃、乳腺、淋巴和子宫的肿瘤。声像图特征（图 10-3-7 ~ 图 10-3-10）为双侧性实质性肿块，一般两侧肿瘤大小、形态基本相似，呈肾形，形态不规则，表面呈波浪状。剖面上为实质性回声，可见多个小囊腔分布在实质性部分中。局部出血坏死可以形成相对较大的不规则囊性结构。彩色超声检查，肿瘤内部血管分布较原发性卵巢恶性肿瘤明显减少，血管阻力降低不明显。

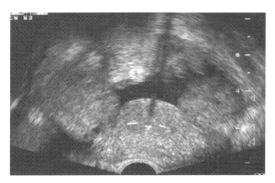

图 10-3-7 双卵巢转移性癌 1

双卵巢增大，形态呈球形，内部以实质性结构为主，
见大小不等小囊性区域。周围大量积液

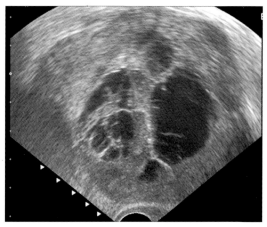

图 10-3-8 双卵巢转移性癌 2

双侧混合性结构，内部回声不均匀，呈多房性

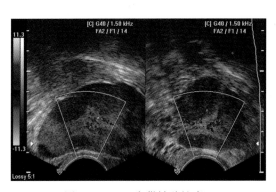

图 10-3-9 双卵巢转移性癌 3

胃癌术后双卵巢转移癌

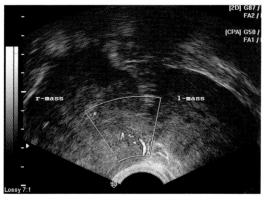

图 10-3-10 双卵巢转移性癌 4

胃小弯侧低分化腺癌，双侧 Krukenberg 瘤

卵巢恶性肿瘤时，虽然其病理类型差别较大，但是其临床表现和超声特征往往具有雷同之处。表 10-3-1 比较了卵巢常见恶性肿瘤的病理、临床及超声检查的关系。

表 10-3-1 卵巢常见恶性肿瘤的病理、临床及超声检查的关系

分类	病理类型	临床特征	超声表现
上皮性肿瘤（90% ~ 95%）	1. 囊腺癌：浆液性（常见）和黏液性	绝经前后；腹痛、腹胀和胃肠道症状	大的（10 ~ 30cm）；囊实性，囊液呈无回声或低回声，分隔较厚，见乳头，25% ~ 60% 双侧性［图 10-3-12（a、b）和图 10-3-13（a、b）］
	2. 未分化腺癌		固定的，常伴腹水，低回声的腹水提示腹膜黏液瘤

续表

分　类	病理类型	临床特征	超声表现
上皮性肿瘤 （90%～95%）	3. 内膜样腺癌	可能来源内膜样囊肿或子宫内膜癌	混合性囊肿和实质性肿块（图10-3-14～图10-3-17）；30%双侧；可伴子宫内膜回声的异常（图10-3-18和图10-3-19）
性索肿瘤 （2%）	1. 颗粒细胞瘤	好发年龄变化大；女性化，阴道出血伴内膜增生过长或癌	实质性；单侧，回声均匀；伴内膜增厚
	2. 睾丸母细胞瘤	常见青春期，男性化	实质性，单侧性
生殖细胞肿瘤（1%）	1. 无性细胞瘤	常发生在青春期，引起原发性闭经，对放疗敏感	常为实质性，大小不一；10%～20%为双侧
	2. 绒毛细胞癌	可引起青春期性早熟；高绒毛促性腺激素（HCG）；侵蚀性生长	变化较大，无特征
	3. 未成熟性畸胎瘤	罕见；发生在青春期后妇女	混合性，囊性部分形态变化较大，可含有高回声区伴声影［图10-3-11（a、b）和图10-3-20］
	4. 内胚窦瘤	常见于年轻人，高度恶性	实质性，可有坏死区域
转移性肿瘤（4%～8%）	KruKenberg肿瘤（原发胃肠道）或来自其他部位；乳腺、肺、胰腺或淋巴结	绝经前后；卵巢外恶性肿瘤的表现，如胃肠道症状	大的混合性肿块；双侧性；如果单侧性常为右侧；常常与卵巢原发性恶性肿瘤容易区别

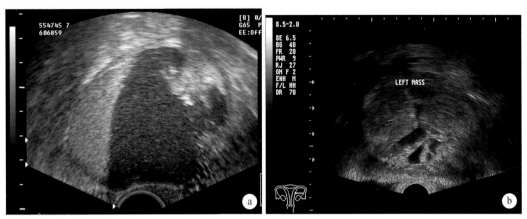

图 10-3-11 左卵巢恶性畸胎瘤

阴道超声显示肿瘤形态不规则，囊壁厚度不均匀，箭头所示处见实质性突起呈高回声区域，造成囊壁不规则

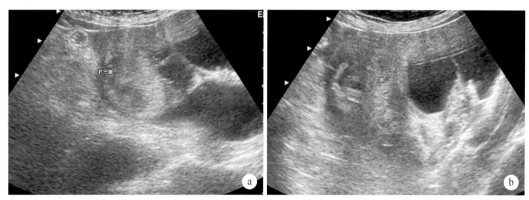

图 10-3-12　右卵巢黏液性囊腺癌

肿瘤内部回声不均匀，形态不规则

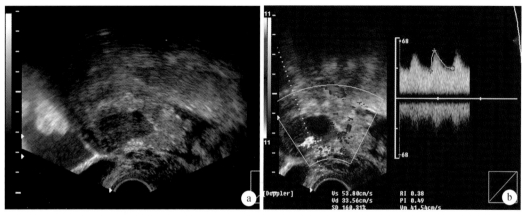

图 10-3-13　左卵巢浆液性囊腺癌

肿瘤形态不规则，内部回声不均匀

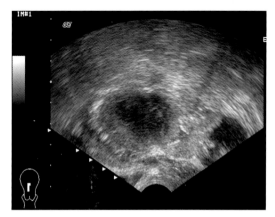

图 10-3-14　右卵巢内膜样癌

肿瘤形态不规则，内部回声不均匀，见不规则的
低回声区域，囊腔形态不规则

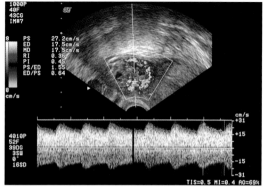

图 10-3-15　双卵巢内膜样癌

多普勒显示呈低阻型

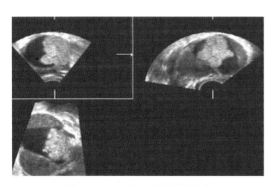

图 10-3-16 左卵巢内膜样癌

三维超声多平面显示，见不规则乳头

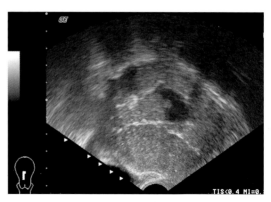

图 10-3-17 双卵巢内膜样癌

晚期见肿瘤内部多个形态不规则的囊腔

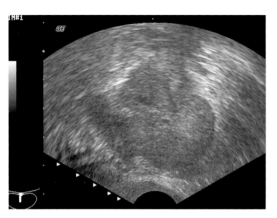

图 10-3-18 左卵巢内膜样癌

晚期肿瘤形态不规则，边界不清

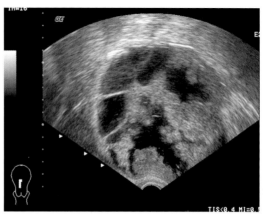

图 10-3-19 右卵巢内膜样腺癌

肿瘤形态不规则，内部回声不均匀，见不规则等
回声和不规则无回声囊腔

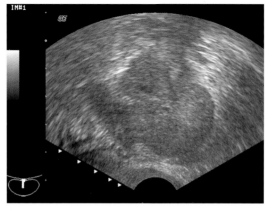

图 10-3-20 右卵巢恶性畸胎瘤

肿瘤形态不规则，边界不清，内部回声不均匀

第四节　卵巢恶性肿瘤的阴道超声早期诊断

由于卵巢肿瘤深藏于盆腔，早期卵巢癌缺乏典型的症状与体征，因此目前尚无特异的早期诊断方法。早期诊断早期治疗卵巢癌，对提高妇女生活质量、降低卵巢癌死亡率、升高存活率具有重要的临床及社会价值。

一、卵巢癌流行病学特点

恶性卵巢肿瘤是预后极差的生殖系统肿瘤，成为妇科恶性肿瘤的主要死亡原因。每年卵巢癌的发病率为（10～50）/10万，且有逐年上升的趋势。1989年Compell报道在无症状的妇女人群中卵巢癌的发病率是0.09%。近20年来，与医学的发展相比，卵巢癌的生存率并无明显提高，5年生存率仍维持在36%～39%。

分析发现卵巢癌预后不良与下列因素有关：①卵巢肿瘤深藏于盆腔；②患者往往缺乏典型的症状与体征；③缺乏特异性的早期诊断方法。

1. 卵巢癌高危因素　家族性卵巢癌史、子宫内膜癌史、未婚、未育、绝经后可扪及卵巢是卵巢癌的高危因素。目前一般认为具有卵巢癌家族史的一级亲属（母亲、姊妹、女儿）、二级亲属（祖母、外祖母、姑姨）或乳房癌史的妇女为高危人群。

2. 高危人群卵巢癌的发病率　一般人群卵巢癌的发病率（10～50）/10万，具有肿瘤家族史的人群患卵巢癌的危险性明显高于一般人群。其危险性可增加2～10倍，一级亲属的危险性高于二级亲属。Bourne等报道，具有家族性卵巢癌史的高危人群中卵巢癌的发病率为3.9/1000。卵巢癌的发病率也随年龄的增加而增高，50岁以上可增加3倍，未产妇的危险性增加1倍，而口服避孕药可使危险性减半。

临床上卵巢癌确诊时有60%～70%的患者已属晚期。卵巢癌5年生存率的高低取决于肿瘤的分期，早期（Ⅰa或Ⅰb）的患者生存率可达80%～95%，而晚期（Ⅳ期）以上的患者5年生存率仅15%～25%，因此早期诊断卵巢癌是降低卵巢癌病死率的主要措施。

二、卵巢恶性肿瘤早期诊断方法进展

临床上诊断卵巢恶性肿瘤的方法很多，最早应用于临床的方法是绝经后可扪及卵巢，认为正常绝经后卵巢不可扪及，一旦扪及提示卵巢内可能有小病变存在；但其阳性率仅10%，随着卵巢恶性肿瘤发病年龄的提早，已不再适应临床的要求。血清检测技术和癌标记物的发展，提出了血清CA125等癌标记物检测方法，在卵巢恶性肿瘤诊断方面具有一定的价值；但与其他部位肿瘤（前列腺癌）或妇科其他病变（子宫内膜异位症）有交叉，预测性较差，仅在随访卵巢恶性肿瘤复发方面具有较大价值。

超声技术的发展在妇科肿瘤的诊断方面具有较大的价值。阴道超声通过观察肿块形态、内部回声情况，为临床术前诊断提供便利条件，而彩色阴道超声可以观察肿块内部血管分布情况并计算血管阻力。因此，在区别卵巢良、恶性肿瘤方面具有独特的价值。恶性肿瘤时，由于细胞生长迅速，大量新生血管形成，与良性肿瘤比较，血管分布紊乱、扩张、阻力降低。本组资料表明，恶性肿瘤时血管分布呈网状，局部血管扩张呈团状（图10-4-1～图10-4-5），而良性肿瘤彩超仅在四周或分隔上探及稀少血管或无血管；而血管阻力指标提示恶性肿瘤明显低于良性肿瘤，与肿瘤的生物学特性相一致。高频率、高分辨率彩超的应用，使得彩超的分辨

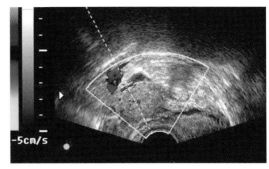

图 10-4-1　输卵管癌 1

子宫右后方混合性肿块，形态不规则，内部见不规则的囊腔，肿瘤下方见少量积液

能力大大提高。可以发现卵巢内小于 2cm 的病灶，为卵巢癌的早期诊断提供依据。

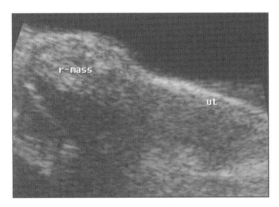

图 10-4-2　输卵管癌 2

形态不规则，内部见不规则的低回声区域

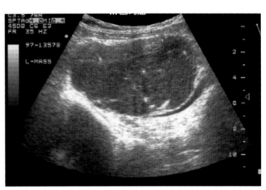

图 10-4-3　盆腔恶性淋巴瘤 1

肿瘤呈球形，边界清晰，内部回声不均匀，见散在的高回声点和低回声光点，类似于囊性结构，术后病理：后腹膜恶性淋巴瘤

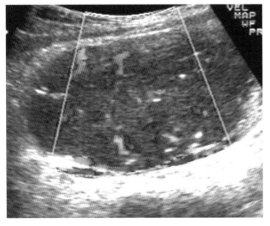

图 10-4-4　盆腔恶性淋巴瘤 2

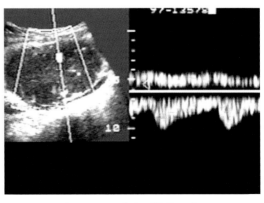

图 10-4-5　盆腔恶性淋巴瘤 3

三、卵巢恶性肿瘤的阴道超声早期诊断

表 10-4-1 总结了卵巢恶性肿瘤时超声检查的声像图特征。

表 10-4-1　恶性肿瘤时的声像图特征

囊性肿块	囊肿内部见实质性部分，分隔明显增厚，囊性部分被实质性组织代替，内部回声紊乱。边界不清，肿块固定，腹水，腹腔内发现转移灶
实质性肿块	内部回声偏低、出现坏死区域，出现片状不规则回声区域。界限不清，肿块固定，腹水，腹腔内发现转移灶

Comphell 等报道超声结合卵巢恶性肿瘤病理学特征区别卵巢良恶性肿瘤的特异性高达97.7%，但阳性预测值仅 1.5% 左右。高频阴道内超声的临床应用，大大提高了超声图像的分辨率，其分辨能力从腹部超声的 1～2mm 提高到 0.1～0.2mm。在此基础上建立了超声卵巢良恶性肿瘤区别评分表（表 10-4-2）。

表 10-4-2　卵巢良、恶性肿瘤超声评分法

分类	评分	分类	评分
单房和多房性肿瘤		分隔厚度	
内壁光滑度		<3mm	0
光滑	1	≥3mm	2
不光滑	2	乳头存在与否	
乳头存在与否		可疑存在	1
可疑存在	2	清晰存在	2
清晰存在	3	实性部分回声分布	
分隔厚度		均匀	1
<3mm	0	不均匀	2
≥3mm	2	实性肿瘤	
囊实性肿瘤		回声分布	
内壁光滑度		均匀	2
光滑	1	不均匀	4
不光滑	2	腹水	
		有	1
		排卵前有	0

注：评分<5 分为良性肿瘤，>4 分为可疑恶性。

采用该评分法诊断卵巢恶性肿瘤的敏感性为 100%，特异性为 83%。

Kurjak 等在二维超声诊断卵巢恶性肿瘤的评分基础上增加彩色超声检查，结果发现敏感性为 93.3%，特异性为 100%，具有早期诊断卵巢恶性肿瘤的价值。

国际卵巢肿瘤分析（International Ovarian Tumor Analysis，IOTA）协会提出简单法则区别卵巢良恶性肿瘤，卵巢良性肿瘤特点包括：B1，单房；B2，内部出现实质成分，最大直径<7mm；B3，后方伴声影；B4，多房性肿瘤，内壁光滑，最大直径<100mm；B5，

没有彩色血流（彩色评分 1）。卵巢恶性肿瘤特点包括：M1，不规则实质性肿瘤；M2，腹水；M3，至少 4 个乳头结构存在；M4，不规则多房性实质肿瘤，最大直径 ≥100mm；M5，血供丰富（彩色评分 4）。如果具备一个或一个以上的卵巢良性肿瘤的特点而缺乏卵巢恶性肿瘤的超声表现诊断为良性；如果出现一个或一个以上的卵巢恶性肿瘤的特点缺乏卵巢良性肿瘤的超声征象诊断为卵巢恶性肿瘤；无明显超声表现或同时具备卵巢良恶性肿瘤的超声表现考虑为中间型或无法确定肿瘤性质。

Kaijser 等提出两种 Logistic 回归（Logistic regression，LR）模型，LR1 模型包括 12 个变量：卵巢癌史，目前的寄宿治疗，年龄，肿块的最大直径，妇科检查时有无疼痛，腹水，肿块乳头内的血供，实质性肿瘤，实质性部分的最大直径，囊壁不规则，声影。LR2 模型包括 6 个指标：年龄，腹水，肿块实质部分的血流，实质部分的最大直径，囊壁不规则，声影。两个预测模型对卵巢癌的诊断有较高的敏感性。

四、彩色阴道超声对卵巢恶性肿瘤早期诊断的价值

1971 年 Folkman 首次提出肿瘤新生血管的形成先于肿瘤细胞群的增生假说。认为肿瘤组织内的新生血管具有不同于正常组织的特征。表现为：①大量的动静脉吻合的出现。②血管壁缺乏肌组织的成分，从而导致血流阻力降低。因而认为血流阻力的降低是肿瘤发生早期阶段的指标。③已在体内发现了与血管发生有关的因子，如血小板来源的因子，血管生成抑制因子等。从而为彩色超声诊断卵巢恶性肿瘤奠定了理论基础。

正常卵巢动脉的血流阻力随着月经周期而出现周期性的变化。Talor 等报道，正常盆腔卵巢动脉搏动指数（PI）= 1.58 ± 0.54（$n=33$ 例），在具有优势卵泡或黄体形成的动态卵巢中，卵巢动脉的 PI 值比对侧静态卵巢低，血流波形呈低阻力改变；在月经周期连续监测双侧卵巢的 PI 值发现，同一月经周期中，卵巢动脉的 PI 值也不同。在卵泡成熟或黄体期，PI 值明显降低。另外，在应用氯米芬促排卵治疗的患者中，出现多个卵泡发育的双侧卵巢的 PI 值也明显降低。

恶性卵巢肿瘤的血流阻力低于良性卵巢肿瘤。常以 PI<1.0 或 RI<0.4 作为诊断恶性卵巢肿瘤的分界值，但尚存在争议。主要是因为良恶性卵巢肿瘤的搏动指数或阻力指数值存在交叉重叠，可能与同一肿瘤不同血管分布区域血流阻力不同有关，而结合超声形态学进行诊断可提高确诊率。由于卵巢癌的发病率低，在大量无症状的人群进行普查有一定的困难，因此人们尝试在高危人群中应用彩超普查以早期发现卵巢癌。设想对可疑的卵巢在彩超引导下进行穿刺可明确诊断，但目前尚未见此方面的报道。

Bourne 等报道正常卵巢 PI 3.1~9.4，良性卵巢肿瘤 PI 3.2~7.0，原发性卵巢癌 PI 0.3~1.0。Kurjak 等认为良性卵巢肿瘤内未检测到血流，恶性卵巢肿瘤阻力指数（RI）= 0.33 ± 0.08。Fleisch 等发现良性卵巢肿瘤 PI = 1.8 ± 0.8（$n=32$ 例），恶性卵巢肿瘤 PI = 0.8 ± 0.6（$n=11$ 例）（$P<0.05$）。Kawai 报道良性卵巢肿瘤 1/PI = 0.69 ± 0.05（$n=15$ 例），恶性卵巢肿瘤 1/PI = 1.87 ± 0.65（$n=11$ 例）（$P<0.01$）。Donko 报道恶性卵巢肿瘤 RI = 0.35 ± 0.03，良性卵巢肿瘤 RI = 0.65 ± 0.08（$P<0.001$）。Hamper 等同时测定肿瘤内 PI 及 RI 值，结果显示良性卵巢肿瘤 PI = 1.93 ± 1.02，RI = 0.77 ± 0.02；恶性卵巢肿瘤 PI = 0.77 ± 0.03，RI = 0.5 ± 0.17。

　　Wu 等报道，在上皮性卵巢肿瘤中，随着恶性程度的增加，其 RI 值的分布呈渐进性下降的趋势。这种规律可能从血流阻力方面反映了卵巢肿瘤恶变的趋势，根据肿瘤血管形成理论，血流阻力的降低可能是卵巢癌早期病变的标志，因此血流阻力低的肿瘤可能提示潜在恶性。

　　利用血管阻力指标变化诊断恶性卵巢肿瘤的分界值的划分仍存在争议。较多学者采用 PI<1.0 或 RI<0.4（0.5）作为诊断恶性肿瘤的分界值（cut-off）。Weiner 等报道，以 PI<1.0 诊断恶性卵巢肿瘤确诊率高，其敏感度 94%，特异度 97%，阳性预测值 94%，阴性预测值 97%。

　　Kurjak 对 14 317 名无症状的妇女进行卵巢癌普查后，提出以 RI=0.40 作为分界值，其敏感度 96.4%，特异度 99.8%，阳性预测值 98.2%，阴性预测值 99.1%，确诊率 99.5%。

　　虽然良恶性卵巢肿瘤的 RI 或 PI 值不同，但是其分布具有交叉重叠的现象，因此利用肿瘤内部血管阻力变化区别卵巢良恶性肿瘤时容易造成误诊。分析产生交叠的原因，主要是同一肿瘤不同部位（如中央区、外周、隔周围）血流速度及血流阻力不同所致。据报道肿瘤分隔区血流阻力低于外周及中央区血流阻力（表 10-4-3、表 10-4-4）。

表 10-4-3　良恶性卵巢肿瘤的 RI 值（Kurjak 报道）

	囊块外周	中央区	隔区
良性	0.56	0.54	0.48
恶性	0.40	0.38	0.37

表 10-4-4　良恶性卵巢肿瘤的 PI 值（Fleischer 报道）

	囊块外周	中央区	隔区
良性	2.4	0.9	0.7
恶性	1.1	0.6	0.5

　　因此有人提出了应用测定肿瘤的 PI 或 RI 之最小值或最大值来评价卵巢肿瘤的方法。

　　理论上或临床研究证实，通过血流阻力指数与超声形态学特征相结合诊断卵巢肿瘤，可提高确诊率。Kurjak 研究表明，采用这两种方法相结合诊断卵巢肿瘤，可提高确诊率，其敏感度 90%，特异度 95%，阳性预测值 90%，阴性预测值 96%。此后，Kurjak 制定了较为详尽的超声形态学评分标准及多普勒血流评分标准，其中，多普勒血流阻力采用 RI<0.4 作为分界值，并评价肿瘤血管定位及血管分布。研究 812 名妇女中发现 174 例附件肿块，其中良性 134 例，恶性 38 例，各种方法诊断价值如表 10-4-5 所示。

表 10-4-5　三种诊断标准的评价

	敏感度（%）	特异度（%）	阳性预测值（%）	阴性预测值（%）
超声形态学标准（Ⅰ）	92.1	94.8	79.5	97.7
彩色多普勒血流标准（Ⅱ）	97.3	100	100	99.2
综合标准（Ⅰ+Ⅱ）	97.3	100	100	99.2

应用彩色超声诊断卵巢早期恶性肿瘤时，Kurjak 在二维超声诊断卵巢恶性肿瘤的评分基础上增加了彩色超声的评分指标，其评分标准见表10-4-6。

表10-4-6　卵巢恶性肿瘤的彩色超声评分

		评分		
		0	1	2	3
血管位置	囊块表面		分泌期	增生期	
	囊块周围		增生或分泌期		
	分隔上			分泌期	增生期
	中央区		分泌期	增生期	
	实质部分			增生或分泌期	
	实质周围		分泌期	增生期	
	乳头内				增生或分泌期
	乳头周围		增生或分泌期		
血管分布	无血管		增生或分泌期		
	规则		分泌期	增生期	
	不规则			分泌期	增生期
血管阻力	阻力指数>0.4		分泌期	增生期	
	阻力指数<0.4			分泌期	增生期

总结以上分析，卵巢良恶性肿瘤之间声像图特征的主要区别见表10-4-7。

表10-4-7　卵巢良恶性肿瘤的超声鉴别

	良性肿瘤	恶性肿瘤
形态	规则	不规则
边界	清晰（少数不清）	不清
回声	无回声或低回（偶尔高回声或强回声）	低回声、高回声
分隔	厚度均匀光滑	厚度不均匀、不光滑
囊壁	厚度均匀光滑	厚度不均匀、不光滑
血管分布	血管稀少	血管丰富、扩张、紊乱、阻力降低
腹水	无	有

五、超声造影对卵巢恶性肿瘤早期诊断的价值

超声造影是静脉内注射微球造影剂，当超声照射时，微球提供谐波非线性信号，而周围组织表现为弱信号。超声造影反映了组织微循环灌注情况。超声造影是鉴别卵巢良恶性肿瘤的一种有效方法。三维超声、彩色及能量多普勒超声造影不仅能够显示病灶组织内大血管的血供及分布，而且能够显示病灶内部分隔及乳头上微细血管血供情况，在早期诊断卵巢恶性肿瘤方面有较强的优势。有 Meta 分析研究表明，超声造影鉴

别卵巢良恶性肿瘤，敏感性为93%，特异性为95%。OR 比 171.2，曲线下面积 0.98。Xiang 等根据三维超声造影提出评分系统鉴别小的附件肿块的良恶性，指标包括肿块表面、囊壁厚度、囊壁结构、分隔、肿块超声造影、肿块与周围组织的关系、腹水等，大于 8 分提示恶性。超声造影在鉴别卵巢良恶性肿瘤方面比普通超声有着更高的敏感性及特异性。

（任芸芸）

参 考 文 献

曹斌融.1993. 卵巢恶性肿瘤的诊断现状. 实用肿瘤杂志，8：194.

常才，张珏华.1994. 75 例附件肿块的彩超检查分析. 中国影像技术杂志，10：250.

常才，张珏华.1995. 卵巢恶性肿瘤的超声诊断价值. 中国妇科与产科杂志，11：306.

常才，张珏华.1996. 彩色多普勒超声诊断卵巢良恶性病变. 中华妇产科杂志，31：502.

高淑英.1989.50 例卵巢恶性肿瘤 B 型超声诊断. 同济医科大学学报，18：17.

胡淑芳.1995. 经阴道彩色多普勒超声观察卵巢血流变化和卵巢周期性变化的关系. 中国医学影像技术，11：247.

徐晓红，张青萍.1996. 经腹彩色多普勒超声鉴别卵巢肿瘤良恶性. 中华超声影像学杂志，5：239.

朱关珍，陆惠娟.1993. 卵巢恶性畸胎瘤的病理及临床分析. 中华妇产科杂志，28：220.

周永昌，郭万学.1998. 超声医学. 第 3 版. 北京：科学技术文献出版社.

Anandakumar C, Chew S, Wong YC, et al. 1996. Role of transvaginal ultrasound color flow imaging and Doppler waveform analysis in differentiating between benign and malignant ovarian tumors. Ultrasound Obstet Gynecol, 7：280～284.

Andolf E, Svalenius E, Asredt B. 1986. Ultrasonography for early detection ofovarian carcinoma. Br J Obstet Gynecol, 19：1286～1289.

Barber HRK and Graber EA. 1971. The pastmenopausal palpable ovary syndrome. Obstet Gynecol, 38：921.

Bourne TH, Campbell S, Reynolds KM, et al. 1993. Screening for early familial ovarian cancer with trasvaginal ultrasonography and colour blood flow imaging. Br Med J, 306：1025～1029.

Bromley B, Goodman H, Benacerraf BR. 1994. Comparison between sonographic morphology and Doppler waveform for the diagnosis of ovarian malignancy. Obstet Gynecol, 83：331～338.

Carter J, Saltzman A, Hartenbach E, et al. 1994. Flow characteristics in benign and malignant gynecologic tumors using transvaginal color flow Doppler. Obstet Gynecol, 83：125～130.

Camphell S, Goessens L, Goswany R, et al. 1982. Real-time ultrasonography for determination of ovarian morphology and volume. Lancet, 1：425.

Chew S, Wong YC, Chia D, et al. 1996. Role of transvaginal ultrasound color flow imaging and Doppler waveform analysis in differentiating between benign and malignant ovarian tumors. Ultrasound Obstet Gynecol, 7：280～284.

Cohen CJ, Jennings TS. 1994. Screening for ovarian cancer：the role noninvasive imaging techniques. Am J Obstet Gynecol, 170：1088～1094.

Depriest PD, van Nagell JR, Gallion HD, et al. 1993. Ovarian cancer in asymptomatic postmenopausal women. Gynecl Oncol, 51：205.

Dietl J, Horny HP, Kaiserling E. 1994. Frequent overexpression of P53 in dysgerminoma of the ovary. Gynecol

Obstet Invest, 37: 141, 142.

Disantis DJ, Scatarige JC, Kemp G, et al. 1993. A prosective evaluation of transvaginal sonography for detection for ovarian disease. Am J Roentgenol, 161: 91~94.

Fleischer AC. 1991. Assessment of ovarian tumor vascularity with transvaginal color Doppler sonography. J Ultrasound Med, 10: 563~568.

Fleischer AC, Lyshchik A, Jones HW, et al. 2008. Contrast-enhanced transvaginal sonography of benign versus malignant ovarian masses: preliminary findings. Journal of Ultrasound in Medicine: Official Journal of the American Institute of Ultrasound in Medicine, 27 (7): 1011~1018; quiz 9~21.

Fleischer AC, Rogers WH, Rao BK, et al. 1991. Transvaginal color Doppler sonography of ovarian masses with pathological correlation. Ultrasound in Obstet Gynecol, 1: 275~278.

Hata K. 1991. Transvaginal color Doppler imaging for hemodynamic assessment of reproductive tract tumors. Int J Gynecol Obstet, 36: 301~308.

Hata K, Hata T, Manabe A, et al. 1992. A citical evaluation of transvaginal Doppler studies, transvaginal sonography, magnetic resonance imaging, and CA125 in detecting ovarian cancer. Obstet Gynecol, 80: 922.

Huchon C, Metzger U, Bats AS, et al. 2012. Value of three-dimensional contrast-enhanced power Doppler ultrasound for characterizing adnexal masses. The Journal of Obstetrics and Gynaecology Research, 38 (5): 832~840.

Jacobs I, Davies AP, Bridges J, et al. 1993. Prevalence screening for ovarian cancaer in postmenopausal women by CA125 measurement and ultrasonography. Br Med J, 306: 1030~1034.

Jacobs IJ, Oram DH, Bast RC. 1992. Strategies for improving the specificity of screening for cancer with tumor-associated antigens CA125, CA15-3, and TAG72. 3. Obstet Gynecol, 80: 396~399.

Kaijser J, Bourne T, Valentin L, et al. 2013. Improving strategies for diagnosing ovarian cancer: a summary of the International Ovarian Tumor Analysis (IOTA) studies. Ultrasound in Obstetrics & Gynecology: the Official Journal of the International Society of Ultrasound in Obstetrics and Gynecology, 41 (1): 9~20.

Karlan BY, Raffel LJ, Crvenkovic G, et al. 1993. A Multidisciplinary approach to the early detction of varian carcinoma: Rationale, protocal design and early results. Am J Obstet Gynecol, 169: 494~501.

Kawen M, Kana T, Kikkawa F, et al. 1992. Tansvaginal Doppler ultrasound with color flow imaging in the diagnosis of ovarian cancer. Obstet Gynecol, 79: 163.

Kurjak A, Predanic M. 1992. New scoring system for prediction of ovarian malignancy based on transvaginal color Doppler sonography. JUM, 11: 631.

Kurjak A, Schulman H, Sacic A, et al. 1992. Transvaginal ultrasound, color flow, and Doppler waveform of the postmenopausal adnexal mass. Obstet Gynecol, 80: 917.

Macri CI, Vasilev SA. 1994. Highly elevated CA125 and tubo-ovarian abscess minicking ovarian carcinoma. Gynecol Obstet Invest, 37: 143~144.

Mahlck CG, Grenkvist K, et al. 1994. Plasma prealbumin in women with epithelial ovarian carcinoma. Gynecol Obstet Invest, 37: 135~140.

Mendelson EB, Bohm-Velez M. 1992. Transvaginal ultrasonography of pelvic neoplasms. Radiol Clin North Am, 30: 703~734.

Sassone AM, Timor-Tritsch IE, Artner A, et al. 1991. Transvaginal sonographic characterization of ovarian disease: Evaluation of a new scoring system to predict ovarian malignancy. Obstet Gynecol, 78: 70~76.

Schneider VL, Schneider A, Reed KL, et al. 1993. Comparison of Doppler with two-dimensional sonography and CA125 for predictiong of malignancy of pelvic masses. Obstet Gynecol, 81: 983~988.

Sugiyama T, Nishida T, Komai K, et al. 1996. Comparison of CA 125 assays with abdominopelvic computed tomography and transvaginal ultrasound in monitoring of ovarian cancer. Int J Gynaecol Obstet, 54: 251 ~ 256.

Sunder G. 1964. On the diagnostic value of ultrasound in obstetrics and gynecology. Acta Obstet Gynecol Scand, 43 (Suppl 6): 144.

Teneriello MG, Park RC. 1995. Early detection of ovarian cancer. CA Cancer J Clin, 45: 71 ~ 87.

Testa AC, Ferrandina G, Timmerman D, et al. 2007. Imaging in gynecological disease (1): ultrasound features of metastases in the ovaries differ depending on the origin of the primary tumor. Ultrasound in Obstetrics & Gynecology: the Official Journal of the International Society of Ultrasound in Obstetrics and Gynecology, 29 (5): 505 ~ 511.

Van Holsbeke C, Domali E, Holland TK, et al. 2008. Imaging of gynecological disease (3): clinical and ultrasound characteristics of granulosa cell tumors of the ovary. Ultrasound in Obstetrics & Gynecology: the Official Journal of the International Society of Ultrasound in Obstetrics and Gynecology, 31 (4): 450 ~ 456.

Weineer J, Thaler Z, Beck D, et al. 1992. Differentiating malignant from benignovarian tumor with transvaginal color flow imaging. Obstet Gynecol, 79: 159.

Wu Y, Peng H, Zhao X. 2015. Diagnostic performance of contrast-enhanced ultrasound for ovarian cancer: a meta-analysis. Ultrasound in Medicine & Biology, 41 (4): 967 ~ 974.

第十一章 内生殖器官炎性疾病的超声诊断

内生殖器官炎症包括阴道、子宫颈、子宫体、输卵管、卵巢及子宫旁组织炎性病变，其中阴道炎和子宫颈炎可以通过直接妇科检查进行诊断和治疗，故不是超声检查的方向，而子宫体及附件（包括输卵管、卵巢及子宫旁组织）炎症是超声（尤其阴道内超声）检查的主要任务。炎症的来源多为上行性感染，少数为经淋巴系统或血行感染。常见的感染为非特异性细菌引起，少数为特异性细菌（如结核杆菌）所致。近年来随着抗生素的广泛应用，细菌感染发生率相应降低，而其他微生物（如衣原体、支原体）的感染呈明显升高趋势。

第一节 病因和病理变化

一、病 因

正常情况下女性的内外生殖道在解剖、生理、生化及免疫方面形成了较为完善的防御体系，防止致病微生物的入侵。这些防御体系包括：

（1）正常情况下大小阴唇的自然闭合及阴道的自然合拢。

（2）阴道内大量乳酸的产生，使得其局部呈酸性环境（pH4.5）。在雌激素的作用下，阴道上皮细胞增生并在细胞内合成大量的糖原，随腺体液分泌至阴道内，在阴道杆菌的作用和分解下，形成大量的乳酸，从而使得阴道内呈酸性环境，不利于细菌的生长。

（3）子宫颈管内黏液栓可以机械性地阻止细菌的入侵。子宫颈腺体、子宫内膜腺体及输卵管黏膜均可以分泌抗体，从而可以杀伤致病菌。一般认为，子宫颈黏液栓的下 1/3 可培养出细菌，而上 2/3 无细菌存在。

（4）子宫内膜在性激素的作用下周期性脱落以及输卵管黏膜纤毛的运动。

（5）阴道内存在的正常菌群的生长，对抑制致病菌的入侵也具有较好的预防价值，如阴道杆菌可以分解糖原为乳酸等。这些正常菌群在阴道内生长，相互之间协同和约制，保持着一定的平衡，从而抑制致病菌的生长。但是，当机体的抵抗力下降或局部平衡失调时，这些正常菌群可以转换成条件致病菌，引起局部感染。

（6）生殖道免疫系统亦发挥抗感染作用。

当自然防御功能遭到破坏，或机体免疫功能降低、内分泌发生变化或外源性致病菌侵入时，均可导致炎症发生。

常见的引起女性内生殖道炎症的致病微生物主要包括以下几类，约50%的盆腔炎病例由多种微生物感染：

1. 细菌感染 细菌是最常见的致病原。正常情况下寄生在阴道内的细菌包括需氧菌及厌氧菌，这些菌群在阴道内保持一定的平衡，一旦抵抗力降低，可引起菌群失调而发生感染。而生理情况下子宫颈、子宫腔、输卵管腔内无细菌存在。

生殖道细菌感染可分为特异性细菌感染及非特异性细菌感染，前者常见结核杆菌感染；后者可以是链球菌、葡萄球菌、大肠杆菌和厌氧菌等感染，常为混合性细菌感染。文献报道 70% ~ 80% 的盆腔脓肿可培养出厌氧菌。

2. 衣原体和支原体感染 近年来由于大量广谱抗生素的应用，细菌引起的生殖道炎症逐渐降低，而衣原体或支原体所致炎症有明显升高趋势，常引起输卵管黏膜的损伤而致不育。

3. 其他致病微生物感染 如梅毒、淋球菌等引起的性传播性疾病。

二、致病微生物的传播途径

1. 经淋巴系统蔓延 病原体经会阴、阴道、子宫颈和子宫体感染灶或创伤口周围的淋巴系统向盆腔蔓延，常见于产后、流产后及宫内手术后感染。

2. 经血循环传播 为结核杆菌感染的主要途径，首先受累的常是输卵管。病原体来自远处其他系统或脏器。

3. 沿生殖道黏膜上行感染 病原体沿生殖道黏膜感染蔓延扩散，常见葡萄球菌、淋球菌、衣原体感染。

4. 直接蔓延 盆腹腔内其他器官炎症的直接蔓延。

在盆腔炎中，沿生殖道黏膜上行感染是最常见的传播途径，约85%是通过该方式进行炎症的扩散，如性传播性炎症疾病、宫腔内放置节育器、宫腔内手术或产后感染；约1%的盆腔炎是由于血行或经淋巴扩散。

三、病 理 特 点

（一）根据发病快慢及病理不同分类

可以分为急性、亚急性和慢性。

1. 急性或亚急性炎症的病理变化 病灶局部充血、水肿，大量浆液纤维渗出聚集，表现为子宫体均匀性增大，输卵管增粗，盆腔结缔组织增厚。严重时盆腔炎可以在局部有渗出物聚集，周围粘连形成大小不等、形态不规则的脓性包块，即形成盆腔脓肿。

2. 慢性炎症的病理变化 包括输卵管积水、宫腔积液、输卵管卵巢积水和慢性盆腔炎。由于经过了急性或亚急性的过程，病程往往较长，病灶周围粘连明显（以结缔组织为主）。因粘连造成局部渗出液体的流动、吸收障碍，液体局部聚集形成积水、积液。病理表现为局部增厚、粘连、变硬，慢性炎症在一定的条件下可以急性发作，转换成急性或亚急性炎症。

（二）根据病变部位的不同分类

根据病变部位的不同可以分为子宫体炎、子宫内膜炎、宫腔积脓、输卵管炎、输卵管积脓、输卵管卵巢积脓、盆腔腹膜炎和盆腔脓肿形成。病情严重者可能发生败血症、脓毒血症及肝周围炎等。

1. 子宫体炎和子宫内膜炎 常见于产褥期感染。病原体经胎盘剥离面入侵，在内膜层扩散引起子宫内膜炎。如果炎症弥漫达子宫肌层，则造成子宫体炎（或子宫肌炎）。病理特点是子宫体稍增大，呈球形，质地较软。浆膜面受累及时往往表面有纤维条索形成，早期是由于局部炎症渗出所致，后期可以是纤维结缔组织形成。急性期肌层内可见充血和大量的渗出，从而肌层明显增厚、肿胀，肌束之间可以出现小的脓腔，宫腔内有大量渗出物聚集。慢性时表现为子宫壁的纤维化。

2. 输卵管炎、输卵管积脓和输卵管卵巢积脓 急性输卵管炎往往是由化脓性细菌感染引起。沿淋巴扩散的炎症，常首先影响子宫旁结缔组织，侵犯输卵管浆膜、肌层，对输卵管黏膜的影响一般较轻。沿生殖道黏膜扩散的炎症往往首先影响输卵管黏膜，造成输卵管黏膜炎。病理特点为输卵管增粗、扭曲和充血，严重时输卵管浆膜面上有纤维素脓性渗出物黏附，与周围组织器官粘连，而输卵管黏膜病变往往较轻，管腔通畅。如果炎症主要影响输卵管黏膜，常常引起输卵管黏膜肿胀、间质水肿，管腔内大量炎性渗出物。

随着炎症的不断发展，输卵管管腔内炎性渗出物聚集，从而形成输卵管积脓，表现为输卵管慢性增粗、扭曲，随着急性炎症的好转，脓液逐渐吸收，被浆液性渗出液代替，形成输卵管积水。如果输卵管伞端开口处与卵巢粘连，使得卵巢组织成为脓腔或积液囊腔壁的一部分，则形成输卵管卵巢积脓或积水，使得输卵管卵巢扭曲在一起，类似多房性囊块。

3. 盆腔结缔组织炎、盆腔腹膜炎和盆腔脓肿形成 炎症往往是由于子宫体炎症、输卵管炎症或附近器官（阑尾炎）炎症的直接扩散。表现为子宫旁结缔组织水肿、充血，腹膜肿胀及其表面炎性渗出。炎症严重时可以在局部形成渗出液聚集并成为囊腔，从而形成盆腔积脓；慢性期则成为盆腔包裹性假性囊肿（又称包裹性积液）。

第二节 临床表现

生殖道炎症常见于生育年龄的妇女，但是也可以发生在青少年或绝经后妇女。由于其病理变化不同，临床表现可以完全不同。慢性炎症时，患者可无任何症状或体征。急性炎症时，可表现为明显的临床症状及体征，严重时可危及妇女生命。

一、急性或亚急性炎症表现

常见的临床症状包括下腹部疼痛、发热、阴道流水或不规则出血。约 20% 患者可有排尿疼痛，30% 患者出现发热，75% 子宫内膜炎患者有阴道内脓性分泌物。由于患者的反应性、敏感性和抵抗力不同，临床表现差别较大。现在临床上较少见到典型的急性炎症，大多数在急性或亚急性期仅有轻微的腹痛或无明显症状。

妇科检查因疾病的病理变化而异。一般急性或亚急性期常有宫颈举痛，表现为妇科检查时或性交时，由于宫颈的活动，牵拉两侧附件，刺激病变局部组织引起疼痛，可扪及子宫体增大、压痛或子宫旁增厚压痛。如果形成输卵管（卵巢）积脓或盆腔积脓时，常常在子宫一侧或双侧触及形态不规则、质地中等压痛的肿块。

急性炎症时患者常常有血白细胞的升高，尤其是中性粒细胞的升高更为明显，约50%的患者出现急性感染性血象表现。

在输卵管卵巢脓肿的病例中，约60%的病例体温大于37.8℃，约68%的病例白细胞大于$10×10^9$/L，约26%的病例有呕吐，而约19%的病例有慢性腹部疼痛。

二、慢性炎症表现

患者可以无任何不适。少数患者可以表现为月经期不适、月经过多，或表现为下腹部不适、坠胀及腰骶部酸痛等。极少数患者可因长期的炎症引起较为明显的精神症状或不孕史。

妇科检查为子宫一侧或两侧扪及增厚或边界不清、形态不规则的囊块，压痛不明显。

第三节　声像图特征

由于炎症的病理特点，声像图特征往往不明显。炎症早期由于局部病理变化较小，超声仅显示一些非特异性的轻微的声像图改变，如子宫内膜炎和输卵管炎。炎症的后期，因炎症病理变化的多样性，其超声特征往往也不是十分的典型。因此超声检查（无论腹部超声或阴道超声）均应密切结合临床病史及妇科检查，仔细检查以便发现细小的声像图特征。

一、子宫体炎

急性期表现为子宫体的均匀性增大、饱满或呈球形、肌层回声稍降低或增加、肌层增厚、子宫边界欠清或不清。如累及子宫内膜时可见宫腔积液或积脓，表现为宫腔内无回声或弱回声结构，内膜回声增强或呈低回声表现。彩色多普勒超声显示子宫肌层及宫旁血管扩张明显，以静脉扩张为主，动脉阻力降低。慢性炎症的超声特征不明显，极少数患者可以表现为子宫肌层的增厚，类似于子宫肥大症。一般认为75%的患者无典型的超声特征。

二、输卵管积脓或输卵管卵巢积脓

本病可以是双侧（图11-3-1和图11-3-2）或单侧（图11-3-3），常为多房性（图11-3-4）。表现为子宫一侧或双侧的多房性囊性为主的混合性块（图11-3-4～图11-3-7）。肿块一般形态不规则，边界不清，由于输卵管壁的水肿、充血使囊壁往往较厚且不均匀（图11-3-4和图11-3-7）。囊腔形态不规则，圆形或椭圆形、腊肠状，内部为弱回声结构，伴有不均匀的细光点或有实质性部分（图11-3-8）。约20%的输卵管积脓显示"气-液分层征"。若以输卵管管壁增厚（≥5mm）伴管腔充满液体这一现象去诊断可能同时存在的子宫内膜炎，其敏感性可达85%、特异性高达100%。

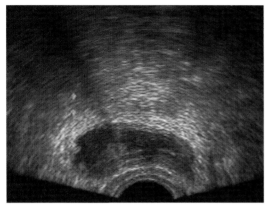

图 11-3-1　右输卵管积脓

右侧形态不规则、边界不清肿块，内部回声不均匀，
见不规则囊腔

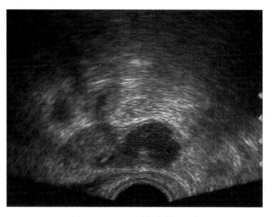

图 11-3-2　左输卵管积脓

与图 11-3-1 为同一患者，显示左输卵管腔增宽，
充满低回声液体

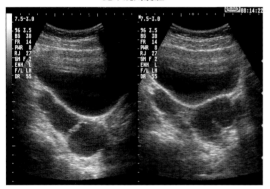

图 11-3-3　右输卵管积脓 1

囊肿形态不规则，呈波浪状。内壁见毛绒样
突起

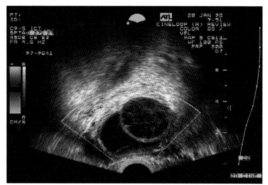

图 11-3-4　右输卵管积脓 2

经阴道超声观察，呈多房性，囊壁上血管扩张。
囊液黏稠

　　附件炎症可引起子宫周围的粘连，从而表现为子宫边界不清，常伴盆腔积液。彩色多普勒超声见肿块内部囊壁或周围血管扩张、扭曲，静脉扩张为主（见图 11-3-4），动脉阻力降低（PI<1.0 或 RI<0.5）。

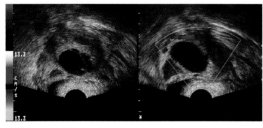

图 11-3-5　右输卵管积脓 3

囊腔形态不规则，囊壁厚度不均匀，肿块边界不清

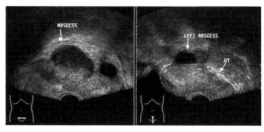

图 11-3-6　右输卵管积脓 4

呈多房性囊肿，囊壁厚度不均匀，局部囊壁明显
增厚且呈高回声。囊液中存在细小回声点

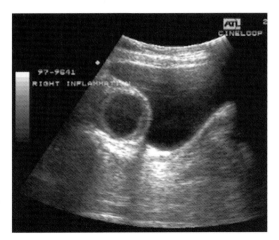

图 11-3-7　右输卵管积脓 5

呈球形，囊壁较厚且回声不均匀，囊液见回声点

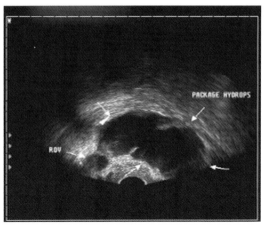

图 11-3-8　右输卵管积水

形态呈 "腊肠状"

三、急性盆腔炎或盆腔脓肿形成

　　炎症累及子宫旁结缔组织或盆腔内其他脏器时，形成广泛的盆腔结缔组织炎。由于炎性渗出，子宫卵巢常表现为边界不清，宫旁软组织因水肿或充血可呈现为回声增强伴不规则无回声区。形成脓肿后可探及边界不清、形态不规则的包块，囊壁厚度及回声不均匀，囊腔的内壁欠规则或不规则，往往为多房性或盆腔内探及多个形态不规则的囊腔，囊腔内部呈弱回声区伴不均匀细小回声点，也可以表现为盆腔内实质性肿块，形态不规则，边界不清，内部回声极不均匀，局部可见不规则的囊腔形成低回声区域（图 11-3-9 和图 11-3-10）。常伴有盆腔内少量积液，一般位于子宫直肠陷凹，粘连较轻时可以随体位而变。急性期后，转为慢性盆腔炎症，其多无明显的超声特征，绝大多数患者超声检查时仅表现为盆腔脏器（尤其子宫和卵巢）边界不清，询问病史多有典型或不典型的盆腔炎病史。彩色多普勒超声探查见子宫旁血管扩张、扭曲，以静脉扩张为主（图 11-3-11 和图 11-3-12），动脉阻力降低。

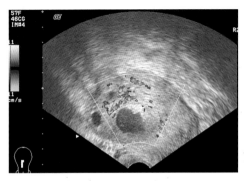

图 11-3-9　右侧炎性肿块

肿块呈圆形，边界不清，内部回声不均匀，彩色超声显示内部血管扩张

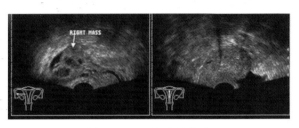

图 11-3-10　右盆腔积脓

右侧多房性囊块，形态不规则，内部见大小不等囊腔，囊液黏稠

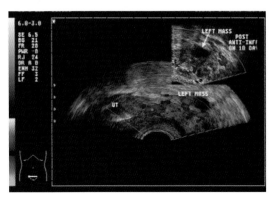

图 11-3-11　左侧炎性肿块 1

肿块形态不规则，内部回声不均匀，见不规则囊腔。
彩色超声显示内部血管扩张

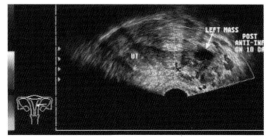

图 11-3-12　左侧炎性肿块 2

与图 11-3-11 为同一患者，经抗生素治疗后肿块明显缩小，
边界不清，彩色超声显示局部仍有血管扩张

四、输卵管积水或输卵管卵巢积水

子宫双侧或一侧不规则多房性囊块，边界往往清晰，囊壁及分隔较薄且均匀，囊液清亮，囊腔内壁光滑，囊腔形态规则、圆形或椭圆形、腊肠状（图 11-3-13 ~ 图 11-3-16）。部分由输卵管积脓（或输卵管卵巢积脓）转变的输卵管（卵巢）积水，由于急性炎症的炎性渗出、纤维粘连的形成，囊块周围往往边界不清，囊壁厚度不均匀（图 11-3-8、图 11-3-17和图 11-3-18）。彩色多普勒超声往往较难探及囊壁血管。

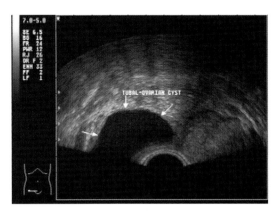

图 11-3-13　右卵巢输卵管积水

右卵巢内侧囊块，呈圆形，囊液清亮。手术证实右侧
卵巢输卵管积水

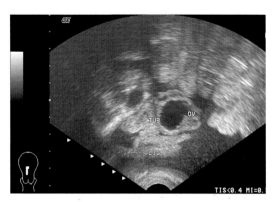

图 11-3-14　右输卵管增粗

右侧输卵管增粗，与右卵巢粘连，伴周围积液

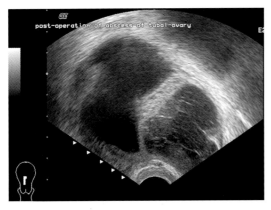

图 11-3-15　右输卵管积水 1

呈多房性囊块，囊腔形态不规则，大小不等

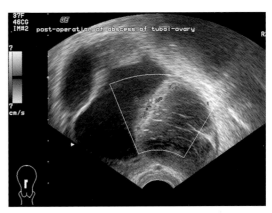

图 11-3-16　右输卵管积水 2

与图 11-3-15 为同一患者显示因粘连囊肿与子宫分界不清

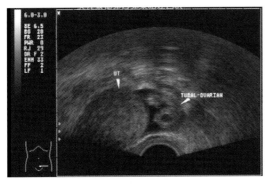

图 11-3-17　左输卵管卵巢粘连

箭头所示左输卵管卵巢粘连，伴周围积液。腹腔镜
证实左侧粘连，慢性盆腔炎

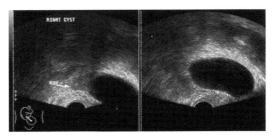

图 11-3-18　右输卵管积水

呈椭圆形，右卵巢边界不清

五、包裹性积液

　　包裹性积液是由慢性盆腔炎症、手术、腹腔镜检查等引起的，因盆腔内纤维粘连条索的形成，使得正常情况下能通过循环吸收的少量腹腔液或排卵以及卵泡生长造成的卵巢表面渗出液局部聚集而成。常位于子宫的一侧，其囊壁是由纤维条索组织、肠曲及周围的其他盆腔脏器组成。因此，囊块形态不规则，可为长形、扁圆形或不规则形（图 11-3-19 和图 11-3-20）。囊液多为浆液性渗出，故多呈无回声区。手术后形成的包裹性积液，常常因为手术创面的血性渗出，囊液常为浆液性并混有陈旧性的血液，因此超声下（尤其是阴道超声）囊液中有细小回声点，但较内膜样囊肿时细小回声点明显稀少，可以探及正常卵巢组织（图 11-3-21）。由于盆腔脏器参与构成囊壁，囊壁厚度不均匀、边界不清（图 11-3-22 ~ 图 11-3-25）。囊腔液体清亮，可见强回声的纤维条索回声带，从而形成不完全分隔（图 11-3-26 ~ 图 11-3-28）。彩色多普勒超声往往较难探及囊壁血管。

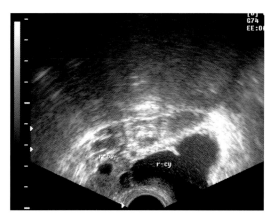

图 11-3-19　包裹性积液 1

右卵巢周围不规则囊块，内部见不完全分隔

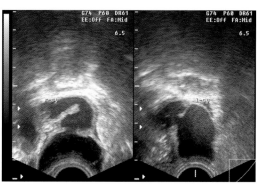

图 11-3-20　包裹性积液 2

盆腔内形态不规则的囊肿，囊液清亮。

见不完全分隔

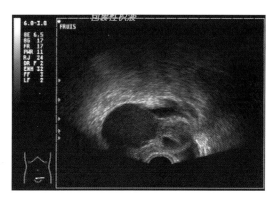

图 11-3-21　包裹性积液 3

二次手术后左卵巢周围包裹性积液，

可见正常左卵巢

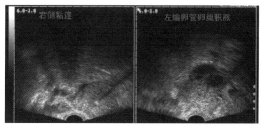

图 11-3-22　慢性盆腔炎 1

显示右卵巢子宫边界不清

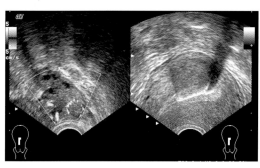

图 11-3-23　慢性盆腔炎 2

显示右卵巢边界不清

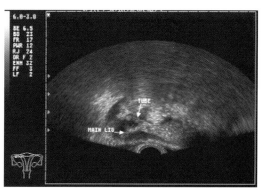

图 11-3-24　右宫角慢性炎症

右附件慢性炎症致使周围粘连形成，右宫角处积液，

可见部分输卵管和主韧带（箭头所示）

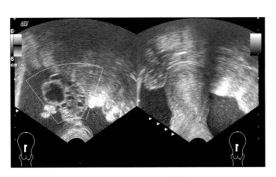

图 11-3-25　右附件炎

右附件积液形成，可见右输卵管漂浮在
液体中（箭头所示）

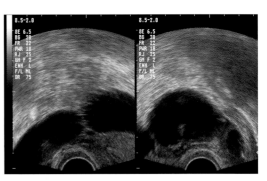

图 11-3-26　左侧宫旁包裹性积液

左宫角处囊性结构，内侧囊壁为子宫侧壁，
可见为粘连带

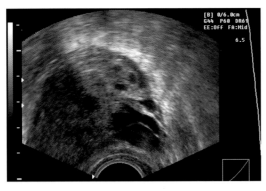

图 11-3-27　慢性盆腔炎 1

显示右卵巢下方积液

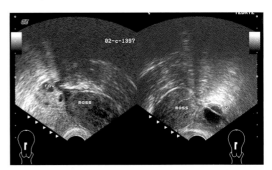

图 11-3-28　慢性盆腔炎 2

右卵巢及子宫边界不清，右卵巢下方积液

第四节　生殖道炎症的鉴别诊断

　　由于生殖道炎症病理表现的多样性，其声像图特征变化较大。急性或亚急性炎症时，表现与恶性肿瘤难以区别，慢性炎症时与子宫内膜异位症囊肿、卵巢囊肿容易混淆。因此，超声诊断应密切结合临床病史及体征，以及各种疾病的声像图特征，仔细分析加以鉴别，以期最大程度地利用超声提高诊断准确率。

一、卵巢良恶性肿瘤

　　在炎性肿块与卵巢肿瘤的鉴别中，尤为重要的是与恶性肿瘤的区别，因为恶性肿瘤需要及时的手术治疗，而炎性肿块可以通过药物治疗，二者在临床处理方面具有明显的差异，故超声区别二者对临床治疗具有重要的意义。但是，卵巢恶性肿瘤与盆腔急性炎症（如输卵管卵巢积脓、盆腔脓肿形成）之间在阴道超声检查时具有许多相同之处。如均在子宫的一侧或双侧出现混合性结构，多为囊实性肿块（囊性为主），形态不规则，肿块边界不清，其实质性部分均呈低回声区，内部可见不均匀回声结构；囊性部分常位于实质性部分的一侧，呈多房性，形态不规则，囊壁呈锯齿状，囊壁厚度不均匀，囊液内具有细小低回声点；彩色超声显示实质性部分血管扩张明显，动脉阻力明显降低。

二者之间的超声表现区别往往是较小或不明显。一般炎症时常为多房性，以囊性为主，由于炎性渗出其实质部分多为充血水肿的输卵管壁或子宫旁结缔组织。炎症的刺激不仅使得肿块内部血管扩张，而且周围血管扩张同样明显。急性盆腔炎时往往是实质性为主的囊实性混合块，边界不清，形态不规则。除超声检查外，二者的病史常有不同，炎症时多有下腹部疼痛、发热、白细胞升高等急性炎症的表现；而恶性肿瘤除晚期外，一般无明显临床表现。二者的鉴别见表11-4-1。

表11-4-1 卵巢恶性肿瘤与盆腔急性炎症的鉴别

	卵巢恶性肿瘤	盆腔急性炎症
好发年龄	围绝经期妇女	青年妇女
诱发因素	无明显诱发因素	宫腔手术、宫内节育器、性活动、性卫生不良、下生殖道感染、周围器官炎症蔓延
病因	无病因	细菌、结核杆菌、衣原体或支原体等
临床表现	早期多无明显临床表现，可以出现下腹部不适、阴道不规则出血、月经改变或阴道排液，晚期可出现恶病质	早期表现为下腹部疼痛、发热、白细胞升高、阴道不规则出血或脓性白带，严重者有呕吐症状或脓毒血症表现
妇科检查	盆腔内混合性肿块，相对固定、边界不清、形态不规则，无压痛	宫颈举痛，盆腔内混合性肿块、形态不规则、边界不清，压痛明显
阴道超声检查	肿块为单侧或双侧，形态规则或不规则，内部回声不均匀，实质性部分回声紊乱，可见大小不等、形态不规则的囊腔，伴中少量的盆腹腔积液	常为双侧，也可以是单侧混合性肿块，形态不规则，内部回声不均匀，呈多房性囊肿，囊壁厚度不均匀，囊液呈弱回声、伴少量的盆腔积液
彩色超声	实质性部分血管扩张明显，阻力降低，但肿块周围血管扩张不明显	肿块内部实质性部分及肿块周围血管扩张均明显，血管阻力下降
药物治疗	对抗生素治疗无效	经抗生素合理治疗，肿块明显缩小

上海医科大学妇产科医院1993~1996年经超声检查并病理证实的附件炎性肿块共65例，发病年龄20~64岁。肿块表现为囊性者27例（41.9%），混合性者38例（58.1%）。超声误诊为卵巢恶性肿瘤2例，内膜样囊肿3例，卵巢良性肿瘤25例，异位妊娠5例，浆膜下肌瘤2例，中肾管囊肿1例，漏诊1例。超声诊断准确率仅为40%，最常见的误诊疾病是卵巢肿瘤。采用彩色阴道超声诊断炎性肿块的准确率为55%，明显高于普通超声的诊断（准确率为33%）。对于已经形成囊性肿块的盆腔（或输卵管）脓肿或囊肿，超声检查的敏感性最高可达100%。

二、子宫内膜样囊肿

对于无症状的子宫内膜样囊肿和炎性脓肿的鉴别同样是较为困难的。二者的声像图特征具有较多的相似之处，肿块边界均不清晰，囊壁厚度不均匀，囊液黏稠呈细小密集回声点。但是，盆腔脓肿时尤其是输卵管积脓时其形态往往为长形，阴道超声下可见囊壁的多层结构，这是因为水肿输卵管壁的变化，对鉴别诊断可能有一定的帮助。

三、卵巢肿瘤扭转或囊肿破裂

当卵巢肿瘤扭转或囊肿破裂时，肿块失去原有张力和形态，其内部回声不均或紊乱，需与输卵管卵巢脓肿鉴别。如病史中有既往卵巢肿瘤或囊肿的记录，且腹痛剧烈、突发，则对诊断有一定帮助，但须注意二者有可能并存。炎症时彩色多普勒超声显示局部充血表现，但肿瘤扭转时血供减少。

四、阑　尾　炎

右侧输卵管卵巢脓肿需与急性阑尾炎相鉴别。但二者在急性发作时均可有右侧腹痛、体温升高、血白细胞计数升高等临床表现，且病变早期脓肿尚未形成时二者均表现为混合回声的团块，鉴别诊断有一定困难。除了注意询问病史中是否有明显的转移性腹痛、胃肠道症状及急性盆腔炎发作史，经阴道和腹部超声时须仔细观察右侧附件区及右侧阑尾区的情况。

（周毓青）

参 考 文 献

曹丽，周毓青.2008.妇科急腹症1036例的超声诊断与病理结果对照研究.中国实用妇科与产科杂志，24（3）：198～200.

常才，张珏华.1994.75例附件肿块彩色多普勒超声检查分析.中国医学影像技术，10：250～252.

焦书竹.1996.女性生殖系统炎症.见：乐杰主编.妇产科学.第4版.北京：人民卫生出版社，246～272.

张珏华.1992.盆腔炎性肿块的超声诊断.临床医学影像杂志，3：68.

Aboulghar MA，Mansour RT.1995.Ultrasonographically guided tranvaginal aspiration of tuboovarian abscess and phosalphages：An optional treatment for acute pelvic inflammatory disease.Am J Obstet Gynecol，172：1501.

Berland L，Lawson T，Foley W，et al.1982.Ultrasound evaluation of pelvic infections.Radiol Clin North Am，20：367～368.

Bernstine R，Kennedy W，Waldron J.1987.Acute pelvic inflammatory disease：Clinical follow-up.Int J Fertil，32：229～332.

Blanchard TJ，Mabey DCW.1994.Chlamydial infections.Br J Clin Pract，48：201～205.

Cacciatore B，Leminen A，Ingman-Friberg S，et al.1992.Transvaginal sonographic findings in ambulatory patients with suspected pelvic inflammatory disease. Obstet Gynecol, 80 (6): 912~916.

Czerwenka K, Heuss F, Hosmann J, et al. 1994. Salpingitis caused by Chlamydia trachomatis and its significance for infertility. Acta Obstet Gynecol Scand, 73: 711~715.

Guerriero S, Ajossa S, Lai MP, et al. 1997. Transvaginal ultrasonography in the diagnosis of pelvic adhesions. Hum Reprod, 12: 2649~2653.

Hager W. 1983. Follow-up of patients with tuboovarian abscess in association with salpingitis. Obstet Gynecol, 61: 680.

Hall R. 1997. Pelvic inflammatory disease and endometriosis. In: Berman M, Cohen HL, eds. Diagnostic Medical Sonography: Obstet and Gynecol. 2nd ed. New York: Lippincott. 173~190.

Kuligowska E, Keller E, Ferrucci JT. 1995. Treatment of pelvic abscesses: Value of one-step sonographically-guided transrectal needle aspiration and lavage. Am J Roentgenol, 164: 201~206.

Landers DV, Sweet RL. 1983. Tubo-ovarian abscess: Contemporary approach to management. Rev Infect Dis, 5 (5): 876~84.

Macri CI, Vasilev SA. 1994. Highly elevated CA125 and tubo-ovarian abscess minicking ovarian carcinoma. Gynecol Obstet Invest, 37: 143~144.

Patten RM, Vincent LM, Wolner-Hanssen P, et al. 1990. Pelvic inflammaory disease: Endovaginal sonography with laparoscopic correlation. J Ultrasound Med, 9: 681~689.

Taylor KJK, DeGraaft MCI, Wasson JF, et al. 1978. Accuracy of grey-scale ultrasound diagnosis of abdominal and pelvic abscess in 220 patient. Lacent, 1: 83.

Teisala K, Heinonen PK, Punnonen R. 1990. Transvaginal ultrasound in the diagnosis and treatment of tubo-ovarian abscess. Br J Obset Gynecol, 97: 178.

Timor-Tritsch IE, Lerner JP, Monteagudo A, et al. 1998. Transvaginal sonographic markers of tubal inflammatory disease. Ultrasound Obstet Gynecol, 12 (1): 56~66.

Walker CK, Landers DV. 1991. Pelvic abscess: New trends in management. Obstet Gynecol Survey, 46: 615.

第十二章 经阴道超声在妇科内分泌方面的应用

妇科内分泌是研究下丘脑-垂体-卵巢轴正常内分泌功能变化和相应的病理变化的一门学科。临床上主要包括青春期功能性子宫出血、更年期月经失调、卵泡发育障碍以及一些因体内激素分泌失调所造成的内分泌功能失调性疾病（如多囊卵巢综合征）。超声（尤其是阴道超声）在该领域具有较大的应用价值，这是因为阴道超声不仅可以发现内生殖器官的结构异常，而且还可以诊断卵巢功能的异常、监测卵泡的生长发育以及在阴道超声下获得卵子（见介入性超声部分），从而为妇科内分泌临床诊断、治疗和监测提供方便。

第一节 卵泡监测

一、卵泡监测的适应证

卵泡监测是不孕症和内分泌失调治疗的主要观察手段，尤其是不孕症的促排卵治疗时，通过超声观察卵泡生长的速度、卵泡形态及卵泡大小，可以正确地预测排卵时间，指导不孕症夫妇准确掌握易受精期。同时观察卵泡数目、卵巢大小可以指导临床合理用药，防止并发症的发生，提高临床治疗效果。卵泡监测的适应证包括：

（1）内分泌因素不孕症：由于内分泌因素引起的不孕症，需要了解卵泡发育者，包括自然月经周期和药物诱发排卵周期。

（2）月经失调：因内分泌因素致功能性子宫出血。通过观察自然状态及药物治疗后的卵泡生长发育情况，判断临床治疗效果，指导临床用药。

（3）习惯性流产：了解卵泡生长发育及黄体形成情况，对判断流产的原因具有一定的帮助。

（4）人工授精：监测自然周期或促排卵周期的卵泡生长情况，协助选择人工授精时机。

（5）试管婴儿：了解药物诱发卵泡生长发育情况、卵巢大小，指导用药。

二、卵泡监测的意义和方法

不孕症（infertility）治疗是妇科内分泌的主要任务之一。卵泡监测是判断不孕症治疗效果的重要监测指标。目前我国临床上诊断不孕症的标准与国际上采用的 WHO 标准一致，是指至少有 12 个月有规律的性生活而仍未受孕者。2011 年对安徽、四川、河南三省的六个县市调查结果显示：初婚女性结婚后 1 年累计未怀孕的比例随年代呈上升趋势，从

1995 年的 22.3% 上升到 2004 年的 28.3%；未怀孕比例同时随结婚年龄呈上升趋势，20 岁结婚组、25 岁结婚组和结婚年龄≥30 岁组不孕比例分别是 25.1%、28% 和 32.6%。我国 1989 年统计婚后 1 年初孕率为 87.7%，2 年初孕率为 94.6%。美国的一份分析报告指出以婚后 1 年作为不孕症的诊断标准，30~34 岁发生率为 1/7，35~39 岁为 1/5，40~44 岁上升为 1/4。不孕症的病因十分复杂（见表 12-1-1），其中男性因素占 30%~40%，妇女因素占 40%，男女双方因素占 10%~20%，其中女性因素中包括卵巢因素、输卵管因素、子宫因素、宫颈因素。而卵巢因素中主要是由于卵巢内分泌功能紊乱、排卵功能障碍所致。因此了解卵泡的生长发育、是否排卵及黄体形成的形态学变化，对正确估计排卵时间、指导不孕症妇女掌握易孕时间是十分必要的，对诊断卵泡发育和排卵功能障碍、黄体形成不良也是非常重要的。

表 12-1-1　不孕症的原因

	病因	发生率（%）
女方因素	排卵障碍：下丘脑-垂体-卵巢轴功能紊乱，卵巢病变，肾上腺及甲状腺功能异常	10~20
	子宫-输卵管-盆腔因素：输卵管阻塞或通而不畅，盆腔炎后遗症，子宫内膜异位症；子宫畸形，子宫黏膜下肌瘤，子宫内膜病变，宫腔粘连；宫颈黏液分泌异常或免疫环境异常，宫颈炎症	30~50
男方因素	各种原因导致的生精障碍：无精、弱精、少精、精子发育停滞、畸精症、精液液化不全	30~40
	输精障碍：精管阻塞	10
	性功能异常：早泄，阳痿	6
双方因素	性生活不能或不正常，同种免疫或自身免疫，不明原因	10~20

内分泌治疗（尤其不孕症的药物治疗）在近 30 年内出现了突飞猛进的进展。在促排卵的药物中具有代表性的是氯米芬（clomiphene，又称克罗米芬）、人类绝经后尿促性腺激素（human menopausal gonadotropins，HMG）或促卵泡激素（follicular stimulating hormone，FSH）和人绒毛促性腺激素（human chorionic gonadotropin，hCG）或黄体生成素释放激素（luteinizing hormone releasing hormone，LHRH）、促性腺激素释放激素（gonadotrophin releasing hormone，GnRH）、溴隐亭（Bromocriptine）。应用药物促排卵的目的是刺激卵泡生长并排卵，由于药物作用的部位不同，其刺激排卵的效果也有一定的差异，一般情况下氯米芬促排卵时多诱发一个或数个卵泡生长，而 HMG 或 FSH 诱发卵泡生长时常为多卵泡发育。从而为试管婴儿（in vitro ferilization，IVF）等人工助孕技术（assisted reproductive technologies，ART）提供了大量卵子的来源。

卵泡监测方法包括基础体温、宫颈黏液评分、血雌激素或孕激素测定、血或尿 LH 峰值测定、超声（尤其阴道超声）及子宫内膜组织学检查。其中阴道超声监测卵泡生长发育、排卵及黄体形成是十分有效的方法，为妇科内分泌提供了可靠的信息，是临床治疗诊断不可缺少的方法之一。

自 1978 年 Hackeloer 和 Robinson 首次应用超声观察卵泡生长发育以来，经过近 20 年的发展，超声监测卵泡已成为妇科内分泌的重要且不可缺少的手段之一。不仅可以了解卵泡的生长过程，还可以预测排卵的时间、判断黄体功能，并对卵泡发育异常的诊断也起着重要的作用。

三、卵泡的生长发育

在妇女的一生中，卵巢是卵泡生长发育、黄体形成的唯一器官，是性激素产生的主要器官。根据内生殖器官的发育状态和卵巢功能的变化，可以将妇女的一生分为青春前期、育龄期和绝经后期。不同的时期，卵巢的功能状态具有明显的差异，影响卵巢内卵泡生长的主要因素是垂体分泌 FSH 和 LH 的变化。

卵巢在胎儿时期，卵泡内即存在大量的始基卵泡，新生儿时期卵巢内大约有 100 万个始基卵泡。青春前期内由于垂体功能的不完善，无周期性的 FSH 和 LH 分泌，因此大量的始基卵泡在体内小剂量的 FSH 作用下，形成小卵泡（图 12-1-1），但是因无足量的 FSH 营养，小卵泡往往发生萎缩、闭锁。

进入生育年龄后，随着下丘脑-垂体神经内分泌功能的完善，周期性产生 FSH 和 LH，从而使得卵泡内分泌功能成熟。表现为在 FSH 的作用下，始基卵泡的发育开始启动，并在 FSH 的进一步作用下不断增大（图 12-1-2），当卵泡直径大于 15mm 时称为优势卵泡。随之，卵泡在大量 FSH 及 LH 的共同作用下继续增大，卵泡直径达 18～28mm 时形成成熟卵泡，此时由于卵泡分泌大剂量的雌激素反馈作用于下丘脑，使得垂体产生 LH 峰，从而引起排卵。排卵后原卵泡位置塌陷、出血，首先形成血体，随后颗粒细胞、卵泡膜细胞及血管长入，形成黄体并分泌雌孕激素。月经来潮前，由于垂体 FSH、LH 分泌的突然下降，引起黄体萎缩、纤维化，从而形成白体，同时子宫内膜脱落出血即月经来潮（图 12-1-3）。生育年龄妇女一个月经周期一般仅一侧卵巢内有优势卵泡形成并排卵，双侧卵巢呈交替排卵，一生中有 400～500 个卵泡发育成为优势卵泡，其他卵泡均在早期萎缩。小卵泡发育的启动一般开始于上一个月经周期的后半时期。

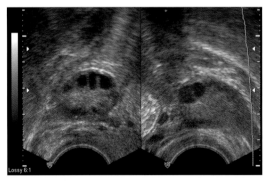

图 12-1-1　青春前期，双卵巢内见小卵泡
　　　　　　发育，说明性腺轴发育的启动

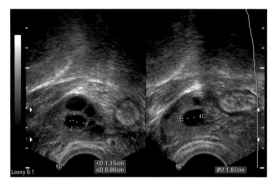

图 12-1-2　双卵巢内均见多个小卵泡存在

药物诱发卵泡生长时，由于体外大剂量 FSH 的补充，可以造成双侧卵巢内多个卵泡同时发育，并均能形成优势卵泡和达到成熟卵泡，在大剂量促排卵药物（HCG）的作用

下，同样可出现双侧卵巢内多个成熟卵泡同时排卵（图 12-1-3）。

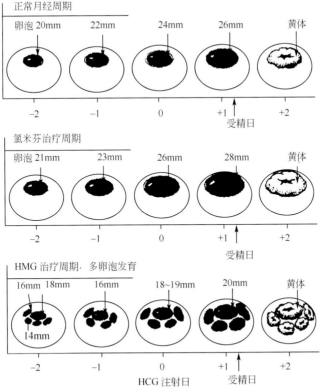

图 12-1-3 正常月经周期，氯米芬和 HMG/HCG
周期卵泡生长示意图

  绝经后卵巢内卵泡逐渐消失，卵巢组织被纤维结缔组织逐步代替，因此表现为卵巢大小、形态均无周期性变化，卵巢内无卵泡发育。与青春前期不同的是绝经后妇女卵巢皮质内始基卵泡已稀少或完全消失。但是，在刚刚绝经的 3 年内，少数妇女可以发生偶发性卵泡生长发育和排卵现象，从而造成月经来潮。

四、超声卵泡监测的方法及观察要点

  超声监测卵泡的方法包括腹部超声及阴道超声，其中以阴道超声在卵泡监测中价值最大。这是因为经阴道超声监测卵泡生长发育不需要膀胱充盈，探头更接近卵巢。因此，在观察卵泡的边界、形态方面明显优于腹部超声，测量更加准确，尤其在药物诱发卵泡生长的周期，阴道超声可以清晰地显示卵泡的数目和大小，对临床用药具有重要的指导价值。

  阴道超声卵泡监测需要观察的要点：

（一）子宫内膜的变化

  了解子宫内膜的生长对判断体内雌激素水平具有间接指导意义。随着卵泡生长，雌激素水平逐渐升高，内膜不断增厚，当卵泡达到成熟时内膜厚度一般可达 10～14mm。内膜回声在月经周期不同的时期显示不同的特征：卵泡早期（增生早期）内膜较薄，厚度为

3~6mm，表现为均匀的相对高回声结构，内膜的分层结构不清，两层内膜间宫腔线模糊，但与肌层分界清晰；卵泡中晚期（增生期中晚期）内膜回声偏低，可见内膜层的三条线呈高回声（即子宫内膜与前后壁的肌层及两层子宫内膜组成的宫腔线），内膜层内部回声均匀一致（图 12-1-4 和图 12-1-5）；排卵后随着黄体的形成（黄体期），在黄体酮的作用下子宫内膜腺体和间质发生分泌反应，内膜厚度继续稍增加，回声增强，三条线结构不清（图 12-1-6），尤其表现为宫腔线的不清晰，而与肌层分界因内膜呈高回声变得更加清晰，内膜层内部回声均匀（图 12-1-7~图 12-1-9）。

　　子宫内膜的厚度与体内性激素水平密切相关，尤其是雌激素的作用。因此，可以通过测量子宫内膜的厚度变化指导试管婴儿的受精卵（配子）移植时机的选择，从而提高试管婴儿受精卵种植率。但是，与自然月经周期相比，药物诱发排卵周期中，由于大量卵泡的生长，体内雌激素的水平往往明显增高，子宫内膜的厚度同样明显增厚。因此，子宫内膜的厚度、体内雌激素水平与卵泡大小三者之间往往不是平行关系，仅仅根据超声测量子宫内膜厚度判断受孕时机是不够的。

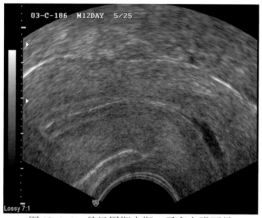

图 12-1-4　月经周期中期，子宫内膜可见
三条线结构

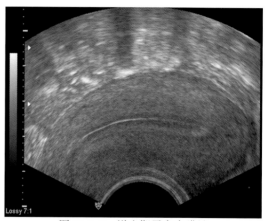

图 12-1-5　增生期子宫内膜见
三条线结构，内膜回声均匀

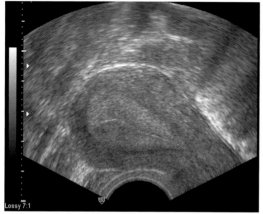

图 12-1-6　黄体期子宫内膜，呈高回声，
三条线结构模糊

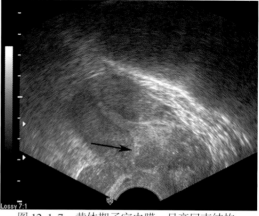

图 12-1-7　黄体期子宫内膜，呈高回声结构。
箭头所示为剖宫产瘢痕，呈强回声线

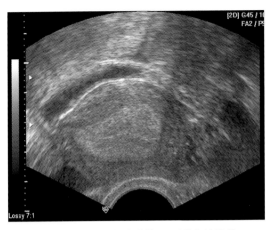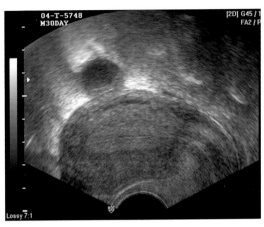

图 12-1-8　左卵巢内黄体，呈混合性结构，　　　图 12-1-9　同图 12-1-8，显示子宫内膜呈分泌期
子宫内膜呈均匀高回声，三条线结构不清　　　　　　　反应，为高回声。右卵巢内见小卵泡

（二）卵巢大小

月经周期的初期双侧卵巢的大小及形态基本一致，呈椭圆形（图 12-1-10 和图 12-1-11）。自然周期中，随着优势卵泡的形成，一侧卵巢内出现主卵泡并逐渐发育增大，从而使得活动侧卵巢体积增大（图 12-1-12）。近排卵期时，主卵泡往往突出于卵巢表面，使得卵巢形态不规则（图 12-1-13）。诱发排卵周期中由于药物的作用，大剂量的 FSH 可以造成双侧卵巢内多个卵泡同时发育，因此往往是双侧卵巢内有多个卵泡发育并形成优势卵泡，表现为双侧卵巢体积增大（最大者可达 15cm）；由于大量卵泡的生长成熟，卵巢形态不规则，阴道超声剖面上表现为多房性蜂窝状改变，卵泡壁菲薄且光滑（图 12-1-14 ~ 图 12-1-16）；有时双侧增大的卵巢可以交错在一起，阴道超声无法确切分辨两卵巢的边界；如果卵巢过度增大，阴道超声常常仅能观察到卵巢的一部分，需要与腹部超声联合检查。

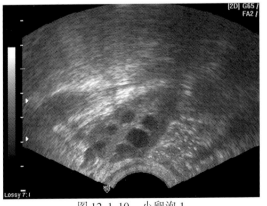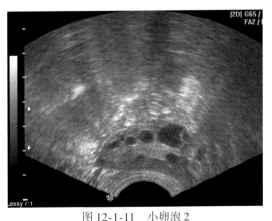

图 12-1-10　小卵泡 1　　　　　　　　　　图 12-1-11　小卵泡 2
月经早期右卵巢内部多个小卵泡存在，　　　月经早期左卵巢内多个小卵泡存在，直径 3 ~ 5mm
直径 3 ~ 5mm，呈圆形

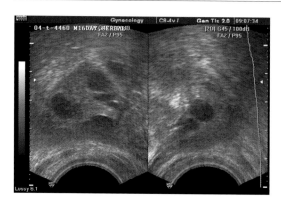

图 12-1-12 月经中期右卵巢内卵泡
呈圆形，壁光滑。卵泡直径超过 10mm，
形成早期优势卵泡

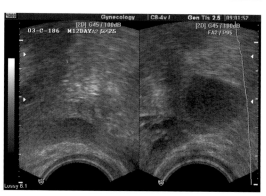

图 12-1-13 右卵巢见近成熟的卵泡，形态呈
球形，周围见小卵泡

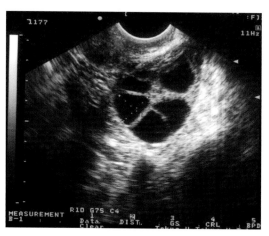

图 12-1-14 左卵巢内见两个卵泡发育、由于卵
泡间的相互挤压，使得其中一个卵泡形态不规则

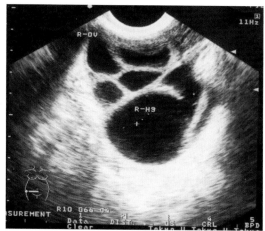

图 12-1-15 左卵巢内多个卵泡同时发育，
为 HMG 促卵泡生长结果

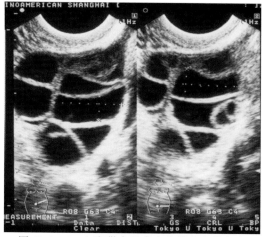

图 12-1-16 左卵巢内见多个中等大小的卵泡
存在，为药物治疗后多卵泡同时发育

(三) 卵泡大小

　　观察卵泡大小是卵泡监测的主要指标。正常情况下，卵巢皮质内存在着大量的始基卵泡，随着体内垂体分泌的促卵泡激素的量不断增加，一定数量（10~20个）的始基卵泡开始发育增大。在月经的第5~7天时阴道超声可以观察到位于卵巢皮质内直径3~5mm的小卵泡（图12-1-17~图12-1-20）。当卵泡直径达15mm时成为优势卵泡（图12-1-21和图12-1-22）。自然周期中一般仅有一侧卵巢内有优势卵泡存在（图12-1-13）。而其他小卵泡由于不能达到一定量的促卵泡激素的营养而萎缩。优势卵泡的生长速度为1~2mm/d，近排卵前的卵泡最大生长速度可达2~3mm/d。当卵泡直径达18~20mm时成为成熟卵泡（图12-1-23和图12-1-24）。随着卵泡直径的增大，血清内雌激素水平不断提高，二者呈直线相关；当卵泡达到成熟阶段时，血清中雌激素水平达到高峰，从而正反馈作用于下丘脑，引起垂体LH分泌峰的出现。在黄体生成素的作用下，卵泡破裂，卵子排出（即排卵），黄体形成。诱发卵泡周期，由于较大剂量的促卵泡激素作用，可以促使多卵泡发育并形成优势卵泡，卵泡生长速度同自然周期，成熟卵泡直径可达20~28mm。

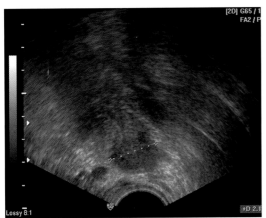

图12-1-17　月经早期，见多个小卵泡发育

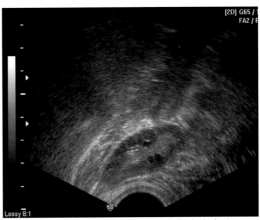

图12-1-18　月经早期，右卵巢内小卵泡

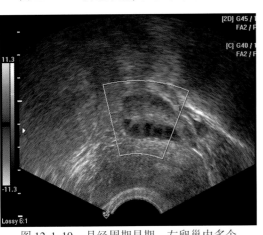

图12-1-19　月经周期早期，左卵巢内多个小卵泡

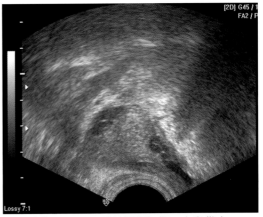

图12-1-20　月经周期初期，右卵巢内见小卵泡存在

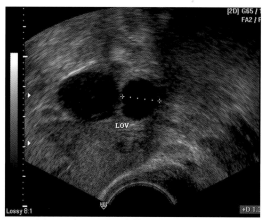

图 12-1-21　月经周期中期，左卵巢内
成熟卵泡存在

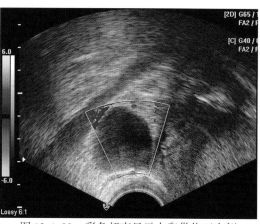

图 12-1-22　彩色超声显示右卵巢位于右侧
髂血管内侧，见中等大小的卵泡

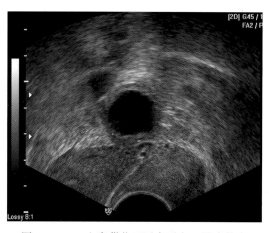

图 12-1-23　左卵巢位于子宫后方，见成熟大
小卵泡，子宫内膜较厚

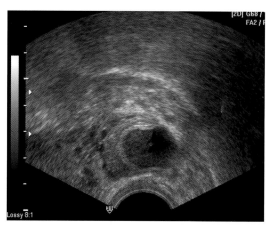

图 12-1-24　左卵巢内成熟卵泡，呈圆形

五、卵泡、排卵及黄体的声像图特征

（一）卵泡

卵泡呈圆形或椭圆形无回声区，位于卵巢皮质内，边界清晰，囊壁菲薄，内壁光滑。在月经的早期，卵巢皮质内可见多个直径 3～5mm 的小卵泡（图 12-1-19），随着月经周期时间的推移，卵泡逐渐增大，并形成优势卵泡（图 12-1-25），而其他小卵泡逐渐萎缩。在药物诱发卵泡生长周期内，常常可以在一侧卵巢内探及多个卵泡同时发育，剖面上可见多个大小相近的卵泡存在，由于卵泡之间相互挤压，其形态常呈不规则，卵泡仅以菲薄的卵泡壁相互分隔。随着卵泡的成熟，逐渐突出卵巢表面，当卵泡成熟时，由于 LH 作用可引起卵泡周围的卵泡膜细胞层水肿以及颗粒细胞层皱褶形成，因此超声下表现为卵泡周围回声降低和卵泡壁不规则，以及皱褶形成。在大于 18mm 的

成熟卵泡中,15%~20%卵泡可以在一侧内壁上探及细小点状高回声,即卵丘,常出现在 LH 峰作用 10~20 小时内(平均 15 小时),卵丘的出现意味着卵泡排卵过程即将开始,是超声观察排卵的较为可靠的指标。在卵泡监测中卵泡的观察除注意其形态、数目、回声外,测量卵泡的大小对了解其生长发育状态、药物治疗效果及判断卵泡成熟均是十分重要的。卵泡大小的测量一般采用两个最大的垂直切面,测量其最大的三条径线并计算其平均值作为卵泡大小的评价标准。

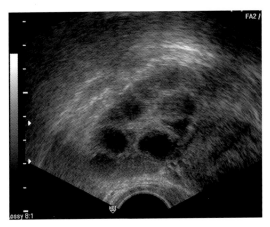

图 12-1-25　右卵巢内多个小卵泡存在,
直径均小于 10mm

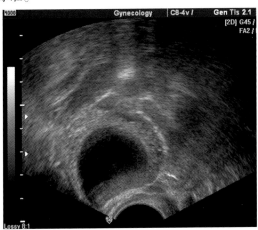

图 12-1-26　右卵巢内囊性黄体形成,
其囊壁较卵泡壁稍厚

（二）排卵

排卵前卵泡一般为 18~20mm 的圆形或椭圆形无回声区,药物诱发卵泡生长周期,其卵泡直径可达 20~28mm。排卵前卵泡除大小外还具有下列特征(图 12-1-14、图 12-1-21~图 12-1-24 和图 12-1-26):

（1）卵泡壁下出现极低回声晕:在卵泡壁的内侧卵泡液中出现极低回声晕环(图 12-1-27),使得卵泡壁边界欠清。

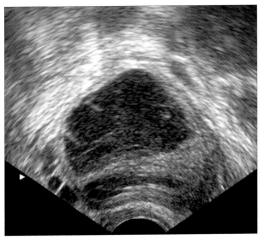

图 12-1-27　右卵巢内黄体形成,囊壁较厚,
近囊壁内层见声晕

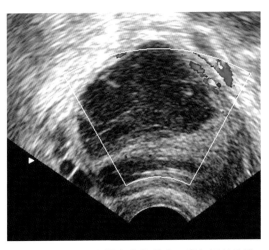

图 12-1-28　左卵巢内黄体形成,彩色超声显示
囊壁上血管存在,囊腔内近囊壁区域见声晕

（2）卵泡张力降低和颗粒细胞层皱褶的形成，使得卵泡壁上出现皱褶，形态不规则。

（3）卵泡膜细胞层的水肿，可造成卵泡周围的回声降低。

（4）在黄体生成素的作用下（10～12小时），卵泡壁上出现新生血管，血管阻力较低（图12-1-28）。

排卵是一个极其短暂的过程，一般仅需要几秒钟。因此超声往往不能直接观察到卵泡破裂消失的过程，只能根据间接征象判断是否排卵。间接征象包括：

（1）优势卵泡的消失：原来无回声区的优势卵泡消失。

（2）血体形成：卵泡的破裂和迅速缩小后在1～45分钟内由于血液的充盈可重新形成囊性结构，从而形成血体结构，其持续时间大约为72小时，并随着颗粒细胞或卵泡膜细胞的长入而形成黄体。血体内一般为流动的血液，少数可以是血块，因此超声表现为卵巢皮质内无回声的卵泡位置由充满点状回声的囊性结构代替，且形态不规则；少数可以为高回声区，边界不清、形态不规则，内壁较卵泡壁稍厚。

（3）由于卵泡液的流出，可出现盆腔后陷凹积液。

（4）子宫内膜分泌期反应，呈高回声。

（5）血体周围血管扩张、阻力降低。

（三）黄体

排卵后72小时左右，随着颗粒细胞、卵泡膜细胞及血管不断向血体内生长，最后完全代替血体而形成黄体。黄体呈分叶状。声像图特征为：

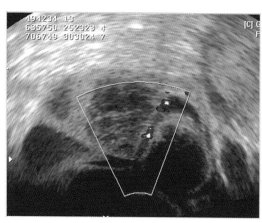

图12-1-29　右卵巢内黄体，呈混合性结构

（1）位于皮质内，形态不规则，呈高回声分叶状（图12-1-29）。

（2）多为高回声。部分囊性黄体呈低回声，内壁较卵泡壁厚（图12-1-26），边界模糊，囊壁内侧为低回声晕（图12-1-27）。

（3）黄体内部血管扩张明显且丰富，血管阻力低。黄体血供占同侧卵巢血供的80%左右（图12-1-28）。

月经周期的后期，如果没有妊娠，黄体发生萎缩，体积缩小。当性激素水平下降到一定的程度时，月经来潮并开始下一个月经周期。在诱发排卵周期中，黄体可以持续到下一个月经周期，从而影响卵泡的生长即称为残存卵泡。

第二节　卵泡生长和子宫卵巢血流

卵泡的生长发育伴随着体内雌激素水平的不断提高，二者呈直线相关。而雌激素除对生殖器官具有内分泌激素作用外，还是一种较强的扩张血管药物，可以造成盆腔内脏器（尤其内生殖器官）血管的扩张，血流量增加。彩色多普勒超声（特别是阴道彩色多普超声）的临床应用，开创了女性内生殖器官血流观察的新阶段，为了解性激素与局部血管、血流之间的关系提供了较为理想的方法。

一、卵泡生长与子宫血流灌注的关系

子宫动脉来自于双侧髂内动脉，在子宫颈内口处，子宫动脉分为上下两支，其下行支供应子宫颈及阴道上部，其上行支（又称子宫体支）沿子宫侧缘上行达子宫角并分出输卵管支，子宫体支沿子宫上升的同时向宫体分出弓形动脉，并在肌层外 1/3 层内形成血管网，由此网垂直分出放射状动脉，达到内膜与肌层交界处转为螺旋动脉供应子宫内膜。子宫动脉的解剖学特点为阴道彩色多普勒超声检查创造了有利的条件，使得在阴道超声检查时，超声声束方向几乎与子宫动脉的血流方向一致，为多普勒检测血流提供了较好的检测条件。

雌激素对子宫的作用不仅表现在子宫肌层的增厚、子宫内膜的增生，同时也可以引起子宫动脉的扩张、子宫血流量的增加。早在 1932 年就已经发现了雌激素的扩张血管效应，1974 年 Resnik 应用动物实验证明了雌激素对子宫动脉的扩张作用。因此，彩超监测卵泡生长不仅可以通过测量卵泡大小直接观察卵泡的生长发育，而且还可以通过测量子宫血流灌注情况间接了解体内雌激素水平，判断卵泡产生性激素的功能状态，进一步指导不孕症的治疗。

阴道彩色超声下探查子宫动脉是比较容易的，将阴道探头放置在阴道的侧穹隆中，纵切子宫体并将扫查平面向子宫一侧移动，当扫查平面达到子宫体的一侧边缘时，彩色超声常可显示一段子宫动脉，放置多普勒取样容积于子宫动脉上可获得多普勒频谱，由此测量子宫动脉的血流速度及阻力变化（图 12-2-1 ~ 图 12-2-4）。

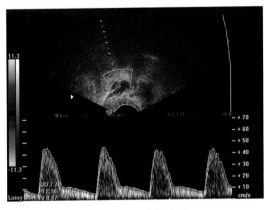

图 12-2-1　子宫动脉
彩色超声显示一侧子宫动脉纵切面，多普勒频谱
呈现为中等阻力

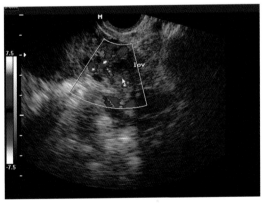

图 12-2-2　彩色超声显示左卵巢内部血管扩张，
左子宫旁血管扩张，提示黄体期血管扩张

在自然月经周期中，子宫动脉的血流灌注随着卵巢内卵泡的发育和雌激素产生量的增加，发生相应的变化。卵泡早期，子宫动脉的血流波形常表现为高的收缩期血流、低舒张期血流或舒张期血流缺如，其动脉搏动指数（PI）为 3.8±0.9。随着卵泡的增大，体内雌激素水平不断增加，从而引起子宫动脉的扩张。因此在卵泡晚期（或排卵前期）子宫动

脉搏动指数降低，为 3.0±0.8。而排卵后体内雌孕激素的协同作用，可使子宫动脉阻力进一步降低，可低至 2.5±0.9。双侧子宫动脉对性激素的反应基本一致，二者的血管阻力基本相近（表 12-2-1）。月经周期中子宫动脉阻力指数的变化见表 12-2-2。

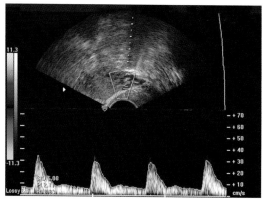
图 12-2-3　子宫动脉多普勒波形 1
左卵巢内卵泡 19cm×18cm×15cm，显示
子宫动脉频谱舒张期血流明显增高

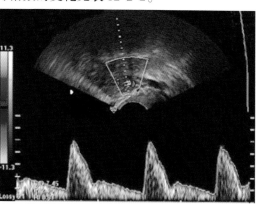
图 12-2-4　子宫动脉多普勒波形 2
显示月经中期动脉血流

表 12-2-1　双侧子宫动脉在不同生理状态下的阻力变化

生理状态	右子宫动脉阻力指数	左子宫动脉阻力指数
生育年龄妇女	0.86±0.04	0.85±0.07
绝经后妇女	0.89±0.06	0.90±0.05
妊娠妇女	0.76±0.07	0.75±0.05

表 12-2-2　月经周期中子宫动脉阻力指数的变化

月经周期	子宫动脉阻力指数
增生期	0.88±0.05
分泌期	0.84±0.06

二、卵泡生长与卵巢血流灌注的关系

左卵巢动脉起源于腹主动脉，右卵巢动脉起源于右肾动脉，沿腰大肌表面下降达盆腔后，经卵巢骨盆漏斗韧带至卵巢门供应卵巢，同时分出供应输卵管的分支。因此采用阴道彩色多普勒超声检测卵巢动脉常较子宫动脉困难得多，其主要是因为卵巢的位置活动性较大，卵巢动脉的血流方向常常与声束方向垂直。但是，阴道彩色多普勒超声对于显示卵巢内部血管和黄体血管仍是一种较好的检测方法。

卵巢动脉的血流灌注量的变化同样与雌激素的分泌水平有关。在自然月经周期中，由于仅一侧卵巢（活动侧卵巢）内有优势卵泡的生长，其局部的雌激素水平往往大于对侧相对静止的卵巢（静止侧卵巢），从而表现为卵巢内部血管扩张程度及血管阻力的变化不

同。随着卵泡的生长发育，卵泡内部血流的
变化同子宫动脉的变化，表现为随雌激素的
升高，血管阻力下降，并在排卵期和黄体早
期达到高峰。由于优势卵泡的存在，其局部
性激素水平更高，因此两侧卵巢内部血管的
阻力可有明显的差异。卵泡成熟时期，由于
LH 峰的出现，在 LH 的作用下，卵泡壁上
可以形成新生血管。当阴道彩色多普勒超声
检查时，发现卵泡壁上有血管存在，提示体
内有 LH 峰的出现，意味着排卵即将开始，
是监测排卵的指标之一（图 12-2-5）。排卵
后局部黄体的形成，内部大量新生血管的形
成，使得活动侧卵巢血管阻力进一步降低。
有报道活动侧卵巢在黄体期的血供

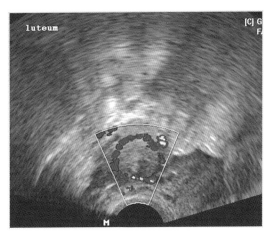

图 12-2-5　左卵巢内黄体血管，呈现为
血管扩张状态

80% ~90% 是提供给黄体的，黄体内部动脉的阻力指数一般在 0.44±0.06。

子宫和卵巢血流灌注的研究不仅可以间接了解体内雌激素的水平，而且对不孕症的治
疗或试管婴儿均具有指导价值。了解子宫动脉的阻力变化，可以指导试管婴儿中正确选择
配子移植时间。Hallam 报道 84 例行 IVF 的患者中，在行配子移植的当天子宫动脉 PI <3.0
的 64 例，均成功妊娠；而 18 例 PI>3.0 的患者均失败。说明子宫的血供对雌激素的反应
性不足可以造成子宫局部环境对胚胎种植的准备不良，从而引起 IVF 的失败。同样观察卵
巢内黄体的血供情况，可以用来判断早期妊娠时是否存在黄体功能不足。一般当发生黄体
功能不足时，黄体血供降低，血管阻力升高，可指导临床对早期流产病因的分析及评价保
胎治疗效果。

第三节　多囊卵巢综合征

多囊卵巢综合征（polycystic ovary syndrome，PCOS）是最常见的一种妇科内分泌及代
谢紊乱性疾病，主要以高雄激素及排卵障碍为特征。自 1935 年 Stein 和 Leventhal 首次描
述了该病的临床特征（其特征为卵巢多囊性增大、月经稀发、肥胖和多毛、皮肤痤疮）
以来，PCOS 的定义与诊断标准在美国国立健康研究院（National Institution of Health，
NIH）、欧洲人类生殖和胚胎学学会（European Society of Human Reproduction and
Embryology，ESHRE）、美国生殖医学学会（American Society for Reproductive Medicine，
ASRM）、雄激素过多性 PCOS 学会（Androgen Excess PCOS Society，AEPCOS）等专业学
术团体的推动下不断得到更新。2003 年 ESHRE 和 ASRM 在鹿特丹会议上首次建议将超声
发现的卵巢多囊性改变与慢性无排卵、高雄激素血症这三大表现并列，三者中有两项满足
诊断标准时 PCOS 的诊断可成立。但是随着高分辨率超声（尤其阴道超声）的临床应用，
帮助我们能够更好地观察卵巢的形态。但是临床上逐渐发现具有多囊卵巢形态学改变的妇
女，并非均有典型的临床表现，而相当部分具有 PCOS 形态学特征的妇女可以无任何临床
表现，其月经规则，内分泌功能处于正常范围，从而给临床及超声诊断带来了一定的困

难。本节就 PCOS 的病理生理、临床特征、内分泌变化及超声特点进行讨论。

一、PCOS 的病理特点

多囊卵巢综合征的病因至今仍不清楚，一般认为与遗传因素有关，新生儿低出生体重或在宫内受雄激素影响也可能导致 PCOS 的发生。由于 PCOS 患者大多数无临床表现，因此其发病率较难统计，文献报道生育年龄妇女中的发病率为 6.6% ~ 8%。

PCOS 的主要病理特点是双侧卵巢明显增大，相当于正常的 1 ~ 4 倍，而子宫卵巢比值应小于或等于 1∶1。表面相当凹凸不平，呈灰白色，质地较硬。包膜较厚并富有血管，包膜厚度为正常的 2 ~ 4 倍。卵巢剖面上见大量小囊腔（小卵泡），囊腔直径一般在 2 ~ 8mm，小卵泡的数量不等，一般认为平均每一个切面上至少有 12 个。小卵泡的排列方式常见的是规则地排列在卵巢包膜下方，少数可以散在分布于卵巢的皮质层内。显微镜下可以发现卵巢皮质内有大量不同程度发育的小卵泡，卵泡周围的卵泡膜细胞异常增生，并可见排列成团状的黄素化卵泡膜细胞，偶尔可见黄体。间质组织增生致密。卵巢系膜血管扩张淤血。从而构成 PCOS 卵巢的病理学特征性变化。但是约 20% 患者可以无卵巢增大。

PCOS 患者除卵巢的病理改变外，由于内分泌的变化，子宫内膜长期受雌激素的影响，可以表现为子宫内膜增生过长、不典型增生或子宫内膜癌。

二、临床表现及内分泌变化

PCOS 多发生在 20 ~ 40 岁妇女，典型的临床表现是月经稀发、多毛、肥胖、不孕和卵巢增大等排卵障碍。部分患者可以无任何临床表现。30% 患者可以有正常的排卵周期，仅表现为黄体功能不足。PCOS 常见的临床表现见表 12-3-1。

表 12-3-1　PCOS 常见临床表现的分布

临床表现	比例（%）	临床表现	比例（%）
月经紊乱	100	继发不孕	9
月经周期正常	25	明确妊娠	4
月经稀少	45	可疑妊娠	67
闭经	26	皮肤	100
月经频发	3	多毛	66
月经过多	1	痤疮	24
生育情况	100	脱发	8
原发不孕	20	黑棘皮病	2

诊断标准：①具有闭经、月经稀发、多毛和持续无排卵等临床症状之一；②血浆雄激素增高（雄烯二酮、睾酮）；③卵巢形态学方面的改变，NF≥6 个（直径 2～10mm），卵巢间质回声增强。具有上述表现任何两项之一者可以诊断。

1. 月经紊乱　有 26%～87% 的患者出现月经紊乱。主要表现为月经量减少，月经周期延长，行经时间缩短或闭经。由于卵泡生长发育和排卵功能障碍，0.6%～4.3% 的患者因不孕症而就诊。

2. 多毛　多毛占 PCOS 患者的 55% 左右。多见于青春期前后发病的具有多毛体质的患者，主要分布在腹中线、肛门周围、口唇周围及外阴等，毛发粗而黑，具有明显的男性化倾向。多毛的发生与体内雄激素升高有关。

3. 肥胖　肥胖发生率为 20%～38%。表现为皮下脂肪的增厚，患者体形均匀。

4. 卵巢增大　妇科检查时常可扪及增大的卵巢，质地较硬，光滑且活动度好，边界清晰，形态多呈球形。

5. 内分泌激素的变化　40%～60% 的患者表现为血清中 LH 水平的明显升高，常升高达正常的 2 个标准差以上。LH/FSH 比值常大于 2.5～3。此外血清中睾酮水平升高，可达正常水平的数十倍。雌激素水平 80% 患者在正常范围，约 20% 患者降低。部分患者还可以表现为血清皮质醇水平的升高，提示卵巢内分泌功能紊乱的同时，还有肾上腺内分泌功能紊乱的参与。

三、声像图特征及超声诊断标准

阴道超声检查是 PCOS 较为有效的诊断方法，可以直接观察卵巢的形态学变化，动态观察卵泡的生长发育情况，为临床诊断提供可靠的信息。

（一）典型的声像图特征

1. 双侧卵巢均匀性增大　由于卵巢内大量小卵泡的存在、间质细胞（卵泡膜细胞）的增生和间质充血水肿，可造成卵巢体积的增大，常呈球形，双侧对称。

2. 包膜增厚　超声下卵巢边界清晰，呈高回声，包膜明显增厚。

3. 皮质内大量小卵泡存在　皮质内存在大量无回声小囊性结构，直径一般为 2～9mm，小卵泡的分布常见为规律地排列在卵巢的包膜下方，形成低回声带，从而与高回声的包膜形成鲜明对比，偶尔见小卵泡分散在卵巢皮质内（图 12-3-1～图 12-3-3）。

4. 髓质部分回声增强　髓质部分因充血水肿和髓质细胞增生而回声增强（图 12-3-4）。

由于体内内分泌激素紊乱，在月经周期的任何时间行超声检查均不能探及直径大于 10mm 的生长卵泡。但是多囊卵巢综合征患者可以发生偶发排卵。大部分患者其卵巢声像图特征并不典型，可以仅有其中的一项或两项表现，也可以在超声检查时卵巢无任何形态学上的改变，患者仅表现为血清激素水平的异常。因此超声诊断应与患者的病史结合，以提高诊断率。

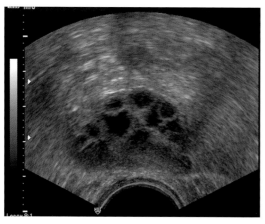

图 12-3-1　左卵巢多囊卵巢综合征

卵巢内部多个小卵泡存在，卵泡直径在 5～8mm。
间质部分回声增强

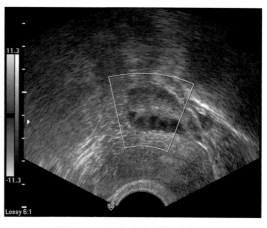

图 12-3-2　多囊卵巢综合征 1

卵巢内多个小卵泡存在，直径小于 5mm，主要分布
在包膜下方。卵巢相对饱满，间质回声稍增强

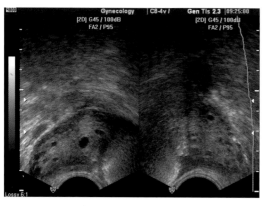

图 12-3-3　多囊卵巢综合征 2

显示右卵巢明显较正常饱满，内部回声稍增强，
小卵泡不明显

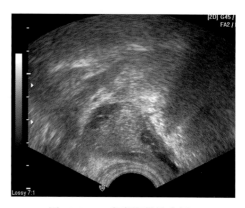

图 12-3-4　多囊卵巢综合征 3

显示间质部分回声增强

（二）超声诊断标准及其变迁

1990 年，NIH 主办的学术会议上提出将伴随出现的无排卵和高雄激素血症（临床表现和/或生化改变支持）作为诊断 PCOS 的标准，当时并未将卵巢的形态学改变列入诊断标准的范畴。

2003 的鹿特丹会议共识（以下简称 ROT 标准）提出，以下三项内容中有两项符合诊断标准，即可诊断为 PCOS：①超声显示卵巢多囊改变；②排卵少或不排卵；③存在高雄激素血症的临床表现或生化检测证据，且排除了先天性肾上腺皮质增生症、分泌雄激素的肿瘤及库欣（Cushing）综合征等引起的雄激素增多。其中，当超声发现每一个卵巢直径 2～9mm 的小卵泡数（简称每个卵巢的卵泡数，follicle number per ovary，FNPO）至少存在 12 个以上和/或卵巢体积大于 10ml 时，符合 ROT 标准的第①项；则该患者的第②和③项中只要有一项符合 ROT 标准，即可被诊断为 PCOS。如果仅仅是一侧卵巢表现符合第①

项，也被认为符合 ROT 标准。

ROT 标准首次将超声显示的卵巢多囊改变列入 PCOS 的诊断标准，但根据此标准被纳入 PCOS 诊断的人群略有增加，引起了妇产科学家与内分泌学家的争论。2006 年，AEPCOS 认为，由于 PCOS 主要是一种雄激素过多的内分泌疾病，因此建议将高雄激素血症（临床表现和/或生化改变）作为诊断 PCOS 的必要条件之一，另一必要诊断标准是慢性无排卵或卵巢多囊样形态学改变（即二选一）。

2011 年 ESHRE 和 ASRM 在阿姆斯特丹会议上提出，由于 PCOS 的复杂性，需要将不同表现特征（表型）加以区分，特别是要区分以高雄激素血症及慢性无排卵为特征的典型病例，以及以卵巢功能障碍和多囊形态学改变为特征的病例。2012 年，NIH 的专家组在循证医学的基础上提出 ROT 标准在全球范围内是适用的，但 PCOS 以"卵巢"为中心的病名似乎需要进一步推敲。

需要注意的是，FNPO 一般是指卵巢中卵泡数最多的某一切面中直径 2~9mm 的小卵泡数，因此有作者提出，判断 PCOS 时一个卵巢内整体的 FNPO 诊断标准至少要提高到 ≥19 个或 ≥26 个。另外，ROT 标准中"卵巢体积（ovarian volume，OV）"是将二维超声下测得的卵巢长、宽、厚三径代入特定的公式计算（二维公式法）而得。随着三维超声技术的发展，通过经阴道三维超声计算 OV 和 ENPO 已逐渐被引入临床应用（图 12-3-5）。研究认为，二维公式法中，公式 OV = 0.5×卵巢长度（long）×卵巢宽度

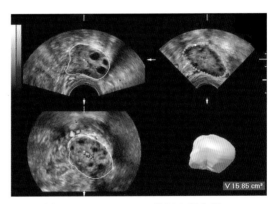

图 12-3-5　PCOS，三维超声得卵巢体积大于 10ml

（tv）×卵巢厚度（ap）和公式 OV =（π/6）× tv×ap×long 所得的卵巢体积与三维超声测定结果相关性最高（$r=1.00$，1.00，均 $P<0.01$）。

四、鉴 别 诊 断

PCOS 在超声诊断分娩主要应与多卵泡综合征及卵泡未破裂黄素化鉴别。

（一）多卵泡综合征

多卵泡综合征（multifollicular ovaries）是一种以双侧卵巢内有大量中等大小卵泡存在为特征的一组综合征。病理学上表现为双侧卵巢的轻度增大。与多囊卵巢综合征相比，无明显的包膜增厚、髓质水肿，仅表现为皮质层内存在大量的中等大小卵泡，其直径一般为 4~10mm，月经中期无优势卵泡形成或排卵。常见于药物诱发卵泡生长时药物应用不当。临床意义是由于大量的中等卵泡存在，造成卵巢局部雌激素水平过高，进一步影响卵泡的生长发育，引起月经失调。血清激素测定常表现为雌激素升高，LH/FHS 比值小于 2.5~3，LH 和睾酮无升高。

声像图特征是双侧卵巢的均匀性增大，卵巢皮质内见多个直径 4~10mm 的小卵泡，

均匀地分布于卵巢皮质内，剖面上卵泡的数目少于 PCOS 患者，一般在 6 个左右，卵巢包膜无明显增厚，卵巢间质及髓质回声基本正常（图 12-3-6 和图 12-3-7）。

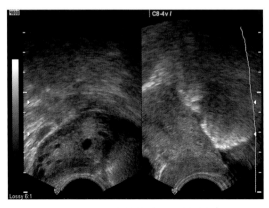

图 12-3-6　右卵巢多卵泡综合征

卵巢内见多个小卵泡同时存在

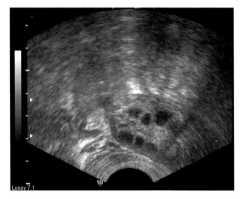

图 12-3-7　左卵巢多卵泡综合征

多个卵泡同时发育，直径在 10mm 以下

（二）未破裂卵泡黄素化综合征

未破裂卵泡黄素化综合征（luteinized unruptured follicle syndrome，LUFS）常见于促排卵周期中，尤其是氯米芬促排卵周期，发生率可高达 80%。正常妇女月经周期中也可以发生。临床特点与排卵周期相似，基础体温双相，子宫内膜呈分泌反应，仅在激素测定时血清孕激素水平较低，腹腔镜检查无排卵孔。超声特点不典型，表现为卵泡的生长速度及形态同正常周期。但是在有孕激素作用（基础体温升高、宫颈评分下降）后 72 小时，卵泡仍持续存在，其边界不清，近内壁区域见回声晕。彩色多普勒超声在卵泡壁上可探及新生血管，其数量少于黄体。

第四节　卵巢过度刺激综合征

刺激综合征（ovarian hyperstimulation syndrome，OHSS）是药物诱发卵泡生长过程中较为常见的一种严重并发症。常见于 HMG/HCG、FSH/HCG 或氯米芬/HCG 促排卵周期中，尤其是 PCOS 患者采用药物促排卵治疗时，其发生率更高，高达 82.1%，其重度OHSS 的发生率也高达 23.5%。

OHSS 的临床表现与其临床分期（表 12-4-1）相关。轻者仅表现为下腹部胀痛不适、下坠感。重度患者由于腹腔内大量积液的形成，正常血液浓缩，微循环障碍，表现为腹胀腹痛明显，少尿、血压低、血清转氨酶升高等微循环障碍引起的心、肺、肝和肾功能的障碍。后期可以因血液高度浓缩、微循环障碍或血管内凝血，使得主要脏器功能衰竭而死亡。临床体征为大量腹水，卵巢明显增大，少数患者卵巢增大可达 20cm。极少数患者可发生卵巢扭转而表现为急腹症。

表 12-4-1　OHSS 的临床分期标准

分期	临床表现
轻度	卵巢增大<5cm，伴轻度下腹部不适
中度	卵巢增大 5~10cm，体重增加，伴恶心或呕吐等消化道症状
重度	卵巢增大大于 10cm，大量腹水、胸水、少尿和血液浓缩

　　超声表现为卵巢明显增大，严重时直径可达 20cm，卵巢内大量大小不等的囊性结构，囊壁菲薄，囊腔形态因相互挤压而不规则，囊腔内可见极低回声点，常分布在囊壁下方。囊腔大小一般在 2~6cm，彩色超声检查可见囊壁上有血管分布，提示多为囊性黄体。常伴大量盆腹腔积液，严重时可伴胸水（图 12-4-1）。

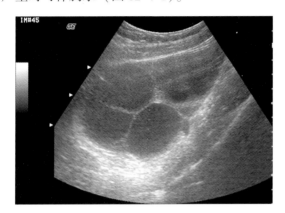

图 12-4-1　卵巢过度刺激综合征
卵巢内部多个大卵泡存在，卵泡直径在 15~20mm，
卵巢明显增大，可以伴周围积液

（周毓青）

参 考 文 献

常才，林金芳，张旭萍，等.1994.多囊卵巢综合征应用 HMG/HCG 治疗的临床分析.见：王世阆，徐黎明主编.现代妇产科理论与临床（4）.成都：四川科学技术出版社，84~86.

戴蓓蓓，周毓青.2009.多囊卵巢综合征经腔三维能量多普勒超声参数及血管化指标特征得分析.中华超声影像学杂志，18（10）：858~861.

侯丽艳，程怡民.2011.我国三省不孕症的流行病学研究.北京协和医学院，博士学位论文.

刘敏华，张翠珍，石静芳，等.2012.不孕症病因分析.河北医药，34（5）：730~731.

瞿瞻桀.1991.不孕症.见：王淑珍主编.妇产科理论与实践.第 2 版.上海：上海科学技术出版社，641~654.

瞿瞻桀.1991.多囊卵巢综合征.见：王淑珍主编.妇产科理论与实践.第 2 版.上海：上海科学技术出版社，429~433.

肖红梅，钟群，卢光琇.2007.不孕症相关因素及病因分析.国际病理科学与临床杂志，27（2）：105~107.

谢梦，周毓青，林金芳.2008.多囊卵巢综合征卵巢超声影像学特征及其与内分泌代谢异常的相关性分析.中国实用妇科与产科杂志，24（9）：673~676.

袁耀萼，盛丹青. 1996. 妇产科学新理论与新技术. 上海：上海科学技术出版社.

Abramowicz JS, Archer DF. 1990. Uterine endometrial peristalsis: A transvaginal ultrasound study. Fertil Steril, 54: 451~454.

Adams JM. 1993. Infertility with polycystic ovarian syndrome. N Chervenak FA, Isaacson GC, Campbell S ed, Ultrasound in Obstet and Gynecol. first (ed) Little Brown, Boston, 1691~1704.

Ambrosino MM, Hernanz-Schulman M, Genieser NB, et al. 1994. Monitoring of girl undergoing medical therapy for isosexual precocious puberty. J Ultrasound Med, 13: 501~508.

Azziz R, Carmina E, Dewailly D, et al. 2009. The Androgen Excess and PCOS Society criteria for the polycystic ovary syndrome: the complete task force report. Fertility nd Sterility, 91: 56~488.

Bakos O, Lundkvist O, Bergh T. 1993. Transvaginal sonographic evaluation of endometrial growth and texture in spontaneous ovulatory cycles: A descriptive study. Humm Reprod, 8: 799~806.

Blankstein J, Shalev J Saadon T, et al. 1987. Ovarian hyperstimulation syndrome: Prediction by number and size of preovulatory ovarian follicles. Fertil Steril, 47: 597~602.

Bornstein J, Auslender R, Pascal B, et al. 1994. Diagnostic pitfalls of ultrasonographic uterine screening in women treated with tamoxifen. J Reprod Med, 39: 674~678.

Bourne TH, Lawton F, Leather A, et al. 1994. Use of intracavity saline instillation and transvaginal ultrasonography to detect tamoxifen-associated endometrial polyps. Ultrasound in Obstet Gynecol, 4: 73~75.

Brugo-Olmedo S, Chillik C, Kopelman S. 2001. Definition and causes of infertility. Reprod Biomed Online, 2 (1): 41~53.

Carmina E, Wong L, Chang L, et al. 1997. Endocrine abnormalities in ovulatory women with polycystic ovaries on ultrasound. Hum Reprod, 12: 905~909.

Check JH, Lurie D, Dietterich C, et al. 1993. Adverse effect of a homogeneous hyperechogenic endometrial sonographic pattern, despite adequate endometrial thickness on pregnancy rates following in vitro fertilization. Hum Reprod, 8: 1293~1296.

Check JH, Nowroozi K., Choe J, et al. 1993. The effect of endometrial thickness and echo pattern on in vitro fertilization outcome in donor oocyte-mbryo transfer cycle. Fertil Steril, 59: 72~75.

Coulam CB, Bustillo M, Soenksen DM. et al. 1994. Ultrasonographic predictors of implantation after assisted reproduction. Ferril Steril, 62: 1004~1010.

Cullinan JA, Fleischer AC, Kepple DM, et al. 1995. Sonohysterography: A technique for endometrial evaluation. Radiographics, 15: 510~514.

Davor J, Tom B, Stuart C. 1993. Ultrasound monitoring of ovarian and endometrial changes in spontaneous and stimulated cycles. IN: Chervenak FA, Isaacson GC, Campbell S ed. Ultrasound in Obstet and Gynecol first (ed). Boston: Little Brown, 1599~1612.

Dewailly D, Gronier H, Poncelet E, et al. 2011. Diagnosis of polycystic ovary syndrome (PCOS): revisiting the threshold values of follicle count on ultrasound and of the serum AMH level for the definition of polycystic ovaries. Human Reproduction, 26: 3123~3129.

Dickey RP, Olar TT, Taylor SN, et al. 1993. Relationship of biochemical pregnancy to pre-ovulatory endometrial thickness and patern in patients undergoing ovulation induction. Hum Reprod, 8: 327~330.

Dickey RP, Olar TT, Taylor SN, et al. 1993. Relationship of endometrial thickness and pattern to fecundity in ovulation induction cycles: Effect of clomiphene citrate alone and with human menopausal gonadotropin. Fertil Steril, 59: 756~760.

Dubinsky TJ, Parvey HR, Maklad N. 1997. Endometrial color flow/image-directed Doppler imaging: negative predictive value for excluding ectopic pregnancy. J Clin Ultrasound, 25: 103~109.

Dunaif A & Fauser BC. 2013. Renaming PCOS- a two state solution. Journal of Clinical Endocrinology and Metabolism, 9, 8：4325 ~ 4328.

Eichler C, Krampl E, Reichel V, et al. 1993. The relevance of endometrial thickness and echo patterns for the success of in vitro fertilization evaluated in 148 patients. J Assis Reprod Geuet, 10：223 ~ 227.

Fauser BC, Tarlatzis BC, Rebar RW, et al. 2012. Consensus on women's health aspects of polycystic ovary syndrome (PCOS)：the Amsterdam ESHRE/ASRM-Sponsored 3rd PCOS Consensus Workshop Group. Fertility and Sterility, 97：28 ~ 38.

Fleischer AC. 1991. Ultrasound imaging- 2000：Assessment of utero- ovarian blood flow with transvaginal color Doppler sonography：Potential clinical applications in infertility. Fertil Steril, 55：684 ~ 691.

Fleischer AC, Herbert CM, Hill GA, et al. 1991. Transvaginal sonography of the endometrium during induced cycles. J Ultrasound Med, 10：93 ~ 95.

Fleischer AC, Kalemeris GA, Entmann SS. 1986. Sonographic depiction of the endometrium during normal cycles. Ultrasound Med Biol, 12：271 ~ 277.

Franks S. 1995. Polycystic ovary syndrome. N Engl J Med, 333：853 ~ 861.

Goldstein SR. 1994. Unusual ultrasonographic appearance of the uterus in patients receiving tamoxifen. Am J Obstet Gynecol, 170：447 ~ 451.

Goldstein SR, Schwartz L, Snyder JR, et al. 1996. Screening and monitoring endometrial response to tamoxofen therapy for breast cancer. J Ultrasound Med, 15：S1 ~ S117.

Gonen Y, Casper RF. 1990. Prediction of implantation by the sonographic appearances of the endometrium during controlled ovarian stimulation for in vitro fertilization (IVF). J In Vitro Fert Embryo Trans, 7：146 ~ 150.

Gramberg S, Wikland M, Karlsson B, et al. 1991. Endometrial thickness as measured by endovaginal ultrasonography for identifying endometrial abnormality. Am J Obstet Gynecol, 164：47 ~ 50.

Grunfeld L, Walker B, Bergh PA, et al. 1991. High- resolution endovaginal ultrasonography of the endometrium：A noninvasive test for endometrial adequacy. Obstet Gynecol, 78：200 ~ 204.

Guerriero S, Ajossu S, Lai MP, et al. 1997. Transvaginal ultrasonography in the diagnosis of pelvic adhesions. Hum Reprod, 12：2649 ~ 2653.

Isaacs JD, Wells CD, Williams DS, et al. 1996. Endometrial thickness is a valid monitoring parameter in cycles of ovulation induced with menotropins alone. Fertil Steril, 65：262 ~ 266.

Khalifa E, Brzysky RG, Oehninger S, et al. 1992. Sonographic appearance of the endometrium：the predictive value for the outcome of in- vitro fertilization in stimulated cycles. Hum Reprod, 7：677 ~ 680.

Kin SH, Kang SB. 1995. Ovarian dysgerminoma：Color Doppler ultrasonographic findings and comparison with CT and MR imaging findings. J Ultrasound Med, 14：843 ~ 848.

Kupesic S, Kurjak A. 1993. Uterine and ovarian perfusion during the periovulatory period assossed by trasvaginal color Doppler. Fertil Steril, 60：439 ~ 443.

Legro RS, Arslanian SA, Ehrmann DA, et al. 2013. Diagnosis and treatment of polycystic ovary syndrome：an Endocrine Society clinical practice guideline. Journal of Clinical Endocrinology and Metabolism, 98：4565 ~ 4592.

Lenz S. 1985. Ultrasonic study of follicula maturation, ovulation and development of corpus luteum during normal menstrual cycles. Acta Obstet Gynecol Scand, 64：15 ~ 19.

Liukkonen S, Koskimies AL, Tenhunen A, et al. 1984. Diagnosis of luteinized unruptured follicle (LUF) syndrome by ultrasound. Fertil Steril, 41：26 ~ 30.

Lujan ME, Jarrett BY, Brooks ED, et al. 2013. Updated ultrasound criteria for polycystic ovary syndrome：reliable thresholds for elevated follicle population and ovarian volume. Human Reproduction, 28：1361 ~ 1368.

MarchWA, Moore VM, Willson KJ, et al. 2010. The prevalence of polycystic ovary syndrome in a community sample assessed under contrasting diagnostic criteria. Hum Reprod, 25: 5445 ~ 551.

Oliveira J B A, Baruffi R L R, Mauri A L. 1997. Endometrial ultrasonography as a predictor of pregnancy in an in-vitro fertilization programme after ovarian stimulation and gonadotrophin-releasing hormone and gonadotrophins. Hum Reprod, 12: 2515 ~ 2518.

Parsons SK, Lense JJ. 1993. Sonohysterography for endometrial abnormalities: Preliminary results. J Clin Ultrasound, 21: 87 ~ 95.

Ragavendra N, Chen H, Powers JE, et al. 1997. Harmonic imaging of porcine intraovarian arteries using sonographic contrast medium: initial findings. Ultrasound Obstet Gynecol, 9: 266 ~ 270.

Schachter M, Balen AH, Patel A, et al. 1996. Hypogonadotropic patients with ultrasonographically detected polycystic ovaries: endocrine response to pulsatile gonadotropin-releasing hormone. Gynecol Endocrinol, 10: 327 ~ 335.

Serafini P, Batzofin J, Nelson J, et al. 1994. Sonographic uterine predictors of pregnancy in women undergoing ovulation induction for assisted treatments. Fertil Steril, 62: 815 ~ 822.

Shapiro H, Cowell C, Casper RF. 1993. The use of vaginal ultrasound for monitoring endometrial preparation in a donor oocyte program. Fertil Steril, 59: 1055 ~ 1058.

Smith P, Bakos O, Heimer G, et al. 1991. Transvaginal ultrasound for ifentifying endometrial abnormality. Acta Obstet Gynecol, 70: 591.

Speroff L, Glass RH, Kase NG. 1989. Clinical Gynecologic endocrinology and infertility. 4th ed. Philadelphia: Williams & Wilkins, 565 ~ 582.

Steer C. 1993. Color flow vaginal Doppler studies. In: Chervenak FA, Isaacson GC, Campbell S eds. Ultrasound in Obstet and Gynecol. Boston: Little Brown, 1613 ~ 1619.

The Rotterdam ESHRE/ASRM-Sponsored PCOS Consensus Workshop Group. 2004. Revised 2003 consensus on diagnostic criteria and long-term health risks related to polycystic ovary syndrome (PCOS). Human Reproduction, 19, 41 ~ 47.

Ubaldi F, Wisanto A Camus M, et al. 1998. The role of transvaginal ultrasonography in the detection of pelvic pathologics in the infertility workup. Hun Reprod, 13: 330 ~ 333.

Ueno J, Oehninger S, Brzysky RG, et al. 1991. Ultrasonographic appearance of the endometrium in natural and stimulated in-vitro fertilization cycles and its correlation with outcome. Hum Reprod, 6: 901 ~ 904.

Van Santbrink EJ, Hop WC, Fauser BC. 1997. Classification of normogonadotropic infertility: polycystic ovaries diagnosed by ultrasound versus endocrine characteristics of polycystic ovary syndrome. Fertil Steril, 67: 452 ~ 458.

Welker BG, Gembruch U, Diedrich K, et al. 1989. Transvaginal sonography of the endometrium during ovum pickup in stimulated cycles for in vitro fertilization. J Ultrasound Med, 8: 549 ~ 553.

Woolcott R, Stanger J. 1997. Potentially important variables identified by transvaginal ultrasound-guided embryo transfer. Hum Reprod, 12: 963 ~ 966.

Zaidi J, Tan SL. 1996. Advances in the use of ultrasound in infertility management. Curr Opin Obstet Gynecol, 8: 161 ~ 165.

Zawadzki JK, Dunaif A. 1992. Diagnostic criteria for polycystic ovary syndrome: towards a rationale approach. In: Dunaif A, Givens JR, Haseltine FP, et al. (eds). Polycystic Ovary Syndrome. Boston: Blackwell Scientific Publications, 377 ~ 384.

第十三章　正常早期妊娠的超声诊断

随着超声仪器的不断进展，高分辨率阴道探头的应用，对早期妊娠及早期胚胎的观察，其详细程度大大超过了以前。同时也给临床提供了证据和可靠的信息，以指导临床处理。有人对这项技术赋予了新名词："胚胎超声学"，反映了这项技术已成为一个新的领域，有着其独特的研究方法和途径。不仅对临床，而且对基础医学、胚胎学、遗传学、生殖生理学、计划生育等有着重大意义。

第一节　受精和植入过程

对 28 天一个月经周期的妇女来说，第 14 天左右出现促黄体生成素（LH）高峰，高峰后 28～32 小时或 LH 峰值后 10～12 小时排卵。受孕通常发生在输卵管内，一般认为人类卵子的受孕能力在排卵后 24 小时内。第一次卵裂发生在受孕后 24～48 小时内。桑葚胚的形成在受孕后 72 小时，96 小时形成胚泡。最早进入子宫的桑葚胚约在受孕后 3 天，而着床过程大约发生在受孕后的 7.5 天。胚泡内的细胞分裂后形成内细胞团和单层滋养细胞层，后者围绕胚泡腔（图 13-1-1）。

受孕后第 4～5 天开始孵化胚胎，受孕后第 7 天胚泡透明带消失，并已接触到子宫内膜开始植入。此时子宫内膜受激素影响及滋养层细胞的侵入，内膜充血水肿。超声可观察到内膜增厚，但不能诊断妊娠。着床的部位大多在宫腔上部的前壁或后壁，以后壁更多见。由于植入部位的缘故，经阴道超声比经腹壁超声探头更接近胚胎。在受孕的第 11～12 天，胚泡完全植入子宫内膜。

滋养层细胞在底蜕膜处发育很旺盛，包蜕膜处的滋养层细胞渐渐稀疏变薄，这可能是因为包蜕膜的滋养层血供较差。这一现象可从经阴道超声中发现，即妊娠囊壁厚的一侧为底蜕膜处增厚的滋养层，日后发育成胚盘。

受孕后 9～10 天已着床的胚泡迅速向四周伸展，内细胞团细胞是胚胎发育的基础。第 11 天内细胞团中间出现卵黄囊，继之出现羊膜囊。约第 14 天在卵黄囊和羊膜囊之间出现胚盘，是胚胎最早期的结构。随着分化出三个胚层，胚盘渐渐增厚，一端发育较大形成头部，狭窄较小的一端形成尾部，胚盘也由原来的平板状发育成筒状，外胚层发育较快，故胚胎向腹侧面卷曲，即由羊膜腔面向卵黄囊面渐渐包卷，羊膜腔越来越大，而卵黄囊越来越小，最后卵黄囊变成一小囊状结构经体蒂与胚胎腹部相连（图 13-1-1）。前面这些过程超声都不能观察到，直至妊娠 5 周（从末次月经算起，即受孕后 3 周）经阴道超声才能见到卵黄囊，此时的卵黄囊已有蒂与胚胎腹部相连。超声同时见到的还有围绕卵黄囊的胚外体腔及周围的滋养层。

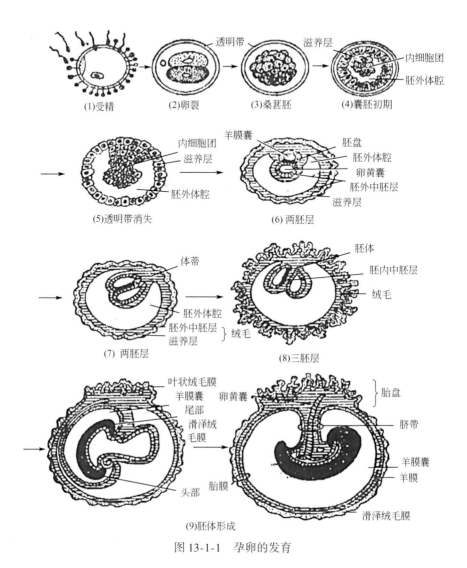

图 13-1-1　孕卵的发育

第二节　孕龄的推算

推算孕龄，有三种方法：

（1）胎龄（conceptual age）：这种方法多用于胚胎学。从妊娠的第 1 天开始计算，即从受精那天算起。

（2）妊娠龄（geotational age）：从妊娠前 14 天算起，即胎龄加 14 天，以周表示。对于月经周期 28 天的妇女来说，妊娠龄的第 1 天即末次月经的第 1 天。

（3）月经龄（menstrual age）：从末次月经的第 1 天算起，以周表示，但不考虑排卵或妊娠的日期。

目前，世界上大多医院都采用妊娠龄作为估计孕龄的方法。妊娠龄所表示的是足周和足天，如"5 周 3 天"表示足 5 周加 3 天。另一种表示法"第 6 周"，表示足 5 周加 1 天至足 5 周加 6 天。下面我们所提到的孕龄都是妊娠龄。

如果一个妇女月经周期为 28 天，那么妊娠龄就相等于月经龄，换言之，末次月经的第 1 天即妊娠龄的第 1 天。但如果一个妇女月经周期较长，这样 LH 高峰和排卵也相应推迟。举例说明：35 天一个周期的妇女，在第 21 天排卵。排卵推迟 7 天，受孕也相应推迟 7 天，超声所能观察到的妊娠结构等也都相应推迟 7 天。如果月经周期不规则或无排卵周期且无月经来潮，那排卵和受孕时间就很难推断，患者告之的末次月经就没什么意义了。

超声测量妊娠囊、胚胎头臀长，观察有无出现正常妊娠结构如卵黄囊、胎心搏动等，加上生化测定如 β-绒毛膜促性腺激素（β-HCG）等可提供更多更精确的妊娠证据，告之胚胎是否正常发育，并可推测孕龄。当月经与超声或生化测定一致时，末次月经（LMP）是可靠的标志。但在排卵推迟或月经不规则的妇女，LMP 就可能误导。同样，在异常妊娠或宫外孕时，声像图所见、生物学测量、生化测定所提示的孕龄也常常迟于 LMP 所推算的孕龄。因此，LMP 与超声估计、β-HCG 定量一致时，更确定了妊娠日期，而 LMP 与超声、β-HCG 不一致时，就更需要密切随访，直至能正确判断孕龄或证实正常妊娠或异常妊娠。

第三节　早孕的超声诊断

一、妊　娠　囊

妊娠囊是超声首先观察到的妊娠标志，随着诊断早孕的技术不断提高，早先经腹壁超声最早观察到妊娠囊约在末次月经后 6 周，现经阴道超声最早在末次月经的 4 周 2 天就可观察到直径 1~2mm 的妊娠囊。宫内妊娠最初的声像图表现为在增厚的子宫蜕膜内见回声减低的结构，即妊娠囊，妊娠囊的一侧为宫腔，此时的内膜回声也较强。早期妊娠囊的重要特征是双环征，与其他宫腔内囊性改变不同。其他宫腔改变如出血或宫外孕时所描述为假妊娠囊的蜕膜样反应，一般表现为单个回声增强环状囊性结构，有时可能会误诊为宫内妊娠。

妊娠囊双环征的起因，认为可能是迅速增长的内层细胞滋养层和外层合体滋养层。也有作者认为内环绝大多数由强回声的球形绒毛组成，包绕妊娠囊外层的那个低回声环，则可能是周围的蜕膜组织。随着妊娠周数的延长，妊娠囊的增大，内层回声较强环的厚薄变得不均匀，底蜕膜处渐渐增厚，形成最早的胎盘，而强回声环的其余部分则渐渐变薄，以后形成胎膜的一部分（外层平滑绒毛膜）。

最初妊娠囊的形态都为圆形，以后可以为椭圆形、腰豆形或不规则形。早期可以看到的宫腔，随着妊娠囊的增大，包蜕膜和底蜕膜的紧贴而不能再被观察到（图 13-3-1~图 13-3-3）。

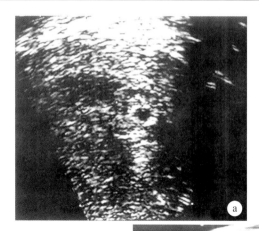

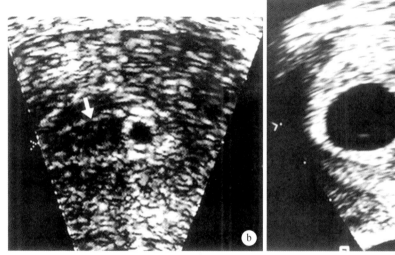

图 13-3-1 妊娠囊

a. 妊娠 4 周的妊娠囊, 见极小的低回声结构位于子宫内膜层内; b. 妊娠 4 周的妊娠囊, 呈圆形, 周围见强回声环, 妊娠囊位于增厚的子宫内膜层内, 左上方线状回声为宫腔 (箭头所示); c. 妊娠 5.7 周, 妊娠囊周围的强回声环非常清晰, 并可见回声较强的子宫内膜 (箭头)

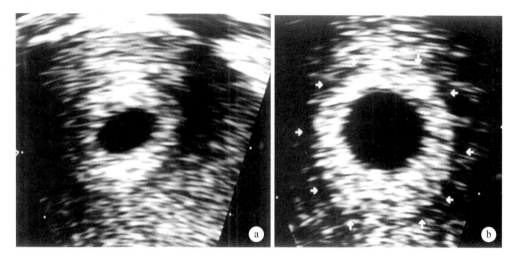

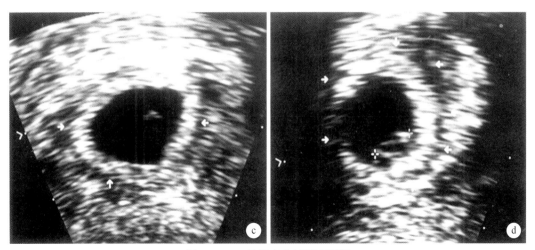

图 13-3-2 早期宫内妊娠双环征

围绕妊娠囊的先是强回声环（可能由绒毛组成），强回声环外是低回声环（可能为蜕膜组织）。

a. 妊娠 5.7 周；b. 妊娠 6 周；c. 妊娠 6 周；d. 妊娠 6 周余，见胚胎

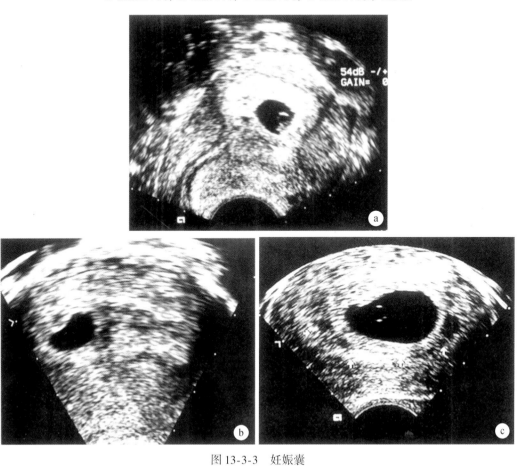

图 13-3-3 妊娠囊

a. 妊娠 6 周，妊娠囊种植在宫腔底部。宫腔内膜一直延伸至宫颈内口、颈管；b. 妊娠 5.7 周，妊娠囊种植在一侧宫壁，仍可见另一侧宫腔的内膜；c. 妊娠囊渐渐长大、突向宫腔，在包蜕膜和真蜕膜紧贴之前，仍隐约可见宫腔（箭头所示）

二、卵 黄 囊

卵黄囊的特点是一个亮回声的环状结构,中间为无回声区(图13-3-4)。从末次月经算起,5~6周时经阴道可以看到,约10周时消失,12周后完全消失。卵黄囊直径为3~8mm,最大尺寸是在妊娠7周,平均5mm。最初的卵黄囊大于胚胎本身,经阴道观察时好像胚胎"贴"在卵黄囊上。以后卵黄囊以一条细带与胎儿脐部相连,而本身则游离于胚外体腔(亦称绒毛膜腔)内。如前所述,早期胚胎发育过程中,卵黄囊是属于胚胎组成复合体的一部分胚盘、羊膜囊、卵黄囊,卵黄囊位于羊膜囊外,并通过囊黄管与胎儿相连(图13-3-4d)。

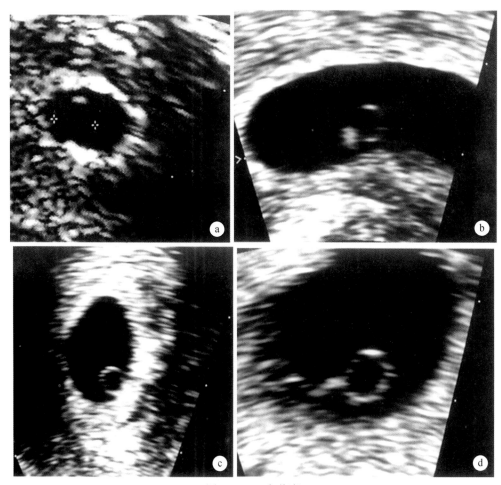

图 13-3-4　卵黄囊

a. 妊娠5周余,卵黄囊隐见,占相对较大比例(相对妊娠囊);b. 妊娠6周,卵黄囊清晰可见,呈高回声的环状结构,卵黄囊的一侧已见到胚胎;c. 妊娠6周余的卵黄囊;d. 妊娠9周,卵黄囊的一侧见一细蒂,该蒂与胚胎腹部相连

卵黄囊是宫内妊娠的标志,它的出现可以排除宫外妊娠时宫内的假妊娠囊,宫内妊娠同时合并宫外妊娠可能性极小(发生率为1/30 000)。妊娠囊直径大于20mm而未见卵黄囊或胎儿,

可能是孕卵枯萎，属于难免流产，系列超声始终不见卵黄囊或胚胎，提示妊娠预后差。

总结卵黄囊的特点有：

（1）首次被发现时为妊娠 5 周。

（2）肯定为宫内妊娠。

（3）直径为 3～8mm，平均 5mm。

（4）12 周前消失。

（5）正常妊娠时妊娠囊直径 20mm 或以上时总可以见到卵黄囊。

（6）卵黄囊太大（直径≥10mm）与预后不良有关。

三、胚芽及胎心搏动

胚芽长度在 2mm 时常能见到胎心搏动，而此时的胚芽在声像图上表现为卵黄囊一侧的增厚部分，就像贴在卵黄囊上（图 13-3-5）。差不多在见到胚芽的同时就能见到胎心搏动。

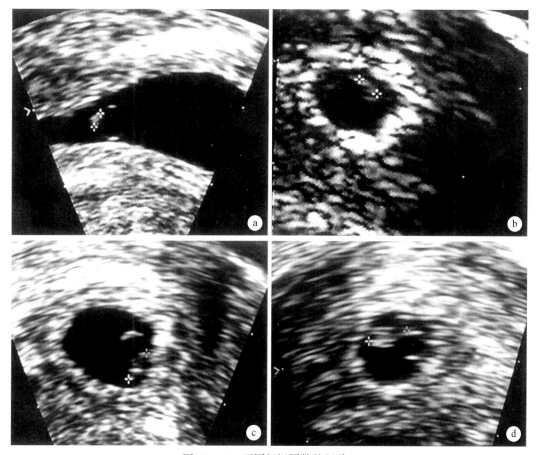

图 13-3-5　不同妊娠周数的胚胎 1

a、b. 妊娠 4.9 周及妊娠 5.5 周的胚胎，表现为卵黄囊一侧的增厚部分，胚胎好像"贴"在卵黄囊上；c、d. 妊娠 6 周及 6 周余的胚胎，胚胎已开始与卵黄囊"分离"，此时胚胎的径线与卵黄囊径线相似

第6.5周时，胚芽头臀长（CRL）约与卵黄囊径线相同，以后胚芽CRL超过卵黄囊，声像图上的胚胎也越来越清晰，第7周多能分出头尾，矢状切面上胎体向腹侧弯曲。第8周时肢芽冒出。随着妊娠的延续，胚胎增长，声像图上的胚胎初具人形（图13-3-6）。各系统的超声所见第五节将详细介绍。

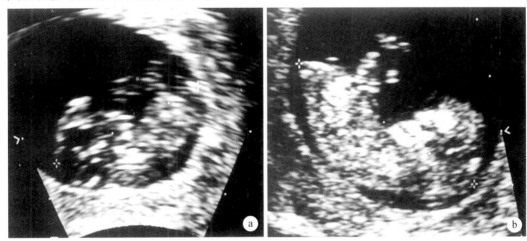

图 13-3-6　不同妊娠周数的胚胎 2
a. 妊娠 9 周余的胚胎；b. 妊娠 10 周余的胚胎

妊娠第7~10周，胎儿腹壁的脐带附着处可见少量肠管样结构，位于腹腔外，为生理性腹壁缺损，称中肠疝，也有报道这段时期可为妊娠第8~12周（图13-3-7）。

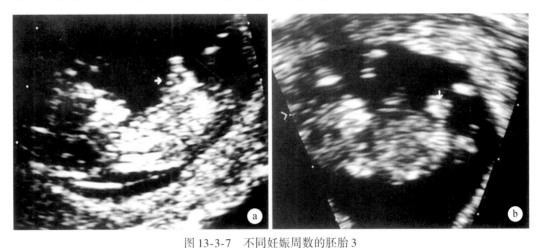

图 13-3-7　不同妊娠周数的胚胎 3
a、b. 妊娠 9 周余及 10 周余的胚胎，腹壁脐带附着处见强回声团块状结构，为生理性中肠疝

早在1972年Robinson就报道了超声观察胎心搏动。从末次月经算起，最早在妊娠第6周2天就能观察到。自有了阴道探头后，超声发现胎心搏动的时间又提前了一些。正常妊娠6.5周，胚芽头臀长5~6mm，总能见到胎心搏动，并且常在胚芽2~3mm时可见到（5周末）。有人报道经腹壁超声95%的妊娠在末次月经后54天（7周5天）可见胎心搏动，而经阴道超声观察胎心搏动比经腹壁超声提前5~7天。

胎心搏动率通过经阴道M超或多普勒超声可测得。妊娠6周时约100次/分，8~9周时约 140 次/分（图 13-3-8）。

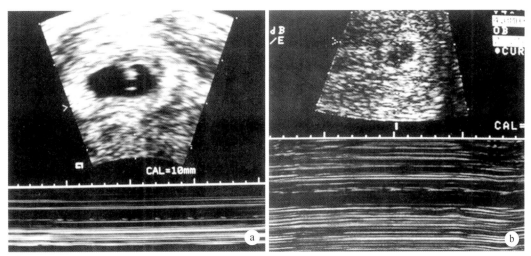

图 13-3-8　不同妊娠周数的胚胎 4
a. 妊娠 5.7 周，见胚芽紧靠卵黄囊，M 超取样线经过胚胎，即获得 M 超胎心
搏动图；b. 妊娠 6 周余测得 M 超胎心搏动图

四、羊 膜 囊

羊膜囊也是妊娠囊内的一个结构，胎儿位于其中。最初羊膜囊比卵黄囊小，以后超过卵黄囊。但羊膜囊不如卵黄囊容易观察，可能是其壁薄的缘故，很少能在一个超声切面见到壁薄的羊膜，其内侧为羊膜腔，亦即胚胎所在之处，其外侧为胚外体腔，亦称绒毛膜腔，卵黄囊位于胚外体腔，羊膜囊渐渐增大，渐渐与绒毛膜靠近并融合，胚外体腔消失。这一过程一直延续到妊娠 14 周（图 13-3-9）。

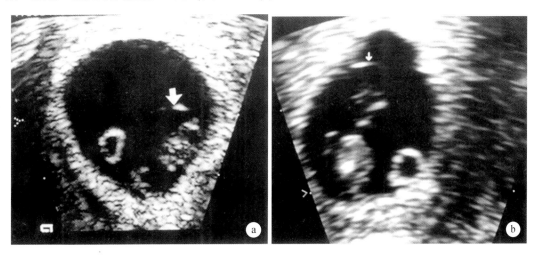

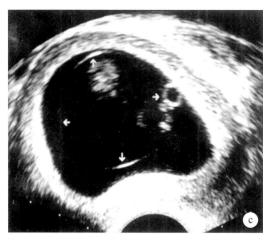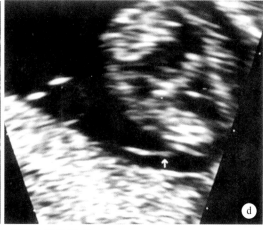

图 13-3-9　不同妊娠周数的羊膜囊

a. 妊娠 8 周，箭头所示为羊膜腔，胚胎位于羊膜腔内，卵黄囊位于胚外体腔，此时羊膜腔已大于卵黄囊，胚外体腔也很大；b. 妊娠 9 周，未能显示整个羊膜囊，但可见部分羊膜囊壁（箭头所示）；c. 妊娠 10 周，隐见整个羊膜囊（箭头所示），呈圆形，壁薄，卵黄囊位于羊膜囊外；d. 妊娠 10 周余，妊娠囊内的羊膜囊并非在中央，常常偏于一侧，箭头所示为靠近绒毛膜壁的羊膜，左侧圆形结构为卵黄囊

五、胚　　盘

当胚泡植入子宫内膜后，胚泡周围的滋养层细胞侵入子宫内膜，参与这个过程的绒毛累及整个胚泡的表面，被侵蚀的内膜包括包蜕膜和底蜕膜。随后，植入底部（即底蜕膜处）的妊娠囊滋养层越来越增殖，称为叶状绒毛膜，将形成早期胚盘，而近宫腔处（包蜕膜处）的绒毛渐渐稀疏变薄，成为平滑绒毛膜。

声像图上，最早见到的是妊娠囊周围的绒毛膜环，即双环征的内环，回声较强。开始时内环四周的厚度差不多，因为绒毛膜囊四周都有绒毛。8 周后部分表面（包蜕膜处）的绒毛开始退化，强回声环变薄，剩余部分增厚，到 10 ~ 12 周，超声就能看到较明显的胚盘了，呈均匀的回声较强的新月形结构（图 13-3-10）。

如上所述，正常妊娠早孕期声像图可以观察到妊娠囊、胚芽等结构，其意义归纳如表 13-3-1。

表 13-3-1　早期妊娠超声的意义

	声像图标志	妊娠龄	注　　意
妊娠囊	直径 1 ~ 2mm 时可能见到	4 周 2 天	有时可能会是假妊娠囊
双环征		第 5 周	1/3 的宫外孕，2/3 的流产也能见到双环征
卵黄囊	确定为宫内妊娠	第 5 周	
妊娠囊直径>20mm	必须见到卵黄囊	第 7 周	未见卵黄囊预后不良
胚胎	确定为宫内妊娠	第 6 周	妊娠囊直径为 25mm 未见胚胎预后不良
胎心搏动	确定为活胎	第 6 周	见胎心搏动，流产率 3% ~ 7%

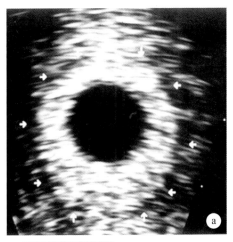

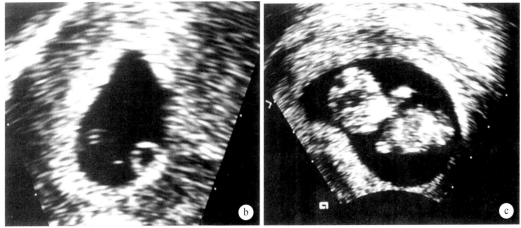

图 13-3-10　不同妊娠周数的胚盘

a. 妊娠 6 周，妊娠囊四周绒毛环厚度均匀；b. 妊娠 8 周，强回声的绒毛膜环厚度已有差
异，左侧渐渐增厚，形成早期胎盘，右侧变薄，形成绒毛膜；c. 妊娠 10 周余，已能见到
较明显的胎盘（左侧）

此外，早孕期超声还能极早发现双胎或多胎妊娠；鉴别单绒毛膜囊双胎或双绒毛膜囊双胎；观察双胎或多胎的转归（有报道不少双胎在早孕期就一胎消失最终成为单胎）；诊断异位妊娠或葡萄胎；早期发现某些胎儿畸形；观察卵巢等，这些将在第十四章、第十五章详细讨论。

第四节　超声估计妊娠龄

对月经周期 28 天而且很规律的妇女来说，妊娠龄是较容易计算的，即可以从末次月经的第一天算起，但偶尔也会有排卵提前或推后的情况发生。那么，对于那些月经不规则、忘记或记错末次月经及口服避孕药的妇女来说，临床上就要给予一个准确的孕龄估计，以便围生期的一系列处理。

在利用超声评估妊娠之前，判断孕龄都是靠月经史，物理检查如触摸子宫大小、测量

宫底高度等，最后确定必须在产后检查新生儿。这些物理检查都是不够准确的。表 13-4-1
显示了不同方法判断孕龄的误差情况。

表 13-4-1　不同方法判断孕龄的误差情况

临床或超声参数	误差（2s）
试管婴儿	±1 天
药物促排卵	±3 天
人工授精	±3 天
一次性交后妊娠	±3 天
基础体温	±4 天
早孕期物理检查	±2 周
中孕期物理检查	±4 周
晚孕期物理检查	±6 周
早孕期超声检查（测量头臀长）	±8% 所估妊娠龄
中孕期超声检查（测量头围、股骨长）	±8% 所估妊娠龄
晚孕期超声检查（测量头围、股骨长）	±8% 所估妊娠龄

　　从表 13-2 中可见，一些临床上认为妊娠日期非常肯定的受孕方法，如试管婴儿、人
工授精，误差较小，而物理检查的误差就大。超声检查越早，测得的头臀长，估计孕龄的
误差就越小。举例说明：如早孕期超声测量 CRL，估计妊娠龄为 8 周，若误差为±8%，
相当于±0.64 周，即±4.5 天；中期妊娠测量胎儿径线估计妊娠 25 周，误差为
±8%，为±2 周。而晚期妊娠超声估计孕龄的误差就大了，若超声测量头围估计妊娠龄为 37
周，误差±8% 为±2.96 周，近±3 周，但还比晚期妊娠物理检查估计孕龄的误差（±6 周）小
些。然而，试管婴儿、人工授精、促排卵的妇女在广大孕妇中只占很小的一部分，绝大多数
是自然妊娠的妇女，而绝大多数自然妊娠的妇女都无法精确告诉妊娠的日期。超声估计孕
龄则适合于各类妊娠妇女，可以广泛应用。

一、妊　娠　囊

　　前面已经提到，利用高分辨率的阴道探头，最早在 4 周 2 天就能看见妊娠囊。随着妊
娠的继续，妊娠囊也不断增大。以前曾经利用妊娠囊的三个径线（纵径、横径和前后径）
获取一个平均值，来预测相应的妊娠周数（表 13-4-2）。正常妊娠时妊娠囊的增长率约
1.2mm/d，异常妊娠时 20% 显示妊娠囊无增长，53% 显示增长率小于 0.7mm/d。也曾经
有过测量妊娠囊的体积判断孕周，妊娠囊体积从 6 周的 1ml 增加到 10 周的 31ml 和 13 周
的 100ml。但由于妊娠囊形态不规则，测量体积就较复杂。

　　相比之下，测量胚芽头臀长判断孕龄的准确性要高得多。有作者注意到妊娠 12 周
（妊娠龄）时妊娠囊体积估计孕龄的误差为±9 天，而头臀长估计孕龄的误差为±4 天。

表 13-4-2　平均妊娠囊径线与妊娠龄的关系

平均妊娠囊径线（mm）	预测妊娠周数（95% CI）
2	5.0（4.5~5.5）
3	5.1（4.6~5.6）
4	5.2（4.8~5.7）
5	5.4（4.9~5.8）
6	5.5（5.0~6.0）
7	5.6（5.1~6.1）
8	5.7（5.3~6.2）
9	5.9（5.4~6.3）
10	6.0（5.5~6.5）
11	6.1（5.6~6.6）
12	6.2（5.8~6.7）
13	6.4（5.9~6.8）
14	6.5（6.0~7.0）
15	6.6（6.2~7.1）
16	6.7（6.3~7.2）
17	6.9（6.4~7.3）
18	7.0（6.5~7.5）
19	7.1（6.6~7.6）
20	7.3（6.8~7.7）
21	7.4（6.9~7.8）
22	7.5（7.0~8.0）
23	7.6（7.2~8.1）
24	7.8（7.3~8.2）

二、胚芽头臀长（CRL）

自超声可观察到胚芽后，就可测量其头臀长。利用高分辨率阴道探头，一般在妊娠的第 7 周进行头臀长度的测量。早期妊娠时，头臀长与孕龄有很好的相关性，即使那时胚胎已发生了一些变化，如生长发育的问题，但只要是活胎，这些差异极小，还不能被超声发现。这就是为什么早孕期测量 CRL 估计孕龄相对是最准确的方法。表 13-4-1 也显示除了有些只适用于少数孕妇的方法之外（如试管婴儿、药物促排卵、测量基础体温等），就数早孕期测量头臀长估计孕龄最准确。

所谓头臀长，是指从胚胎的头顶部测量至骶尾部，不包括下肢及卵黄囊。7 周后肢芽长出，也还是测量头臀长，不包括肢体。声像图上取胎儿正中矢状切面，从头的顶点测量至臀部的末点（图 13-4-1）。头臀长与孕周的关系见表 13-4-3 和表 13-4-4。

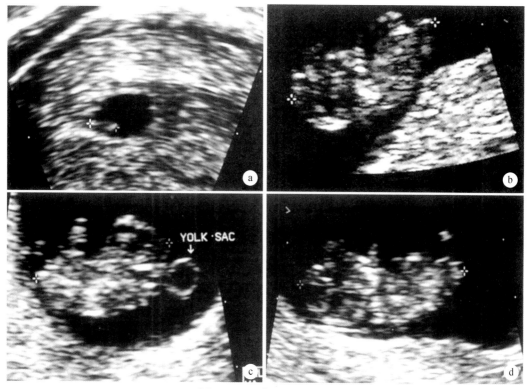

图 13-4-1　头臀长的测量

从胎儿的头顶测量至胎儿尾端，不包括肢体、卵黄囊。a. 妊娠 5.7 周；b. 妊娠
9 周；c. 妊娠 9 周余的胚胎及卵黄囊；d. 妊娠 10 周

表 13-4-3 和表 13-4-4 是由两个不同作者报道的。对照两表，可发现表 13-4-3 矫正回归分析后的值与表 13-4-4 的值非常接近。

有人报道测量 CRL 估计孕龄的准确度为±2.7 天，但也有人报道误差为±7.73 天。分析 CRL 误差的原因可能有：①胚胎本身生物学差异；②排卵时间和受孕时间的差异；③测量技术的误差。本作者认为测量技术误差是一个相当重要的因素，切面稍有偏斜、刚能观察到胚芽时（妊娠 6 周）胚芽的头臀边界不甚清晰、与卵黄囊鉴别不清、胚胎较大时躯体伸展和屈曲的不同径线等，都是造成测量误差的原因。

但不管怎样，CRL 始终是估计孕龄的最佳方法之一，仅适用于早孕期。中期妊娠的双顶径（BPD）或头围（HC），也被认为与孕龄密切相关，但可从经腹壁超声测得，此处就不详细讨论。

有人对 121 例正常早孕单胎孕妇经阴道超声进行了多个形态学测量。由于都观察到胚芽和胎心搏动，妊娠龄通过测量头臀长得出，用以下公式计算妊娠龄和羊膜囊的体积（V）：

$$V = \frac{4}{3}\pi \times \frac{a}{2} \times \frac{b}{2} \times \frac{c}{2}$$

其中，a、b、c 分别为纵径、横径和前后径。

表 13-4-3 CRL 与妊娠龄的关系

妊娠龄 (周，天)	CRL（mm）		矫正回归分析 (mm，平均值)	妊娠龄 (周，天)	CRL（mm）		矫正回归分析 (mm，平均值)
	均数($\bar{x}$)	2s			均数($\bar{x}$)	2s	
6，2	7.0	3.0	5.5	10，2	35.2	7.3	33.2
6，3	6.5	1.4	6.1	10，3	36.0	7.9	34.6
6，4	7.0	4.6	6.8	10，4	37.3	9.7	36.0
6，5	6.5	4.2	7.5	10，5	43.4	7.7	37.4
6，6	10.0	2.6	8.1	10，6	40.1	7.1	38.9
7，0	9.3	2.3	8.9	11，0	46.7	6.1	40.4
7，1	10.3	8.0	9.6	11，1	43.6	7.2	41.9
7，2	11.8	5.7	10.4	11，2	47.5	6.2	43.5
7，3	12.8	4.8	11.2	11，3	48.8	5.9	45.1
7，4	13.4	6.7	12.0	11，4	49.0	9.5	46.7
7，5	15.4	3.6	12.9	11，5	54.0	9.8	48.3
7，6	15.4	4.4	13.8	11，6	56.2	9.5	50.0
8，0	17.0	4.9	14.7	12，0	58.3	9.4	51.7
8，1	19.5	5.7	15.7	12，1	56.8	7.2	53.4
8，2	19.4	6.2	16.6	12，2	59.4	6.6	55.2
8，3	20.4	5.0	17.6	12，3	62.6	8.6	57.0
8，4	21.3	3.8	18.7	12，4	63.5	9.5	58.8
8，5	20.9	2.4	19.7	12，5	67.7	6.4	60.6
8，6	23.2	3.6	20.8	12，6	66.5	8.2	62.5
9，0	25.8	6.0	21.9	13，0	72.5	4.2	64.3
9，1	25.4	4.6	23.1	13，1	69.7	8.5	66.3
9，2	26.7	4.4	24.2	13，2	73.0	15.1	68.2
9，3	27.0	2.8	25.4	13，3	77.0	8.5	70.2
9，4	32.5	4.2	26.7	13，4			72.2
9，5	30.0	10.0	27.9	13，5			74.2
9，6	31.3	5.5	29.2	13，6	76.0	5.7	76.3
10，0	33.0	7.2	30.5	14，0	79.6	7.8	78.3
10，1	33.8	7.6	31.8				

表 13-4-4　通过头臀长（cm）预测妊娠龄（周）

头臀长	妊娠龄	头臀长	妊娠龄	头臀长	妊娠龄	头臀长	妊娠龄
0.2	5.7	2.2	8.9	4.2	11.1	6.2	12.6
0.3	5.9	2.3	9.0	4.3	11.2	6.3	12.7
0.4	6.1	2.4	9.1	4.4	11.2	6.4	12.8
0.5	6.2	2.5	9.2	4.5	11.3	6.5	12.8
0.6	6.4	2.6	9.4	4.6	11.4	6.6	12.9
0.7	6.6	2.7	9.5	4.7	11.5	6.7	13.0
0.8	6.7	2.8	9.6	4.8	11.6	6.8	13.1
0.9	6.9	2.9	9.7	4.9	11.7	6.9	13.1
1.0	7.2	3.0	9.9	5.0	11.7	7.0	13.2
1.1	7.2	3.1	10.0	5.1	11.8	7.1	13.3
1.2	7.4	3.2	10.1	5.2	11.9	7.2	13.4
1.3	7.5	3.3	10.2	5.3	12.0	7.3	13.4
1.4	7.7	3.4	10.3	5.4	12.0	7.4	13.5
1.5	7.9	3.5	10.4	5.5	12.1	7.5	13.6
1.6	8.0	3.6	10.5	5.6	12.2	7.6	13.7
1.7	8.1	3.7	10.6	5.7	12.3	7.7	13.8
1.8	8.3	3.8	10.7	5.8	12.3	7.8	13.8
1.9	8.4	3.9	10.8	5.9	12.4	7.9	13.9
2.0	8.6	4.0	10.9	6.0	12.5	8.0	14.0
2.1	8.7	4.1	11.0	6.1	12.6	8.1	14.1

　　用彩色超声识别心脏边界以测量心脏面积；用 M 超测量胎心率；通过测量 CRL 和胎儿前后径计算胎儿长度。发现妊娠囊平均径线、羊膜囊平均径线、胎心面积和胎儿长度与胎儿头臀长呈线性增长关系（图 13-4-2a ~ d）；卵黄囊呈双向增长形式，在头臀 3.5mm 时最大（图 13-4-2e）；随着胎儿的长大，头臀长和前后径之比增加，提示较大的胎儿弯曲度减少（图 13-4-2f）；胎心率在 CRL 2cm（9 周）前迅速增加，10 周后渐渐下降。了解掌握这些早孕期的有关参数，对鉴别正常妊娠或异常妊娠、早期识别胎儿畸形有一定帮助。

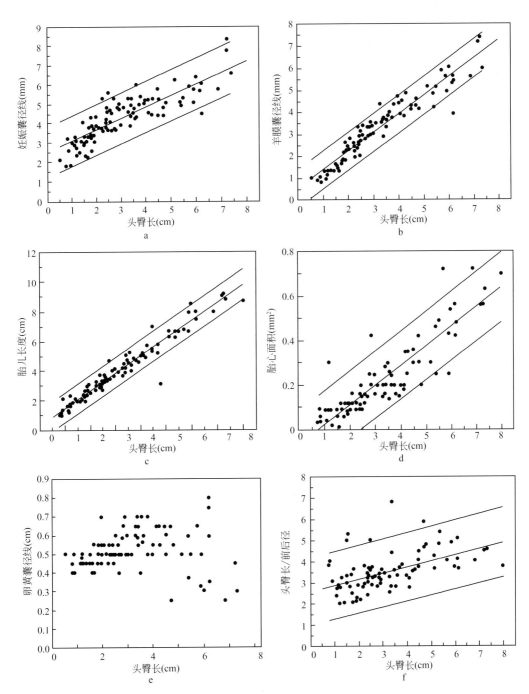

图 13-4-2　胚胎生长各指标间关系

三、其　　他

　　早孕期观察某些妊娠标记、胚胎结构，也可判断孕周，图 13-4-3 显示了不同妊娠周数超声可以见到的结构。在这组孕妇中，5 足周前所有孕妇都见到妊娠囊。若见到妊娠囊、卵黄囊而未见胚芽胎心搏动，估计孕 5～6 周；见胚芽胎心搏动、大脑镰和中肠疝（详见第五节），估计孕 9～11 周。当然这些不如测量 CRL 来得精确，但可以作为推测判断孕龄的辅助方法，与 CRL 结合，可能会减少一些误差。血β-绒毛膜促性腺激素（β-HCG）定量分析也越来越多应用于早孕诊断。尤其在月经不规则病例或有早孕并发症时（如阴道流血），一次超声不能马上判断正常妊娠或异常妊娠时，就需要随访超声并动态观察血β-HCG 的变化，综合分析。表 13-4-5 显示了正常妊娠时孕周与血 HCG 含量的关系，血 HCG 含量随孕周的增加而增加。若从末次月经推算停经 6 周，无不规则阴道流血，超声见不到妊娠结构，血β-HCG 又低于妊娠 6 周相应的值，则可能排卵延迟，需进一步随访超声及 HCG，若血 HCG 呈上升趋向，超声就一定要跟踪到妊娠所在部位，直至明确宫内妊娠或宫外妊娠、正常妊娠或异常妊娠为止。

妊娠周数	4	5	6	7	8	9	10	11	12	
妊娠囊	100									☐ 可观察到
卵黄囊	0	91	100							▨ 不可观察到
胚芽与胎心	0	0	86	100						单位 %
单脑泡	0	0	6	82	70	25	0	0	0	
大脑镰	0	0	0	0	30	75	100	100	100	
中肠疝	0	0	0	0	100	100	100	50	0	
总计病例	6	11	15	17	10	13	15	11	6	

图 13-4-3　不同孕周妊娠标记和胚胎结构

表 13-4-5　妊娠周数和血 HCG 的关系

妊娠龄（周）	血 HCG（mIU/ml）	95% CI
5.0	1164	（629～2188）
5.1	1377	（771～2589）
5.2	1629	（863～3036）
5.4	1932	（1026～3636）
5.5	2165	（1226～4256）
5.6	2704	（1465～4990）
5.7	3119	（1749～5852）
5.9	3785	（2085～6870）
6.0	4478	（2483～8075）
6.1	5297	（2952～9508）
6.2	6267	（3502～11218）
6.4	7415	（4145～13266）
6.5	8773	（4894～15726）

妊娠龄（周）	血 HCG（mIU/ml）	95% CI
6.6	10379	（5766～18682）
6.7	12270	（6776～22235）
6.9	14528	（7964～26501）
7.0	17188	（9343～31621）
7.1	20337	（10951～37761）
7.3	24060	（12820～45130）
7.4	28464	（15020～53970）
7.5	33675	（17560～64570）
7.6	39846	（20573～77164）
7.8	47138	（24067～93325）

第五节　胚胎（胎儿）生长发育的观察

第三节已经描述了一些早期胚胎的声像图表现，但主要描述的是整个早孕期的妊娠结构，包括胚胎、妊娠囊、卵黄囊、羊膜囊、胚外体腔等。在这一节内，将详细介绍胚胎本身的生长发育过程，以及不同孕周超声所能观察到的结构。

由于很多解剖结构在妊娠 7 周以后才可以开始观察，故从第 8 周开始介绍。

一、第8周（7周0天至7周6天）

1. 肢体　多数胎儿的下肢肢芽刚能见到，但还很短，超声刚能分辨。上肢肢芽总是与胸部靠得较近，声像图上不如下肢肢芽那么明显，在足 8 周时相对较为明显。取胎体斜冠状切面（冠状面与矢状面结合）较易观察肢芽。

2. 心脏　心跳更加明显，位于胚胎中央。用 M 超可测量心率和观察心律。心脏大小约 2mm。

3. 胎体矢状切前后轮廓　指胎体中线矢状切面上观察前后轮廓"剪影"的形态，后轮廓主要是观察枕部、颈项部直至背部的形态；前轮廓主要是观察面部、胸腹壁形态。妊娠第 8 周时尚观察不清。

4. 中枢神经形态　此时整个头部向腹侧弯曲，经阴道超声仍不能分辨。尚未分裂的端脑和中脑脑泡可以见到，通常称单脑泡。不管是纵切还是横切胎头，颅内一个较大的无回声区略偏枕部，即单脑泡（图 13-5-1）。第 8 周末在较满意的冠状切面上有时能见到脑室系统通往椎管的线状结构。

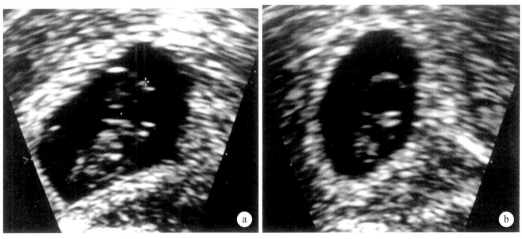

图 13-5-1　妊娠 7 周

a. 矢状切胎头，见一较大的无回声结构略偏枕部，即单脑泡；b. 冠状切面的单脑泡（尚未分化的端脑和中脑脑泡）

5. 生殖器　第 8 周末冠状切胎头下部，最尾端处可见一小小的突起，是脊柱的尾端部分，往往长于肢芽。有时会误认为生殖结节。其实生殖结节位于此处腹侧上方 1～2mm。

二、第 9 周 (8 周 0 天至 8 周 6 天)

胚胎结构已能区别出头、躯干和肢体，胎头的径线已超过卵黄囊。

1. 肢体　上肢增长迅速，超过了下肢增长。声像图上见手臂（图 13-5-2），因为手臂本身长度的增加和开始了手臂的运动，横切面上较易观察，双手臂往往向腹侧屈曲。此时手指也开始形成，但完全形成要到 10 周。下肢也有运动，但与脐带相邻，声像图的观察有时会受到一些影响。

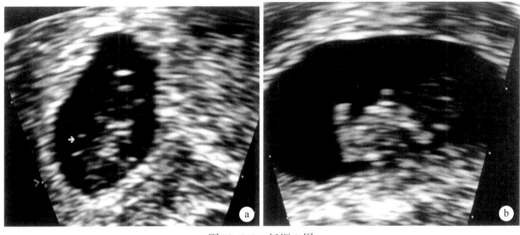

图 13-5-2　妊娠 8 周

a. 妊娠 8 周，胎体斜冠状切面（冠状切面与横切面结合），见胎儿上肢芽（箭头）；

b. 妊娠 8 周末，胎体斜冠状切面，见胎儿下肢

2. 心脏　与第 8 周时差不多。

3. 胎体矢状切前后轮廓　胎体从以前的卷曲状态开始伸展，中线矢状切面上脊柱背部的轮廓变得清晰。这一变化是很有意义的，因为可以诊断颈项部囊性结构或颈项部水肿样变化（详见本章第七节）。

4. 腹前壁的生理性中肠疝　几乎所有关于胚胎研究的文章都提到此结构，是胚胎发育过程中的一个阶段，出现在妊娠第 9 ~ 12 周（图 13-5-3）。在这段时期，肠管旋转 270°，最后这部分肠管在第 12 周时回入腹腔内。早先关于中肠疝的超声描述是经腹壁扫查。经阴道超声观察到的生理

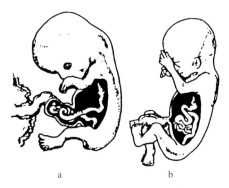

图 13-5-3　生理性中肠疝示意

性中肠疝为增厚的强回声脐带，仅仅位于脐孔外的那一小部分脐带，矢状切面、横切面和冠状切面上都能看见（图 13-5-4）。这部分的脐带包括中肠疝在内，径线约为其他部分脐带宽度的 1.5 倍。

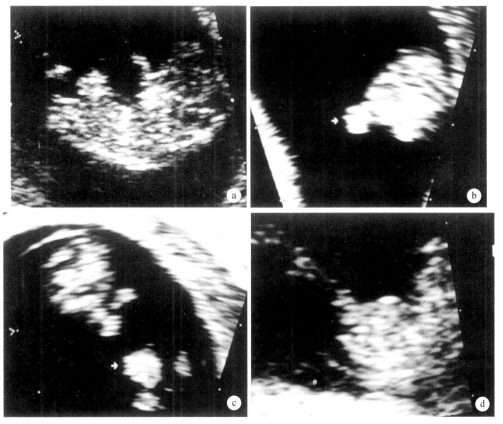

图 13-5-4　生理性中肠疝

a. 胎体前轮廓矢状切面，见腹壁中部脐带附着处强回声团（生理性中肠疝）；b. 横切面胎体清晰显示突出于腹壁的生理性中肠疝；c. 冠状切面也可见位于腹前壁的生理性中肠疝（箭头所示）；d. 生理性中肠疝远端为脐带

5. 中枢神经系统 中枢神经系统还未分化出左右半球，故仍未见大脑镰和脉络丛。经阴道超声的矢状切面上，前脑泡（端脑、间脑和后脑）可以成功地扫查到。冠状切面上，未来的中脑导水管、第四脑室和其通向椎管的漏斗部（中脑、后室和脊髓突出）也能扫查到。这些脑的结构在声像图上表现为较大的腔隙，称为中脑、后脑和末脑（图13-5-5）。

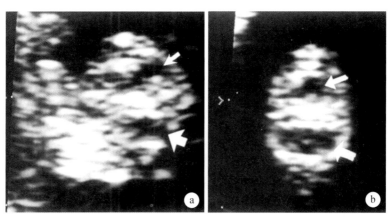

图 13-5-5 早期脑部结构
a. 妊娠 8 周余，胎头矢状切面；b. 横切面。近面部的无回声区为间脑（小箭头），近枕部的无回声区为后脑（大箭头）

6. 生殖器 尾部的结构还是很明显，超过了下肢和生殖结（图13-5-6）。

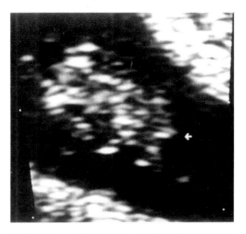

图13-5-6 妊娠 8 周余，胎体冠状切面最低部位见到的仍是尾部（箭头所示）

三、第10周（9周0天至9周6天）

随着羊膜囊的进一步增大，卵黄囊被推向一边。羊水量的增加使胚胎轮廓更加清晰，并可进行早期生物学测量，如双顶径、头围、腹围。

从解剖学的观点来看，第10周阴道超声显像是个转折点，相对比较多的结构能通过高频率探头观察和描述。从此，"胚胎"换名为"胎儿"。

1. 肢体　相对胎儿纵轴来说，上肢和下肢都"旋转"了90°，即原来上臂与躯体纵轴成90°，现上臂可与躯体纵轴平行，手指向尾端；原来大腿亦与躯体纵轴成90°，现大腿也能与躯体纵轴平行，膝关节肘关节也活动自如，声像图上可以看到上肢和下肢的全长（图13-5-7）。第8、9周开始形成脚趾，约在第10周完成。

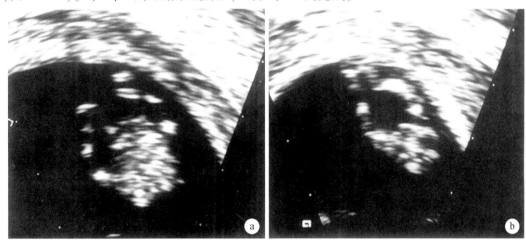

图13-5-7　妊娠9周余的胎儿

a. 上肢；b. 下肢

上肢的观察相对早些，上肢离躯干稍远，容易看得清。第10周时前臂和手指的发现率超过25%，但并非所有胎儿都能看见。偶尔（<25%）可观察到胎手。胎儿肢体的活动是相当活跃的。表13-5-1显示了妊娠第9~14周经阴道超声可判断的胎儿结构。

表13-5-1　9~14周经阴道超声可判断的胎儿结构

妊娠周数	例数	前后轮廓	长骨	手指	面部、腭	足、趾	四腔心
9	17	+	F§H ± T§R−	±	−	−	−
10	16	+	F§H ± T§R−	±	±	−	−
11	17	+	+	±	±	±	−
12	15	+	+	+	±	±	±
13	14	+	+	+	+	+	±
14	18	+	+	+	+	+	+

注：F. 股骨；H. 肱骨；T. 胫骨；R. 桡骨。−. 位于表格的右上方区域，表示≤25%的胎儿能看到此结构。±. 位于表格的中间区域，表示>25%但并非所有胎儿都能看到此结构。+. 位于表格的左下方区域，表示所有的胎儿都能看到此结构。

2. 心脏　有些胎儿在第10周末可见到心膈。

3. 胎体矢状切前后轮廓　颈背部轮廓表现为透明的不规则的突起。这也是第一次在该部位见到囊性结构，腹前壁处仍有中肠疝。

4. 中枢神经系统 可观察到大部分结构。正中矢状切面上看见卷曲又清晰的无回声结构是充满了液体的弯曲的脑室系统，正在发育形成中。从前向后依次为中脑、后脑和末脑（图13-5-8），但在冠状切面上，仍未见到向两侧的突起（即后来的侧脑室），直至9周末及9周后，端脑泡（大脑半球）开始发育。中线矢状切面上见到弯曲的脑室系统，前侧的端脑首先跟着头曲进入宽大的间脑，并差不多旋转了180°。头曲是一明显的强回声结构，从下往上突向脑室系统，而本身位于间脑和后脑之间。桥曲则从后方突向脑室系统。在枕部方向，后脑形成了第四脑室的顶，菱脑进入了最后那一部分，即末脑（将来的延髓）。从该处往下，脑室系统开始变窄，形成脊椎管。这些结构变化在声像图上表现非常明显，即使频率不很高的阴道探头也能观察到（图13-5-8）。

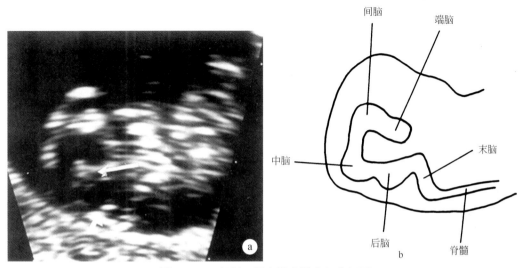

图 13-5-8 妊娠9周余胎儿胎头矢状切面

a. 歪歪曲曲的脑室系统包括端脑、间脑、后脑和末脑，可见头曲（长箭头）和脑桥（短箭头）；b. 示意图

侧脑室形成后，侧脑室占了大脑半球的大部分空间，脑内的主要结构是大脑镰和强回声的脉络丛，大脑镰和脉络丛并行。如果出现大脑镰和脉络丛，妊娠至少有9周（第10周）。随着胎儿的长大、胎头的成长，不同方位的切面上都有超过一个平面的扫查。

系列冠状切从前到后可观察到的结构有面骨（眼眶、上颌骨、下颌骨）、大脑镰和脉络丛。无回声的脑室系统和脊柱上段也能在冠状切面移向胎儿背侧部时看见。

四、第11周（10周0天至10周6天）

1. 肢体 上肢和下肢可分段扫查或显示全长，有时可测量长骨（图13-5-9），也可数手指数。手的横切面可观察手指的排列，以及与拇指相对应的关系。

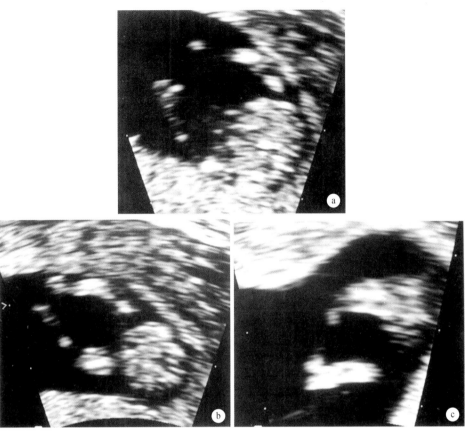

图 13-5-9　妊娠 10 周余经阴道超声观察胎儿肢体

a. 上肢；b. 下肢；c. 胫腓骨

2. 心脏　还不能看见四腔心。

3. 胎体矢状切前后轮廓　胎体清晰可见，颈背部处已能区分皮肤及皮下软组织层。由于胎体的伸展，生理中肠疝更加明显，可能初学超声者会以为是病理性变化。横切胎儿腹部脐孔（中肠疝）略向上，为腹围平面（图 13-5-10）。

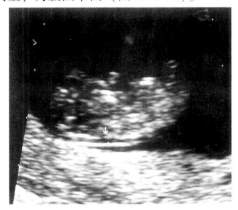

图 13-5-10　妊娠 10 周胎儿矢状切面前后轮廓

颈背部皮下透明层清晰可见（箭头所示），并能测量其厚度，腹壁处仍有生理性中肠疝

4. 中枢神经系统 中枢神经系统更加清晰，脑室系统的边界在各个平面都能看见。第四脑室和通往脊柱的漏斗部也能显示。第三脑室位于第四脑室上方，呈无回声结构（图 13-5-11）。

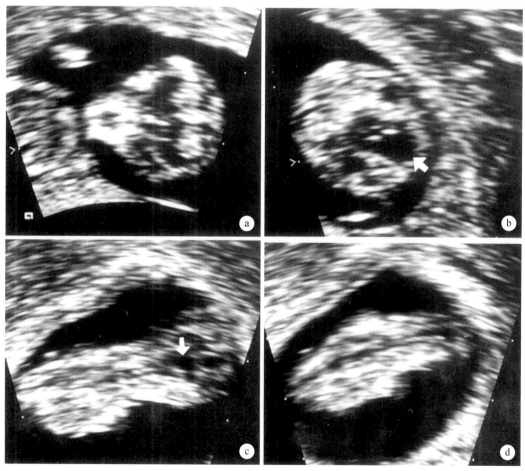

图 13-5-11 妊娠 10 周余的中枢神经系统

a. 冠状切显示双侧脑室和强回声的脉络膜，中央为大脑镰；b. 横切略偏枕部，见双侧脑室后角及枕骨大孔（箭头）；

c. 枕部冠状切面上的第四脑室（箭头）；d. 枕部冠状切面显示第四脑室、第四脑室漏斗部并通往椎管

5. 面部 此时超声显示的面部仍是面骨。从 10 ~ 11 周起上腭开始融合，13 周完成。未完全融合时冠状切面见腭骨中有缝隙。第 11 周能见到下颌骨。

6. 生殖器 生殖器还看不见。

五、第12周（11周0天至11周6天）和第13周 (12周0天至12周6天)

第 12 周和第 13 周可放在一起分析，因为它们之间没有太大的差异。

1. 肢体 所有长骨都能分辨，也都能测量长度，小腿近中线侧为胫骨；前臂拇指侧为桡骨，小指侧为尺骨。手部也已完全形成，掌骨和指骨的回声也足够强。扫查胎足，能

观察足与小腿的关系（除外马蹄内翻足）、跖平面的形态（除外 rocker-bottom 足）（图 13-5-12）。

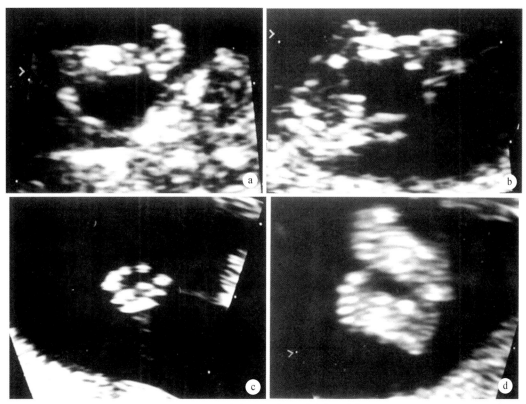

图 13-5-12　妊娠 11 周、12 周胎儿肢体
a. 妊娠 11 周胎儿的手臂和手。前臂内见尺、桡骨；b. 妊娠 11 周胎儿的腿和足，小腿内见胫腓骨；
c. 妊娠 11 周余的胎儿，拇指与另外四指可以鉴别；d. 妊娠 12 周的胎足

　　有作者将放射学、经阴道超声和经腹壁超声观察胎儿骨骼形态进行了比较，发现经阴道超声观察到胎骨骨化中心几乎与放射学同步，有些还略早于放射学；经阴道超声也比经腹壁超声早观察到约 1 周（表 13-5-2），认为可能对早期产前诊断骨骼形态异常有帮助。

表 13-5-2　妊娠 9～15 周经阴道超声、经腹壁超声和放射学观察胎儿骨骼结构

骨骼系统	首次超声观察到骨骼结构的胚胎/胎儿数及妊娠周数														首次放射学观察到骨骼结构的妊娠周数
	经阴道超声							经腹部超声							
	9	10	11	12	13	14	15	9	10	11	12	13	14	15	
下颌骨	8								8						9
锁骨	8								1	4	3				9
上颌骨		8							4	4					10
肱骨		8							4	4					10
尺骨/桡骨		8							4	4					10

续表

| 骨骼系统 | 首次超声观察到骨骼结构的胚胎/胎儿数及妊娠周数 | | | | | | | | | | | | | | 首次放射学观察到骨骼结构的妊娠周数 |
| | 经阴道超声 | | | | | | | 经腹部超声 | | | | | | | |
	9	10	11	12	13	14	15	9	10	11	12	13	14	15	
股骨		8								4	4				10~11
胫骨/腓骨		8								4	4				10~11
枕骨		6	2							4	4				10
末节指骨			8								7	1			11
盆骨			8								2	6			11
肩胛骨			8								3	5			10~11
肋骨		2	6									3	5		10~12
椎骨			2	6								6	2		11~14
指骨（手）			1	6	1							6	2		11~14
掌骨				8								4	4		12~14
跗骨	2				8								6		13~14
头颅骨	2			4	8								6		11~15

2. 心脏 有一项实验注意到超过25%的胎儿能看见四腔心，但并非全部（表13-5-1），也能评估心脏的位置、心脏轴向及心脏大小，有些大血管也能看见（图13-5-13）。

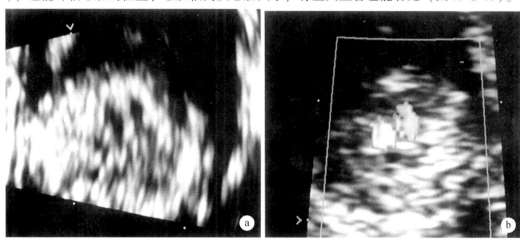

图 13-5-13　妊娠 11 周余胎儿的心脏

a. 妊娠 11 周余胎儿四腔心，心尖向上，室间隔和左右心室清晰可见；b. 妊娠 11 周胎儿四腔心平面彩超。
心尖向上，左右房室瓣血流由心房流向心室

3. 胎体矢状切前后轮廓　从第 12 周开始至第 14 周末，即孕 11 周至 13 周 6 天，在胎儿矢状切面的颈背部皮下，可观察到一层无回声带，称颈项透明层（图 13-5-14a、b）。颈项透明层厚度的增加，与胎儿染色体异常、先天性心脏病及其他许多异常有关。我们将在本章第六节对颈项透明层的测量方法及其意义作详细介绍。

在这两周内，胎儿前轮廓发生了较大的变化。生理性中肠疝缩小，第 12 周肠管回缩进了腹腔，有时肠管的回缩可发生得稍早（图 13-5-14b～d）。

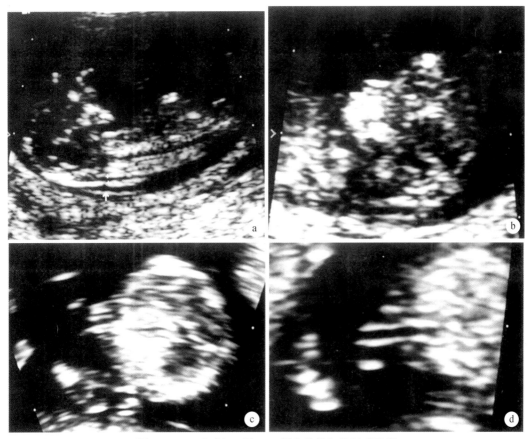

图 13-5-14　妊娠 11 周、12 周余胎体矢状切后轮廓

a. 要鉴别清晰羊膜及胎儿颈背部皮肤（箭头所示为羊膜，"+"为皮下透明层）；b. 妊娠 11 周，胎儿面部轮廓；

c. 妊娠 11 周余，肠管已回缩进腹腔；d. 妊娠 12 周余，中肠疝消失

4. 中枢神经系统　此时的中枢神经系统在每种平面上都有几个切面，即矢状切面、横切面和冠状切面。但并非总一定能获得标准的"纯"的切面，这有很多具体原因，多数胎儿所得到的切面往往是两种平面的混合。

（1）矢状切面：中线矢状切面仍可显示弯曲的脑室系统（图 13-5-15a），但此时还不能识别胼胝体。正中旁矢状切面显示侧脑室，内有强回声的脉络丛，脉络丛充满了整个侧脑室。丘脑也能在此平面上见到。

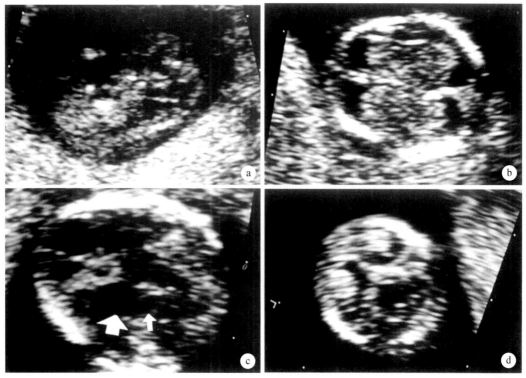

图 13-5-15　妊娠 11 周、12 周余胎儿的中枢神经系统

a. 妊娠 11 周，胎儿矢状切面见弯曲的脑室系统最后通过第四脑室漏斗部达到脊髓；b. 妊娠 12 周余胎头横切面，大脑镰居中，侧脑室相对比例较大，脉络膜几乎充满侧脑室前角；c. 妊娠 12 周余胎头中部横切面，中央为大脑镰，紧靠大脑镰左右两侧为丘脑（大箭头），略近枕部处为大脑脚（小箭头）；d. 妊娠 11 周余，胎头横切面略斜冠状切，左上方为额顶部，见脑中线（大脑镰）及双侧脑室、脉络膜，右下方无回声结构为枕骨大孔，并隐见小脑（枕骨大孔右下方）

（2）横切面：在较高的横切面上，主要见到的是较大的侧脑室。大脑镰位于正中，侧脑室分左右两个。强回声的脉络丛几乎充满了侧脑室前角，呈"蝴蝶征"（图 13-5-15b）。中部横切面显示了丘脑和大脑脚（图 13-5-15c），有时也能见到第三脑室。较低的横切面上有颅后窝，包括小脑和颅后窝池，再往下就是枕骨大孔（图 13-5-15d）。

（3）冠状切面：最靠近面部的冠状切面包括强回声的脉络丛和侧脑室前角。面部的结构有眼眶和上颌骨（图 13-5-16）。稍向枕部移动探头，就能"切"到丘脑（图 13-5-17a），丘脑下方为第三脑室。靠近枕部的冠状切面上见颅后窝池。几乎在枕部切线平面上，显示脊柱的颈段和胸段（图 13-5-17b、c）。这个切面有时还能观察椎弓的排列，观察其完整与否。

5. 生殖器　此时，生殖结节已长成了初阴。在胎儿正中矢状切面上，躯体下部偏前方见一小突起，即初阴。但较难根据初阴的长短来鉴别性别。有报道小突起向前向上可能为男性胎儿，向下方可能为女性胎儿（图 13-5-18）。

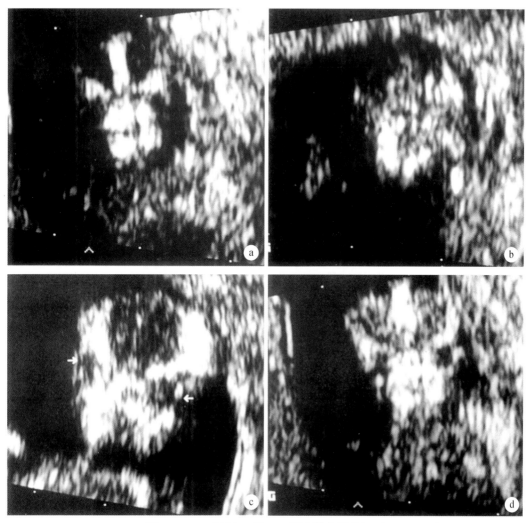

图 13-5-16 妊娠 11 周、12 周余胎儿冠状切面

a. 妊娠 11 周余，面部冠状切见颅骨中缝，上颌骨及下颌骨；b. 妊娠 11 周，双侧下颌骨；c. 妊娠 12 周余，面部冠状切显示双眼眶（箭头）；d. 妊娠 11 周，冠状切（近面部），隐见眼眶、颅内见双侧脑室前角和强回声的脉络丛

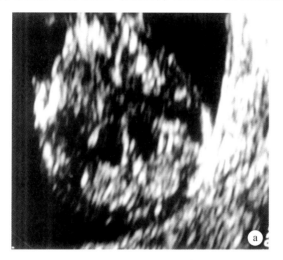

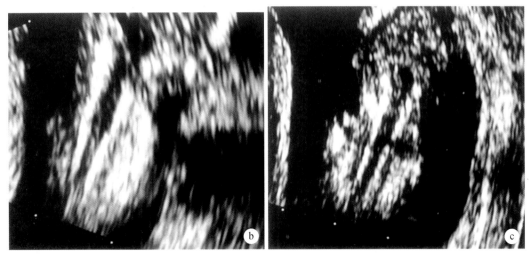

图 13-5-17 妊娠 11 周、12 周余胎儿冠状切面

a. 妊娠 12 周余,胎头中部冠状切,中央为大脑镰,近顶部为双侧脑室,内充满了高回声的脉络丛,侧脑室下方低回声椭圆形结构为丘脑;b、c. 枕部冠状切显示第四脑室和脊髓、脊柱椎管、椎体亦清晰可见,脊柱切面呈两条平行强回声结构;c. 妊娠 11 周余;b. 妊娠 12 周余

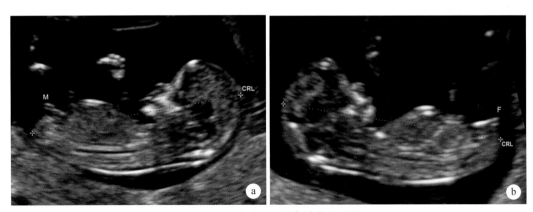

图 13-5-18 妊娠 12 周余胎儿生殖器

a. 胎儿躯体下部正中矢状切,偏前方的小突起角度向前向上 (M),为男性胎儿;

b. 小突起角度向下 (F),为女性胎儿

6. 肾脏 此时可扫查到多数胎儿的肾脏和膀胱。胎儿肾脏在妊娠 10 ~ 12 周时到达肾窝。以前经腹壁超声往往较迟才能见到肾脏。有作者经阴道超声测量了 537 例单胎低危妊娠胎儿的肾脏,从妊娠 11 周至 16 周。发现肾脏的三条径线(纵、横、前后径)均随孕周增加而增长。13 周时,胎儿肾脏和膀胱的可见率为 92%(图 13-5-19)。11 ~ 16 周的肾脏三条径线正常值见表 13-5-3。

表 13-5-3　胎儿肾脏三条径线的均数（$\bar{x}$）、标准差（s）和标准误（σ）

		周数（例数）					
		11（21）	12（40）	13（119）	14（144）	15（93）	16（72）
前后径	$\bar{x}$	3.810	4.661	6.179	7.299	8.340	9.594
	s	0.535	0.970	0.980	1.121	0.916	0.893
	σ	0.117	0.153	0.090	0.093	0.095	0.105
横径	$\bar{x}$	3.784	5.044	6.363	7.419	8.461	9.602
	s	0.606	0.970	0.934	0.995	0.988	0.851
	σ	0.132	0.153	0.086	0.083	0.102	0.100
纵径	$\bar{x}$	4.234	5.455	8.265	10.312	11.931	14.196
	s	0.500	0.850	1.481	1.352	1.260	1.350
	σ	0.109	0.134	0.136	0.113	0.131	0.159
周长	$\bar{x}$	10.986	15.436	21.877	27.722	32.512	37.420
	s	1.208	1.741	3.041	3.143	3.535	2.796
	σ	0.264	0.275	0.279	0.261	0.367	0.330
肾围与	$\bar{x}$	0.260	0.284	0.308	0.336	0.340	0.362
腹围比	s	0.038	0.068	0.067	0.045	0.043	0.049
	σ	0.008	0.010	0.006	0.004	0.004	0.005
	最小	0.196	0.194	0.244	0.198	0.269	0.267
	最大	0.399	0.467	0.499	0.476	0.487	0.494

也有人经阴道超声测量了 100 例妊娠 11～17 周正常胎儿的肾上腺长度、肾上腺和肾脏的比值，发现肾上腺长度随孕周的增加而增加，而肾上腺与肾脏之比则随孕周增加而下降（表 13-5-4，图 13-5-19）。

表 13-5-4　妊娠 13～17 周肾上腺长度的正常值

妊娠周数	肾上腺长度（mm, $\bar{x}\pm s$）	
	左	右
13	2.4±1.4	2.5±1.4
14	2.8±1.4	3.0±1.4
15	3.2±1.4	3.5±1.4
16	3.5±1.4	4.0±1.4
17	4.0±1.4	4.5±1.4

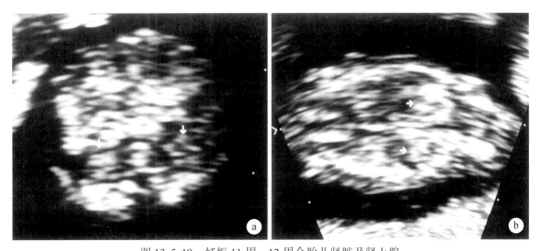

图 13-5-19 妊娠 11 周、12 周余胎儿肾脏及肾上腺

a. 妊娠 12 周余，胎体横切面显示双侧肾脏（箭头）；b. 妊娠 11 周余，胎体近背侧部冠状切，见双肾脏（箭头）及肾脏上方低回声的肾上腺

六、第 14 周（13 周 0 天至 13 周 6 天）

随着早孕期胎儿超声的进展、胎儿颈项透明层测量及早孕期严重结构畸形筛查的开展，早孕期的结束已由原来的 12 周 6 天延迟至 13 周 6 天。

1. 肢体 观察肢体的形态和测量长度已没什么太大困难。有作者报道了妊娠 10 ~ 16 周长骨的测量（图 13-5-20）。胎动非常活跃，常常需要通过录像慢慢回放，仔细观察。手指有时不在一个平面，需观察几个平面才能看完全，而脚趾总在一个平面（图 13-5-21）。

2. 心脏 四腔心已看得较清楚，在胎儿体位合适的情况下左右心室流出道也能看见（图 13-5-22 和图 13-5-23）。

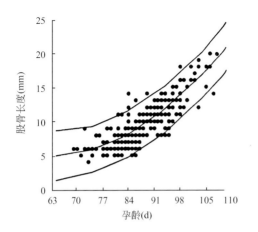

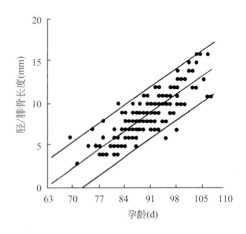

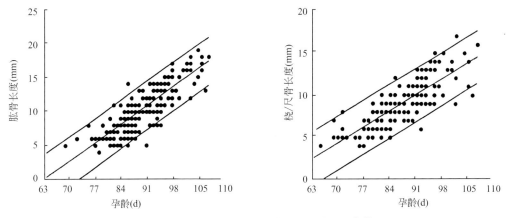

图 13-5-20　妊娠 10~16 周，长骨测量正常值

3. 胎体矢状切前后轮廓　此时观察后轮廓，即颈项透明层；前轮廓，即头面部轮廓的剪影，也都非常清晰（图 13-5-24），详见本章第六节。

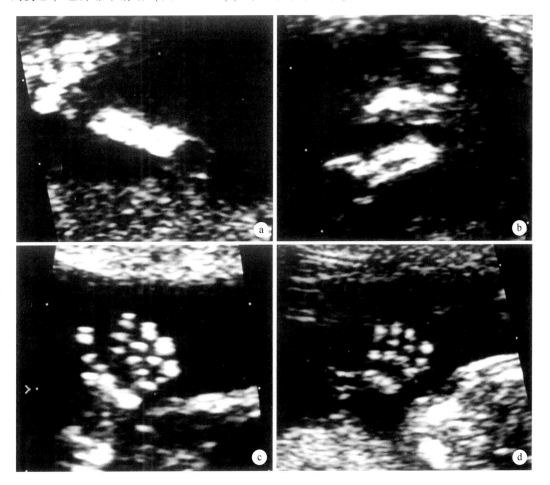

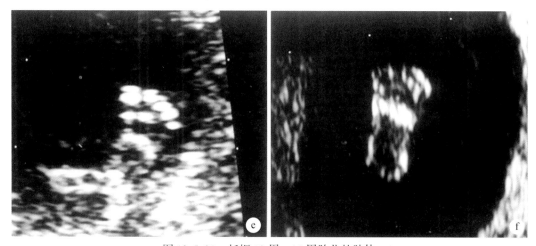

图 13-5-21　妊娠 13 周、14 周胎儿的肢体

a. 妊娠 14 周胎儿前臂，见尺桡骨；b. 妊娠 14 周胎儿小腿，见胫腓骨；c. 妊娠 13 周余胎手，各个指骨可见；
d. 妊娠 14 周胎手；e. 妊娠 13 周余胎足，见五趾；f. 妊娠 14 周胎足

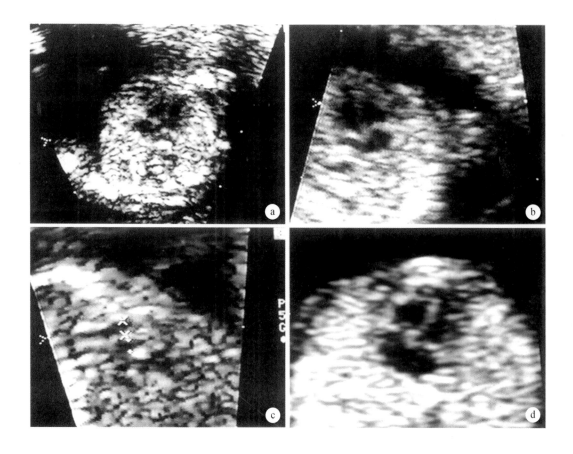

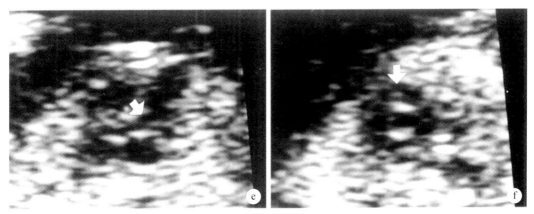

图 13-5-22　妊娠 13 周、14 周余胎儿心脏

a. 妊娠 13 周余胎儿四腔心，心尖向上，右侧为左心室；b. 妊娠 14 周余胎儿四腔心，心尖向上，左侧为右心室；c. 妊娠 13 周余胎心右室流出道，大"+"所示为肺动脉，小"+"所示为主动脉；d. 妊娠 13 周余胎儿四腔心平面，心尖向上，右侧为左心室；e. 妊娠 13 周余胎心左室流出道（箭头）；f. 妊娠 13 周余胎心右室流出道，箭头所示为肺动脉

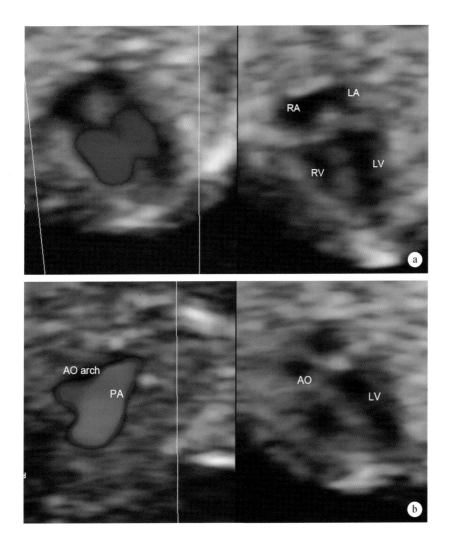

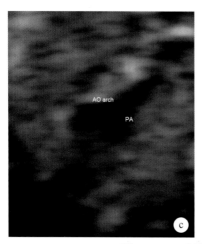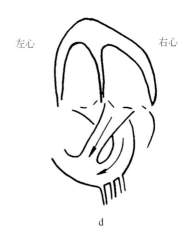

图 13-5-23　妊娠 13 周余胎儿心脏

a. 心尖四腔心及房室瓣血流；b. 左图为左室流出道，右图为右室流出道彩色血流；c. 三血管平面，左右流出道共同流向降主动脉，在降主动脉汇合口处成30°夹角；d. 示意图。LV. 左心室；RV. 右心室；LA. 左心房；RA. 右心房；PA. 肺动脉；AO arch. 主动脉弓

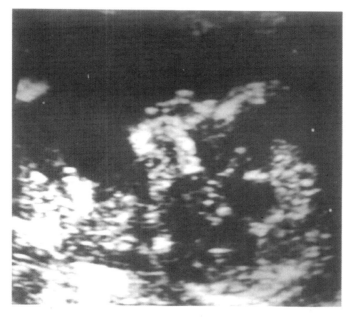

图 13-5-24　妊娠 13 周余胎儿面部轮廓剪影

4. 面部　第 14 周时可考虑检查面骨，如眼眶、上颌骨（上腭）、下颌骨。上颌骨可在矢状切面、冠状切面上观察，下颌骨可在横切面上观察（图 13-5-25）。

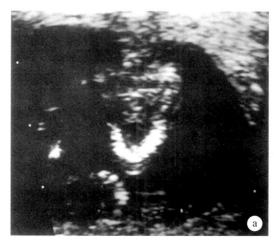

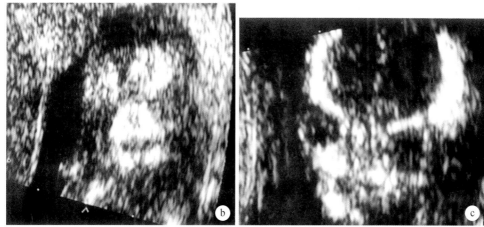

图 13-5-25　妊娠 13 周、14 周余胎儿面部

a. 妊娠 13 周余胎儿下颌骨；b. 妊娠 13 周余胎儿上颌骨和下颌骨；c. 妊娠 14 周余胎儿面部冠状切面

5. 中枢神经系统　（1）冠状切面：所有重要的脑内结构都能显示，如大脑镰、丘脑、透明隔、侧脑室、脉络丛、大脑脚、颅后窝池和小脑（图 13-5-26）。

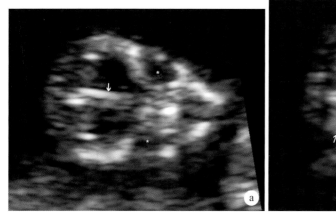

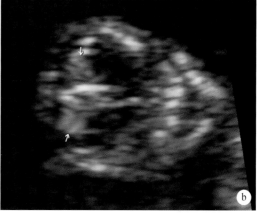

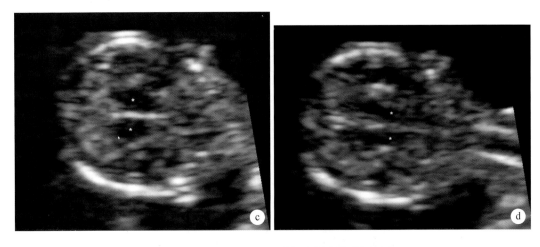

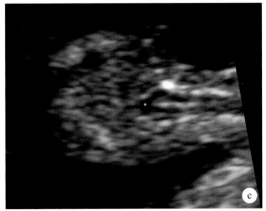

图 13-5-26　妊娠 13 周胎头冠状切面

a. 胎头近面部冠状切面，见眼眶（＊）、大脑镰（箭头）、双侧脑室及脉络丛前端；b. 探头平行后移，脉络丛更加清晰（箭头）；c. 出现丘脑（＊）；d. 大脑脚（＊）；e. 颅后窝（＊）

　　（2）横切面：较高的横切面上脉络丛相对退化，不像第 12 周时脉络丛充满了整个侧脑室，尤其是侧脑室前角处的脉络丛退化更明显些。中部横切面看见丘脑和枕部方向的大脑脚。较低的横切面枕部处见第四脑室、颅后窝池和小脑（图 13-5-27）。

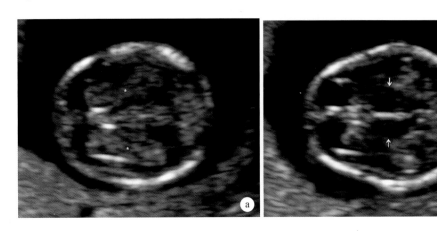

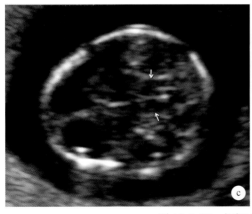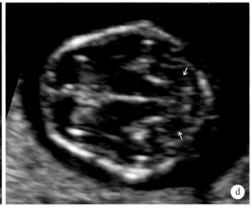

图 13-5-27　妊娠 13 周余胎头横切面

a. 脑中线（大脑镰）和侧脑室，侧脑室内的强回声脉络丛（＊）；b. 下移探头，中央出现丘脑（箭头），侧脑室后角和大脑镰的距离加大；c. 继续下移探头，出现大脑脚（箭头）；d. 最低横切面，小脑位于颅后窝内（箭头），小脑后方无回声区为颅后窝池

6. 生殖器　与第 12 周及第 13 周的生殖器相似。

7. 其他器官　对超声专业人员和超声学家来说，识别正常的胎肺、胃、肠、肝和肾都没什么困难。此时脊柱也较清晰（图 13-5-28）。

以上对妊娠 14 周之前的正常胚胎/胎儿经阴道超声所能观察的结构已经作了介绍，但有些注意事项仍需阐明：

（1）经阴道超声检查所花的时间比经腹部超声长，若测量胎儿颈项透明层，加上观察解剖结构、组织器官，每个患者所花时间由经腹部超声的平均 20 分钟增加至 30 分钟。因此孕妇的体位一定要舒适，否则孕妇配合不好。

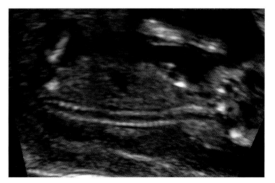

图 13-5-28　妊娠 13 周余胎儿脊柱，可见椎体、椎弓的骨化中心排列整齐

（2）阴道探头的移动范围和幅度不如腹壁探头来得大，很多时候不是移动探头而是靠胎儿运动来观察各个部分的结构，胎儿浮得较高离探头较远相对不易观察，因此操作者一定要有耐心。观察的脏器也无法按先后顺序进行，能看什么就先看什么，也需要配合经腹壁超声。

（3）由于胎儿体位及阴道探头方向的缘故，有时较难获得很标准的切面，往往是两个切面的混合，操纵者一定要有立体概念，明白自己扫查的是什么平面。早孕期胎动极多，很难安静下来让检查者仔细观察，最好能有录像予以记录，以后慢慢回放，仔细观看。

（4）尽管随孕周的增加可观察到的结构也越来越多、越来越清晰明显，但不同的胎儿仍有个体差异，不同的仪器、不同的阴道探头分辨率有所不同，不同操作者的经验也有所不同。看不见某个器官切忌过早作出先天性缺陷的结论。

（5）并非所有妊娠 14 周前的孕妇都适合进行阴道超声观察胎儿。如子宫下段较大肌瘤，占据了下盆腔，位于声像图的近场，胎儿位于远场，加上肌瘤的声影，无法看清胎儿。中央性前置胎盘也不建议进行阴道超声，探头反复接触压迫宫颈及子宫下段，可能刺激子宫收缩引起出血；若探头置于阴道中段不接触宫颈，这样子宫位置就相对较高，胎儿位于声像图的远场，高频阴道探头观察不清。有剖宫产史的孕妇，子宫下段与腹壁切口粘连，子宫位置较高，与腹壁紧贴，阴道探头无法紧靠子宫前壁或后壁的下段，胎儿亦位于声像图的远场。

妊娠 9 周前经阴道超声主要是判断妊娠是否按正常规律发育，识别胚胎及胚胎以外的结构如妊娠囊或绒毛膜囊、卵黄囊，测量胚芽长度观察胎心搏动，确定孕龄，有无出现单脑泡（前脑分裂前）；妊娠 9 周后观察有无出现大脑镰、蝴蝶征，看看中肠疝有无消失，再"确定"一下妊娠龄（图 13-4-3）；妊娠 11 周后主要观察颈项透明层及解剖结构。表 13-5-1 描述了不同孕周经阴道超声能观察到的一些解剖结构。一般认为，经阴道超声观察到的胎儿结构比经腹壁超声早 1~4 周，这对早期妊娠及中期妊娠初步的诊断很有用，可以了解更多有关早期胎儿的解剖和生理，对早期发现胎儿畸形也很有价值。

第六节 11 周至 13 周 6 天胎儿染色体异常筛查

近 20 年来的研究显示，妊娠 11 周至 13 周 6 天为产前筛查的重要时期。在这个时期，通过测量胎儿的多个参数，可预测胎儿染色体异常、先天性心脏病及其他一些胎儿畸形的风险。英国胎儿医学基金会（fetal medicine foundation，FMF）对这些早孕期的检查项目进行了严格的评估，制定了规范，统一了标准。目前，国际上各大医院均采用该规范进行早孕期的胎儿检查。

在多数胎儿，早孕期的这些检查项目可以经腹壁超声完成，但是也有少部分病例，因子宫位置及胎儿体位等因素，需要经阴道超声检查。

一、颈项透明层

孕 11 周至 13 周 6 天，在胎儿矢状切面的颈背部皮下，可观察到一层无回声带，为皮下组织内液体的积聚，称颈项透明层（nuchal translucency，NT）。

英国胎儿医学基金会（FMF）已经严格规定了在妊娠 11 周至 13 周 6 天测量 NT 的方法，具体规范为：①胎儿头臀长范围在 45~84mm，该范围的头臀长相应的孕周为 11 周至 13 周 6 天。②胎儿面部正中矢状切面，要求胎儿面向探头，背向探头也可以，但仍必须获取正中矢状切面。③胎体呈自然俯屈位，即头臀长平面，不过度俯屈或仰伸。④放大图像使胎儿面积占屏幕的 3/4，使测量键移动的最小测距为 0.1mm。目的是尽量减小测量误差。⑤识别胎儿皮肤层及羊膜层，勿将羊膜当颈背部皮肤进行测量。胎动时能清楚识别两者。⑥测量透明层最厚处的厚度，不管是在枕部、颈后部或背部。⑦脐带绕颈时测量脐带上方及下方的透明层厚度，获取平均值（图 13-6-1）。

正常妊娠 11 周至 13 周 6 天颈项透明层厚度随孕周略微上升，11 周时 NT 的第 95 百分位数约为 2.0mm，13 周 6 天时 NT 的第 95 百分位数约为 2.7mm。透明层增厚表现为颈背部均匀的无回声区增厚（图 13-6-2），在有些极度增厚的病例也可以表现为颈部水囊瘤（cystic hygroma），声像图上显示内有分隔带（图 13-6-3）。妊娠 11 周至 13 周 6 天颈项透明层增厚的发生率约 5%，透明层≥3.5mm 的发生率约 1%，其中半数最终发现或是染色体异常或是发生宫内死亡。妊娠能维持到 18 周后的多数是透明层<3.5mm 及染色体正常者。75%~80% 的 21-三体综合征胎儿表现为透明层增厚，其他染色体异常如 18-三体、13-三体综合征的透明层也可增厚，并且透明层越厚，染色体异常的风险率越高。NT 位于正常范围时染色体异常的发生率为 0.2%，NT≥6.5mm 时染色体异常的发生率为 65%。

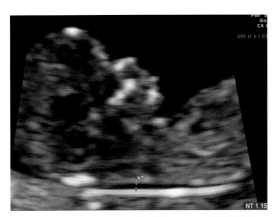

图 13-6-1　妊娠 13 周余胎儿颈项透明层测量

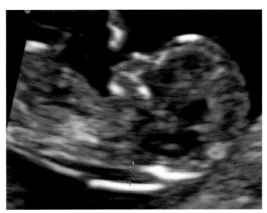

图 13-6-2　妊娠 12 周余胎儿颈项
透明层增厚（2.9mm）

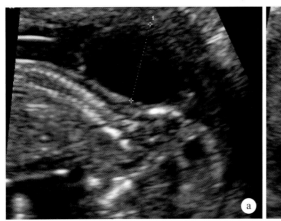

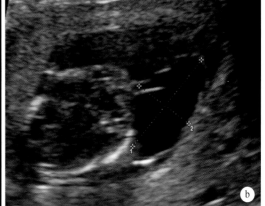

图 13-6-3　妊娠 13 周余胎儿颈部水囊瘤

a. 颈背部矢状平面，见大型水囊瘤（测量键）；b. 同一病例，颈部横切面示一侧的水囊瘤（测量键）

　　除了染色体异常的风险率增加，透明层增厚及颈部水囊瘤还与以下多种胎儿病理情况有关：①心脏畸形或心功能失调，早孕期轻微心衰；②胸腔占位胸腔内压力增高静脉回流障碍；③淋巴系统发育异常；④细胞外基质成分改变；⑤骨骼肌肉系统畸形胸腔狭小及肢体运动减少，静脉及淋巴回流障碍；⑥胎儿贫血；⑦宫内感染或胎儿低蛋白血症；⑧双胎输血综合征受血儿；⑨羊水过少胎体受束；⑩部分遗传综合征。

孕 14 周后，颈项透明层通常消失，但小部分病例可能不消退，甚至发展为颈部水囊瘤或胎儿水肿。在颈项透明层增厚的病例中，大部分妊娠结局仍然良好。

二、鼻　骨

相对 NT 而言，鼻骨（nasal bone，NB）的应用较迟，属于新的标记物。观察鼻骨的孕周也是 11 周至 13 周 6 天，要求也很严格，与 NT 一样，需获取标准的胎儿面部正中矢状切面并放大图像。在这个平面上，能显示胎儿面部轮廓，鼻尖清晰，颅脑中部见低回声的间脑，后方显示颈项透明层。正常胎儿的鼻部可显示三条强回声短线，上方近额骨强回声线为鼻梁皮肤回声；下方表面为鼻尖回声；在鼻梁皮肤深部略偏高处见另一强回声线即鼻骨回声（图 13-6-4）。通常鼻骨回声强于鼻梁皮肤回声，如果不见鼻骨回声或鼻骨回声低于鼻梁回声，可认为鼻骨缺失或发育不良（图 13-6-5）。

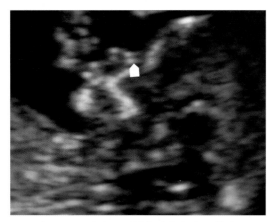

图 13-6-4　妊娠 12 周余胎儿鼻骨（箭头）

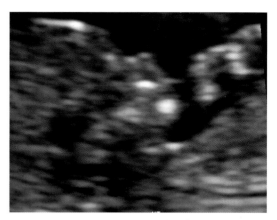

图 13-6-5　妊娠 13 周胎儿鼻骨缺失

鼻骨缺失见于 60% 的 21-三体、50% 的 18-三体及 40% 的 13-三体综合征胎儿，但也有 1% ~3% 的正常染色体胎儿早孕期表现为鼻骨缺失。

三、静 脉 导 管

静脉导管（ductus venosus，DV）为肝内脐静脉的一个分支，直接连接下腔静脉。静脉导管血流的测量方法为：取胎儿腹部正中矢状切面，彩超发现肝内脐静脉后向上跟踪，近膈肌处可见一较短较细的血管，色彩鲜亮，连接下腔静脉，即静脉导管。放大图像，在胎儿安静状态时，将多普勒取样容积置于静脉导管中段，即可获得多普勒频谱。取样容积不要开得太大，约为 0.5mm，否则会出现邻近静脉波形的干扰。由于静脉导管的走向与胎体纵轴一致，故取样时尽量使胎儿呈头低臀高位，血管与声束夹角<30°，能使彩色血流及多普勒频谱更清晰。正常早孕期静脉导管血流波形有两峰一谷，称 S 波、D 波和 a 谷（图 13-6-6）。正常胎儿 S 波高于 D 波，a 谷或正向血流或无血流，异常 a 谷血流表现为反流（图 13-6-7）。

65%的21-三体、55%的18-三体及55%的13-三体综合征胎儿静脉导管a谷反流，但也有3%的正常染色体胎儿静脉导管a谷反流。另外，胎儿心脏畸形或以后发生宫内死亡的病例，早孕期也可能出现a谷反流。

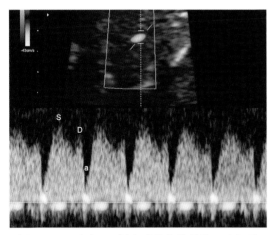

图13-6-6　妊娠13周余胎儿静脉导管血流频谱

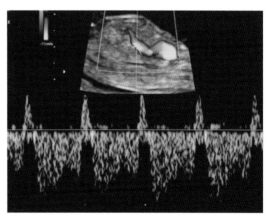

图13-6-7　妊娠12周余胎儿静脉导管
血流a波反流（基线上方）

四、三尖瓣血流

获取心脏三尖瓣血流时，先做胎儿胸腔横向扫查，于心尖或心底四腔心平面放大图像至胸腔占满整个屏幕，清晰显示三尖瓣，置多普勒取样容积于三尖瓣瓣口。取样窗口开大至2~3mm，骑跨心房与心室。心室舒张期，血液经三尖瓣流入心室，正常三尖瓣多普勒波形呈M形，第一个峰称E波，第二个峰称A波（图13-6-8），A波高于E波。若心室收缩期出现血液反流入心房，并且反流时相达到收缩期的一半，流速超过60cm/s，称三尖瓣反流（tricuspid regurgitation，TR）（图13-6-9）。

约55%的21-三体、30%的18-三体及30%的13-三体综合征胎儿存在三尖瓣反流，但也有近1%的正常染色体胎儿存在三尖瓣反流。另外，严重胎儿心脏畸形也可能出现三尖瓣反流。

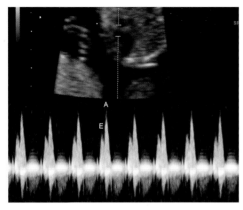

图13-6-8　妊娠13周余胎儿三尖瓣血流

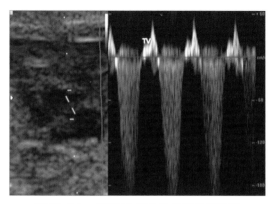

图13-6-9　妊娠13周余胎儿三尖瓣反流
基线以下高大波形为三尖瓣反流波

第七节　11 周至 13 周 6 天胎儿结构畸形筛查

在 11 周至 13 周 6 天超声筛查染色体异常的同时，也可观察胎儿大体结构，发现部分严重的畸形。其中，相当一部分的结构畸形胎儿合并染色体异常。

检查平面除了观察颅后窝采用正中矢状切面，其余均采用横切面。在观察颈项透明层、鼻骨及颅后窝等结构后，探头旋转 90°，获得头部的横切面，从头部向下肢方向移动探头逐个平面观察。

一、早孕期胎儿结构的观察顺序及项目

1. 颅后窝　胎头正中矢状平面，与颈项透明层及鼻骨相同平面。此时颅脑中央回声偏低的结构为中脑，向后向下为脑干及菱脑。脑干后方低回声带是第四脑室，外侧条状强回声结构为第四脑室的脉络丛，脉络丛外侧的无回声区即为将来形成颅后窝池的部位，最后才是强回声的枕骨（图 13-7-1）。第四脑室的前后径称颅内透明层（intracranial translucency，IT），11 周至 13 周 6 天正常 IT 厚度为 1.5 ~ 2.5mm。

2. 颅脑横切平面　探头旋转 90°，横切胎头，显示胎头呈椭圆形，大脑镰居中，双侧较大的侧脑室内几乎被强回声的脉络丛充满。双侧脉络丛在近第三脑室处略靠拢，呈现"蝴蝶征"（图 13-7-2）。

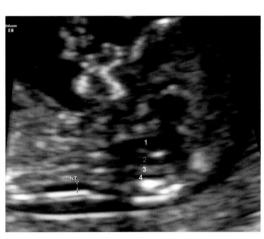

图 13-7-1　颅内透明层

妊娠 12 周余，面部正中矢状平面，横向箭头从上至下依次为：脑干（1）、第四脑室（2）、第四脑室脉络丛（3）、颅后窝池（4）

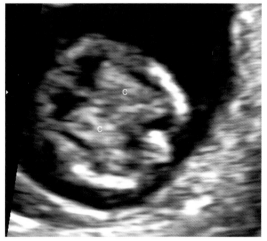

图 13-7-2　早孕期颅脑

妊娠 12 周余，横切胎头，大脑镰居中，双侧脉络丛呈"蝴蝶征"（C）

3. 双侧眼眶　双侧眼眶清晰可见，有时晶状体也能显示（图 13-7-3）。

4. 胸腔及心脏　胸腔横切面上见心脏位于胸腔左侧，心尖指向左侧（图 13-7-4）。

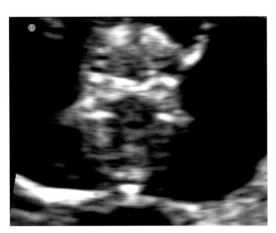

图 13-7-3　早孕期眼眶

妊娠 12 周余，箭头指示双侧眼眶，内隐约见晶状体

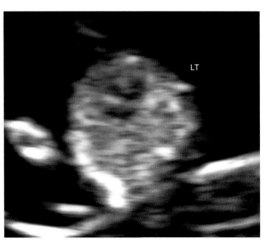

图 13-7-4　早孕期胸腔

妊娠 12 周余，胸腔横切面上见心脏位于胸腔左侧，
心尖指向左前方（LT. 左侧）

5. 四腔心　在相当一部分胎儿已能显示四腔心，甚至流出道（图 13-7-5，图 13-5-23）。

6. 胃泡　胃泡位于腹腔左侧（图 13-7-6）。

7. 腹壁　腹前壁完整，脐带入口位于腹前壁正中，生理性中肠疝已经消失（图 13-7-7）。

8. 膀胱及脐血管　下腹部盆腔内见膀胱，开启彩超，见膀胱两侧脐动脉的彩色回声（图 13-7-8）。

9. 四肢　从胸腔水平向左右移动旋转胎头显示双侧上臂、前壁、腕及手；从膀胱水平向下移动及旋转探头观察双侧大腿、小腿、踝及足。

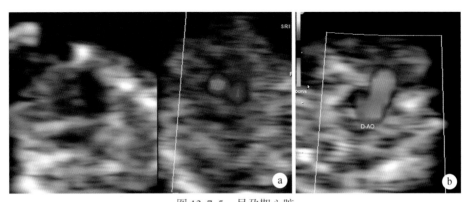

图 13-7-5　早孕期心脏

a. 妊娠 12 周余，左图四腔心隐约可见，右图彩超示房室瓣血流；
b. 三血管平面显示主动脉及肺动脉均流向降主动脉（D-AO），呈蓝色血流

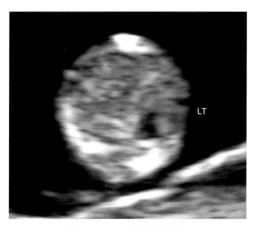

图 13-7-6　早孕期胃泡

妊娠 12 周余，胃泡位于腹腔左侧（LT）

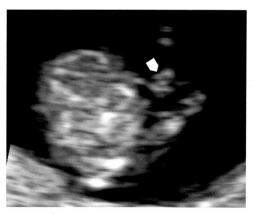

图 13-7-7　早孕期腹壁

妊娠 12 周余，腹前壁完整，脐带入口位于腹前壁正中

　　并非每个 11 周至 13 周 6 天的胎儿超声都能观察到上述结构，孕周越接近 14 周，超声观察到的结构越多、越清晰。表 13-5-1 显示了不同孕周超声可判断的结构。

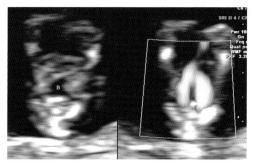

图 13-7-8　早孕期膀胱及脐动脉

妊娠 12 周余，左图盆腔内无回声区为膀胱（B），右图示膀胱双侧见脐动脉彩色血流回声

二、早孕期胎儿严重结构畸形的诊断

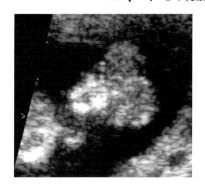

图 13-7-9　露脑畸形 1

妊娠 11 周余，面部冠状切面，未见正常头颅光环，见膨隆的双侧大脑半球，呈"米老鼠"征

　　1. 露脑畸形　露脑畸形也称颅盖缺失，是无脑儿的前期。病理上，眼眶以上全颅盖骨或大部分颅盖骨缺失，虽然具有完整的脑组织，但存在脑组织发育异常。颅盖的缺失使大脑长期浸泡在羊水中，化学作用和机械作用的因素导致脑组织破碎脱落，最后只剩下颅底。

　　早孕期大部分露脑畸形胎儿的脑组织还存在，但无颅骨覆盖，双侧大脑半球膨胀隆起，呈"米老鼠征"，而不见正常的"蝴蝶征"（图 13-7-9）。如果大脑半球已经破碎，则可见不规则的脑祥漂浮于羊水中（图 13-7-10）。

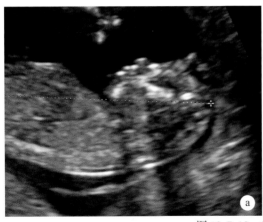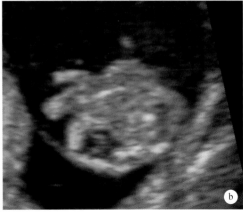

图 13-7-10 露脑畸形 2

a. 妊娠 13 周余，矢状平面显示 "小头"，未见正常头颅光环；b. 横切胎头，未见头颅光环，
见破碎不规则脑祥漂浮于羊水中

2. 全前脑 全前脑是由于前脑完全或部分未分裂，未形成完全分开的两个大脑半球。往往与染色体异常有关，如 13-三体综合征或 18-三体综合征。病理上，无叶全前脑的胎头往往呈圆头形，仅有单个贯穿左右的原始脑泡，丘脑融合，无脉络丛（图 13-7-11），有时还能看到典型的面部改变如眶间距过窄、独眼、喙鼻等。

3. 脊柱裂 脊柱裂是由于神经管未正常闭合，可发生在脊柱的任何一段，最多见于骶椎。

早孕期超声常常不易清楚显示脊柱裂，尤其是较小的、无明显脊膜膨出的脊柱裂，这是因为早孕期脊柱骶尾椎骨化中心还没有钙化，以及表面覆盖的皮肤菲薄。但开放性脊柱裂合并 Arnold-Chiari II 型者在早孕期颅内结构就已发生了变化，主要位于后颅窝。在胎头正中矢状平面上，中脑及脑干后移下移，第四脑室及后颅窝受压，与正常声像图（图 13-7-1）相比，第四脑室（IT）变窄或消失（图 13-7-12）。

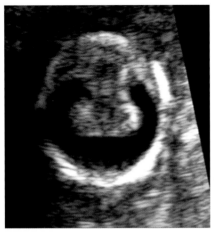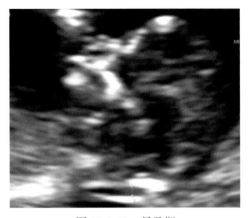

图 13-7-11 无叶全前脑

妊娠 12 周余，胎头横切未见大脑镰及脉络丛，见单个扩张的原始脑泡，丘脑融合

图 13-7-12 早孕期

Arnold-Chiari II 型 妊娠 12 周余，颅脑正中矢状切面，第四脑室变窄消失。该病例中孕期超声发现腰骶尾部脊柱裂伴颅内结构改变

4. 颈部水囊瘤 颈部水囊瘤是指颈部皮下存在数个或多个囊泡样结构，也与染色体异常有关，尤其是特纳综合征。

与颈项透明层增厚不同的是，颈部水囊瘤往往造成颈项部皮肤及软组织明显增厚，有些水囊瘤甚至大过胎头。水囊瘤间的分隔可呈放射状，水囊瘤也可累及双侧颈部（图 13-7-13）。

5. 心脏畸形 早孕期的心脏往往不如中孕期显示清晰，但如果胎位合适、孕妇腹壁透声条件好，部分严重的心脏畸形还是有可能发现的。

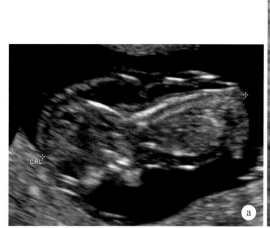
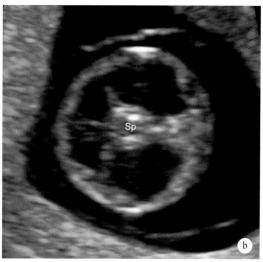
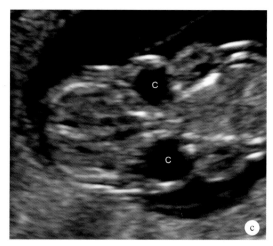

图 13-7-13　早孕期颈部水囊瘤

a. 妊娠 13 周余，矢状切面显示胎儿水肿，颈部囊性结构；b. 颈部横切面，见多个
无回声水囊瘤，环绕颈椎（Sp）；c. 颈部冠状切面，显示双侧的水囊瘤（c）

心脏移位、四腔心显示不全或四腔心不对称、房室瓣血流呈单条或不对称、三血管平面血流异常等都是发现心脏畸形的信号（图 13-7-14 和图 13-7-15）。通常情况下，早孕期怀疑心脏畸形，总要到中孕期再复查确诊一次，中孕期复查的孕周可以在 15～22 周。

6. 胸腔异常 常见的胸腔异常有肺囊性腺瘤样病变、肺分离、膈疝。在早孕期，发现胸腔异常的最早信号是心脏移位，或是心脏位于胸腔右侧，或是心脏极度左移。大部分肺囊性腺瘤样病变和肺分离在声像图上表现为均匀一致的高回声结构，唯有彩超根据有无主动脉来源的血供可加以鉴别。而膈疝则多位于左侧胸腔，多为胃泡及肠管疝入胸腔(图13-7-16)。

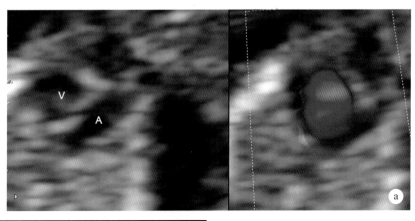

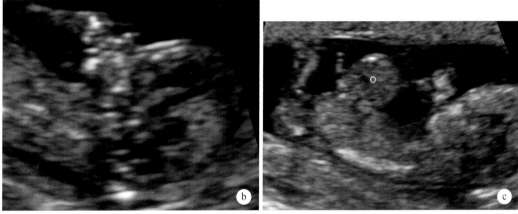

图 13-7-14　早孕期单心室合并脐膨出

a. 妊娠 13 周余，左图为四腔心观，仅见单个心房（A）及单个心室（V），右图彩色血流显示单条房室血流；b. 面部正中矢状平面，鼻骨缺失；c. 腹前壁包块隆起，为脐膨出

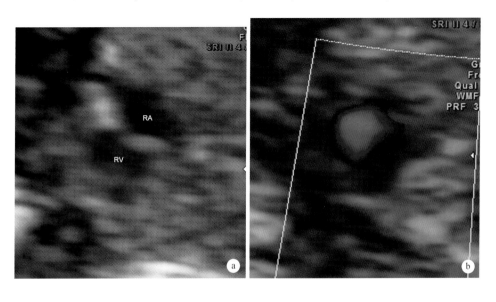

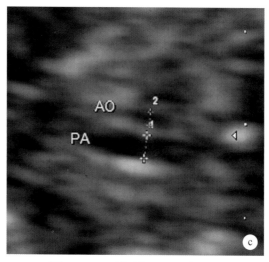

图 13-7-15　早孕期左心发育不良

a. 心底四腔心观，仅见右侧的心房与心室，左侧心腔呈关闭状态；b. 四腔心彩色血流，仅见右心房室瓣血流；
c. 三血管平面显示主动脉明显狭小（测量键 2）

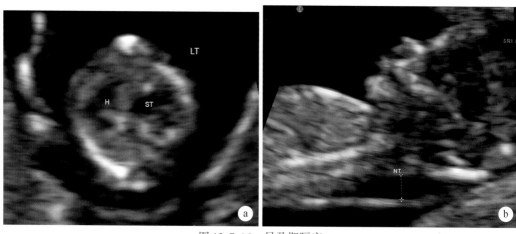

图 13-7-16　早孕期膈疝

a. 妊娠 13 周余，胸腔横切面见心脏（H）位于胸腔右侧，心尖指向左前方，左侧胸腔内无回声区为胃泡（ST）；
b. NT 增厚。LT. 左侧

7. 腹壁缺损　本章第五节已经介绍了在胚胎 8 ～ 11 周腹前壁存在生理性中肠疝，过了 11 周，中肠疝就应该完全退缩回腹腔，腹壁脐孔处的脐带内只有脐血管的出入。如果到了 12 周还发现肠管在外，即为腹壁缺损。常见的腹壁缺损有脐膨出、腹裂及体蒂异常，脐膨出与染色体异常有关。

声像图上，脐膨出表现为腹前壁中央膨出包块，包块可大可小，表面有膜覆盖。内容物可以是单纯肠管，也可以是肠管、肝脏、胃泡等（图 13-7-17 和图 13-7-18）。腹裂形成的肠管外露表面无膜覆盖，肠袢游离在羊水中。体蒂异常为极其严重的腹壁缺损，内脏外露且与胎盘紧贴，无正常脐带（图 13-7-19）。

8. 泌尿道扩张　早孕期最易观察到的泌尿系统异常是膀胱扩张，这是一种声像图表现，可以是尿道梗阻如尿道闭锁或尿道后瓣膜，也可以是功能性扩张并不存在梗阻。

早孕期诊断膀胱扩张的标准是膀胱上下径≥7mm。有时，尿道梗阻引起的膀胱扩张还会累及肾脏，表现为肾脏皮质回声增强（图13-7-20）。发现膀胱径线介于7～15mm，染色体异常占20%，如果染色体正常，则90%膀胱扩张消退；膀胱径线>15mm，染色体异常占10%，如果染色体正常，泌尿道畸形的概率极高。

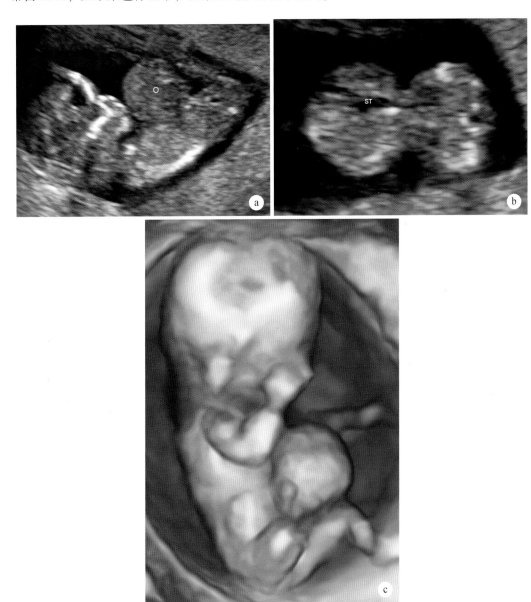

图 13-7-17　早孕期脐膨出

a. 妊娠13周，胎儿腹前壁大型包块隆起，内含肝脏及肠管；b. 腹部横切面，包块略大于腹围，
内见胃泡无回声区（ST）；c. 三维表面成像显示脐膨出

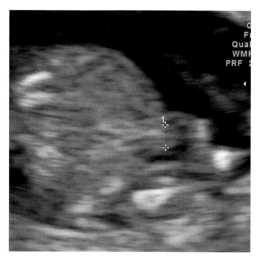

图 13-7-18　早孕期小型脐膨出

妊娠 13 周余，腹壁脐带入口处见少量肠管突入脐带
（测量键）

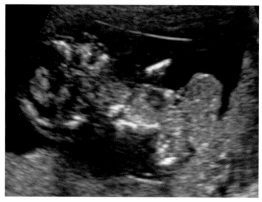

图 13-7-19　体蒂异常

妊娠 13 周余，胎体扭曲脊柱侧弯，矢状切面难以获得
标准头臀长平面，大型腹壁缺损内脏外翻，内脏与胎
盘相贴，无正常脐带

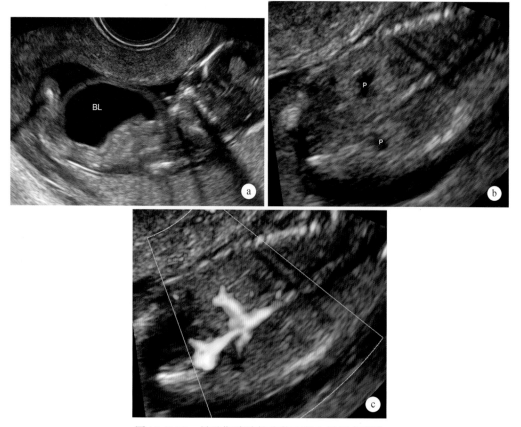

图 13-7-20　早孕期膀胱扩张伴双肾皮质回声增强

a. 妊娠 13 周余，腹部矢状切面显示膀胱明显增大（BL）；b. 双肾冠状切面见肾脏皮质回声增强，
肾盂清晰（P）；c. 彩色血流双侧肾动脉仍然可见

9. 单脐动脉　单脐动脉是一较为常见的现象，大部分为正常变异，少数合并其他异常，如18-三体综合征等。

早孕期发现单脐动脉并不困难，在膀胱横切面上开启彩超，就能发现膀胱的一侧有脐动脉而另一侧没有（图13-7-21）。对于单脐动脉者，应仔细检查其他各个部位，除外18-三体综合征。

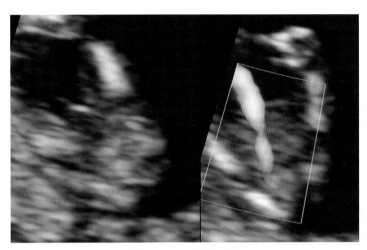

图 13-7-21　单脐动脉

妊娠13周，左图为胎儿膀胱水平横切面，右图彩超仅见膀胱一侧的脐动脉，另一侧脐动脉缺失

10. 肢体畸形　骨骼系统畸形的种类繁多，且相当一部分与染色体畸形有关，或是遗传综合征。

致死型骨骼系统畸形往往存在胎儿长骨极度短小、肋骨短小胸腔狭窄；马蹄内翻足和腕内翻均为肢体远端大关节的畸形，这些现象在早孕期就有可能通过超声发现（图13-7-22 和图13-7-23）。

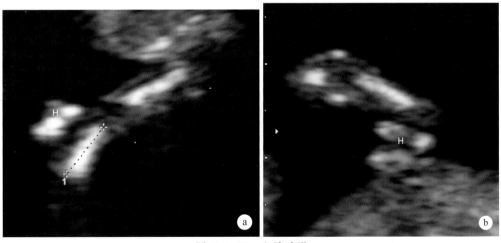

图 13-7-22　上肢畸形

a. 妊娠12周余，左上肢桡骨缺失，测量键显示短小的尺骨，畸形手位于尺骨内侧（H）；b. 右上肢手腕内翻（H）

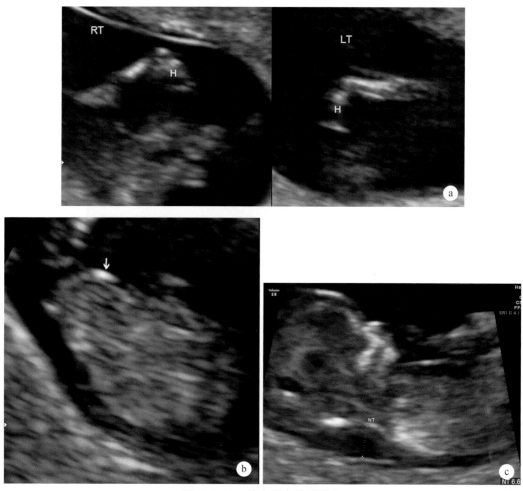

图 13-7-23　腕内翻合并脐膨出

a. 妊娠 12 周余，双腕内翻（H）；b. 腹部横切面示脐膨出（箭头）；c. NT 增厚，6.6mm

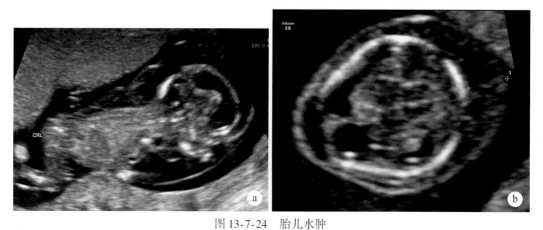

图 13-7-24　胎儿水肿

a. 妊娠 13 周余，胎儿全身水肿；b. 小脑平面横切面，颈部皮肤明显增厚（测量键），但无水囊瘤

11. 胎儿水肿　胎儿水肿是指胎儿全身皮肤水肿，常可伴有胸腔积液及腹腔积液（图13-7-24）。水肿的原因很多，有染色体异常、遗传综合征、严重心脏畸形心衰、致死型骨骼系统畸形、宫内感染等。皮肤水肿与颈部水囊瘤不完全一样，严重水肿不一定存在颈部水囊瘤，但多发性大型颈部水囊瘤常常伴发水肿、胸腔积液及腹腔积液。

有报道早孕期筛查对严重畸形的敏感性高达 70% 以上，早期检出可早期处理，最大程度地减轻对孕妇的创伤。然而，早孕期畸形筛查仍不能代替中孕期筛查，因为有些畸形早孕期只是怀疑，确诊还需要到中孕期，如大部分的先天性心脏病；有些畸形早孕期还不能发现，如胼胝体缺失；有很多畸形在早孕期筛查敏感性不很高，如唇裂等。

（严英榴　杨秀雄）

参 考 文 献

张志诚.1984. 妊娠生理. 见：郑怀美，苏应宽主编. 妇产科学. 第 2 版. 北京：人民卫生出版社，41.

Alexander GR, et al. 1992. Validity of postnatal assessments of gestational age：A comparison of the method of Ballard et al and early ultrasonography. Am J Obstet Gynevol，66：891.

Batzer FR, et al. 1983. Landmarks during the first forty-two days of gestation demonstrated by the beta-subunit of human chorionic gonadotropin and ultrasound. Am J Obstet Gynecol，146：973.

Beazley JM, et al. 1970. Fallacy of the furdel height. Br Med J，4：408.

Bernard JP, Suarez B, Rambaud C, et al. 1997. Prenatal diagnosis of neural tube defect before 12 weeks' gestation：direct and indirect ultrasonographic semeiology. Ultrasound Obstet Gynecol，10：406～409.

Bernard KG, et al. 1985. Sonographic differentiation between blighted ovum and early viable pregnancy. AJR，144：597.

Bernaschek G, et al. 1988. Vaginal sonography versus serum human chorionic gonadotropin in early detection of pregnancy. Am J Obstet Gynecol，158：608.

Carvalho MHB, Brizot ML, Lopes LM, et al. 2002. Detection of fetal structural abnormalities at the 11-14 week ultrasound scan. Prenat Diagn，22：1～4.

Chaoui R, Benoit B, Mitkowska-Wozniak H, et al. 2009. Assessment of intracranial translucency（IT）in the detection of spina bifida at the 11-13-week scan. Ultrasound Obstet Gynecol，34：249～252.

Chaoui R, Nicolaides KH. 2010. From nuchal translucency to intracranial translucency：towards the early detection of spina bifida. Ultrasound Obstet Gynecol，35：133～138.

Cicero s, Rembouskos G, Vandecruys H, et al. 2004. Likelihood ratio for trisomy 21 in fetuses with absent nasal bone at the 11-14-week scan. Ultrasound Obstet Gynecol，23：218～223.

Crelin ES. 1981. Development of the musculo skeletal system. Clin Symp，33：1.

Cyr DR, et al. 1986. Bowel migration in the normal fetus. Radiology，161：119.

Daya S, et al. 1991. Early pregnancy assessment with transvaginal ultrasound scanning. Clin Med Assoc J. Reprinted from, by permission of the publisher, CMAJ，144.

de Crespigny LC, et al. 1988. Early detection of intrauterine pregnancy with ultrasound. J Ultrasound Med，7：7.

de Crespigny LC. 1987. The value of ultrasound in early pregnancy. Clin Obstet Gynaecol，30：136.

Dodson MG. 1991. Early Pregnancy. In：Dodson MG ed. Transvaginal Ultrasound. New York：Churchill Livingstone，165.

England AM. 1983. Color Atlas of Life Before Birth：Normal Fetal Development. Chicago：Year Book Medical.

Faiola S, Tsoi E, Huggon IC, et al. 2005. Likelihood ratio for trisomy 21 in fetuses with tricuspid regurgitation at the 11 to 13+6-week scan. Ultrasound Obstet Gynecol，26：22～27.

Falcon O, Auer M, Gerovassili A, et al. 2006. Screening for trisomy 21 by fetal tricuspid regurgitation, muchal translucency and maternal serum free β-hCG and PAPP-A at 11+0 to 13+6 weeks. Ultrasound Obstet Gynecol, 27: 151~155.

Fleischer AC, et al. 1991. Sonography in early intrauterine pregnancy emphasizing transvaginal scanning. In: Fleischer AC, et al eds. The Principles and Praotice of Ultrasonography in Obstetrics and Gynecology. 4th ed. East Norwalk: Appleton & Lange, 39.

Goncalves LF, Espinoza J, Lee W, et al. 2005. Should the frontal bone be visualized in midline sagittal views of the facial profile to assess the fetal nasal bones during the first trimester? Ultrasound Obstet Gynecol, 25: 90~91.

Grannum P, et al. 1981. Assessment of fetal kidney size in normal gestation by comparison of ratio of kidneys circumference to abdominal circumference. Am J Obstet Gynecol, 136: 249.

Hadlock FP, et al. 1992. Fetal crown-rump length: Reevaluation of relation to menstrual age (5-18w) with high-resolution real-time US. Radiology, 182: 501.

Hadlock FP. 1994. Ultrasound determination of menstrual age. In: Callen Pw: Ultrasonography in Obstetrics and Gyceoology. 3rd ed. Philadelphia: W. B. Saunders, 86.

Hertig AT, et al. 1941. Two human ova of the pre-villous stage, having an ovulation age of about eleven and twelve days respectively. Contrib Embryol, 29: 129.

Hertig AT, et al. 1956. A description of 34 human ova within the first 17 days of development. Am J Anat, 98: 435.

Hurwitz SR. 1986. Yolk sac sign: sonographic appearance of the fetal yolk sac in missed abortion. J Ultrasound Med, 5: 435 .

Hyett JA, Nicolaides KH. 2003. Nuchal translucency. In: Nyberg DA, McGahan JP, Pertouius DH, et al. Diagnostic Imaging of Fetal Anomalies. Philadelphia: Lippincott Williams & Wilkins, 845~860.

Jeanty P. 1991. Fetal biometry. In: Fleischer AC, et al eds. The Principles and Practice of Ultrasonography in Obstetrics and Gynecology. 4th ed. East Norwalk: Appleton & Lange, 93.

Kopta MM, et al. 1983. A comparison of the reliability of the estimated date of confinement predicted by crown-rump length and biparietal diameter. Am J Obstet Gnnecol, 145: 562.

Moore KL. 1982. The Developing Human. 3rd ed. Philadelphia: WB Saunders.

Nicolaides KH. 2003. Screening for chromosomal defects. Ultrasound Obstet Gynecol, 21: 313~321.

Nyberg DA, et al. 1986. Threatened abortion: sonographic distinction of normal and abnormal gestational sacs. Radiology, 158: 397.

Nyberg DA, et al. 1987. Distinguishing normal from abnormal gestational sac grouth in early pregnancy. J Ultrasound Med, 6: 23.

Nyberg DA, et al. 1988. Value of the yolk sac in evaluating early pregnancies. J Ultrasound Med, 7: 129.

Nybery DA, et al. 1990. Abdiminal wall defects. In: Nybery DA, et al eds. Diagnostic Ultrasound of Fetal Anomalies: Text and Altas. St. Louis: Mosby Year Book, 395.

Robinson HP. 1972. Detection of fetal heart movement in first trimester of pregnancy using pulsed ultrasound. B Med J, 4: 466.

Robinson HP. 1975. "Gestation sac" volumes as determined by sonar in the frist trimester of pregnancy. Br J Obsete Gynecol, 82: 100.

Rosati P, et al. 1996. Transvaginal sonographic assessment of the fetal urinary tract in early pregnancy. Ultrasound Obstet Gynecol, 7: 95.

Sagi J, et al. 1987. Fetal kidney size related to gestational age. Gynecol Obstet Invest, 2: 1.

Schmidt W, et al. 1987. Sonographic visualization of physiologic anterior abdominal wall hernia in the first trimester. Obstet Gynecol, 69: 911.

Sonek JD, McKenna D, Webb D, et al. 2003. Nasal bone length throughout gestation: normal ranges based on 3537 fetal ultrasound measurements. Ultrasound Obstet Gynecol, 21: 152~155.

Speroff L, et al. 1983. Clinical Gynecologic Endocrinology and Infertility. 3rd ed. Baltimore: Williams & Eilkins.

Spirt BA, et al. 1991. Sonography of the placenta. In: Fleischer AC, et al. The Principles and Practice of Ultrasonography in Obstetrics and Gynecology. 4th ed. East Norwalk: Appleton & Lange, 133.

Sronshtein M, et al. 1993. Transvaginal ultrasonographic measurements of the fetal adrenal glands at 12 to 17 weeks of gestation. Am J Obstet Gynecol, 169: 1205.

Timor-Tritsch IE, et al. 1988. A close look at early embryonic development with the high frequency transvaginal transducer. Aro J Obstet Gynecol, 159: 676.

Timor-Tritsch IE, et al. 1989. First trimester midgut herniation: a high frequency transvaginal sonographic study. Am J Obstet Gynecol, 161: 831.

Timor-Tritsch IE, et al. 1990. Sonoembryology: an organ-oriented approach using a high frequency vaginal probe. J Clin Ultrasound, 18: 286.

Timor-Tritsch IE, et al. 1991. Sonoembryoloqy. In: Timor-Tritsch IE, et al: Transvaginal Sonography. 2nd ed. New York: Elsevier, 225.

Timor-Tritsch IE, et al. 1991. Transvaginal ultrasonographic definition of the central nervous system in the first and early srcond trimesters. Am J Obstet Gynecol, 164: 497.

Timor-Tritsch IE, et al. 1992. High-frequency transvaginal sonographic examination for the potential malformation assessment of the 9-week to 14-week fetus. J Clin Ultrasound, 20: 231.

Timor-Tritsch IE, et al. 1997. Transvaginal sonographic evaluation of the fetal central nervous system. Obstetrics and Gynecology Clinics of North America, 18: 713.

Townsend RR. 1994. Ultrasound evaluation of the placenta and umbilical cord. In: Callen PW, et al eds. Ultrasonography in Obstetrics and Gynecology. 3rd ed. Philadelphia: W. B. Saunders, 440.

van Zalen-Sprock RM, et al. 1997. Ultrasonographic and radiologic visualization of the developing embryonic skeleton. Ultrasound Obstet Gynecol, 9: 392.

Warren WB, et al. 1989. Dating the early pregnancy by sequential appearance of embryonic structures. Am J Obstet Gynecol, 161: 747.

Weingold AB. 1983. Pelvic masses. In: Kase NG, et al eds. Principles and Practice of Clinical Gynecology. New York: John Wiley & Sons, 559.

Yeh HC, et al. 1986. Intradecidual sign: a US criterion of early intrauterine pregnancy. Radiology, 161: 463.

Zimmer EZ, et al. 1994. Amniotic sac, fetal heart areas, fetal curvature, and other morphometrics using first trimester vaginal ultrasonography and clolr Doppler imaging. J Ultrasound Med, 13: 685.

Zorzoli A, et al. 1994. Measurement of fetal limb bones in early pregnancy. Ultrasound Obstet Gynecol, 4: 29.

第十四章　异常早期妊娠的超声诊断

第一节　先兆流产和难免流产

所有妊娠中，约1/4的妊娠可发生阴道流血，约50%的流血病例将发展为自然流产。有一组报道466例妊娠合并阴道流血，仅48.7%为正常妊娠（随访到20周），其余有宫外孕（12.8%）、葡萄胎（0.2%）及流产（32.7%），选择性中止妊娠为5.6%。另一组报道的情况稍好，244例阴道流血病例，61%见胎心搏动。但若超声检查太早，看不见胚芽和胎心搏动，不能定论难免流产。

一、妊娠囊及卵黄囊

前面一章已经提到，正常妊娠时，一定的孕周该有相应大小的妊娠囊（第十三章，表13-4-2）。妊娠囊的增长率约为1.2mm/d。先兆流产时，妊娠囊的增长仍然正常，但难免流产则显示妊娠囊无增长（20%）或增长率小于0.7mm/d（53%）。妊娠囊无增长或增长缓慢提示预后不良。但仍有一部分（1/4~1/2）难免流产的妊娠囊增长正常。有人发现孕卵枯萎中一半病例照样表现为正常的妊娠囊增长。

卵黄囊在正常妊娠的第5周出现。卵黄囊的出现虽不像胎心出现那样预示良好的妊娠结果，但也有60%为正常妊娠。太大或异常的卵黄囊也与不良结果有关，卵黄囊径线大于10mm中92%预后不良。妊娠囊直径大于20mm而未见卵黄囊或胎儿可能是孕卵枯萎，属于难免流产，约有40%的流产为孕卵枯萎。

另外，妊娠囊的形态、边缘、环的回声、所在宫腔的部位、宫腔声像图表现也都能用来参考判断，妊娠囊塌陷、萎缩、边缘模糊不清、位置下移至宫颈内口甚至颈管内、宫腔内无回声区（出血）或绒毛膜下血肿均为流产的声像图表现。不全流产时宫腔内见不规则回声团块（图14-1-1~图14-1-3）。

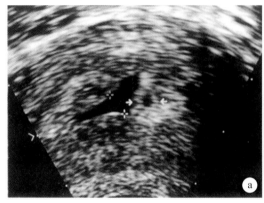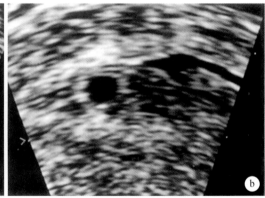

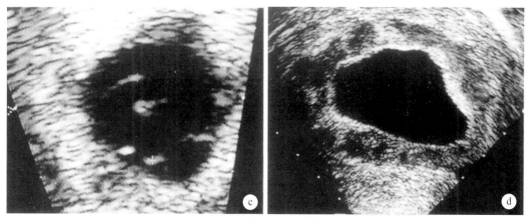

图 14-1-1 不同妊娠周数的妊娠囊 1

a. 妊娠 4 周余，先兆流产，箭头所示为早期妊娠囊，宫腔内少量积血（"+"所示）；b. 同一病例妊娠 5 周，妊娠囊增大，宫腔内仍见少量积血，最后发展为正常妊娠（随访至妊娠 14 周）；c. 妊娠 8 周余难免流产，妊娠囊形态欠规则，内未见胚芽，卵黄囊大而不规则，测量为 11.4mm；d. 妊娠 9 周余孕囊枯萎，妊娠囊内无胚胎，早期胎盘内充满低回声结构，为母体血窦

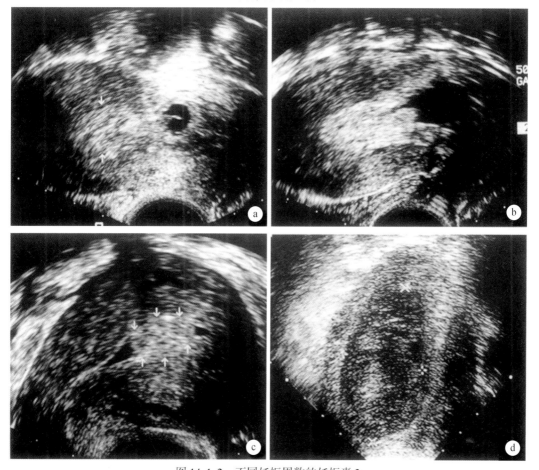

图 14-1-2 不同妊娠周数的妊娠囊 2

a. 妊娠 9 周余难免流产，妊娠囊位于宫颈内口处；b. 妊娠 10 周余难免流产，宫颈内口扩张，妊娠囊及胎盘下移，未见胚芽；c. 不完全流产，宫腔内见强回声团块状结构（箭头所示）及周围无回声区（血液）；d. 感染性流产，宫腔内大量脓液

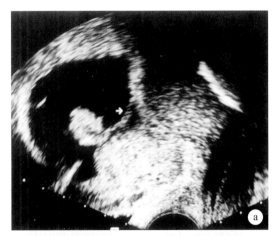

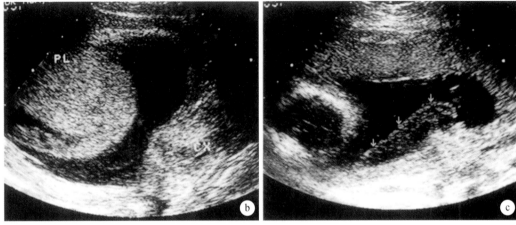

图 14-1-3 不同妊娠周数的妊娠囊 3

a. 妊娠 11 周余合并阴道流血，箭头所示为绒毛膜，绒毛膜外宫颈内口处见低回声区，为绒毛膜下积血；b. 妊娠14 周余经腹壁超声，巨大胎盘后血肿，胎盘（PL）及宫颈（CX）间无回声区为血肿；c. 经腹壁超声，绒毛膜下血肿（箭头所示），胎盘位于子宫前壁，绒毛膜下血肿位于子宫后壁

二、胚芽及胎心搏动

阴道流血的病例若超声见胎心搏动，提示预后良好。见到胎心者，自然流产的发生率从 40% ~ 50% 下降达 1.3% ~ 2.6%。有一组报道 148 例阴道流血见胎心搏动病例，19 例（1.3%）最后流产。还有人认为，第一次超声观察到胎心搏动界于妊娠 8 ~ 12 周，20 周前流产率为 2%。

早孕期胎心搏动缓慢也与预后不良有关。有人注意到胎心率从妊娠 5 ~ 6 周的 100 次/分增加到妊娠 8 ~ 9 周的 140 次/分。65 例妊娠 5 ~ 8 周孕妇中 5 例胎心率低于 85 次/分，最终流产。声像图清晰显示胚胎而无胎心搏动，提示胚胎死亡及难免流产（图 14-1-4）。

先兆流产伴活胎阴道流血的原因，有以下几种：一组 406 例妊娠伴阴道流血病例，189 例见活胎。可见到两种异常声像图，第二个空妊娠囊及绒毛膜下血肿。16 例见第二个空妊娠囊，占全部病例的 3.9%，占活胎伴阴道流血病例的 8.5%。这些病例表现为不同程度的双胎之一消失，即双胎妊娠中的一胎为孕卵枯萎。绒毛膜下血肿或胎盘后血块的大小在 22 个病例中为 0.7～16ml（占全部病例的 5.4%，占活胎伴阴道流血病例的 8.6%），其中无一例发生流产。另一组报道有 244 例先兆流产病例，6 例见宫内血肿（2.5%），6 例中的 2 例血肿大于 50ml，其中 1 例发生了流产，另 1 例早产了 1650g 的婴儿。所有血肿小于 50ml 的病例最后都成为正常妊娠。因此，现有资料提示宫内血肿或绒毛膜下血肿并不一定意味着预后不良，但必须是血肿小于 50ml 的活胎妊娠。

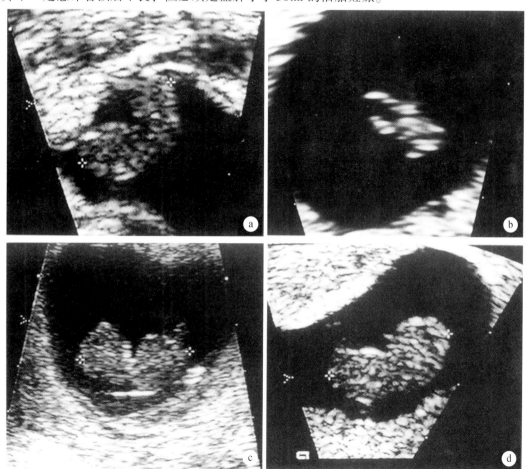

图 14-1-4 早期妊娠胚胎死亡之胎心消失，难免流产
a. 妊娠 9 周余；b. 妊娠 10 周余；c. 妊娠 11 周余；d. 妊娠 13 周

其他早孕活胎合并阴道流血的原因包括胎盘覆盖宫颈内口，宫内节育环，妊娠合并子宫肌瘤等。

三、难免流产时的 β-HCG 和妊娠囊大小的关系

有学者报道了 70 例异常妊娠和 56 例正常妊娠，39 例异常妊娠超声看不见妊娠囊，所有正常妊娠在 HCG 大于 1800mIU/ml（2IS）时都能见到妊娠囊。在 31 例见到妊娠囊的异常妊娠中，20 例（65%）的 HCG 水平低于相应妊娠囊大小该有的水平。1 例 HCG 水平高于相应妊娠囊大小该有的水平，结果为葡萄胎。在这组病例中，未发现正常妊娠 HCG 水平与妊娠囊大小不符的现象。

第十三章表 13-4-2 和表 13-4-5 显示了妊娠周数与妊娠囊径线及血 β-HCG 含量的关系。从开始妊娠至妊娠 8 周，血 β-HCG 随妊娠囊的增长而上升，但 8 周后（平均妊娠囊径线 25mm），妊娠囊继续增长而 HCG 到达平坦期。因此，HCG 与妊娠囊之比就不能用于 8 周后（妊娠囊直径>25mm）。

然而，有时难免流产的鉴别诊断仍是临床上一个较棘手的问题，尤其在那些末次月经不明确，又有阴道流血的病例。还是需要系列超声并结合系列生化指标如 β-HCG 观察动态变化来做出鉴别诊断。血孕酮的测量可能对鉴别诊断也有帮助，小于 15~20ng/ml 提示预后不良。

表 14-1-1 结了一些难免流产的迹象和标志。

表 14-1-1　难免流产

标　　志	备　　注
LMP>6 周（可靠日期）	未见妊娠囊
双环征	形成很差或围绕妊娠囊不完全
妊娠囊	未见（HCG≥750mIU/ml）
卵黄囊	未见（妊娠囊>20mm）
胚芽	未见（妊娠囊>25mm）
妊娠囊增长	≤0.6mm/d
卵黄囊直径>10mm	流产（92%）

注：LMP. 末次月经。

第二节　双胎妊娠及合并异常

由于超声的广泛应用，尤其经阴道超声，诊断双胎妊娠或多胎妊娠率较从前明显增加，而且诊断时间明显提前。早孕期的超声可显示单绒毛膜囊双胎或双绒毛膜囊双胎，对临床具有重要意义。同时，也发现了很多双胎妊娠都不能维持至足月，最终变为单胎妊娠，这一现象称双胎之一消失综合征。

一、双胎或多胎妊娠的发生学

（一）双卵双胎

由两个卵子分别受精形成的双胎妊娠称双卵双胎（dizygotic twins）。两个卵子可从同一个成熟卵泡排出，或来自同一卵巢不同的成熟卵泡，或来自双侧卵巢的成熟卵泡。由于两个胎儿的基因不尽相同，故性别可以不同。双卵双胎的两个受精卵分别种植在子宫的不同部位，形成两个独立的胎盘和胎体。有时两个胎盘紧靠在一起，以至相互融合，但两者间的血液循环并不互相沟通。两个胎囊之间的中隔仍有两层羊膜和一层绒毛膜组成。促排卵药物的应用及试管婴儿的开展，以致双胎妊娠或多胎妊娠绝大部分是各自独立的胎盘和胎囊。

（二）单卵双胎

由单一受精卵分裂而成的双胎称单卵双胎（monozygotic twins）。根据受精卵复制的时间不同，单卵双胎又有以下几种：①在桑葚期前复制成两个独立的胚体，每个胎儿具有自己的胎盘、绒毛膜囊和羊膜囊；②在囊胚期内细胞团复制为两个发育中心，两个胎儿具有共同的胎盘及绒毛膜，但有各自的羊膜囊；③在羊膜囊形成后胚盘才复制，则两个胎共有一个胎盘、一个绒毛膜囊和一个羊膜囊；④在原始胚盘形成后又复制，将导致不同程度不同形式的联体双胎（见图14-2-1）。

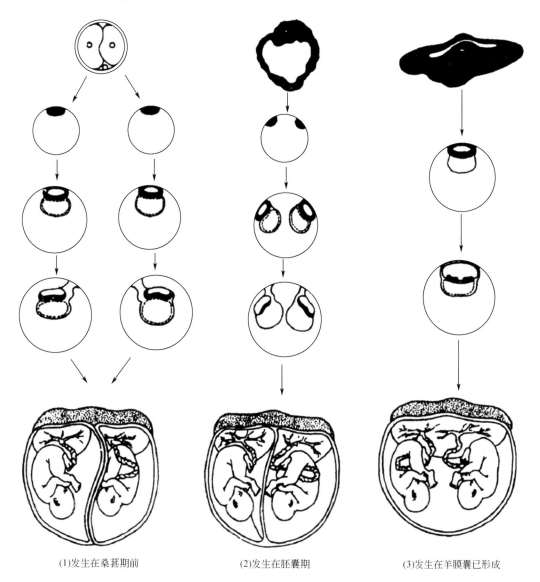

(1)发生在桑葚期前　　　　　(2)发生在胚囊期　　　　　(3)发生在羊膜囊已形成

图14-2-1　受精卵在发育不同阶段形成单卵双胎的类型

二、声像图表现

(一) 双绒毛膜囊、双羊膜囊双胎

早孕期经阴道超声可清晰见到两个妊娠囊，可以位于宫腔的不同部位，也可以相互紧靠。这一现象妊娠越早观察越清晰。妊娠 7 ~ 8 周后，两个妊娠囊都已成长并互相靠拢，但通过某些声像图表现仍能识别：①两个分开的胎盘，或两个胎盘紧靠并融合，但在融合处，胎盘呈"楔"形向羊膜腔方向突起，有人称"人"字缝尖或"双胎峰"（twin peak）。②两个胎儿之间的羊膜隔较厚。③可以是不同性别但也可相同（图 14-2-2 和图 14-2-3）。

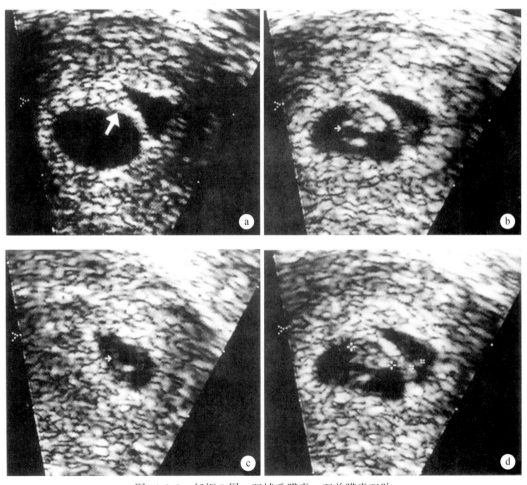

图 14-2-2　妊娠 7 周，双绒毛膜囊、双羊膜囊双胎
a. 两个绒毛膜囊互相紧靠，两个胎盘的融合处见"双胎峰"（箭头所示）；b. 左侧绒毛膜囊内的卵黄囊（箭头）；
c. 右侧绒毛膜囊内的卵黄囊（箭头）；d. 测量 CRL，左侧胚芽明显长于右侧胚芽

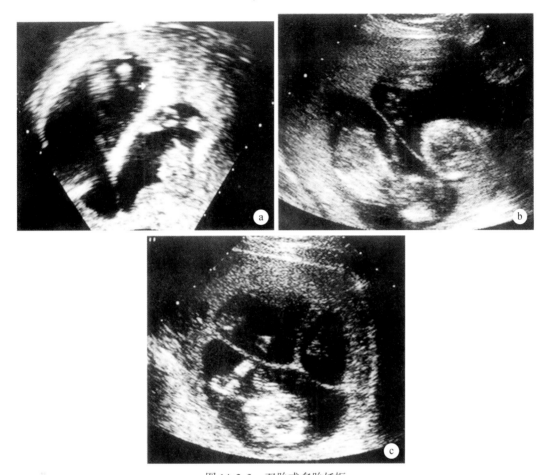

图 14-2-3　双胎或多胎妊娠

a. 妊娠 11 周余，双绒毛膜囊、双羊膜囊双胎，两个胎盘融合处的"双胎峰"（箭头）；b. 妊娠 12 周余，双绒毛膜囊、双羊膜囊双胎的"双胎峰"；c. 妊娠 12 周余，三绒毛膜囊、三羊膜囊三胎妊娠，亦可见"双胎峰"（试管婴儿后妊娠）

14 周后，双胎峰开始消失。虽然部分病例仍可见到双胎峰，但未见双胎峰者，不能肯定为单绒毛膜囊，除非性别不同，才可以确诊为双绒毛膜囊（见图 14-2-4）。

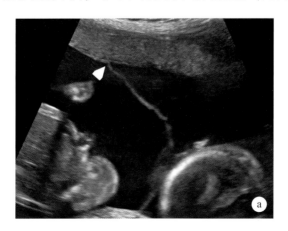

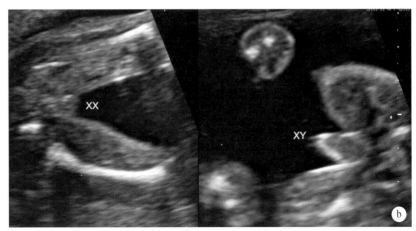

图 14-2-4 双绒毛膜囊、双羊膜囊双胎

a. 妊娠 21 周余，经腹壁超声观察羊膜间隔顶端无"双胎峰"（箭头）；b. 同一病例，
两胎性别不同，可确诊为双绒毛膜囊双胎

（二）单绒毛膜囊、双羊膜囊双胎

早期超声仅见一个妊娠囊，以后在一个妊娠囊中出现两个羊膜囊、两个胎体。11～14周声像图上仅见一个绒毛膜囊，两羊膜囊相交处的胎盘无"楔"形突起，即无双胎峰（图 14-2-5）。14 周之后双绒毛膜囊双胎的双胎峰可能消失，因此，14 周后未见到双胎峰，不能确诊为单绒毛膜囊双胎（见图 14-2-4）。

（三）单绒毛膜囊、单羊膜囊双胎

一个胚盘、一个绒毛膜腔和一个羊膜腔，看不见两胎儿之间的羊膜隔（图 14-2-6）。

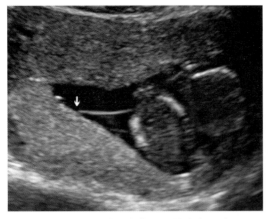

图 14-2-5 单绒毛膜囊、双羊膜囊双胎 1

妊娠 13 周余，羊膜间隔与胎盘相交处无"双胎峰"
（箭头所示）

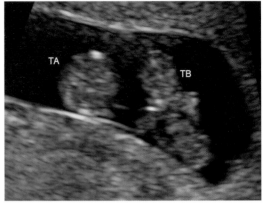

图 14-2-6 单绒毛膜囊、单羊膜囊双胎 2

妊娠 10 周余，宫腔内一个妊娠囊内两个胎儿，两胎间无
羊膜分隔

鉴别不同类型的双胎妊娠很重要，不同类型的双胎妊娠并发症不同，涉及产科临床处理，涉及围产儿发病率及死亡率。双绒毛膜囊、双羊膜囊双胎妊娠的并发症相对较少，因

为两个胎盘之间的血管互不沟通。

表14-2-1总结了不同类型双胎的声像图要点，也适用于中晚期妊娠。

表 14-2-1　不同类型双胎的超声鉴别

声像图表现	双绒毛膜囊、双羊膜囊、双卵	双绒毛膜囊、双羊膜囊、单卵	单绒毛膜囊、双羊膜囊、单卵	单绒毛膜囊、单羊膜囊、单卵
胎盘数目				
或1或2个	√	√		
仅1个			√	√
两胎儿之间的隔膜				
厚	√	√		
薄			√	
无				√
胎儿性别				
相同		√	√	√
相同或不同	√			
其他				
双胎之一"黏附"于胎盘		少	√	
双胎输血综合征	少		√	√
无心双胎				√
脐带缠绕				√
联体双胎				

三、双胎之一消失

早孕期超声所显示的双胎或多胎妊娠比以前多得多，然而很多双胎妊娠都不能妊娠至足月。有人总结了9批试验，发现53%～78%的双胎最终消失了一个，都是在早孕期作出的诊断。双胎之一消失率随超声诊断时的孕周不同而不同。一组6690例孕妇，发现118例多胎妊娠。当在妊娠10周之前作出双胎妊娠诊断时，双胎之一消失率为71.4%；当做出诊断的时间在10～15周时，双胎之一消失率为62.5%。妊娠15周后，79例中未发生双胎之一消失。早孕期双胎之一消失临床可有阴道流血，消失的一胎往往是孕卵枯萎。

声像图上，可以见到两个妊娠囊，一个较大，内见胚芽及胎心搏动；另一

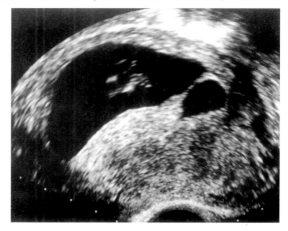

图 14-2-7　妊娠 11 周余，双胎之一消失
左侧大的妊娠囊为双胎中正常生长发育的一个，见胚胎及胎心搏动。右侧小的妊娠囊为双胎中消失的一个，内无胚胎。两个妊娠囊之间见"双胎峰"

个较小，形态欠规则，不见胚芽。以后随访小的一个妊娠囊渐渐消失，或初期见两个妊娠囊相等大小甚至均见胚芽及胎心搏动，以后一个胎心消失妊娠囊塌陷变小。有时超声会误认为正在消失中的一个妊娠囊是宫腔内出血或绒毛膜下出血（图 14-2-7）。

四、多胎妊娠病理

多胎妊娠属于高危妊娠。除了上面所述的双胎之一消失外，还有宫内发育迟缓、羊水过多、双胎输血综合征、胎儿畸形和前置胎盘等。本文重点讨论双胎输血综合征的早期诊断。

单绒毛膜囊双胎的胎盘间往往有血液循环相通，包括动脉-动脉、静脉-静脉、动脉-静脉吻合。动脉-静脉吻合可能引起严重的双胎输血综合征，即一个胎儿（受血儿）接受了另一个胎儿（供血儿）的大量血液，以致受血儿血量增多、心脏肥大、肝肾增大、体重增长快，并由于尿多而导致羊水过多；另一供血儿则出现贫血、脱水、心脏小、体重轻、羊水过少。若情况严重，两个胎儿都有可能死亡，受血儿死于心衰，供血儿死于严重营养缺乏。单羊膜囊双胎妊娠，两个胎儿的脐带偶尔可互相缠绕或受压，发生血液循环障碍而死亡，单羊膜囊双胎妊娠还可能发生联体双胎等一些异常情况。

（一）双胎输血综合征

双胎输血综合征占单绒毛膜囊双胎妊娠的 5%～30%，发生越早预后越差。轻型通常发生在妊娠末期，胎儿多半可以存活。中期妊娠初就表现出症状及体征的，往往两个胎儿均死亡。

极严重的双胎输血综合征，早孕期声像图上就有所表现，两个胎儿的大小测量差异增加，或是 CRL 或是 HC（头围）。两个羊膜囊大小不均等，羊水量也有多有少。有时胎儿径线及羊膜囊大小尚正常，但受血儿颈项透明厚度已明显增厚，胎心率加快，认为是由于受血儿血容量增加、心脏负荷增加，为早期心衰的表现（图 14-2-8）。

1 例早孕期经阴道超声诊断双胎输血综合征的报道，妊娠 13 周超声发现单绒毛膜囊双羊膜囊双胎妊娠，各径线测量胎 B 小于胎 A，腹围尤其明显，羊膜囊 B 小于羊膜囊 A，至妊娠 18 周，两个胎儿的生物学测量差距明显增大，胎 B 相当于孕 16 周的径线而胎 A 正常。胎 A 羊水过多，胎 B 严重羊水过少，"黏"在子宫壁胎盘上。多普勒超声显示胎 B 脐动脉无舒张末期血流，胎 A 正常。19 周自然流产。另一组 132 例单绒毛膜囊双胎超声研究，妊娠 10～14 周时进行头臂长、颈项透明层厚度和胎心率测量。132 例中 16 例在妊娠 15～22 周时发生了双胎输血综合征。对照正常双胎和双胎输血综合征，两组在孕 10～14 周超声结果，CRL 无明显差异，双胎输血综合征组颈项透明层厚度和胎心率都在正常单胎妊娠第 95 百分位数以上，两个胎儿间的颈项透明层厚度和胎心率差异，输血综合征组也比正常双胎组明显增加。

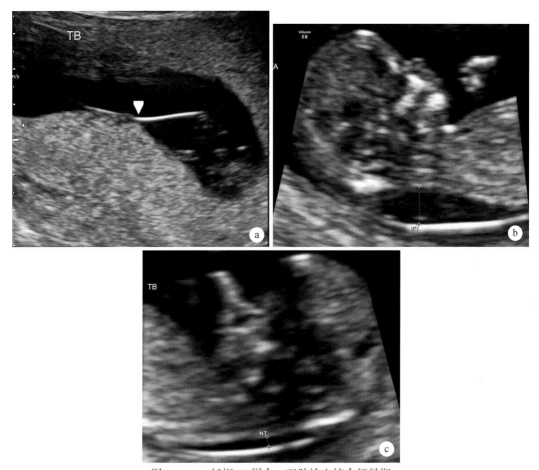

图 14-2-8　妊娠 12 周余，双胎输血综合征早期

a. 羊膜分隔无双胎峰（箭头）；b. 胎儿 A 之 NT6.8mm（测量键）；c. 胎儿 B 之 NT1.6mm（测量键）

（二）联体双胎

联体双胎也可在早孕期检出。超声诊断要点是两个胎儿互相紧贴不能分开，中间没有羊膜隔。但特别要注意的是太早诊断联体双胎较为困难，尤其是在妊娠 8 周前，胚胎较小，肢芽刚刚冒出，可能会误以为一个胎体。还要注意的是发现两个胎儿紧靠别轻易下联体双胎的诊断，可以通过连续观察，了解胎动时两个胎儿的相对运动情况，以判断胎儿是否联体，或隔 1~2 天复查超声，看两个胎儿是否还保持原来的体位关系（图 14-2-9）。早期诊断联体双胎非常重要，涉及临床处理及围生儿死亡率。若诊断太迟，分娩的途径只有剖宫产。根据相连部位的不同，手术分离的成功率也很不一样。有人报道妊娠 10 周诊断联体双胎合并一正常胎儿，成功地进行了选择性减胎术。另也有 1 例报道试管婴儿后三胎妊娠其中两胎联体，孕 12 周经阴道超声做出诊断，也进行选择性联体双胎减胎术，最后变成正常单胎妊娠。无心双胎是指双胎之一无心脏，靠另一正常胎儿供血，往往合并严重畸形如无头、无上肢、极度水肿（图 14-2-10），在此不作详细介绍。

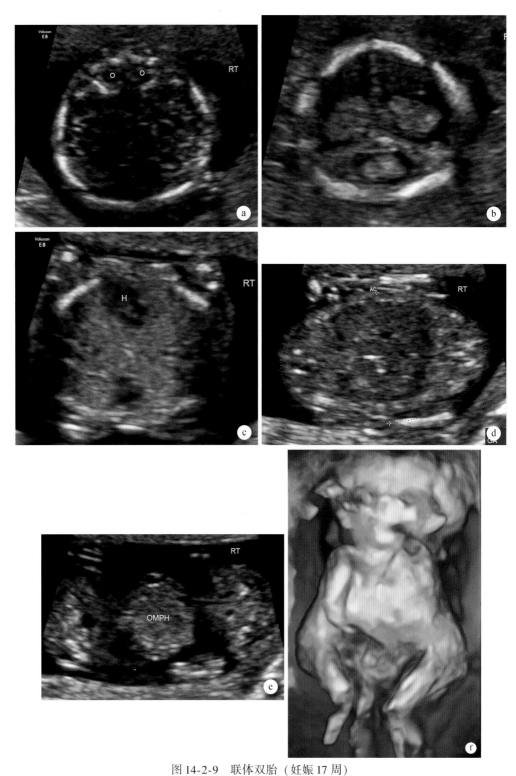

图 14-2-9　联体双胎（妊娠 17 周）

a. 两个胎头融合成一个，枕部向外，眼眶相近（O）；b. 颅内见三条脉络丛；c. 一个融合的心脏；d. 宽大的腹部；

e. 脐部以下胎体分开，中央圆形结构为脐膨出（OMPH）；f. 三维表面成像

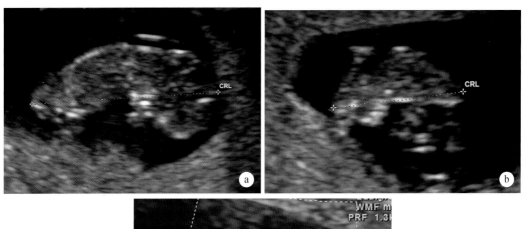

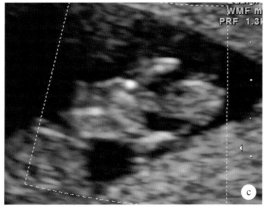

图 14-2-10　双胎之一无心畸形

a. 妊娠 10 周余，正常胎儿 CRL38mm；b. 无心畸胎呈一不规则软组织包块，长 21mm，难以分辨头臀，
无胎心搏动，但可见胎动；c. 无心畸胎胎体内见少量彩色血流

第三节　异位妊娠

异位妊娠亦称宫外孕，发生率为 0.5% ~ 1%，其中 97.5% 的异位妊娠发生在输卵管内，0.7% 在卵巢内，其余 1.8% 发生在其他部位如腹腔。早期诊断异位妊娠相当重要，因为 10% 的病例可发生母体死亡。这儿虽然讲的是超声，但重要的是如何适当地应用超声，结合其他检验手段如 HCG、综合分析，从而作出异位妊娠的诊断。

一、易感因素

（1）不同程度的输卵管功能受影响，如慢性输卵管炎、慢性盆腔炎、先天性输卵管发育异常、输卵管手术后、子宫内膜异位症等，造成输卵管通而不畅，孕卵行走缓慢。

（2）宫内节育器放置后，可能引起输卵管炎症及输卵管蠕动异常。

（3）孕卵游走：一侧卵巢卵受精后，受精卵向对侧移行进入对侧输卵管。如移行时间过长、孕卵发育长大，不能通过输卵管，就在该处着床。在 13% ~ 23% 的异位妊娠病例中，发现黄体在对侧卵巢，提示孕卵游走。有人研究 24 例异位妊娠的声像图，发现1/3

排卵发生在异位妊娠的对侧,即黄体在对侧;1/3 在同侧;另 1/3 见不到黄体。因此,超声检查黄体对异位妊娠定位无帮助。

(4) 既往剖宫产史,剖宫产瘢痕表面毛糙,再次妊娠后孕卵黏附种植于瘢痕内或瘢痕上,形成瘢痕妊娠。如果孕卵完全植入于瘢痕内,随着妊娠的进展,瘢痕裂开,胎儿破入腹腔,发生急腹症及内出血,危及孕妇生命;如果孕卵植入于瘢痕上,妊娠囊向宫腔内生长,可能不发生瘢痕破裂,但日后形成植入性胎盘。

二、症状和体征

1. 停经　有时患者会将阴道流血误认为是月经而认为没有停经史。

2. 不规则阴道流血　阴道流血一般少于月经量,但淋漓不净,系胚胎死亡子宫蜕膜剥离所致。

3. 腹痛　由输卵管膨大、破裂及血液刺激腹膜等多种因素引起。破裂时疼痛,常伴恶心呕吐。宫颈举痛、附件触痛并扪及包块。

4. 晕厥与休克　腹腔内急性出血引起血容量减少,出现心率加快、面色苍白、血压下降、呼吸短促。

三、诊　　断

有四种基本辅助诊断手段用来肯定或排除异位妊娠:超声、血β-HCG、后穹隆穿刺和腹腔镜。血孕酮测定有时也用来评价是否存在异位妊娠。

自有了敏感的尿妊娠试验、精确的血 HCG 分析和高频阴道超声后,宫外孕的早期诊断有了很大突破。在这以前,仅 50% 的异位妊娠患者尿妊娠试验阳性,经腹壁超声诊断率也相对较低,阴性结果并不可靠。现在利用敏感的妊娠试验、高频率高分辨率的阴道超声已成为异位妊娠诊断的第一步,腹腔镜则用来证实诊断及治疗。

当患者尿妊娠试验阳性,并有宫外孕症状或体征,或有宫外孕的易感因素时,应该进行超声检查,以确定妊娠部位。

如果超声显示存活的宫内妊娠,通常就可排除宫外妊娠的潜在危险。妊娠试验阳性并有宫外孕症状如不规则阴道流血、腹痛等的患者,半数超声显示宫内妊娠。宫内妊娠和宫外妊娠并存的发生率有报道为 1/30 000。然而随着促排卵药物的应用、试管婴儿的开展,多个受精卵植入或多个卵泡发育排卵,宫内宫外同时妊娠的机会有增加。有一组 204 例孕妇,均用氯米芬或人类绝经期促性腺激素促排卵,2 例发生了宫内宫外同时妊娠(1/100)。这两个患者都表现为腹痛但无异常阴道流血。多数异位妊娠患者都有腹痛和异常阴道流血,宫内妊娠合并宫外妊娠患者无阴道流血是因为宫内有正常的活胎。这两例都通过手术切除了宫外妊娠,正常的宫内妊娠一直维持到足月。

(一) 超声

经阴道超声通常在末次月经后 5 周就能见到宫内妊娠囊。尽管此时还不能见到妊娠囊中的胚芽和胎心搏动,但若见到卵黄囊也是宫内妊娠的证据,可以排除宫外孕的可能性

（除非为宫内宫外同时妊娠）。

然而，有时超声见到的宫腔内无回声结构会被误认为宫内妊娠。有报道异位妊娠患者出现宫腔内假妊娠囊的机会高达10%～12%。假妊娠囊也表现为宫腔内无回声结构，可能是血块。还有报道异位妊娠患者中假妊娠囊所见率为13%～48%。另一组21例异位妊娠患者3例见到假妊娠囊（14%）。这种假妊娠囊与真妊娠囊声像图上有所不同，假囊位于宫腔中央，周围是子宫内膜，真囊位于子宫内膜内，一侧另有宫腔；假囊周围没有发育很好的妊娠囊环反应，即双环征（见第十三章），真囊见强回声环外还有低回声环；假囊的形态可以沿着宫腔的形态，在宫颈内口处有时能见到延续至颈管，真囊为独立的囊，与颈管不通（表14-3-1）。尽管真假妊娠囊有这么多的不同点，但有时鉴别仍较困难，尤其是较小的假妊娠囊。

表14-3-1 真假妊娠囊的鉴别

	真妊娠囊	假妊娠囊
位置	内膜层，一侧见宫腔	宫腔正中
形态	圆形或椭圆形	与宫腔形态一致，有时见延续至颈管
囊壁回声	双环征，内环强回声，外环低回声	缺乏典型的双环征

其余鉴别宫内妊娠或宫外妊娠的要点有：识别卵黄囊或胎儿。若宫内妊娠见卵黄囊或胎儿，就可肯定宫内妊娠。反之，附件处囊性结构内见卵黄囊、胚芽或胎心搏动，就可作出异位妊娠的诊断。

很多情况下，宫内未见妊娠囊，附件处见混合性包块，就应怀疑宫外孕。异位妊娠的附件包块经阴道超声比经腹壁超声更容易观察。有作者报道了一组22例异位妊娠，经腹部超声50%的患者见到附件包块，而经阴道超声91%的患者见到附件包块。声像图上，附件处的异位妊娠可有四种表现。

（1）妊娠囊伴胎儿或有胎心搏动或辨不清胎心搏动。

（2）空妊娠囊。

（3）Donut征：厚的强回声环围绕着一个小的无回声区。

（4）输卵管内弥漫性强回声团。

经阴道超声测得的异位妊娠包块，平均大小在（3.5±0.57）cm。另有作者报道了21例异位妊娠，19例（90%）见附件包块，15例（71%）附件包块表现为Donut征，Donut壁厚2～8mm，有时周围可见不均质的低回声包块，为血块或游离血液，包块中常有液性区。约1/4的患者附件包块内见胚芽和胎心搏动，少数情况（20%）附件包块呈囊实性混合性包块，由血块或胚囊环状物构成。10%的患者最初超声未见附件包块，2/3的患者见卵巢囊肿（黄体囊肿）。注意不应将黄体囊肿和异位妊娠相混淆，黄体囊肿也可在2/3的最初宫内妊娠者中见到（图14-3-1～图14-3-7）。

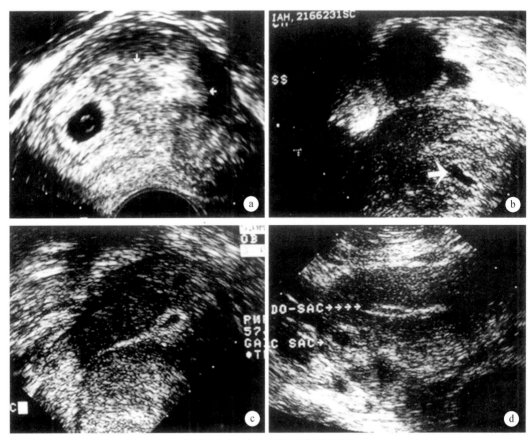

图 14-3-1　宫内妊娠和宫外妊娠

a. 宫内妊娠 6 周，妊娠囊位于宫腔内膜层内（偏左），右侧见宫腔其余部分的子宫内膜（箭头），妊娠囊强回声环明显，囊内见卵黄囊；b. 宫外妊娠时宫腔内的假妊娠囊（箭头），位于宫腔中央，形态欠规则，周围无强回声环；c. 停经 6 周异位妊娠，假妊娠囊清晰可见，似有强回声环，但位于宫腔中央，形态与宫腔一致，内膜线延续至颈管内；d. 经腹壁超声亦见宫腔内假妊娠囊（4 个箭头），子宫后方为输卵管妊娠囊（1 个箭头）

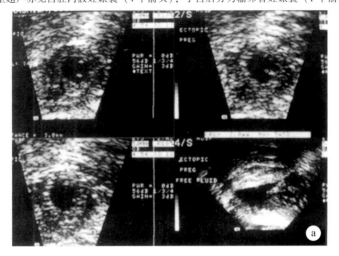

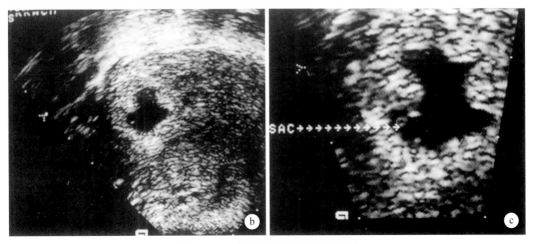

图 14-3-2 输卵管妊娠和宫角妊娠

a. 停经 6 周输卵管妊娠,妊娠囊位于输卵管内,见卵黄囊、胚芽(2mm)及胎心搏动,子宫直肠陷凹见游离液体;b、
c. 宫角妊娠,妊娠囊极度偏于子宫一角,强回声的妊娠囊环似已侵入肌层,近浆膜面,妊娠囊形态不规则(b),妊娠
囊内见卵黄囊(c,箭头)

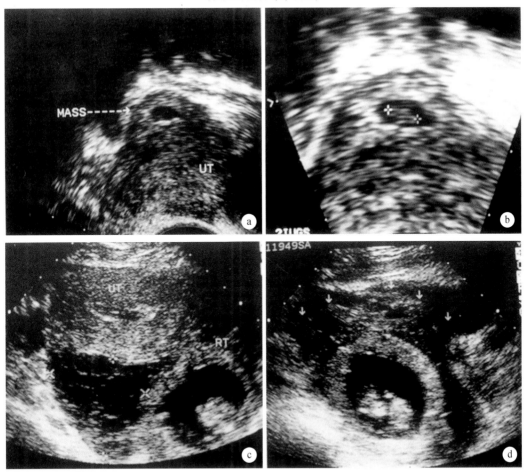

图 14-3-3 输卵管妊娠

a、b. 停经 6 周余输卵管妊娠,输卵管内见妊娠囊、胚芽及胎心搏动;c、d. 停经 9 周输卵管妊娠(壶腹部),子宫腔空
虚,妊娠囊位于子宫后方,胚胎、胎心搏动均见,妊娠囊周围见低回声不规则结构(血块)及游离液体(血液)

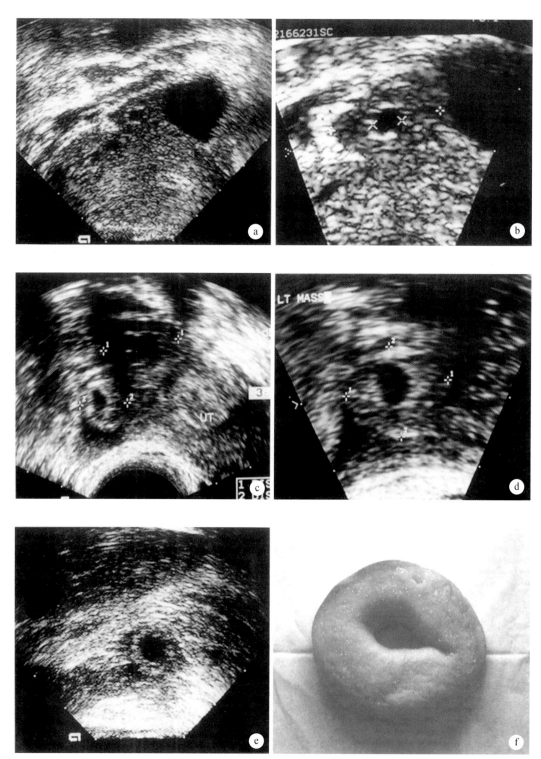

图 14-3-4　输卵管妊娠的 Donut 征

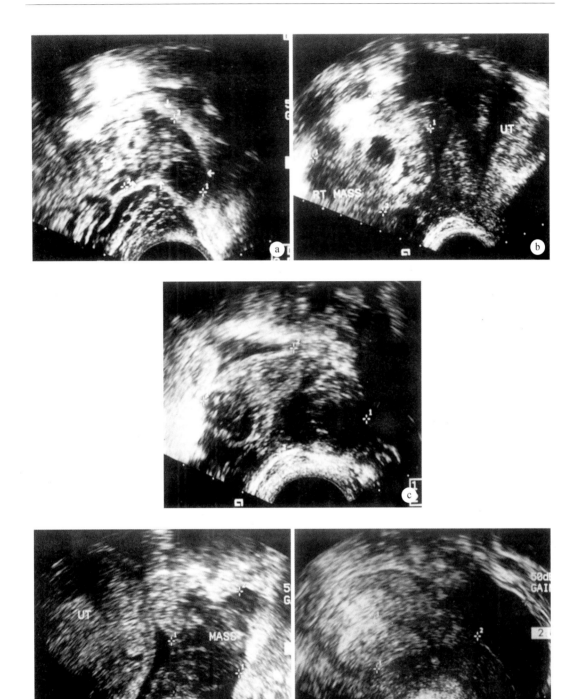

图 14-3-5　输卵管妊娠

a. 输卵管妊娠附件混合性包块，形态不规则，边界不清，内隐见小囊性结构；b. 停经5.7周输卵管妊娠，较大的附件混合性包块由血块及妊娠囊样结构（中央低回声区）组成；c、d、e. 较大的附件混合性包块分不清输卵管、卵巢或血块（c、d），包块周围及子宫直肠陷凹见游离液体（d、e），子宫内膜增厚但宫腔内无妊娠囊（e）

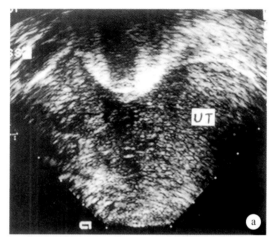

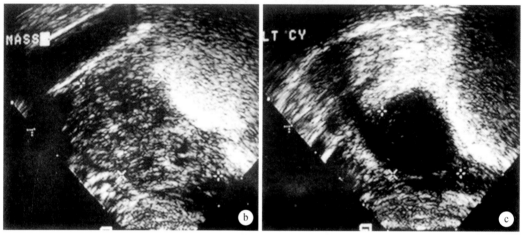

图 14-3-6 右侧异位妊娠附件包块

a. 左侧为右附件包块, 右侧为子宫 (UT); b. 右附件包块呈混合性包块;

c. 左卵巢内见妊娠黄体 (黄体囊肿), 可能为孕卵游走所致的异位妊娠

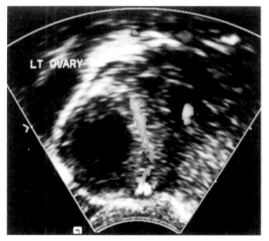

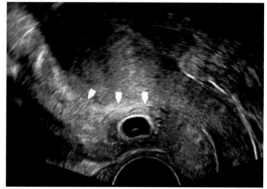

图 14-3-7 正常妊娠的妊娠黄体, 亦呈囊
性结构, 有时易与异位妊娠混淆

图 14-3-8 瘢痕妊娠

妊娠 6 周余, 妊娠囊完全位于剖宫产瘢痕内, 箭头所
示为宫腔内膜

剖宫产瘢痕妊娠时，超声显示妊娠囊位置低，位于宫颈内口水平；仔细观察，可见妊娠囊不在下段宫腔内，而是在前壁下段肌层内或妊娠囊绒毛明显累及瘢痕肌层。越是妊娠早期越容易观察妊娠囊的位置，越容易诊断瘢痕妊娠；反之，妊娠囊增大，向宫腔发展，有时就不易显示真正的着床部位（图 14-3-8 ~ 图 14-3-10），就可能漏诊。完全种植于瘢痕内的妊娠往往在中孕期就发生子宫破裂，而绒毛累及瘢痕肌层妊娠囊向宫腔发展的妊娠，日后形成植入性胎盘（图 14-3-10）。

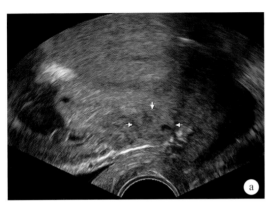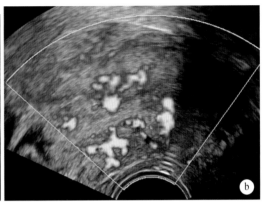

图 14-3-9　瘢痕妊娠

a. 停经 6 周余，子宫前壁下段剖宫产切口瘢痕内见不均匀中等回声结构（箭头所示），胚胎已经死亡；

b. 该部位彩色血流丰富

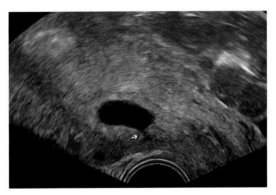

图 14-3-10　妊娠囊累及剖宫产瘢痕

妊娠 6 周，妊娠囊位于宫腔下段，妊娠囊前壁种植于剖宫产瘢痕上（箭头）

有文章报道 86% 的宫外孕患者第一次超声就作出了正确的诊断，95% 的患者都能通过超声检出（一次或数次）。383 例宫内妊娠中仅 1 例作出了宫外孕的误诊（假阳性异位妊娠诊断），这样超声诊断异位妊娠的特异性为 99.7%。

另一篇文章报道了 145 例临床上怀疑宫外孕的患者，38 例经腹壁超声明确宫外孕诊断，其余 107 人需进行阴道超声检查。98 例一次超声作出诊断，另 9 例 3 天内复查作出诊断。56 例经阴道超声排除了宫外孕，39 例作出宫外孕诊断，另 1 例假阳性宫外孕诊断，发现高频率阴道探头诊断宫外孕敏感性 100%，特异性 98.2%，阳性预测值 98%，阴性预测值 100%。未破裂宫外孕占 66%，见胎心搏动宫外孕占 23%。

（二）HCG

虽然大多数病例经阴道超声可清楚识别宫内妊娠或宫外妊娠，但还有一小部分患者既不能肯定宫内妊娠也不能排除宫外妊娠。这些患者中多数孕周界于 4～6 周，有人称这段时期为"妊娠盲区"，因为这段时期有时超声不能识别妊娠。随着经阴道超声的应用，"妊娠盲区"的范围有所缩小，缩小至 4～5 周（末次月经的第 28～35 天）。然而，由于生理性排卵时间的差异、个体差异等其他因素，从末次月经至反映在声像图上的解剖学标志间的距离不完全一致，"妊娠盲区"偶可延长。HCG 定量分析可用来确定真正的孕龄。停经 4～6 周超声未见宫内妊娠囊、妊娠试验阳性、血 HCG>750mIU/ml（2IS）、腹痛、阴道流血，须高度怀疑异位妊娠，尤其可疑有附件肿块时。但早期宫内妊娠流产，妊娠囊变形塌陷时声像图也难以识别。24～48 小时后重复 HCG 定量测定，如果呈上升趋势并超过 750mIU/ml，不管超声是否见到异位妊娠，也应进行腹腔镜检查。很多即将流产的宫内妊娠 HCG 呈下降趋势，要注意的是少数异位妊娠 HCG 也呈下降趋势，可能是种植在输卵管内的妊娠囊绒毛发育不良，或是输卵管妊娠流产型（胚胎死亡）。

（三）其他

血孕酮有时也用来判断异常妊娠。与正常妊娠相比，宫外孕患者和异常妊娠患者的血孕酮水平明显降低。正常妊娠者以孕酮值 20ng/ml（63nmol/l）或以上作标准，敏感性为92%，特异性为84%。血孕酮测定对正常妊娠和有并发症的妊娠阳性预测值为90%，阴性预测值为87%。用血孕酮值低于 15ng/ml 作为界限，所有异位妊娠患者（28 例）血孕酮都低于 15ng/ml，所有正常宫内妊娠者都高于 15ng/ml。异常宫内妊娠者，94% 血孕酮含量界于 15～20ng。

子宫直肠陷凹游离液体也是诊断宫外孕的一个标志，尤其在宫外孕破裂大量出血时，盆腔内大量游离液性暗区，子宫漂浮其中。若未见游离液体或仅少量液体，但见异位妊娠，那就是异位妊娠还未破裂，少量液体可能来自输卵管伞端（输卵管妊娠胚胎死亡）。有人注意到异位妊娠患者中81%见子宫直肠陷凹积液，正常宫内妊娠者中，也有22%见子宫直肠陷凹积液。阴道后穹隆穿刺可以证实游离液体是否为不凝血液，用以帮助异位妊娠的诊断。

在偶然情况下，较先进的超声技术和精确的 HCG 定量测定仍然下不了明确诊断，仍需要进行诊断性腹腔镜检查。事实上，目前的腹腔镜技术已不仅仅局限于诊断，很多确诊的异位妊娠也在腹腔镜下进行手术治疗，如腹腔镜下输卵管切开去除妊娠物，或输卵管切除术。

表 14-3-1 总结了异位妊娠的诊断要点。

图 14-3-11 为新加坡竹脚妇幼医院对异常阴道流血患者的诊断步骤。

表 14-3-1　异位妊娠的综合诊断

	宫内妊娠	异位妊娠	备　注
妊娠囊	位于宫腔内	宫腔内未见妊娠囊，可见于附件包块内	10%~20%的异位妊娠宫腔内见假妊娠囊
双环征	可见	不见	少数宫腔内
卵黄囊	见于宫腔内，肯定宫内妊娠	宫腔内未见，可见于附件包块内	假妊娠囊似有双环征
胚芽及胎心搏动	见于宫腔内，肯定宫内妊娠，活胎	宫腔内未见，可见于附件包块内	异位妊娠中活胎率25%
附件	可见黄体囊肿	附件包块	占异位妊娠91%
		Donut 征，	占异位妊娠71%
		混合性包块，	占异位妊娠20%
		存活异位妊娠	占异位妊娠25%
子宫直肠陷凹	无游离液体或极少量液体	血块及游离液体，未见宫内妊娠而血HCG>75mIU/ml，血孕酮<15ng/ml	占异位妊娠81%
激素测定			

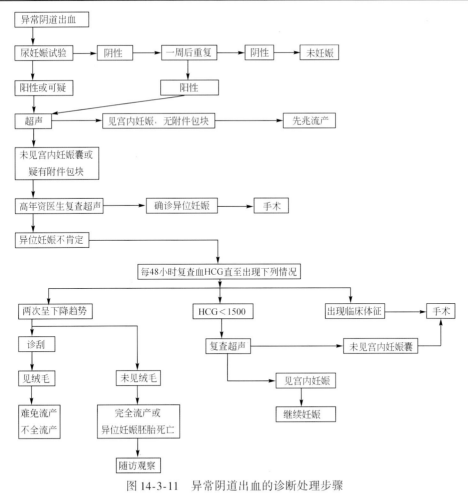

图 14-3-11　异常阴道出血的诊断处理步骤

（严英榴　杨秀雄）

参 考 文 献

卞度宏. 多胎妊娠. 见：郑怀美主编. 妇产科学. 第 3 版. 北京：人民卫生出版社，1990，130.

顾美皎. 异位妊娠. 见：郑怀美主编. 妇产科学. 第 3 版. 北京：人民卫生出版社. 1990，100.

Alkatib M，Franco AVM，Fynes MM. 2005. Vesicouterine fistula following Cesarean delivery-ultrasound diagnosis and surgical management. Ultrasound Obstet Gynecol，26：183 ~ 185.

Arabin B，Laurini RN，van Eyck J. 1999. Early Prenatal diagnosis of cord entanglement in monoamniotic multiple pregnancies. Ultrasond Obstet Gynecol，13：181 ~ 186.

Berger MG，et al. 1972. Simultaneous intrauterine end tubal pregnancies following ovulation induction. Am J Obstet Gynecol，113：812.

Bernard KG，et al. 1985. Sonographic differentiation between blighted ovum and，early viable pregnancy. AJR，144：597.

Berry SM，et al. 1985. Evidence of contralateral ovulation in ectopic pregnancy. J Ultrasound Med，4：293.

Buck RH，et al. 1988. Serum progesterone in the diagnosis of ectopic pregnancy：a valuable diagnostic test? Fertil Steril，50：752.

Cashner KA，et al. 1987. Spontaneous fetal loss after demostration of alive fetus in the first trimester. Obstet Gynecol，70：827.

Daya S，et al. 1991. Early pregnancy assessment with transvaginal ultrasound scanning. Clin Med Assoc J. Reprinted from，by Premission of the publisher，CMAJ，144.

Dodson MG. 1991. Ectopic pregnancy. In：Dodson MG ed. Transvaginal Ultrasound. New York：Churchill Livingstone. 203.

Dodson MG. 1991. Early pregnancy. In：Dodson MG ed. Transvagical Ultrasound. New York：Churchill Livingstone，165.

Doubilet PM，Benson CB. 1998. "Appearing twin"：undercounting of multiple gestations on early first trimester sonograms. J Ultrasound Med，17：199 ~ 203.

Finberg HJ. 1992. The "twin peak" sign：reliable evidence of dichorionic twinning. J Ultrasound Med，11：571.

Hertz JB. 1984. Diagnostic procedures in threatened abortion. Obstet Gynecol，64：233.

Houlot P，et al. 1992. Conjoined twins associated with a normal singleton：Very early diagnosis and successful selective termination. J Perinat Med，20：135.

Laboda LA，et al. 1989. First trimester bradycardia：a sign of impending fetal loss. J Ultrasound Med，8：561.

Lam YH，Sin SY，Lam C，et al. 1998. Prenatal sonographic diagnosis of conjoined twins in the first trimester：two case reports. Ultrasound Obstet Gynecol，11：289 ~ 291.

Landy HJ. et al. 1982. The vanishing twin. Acta Genet Med Gemellol，31：179.

Levi S. 1976. Ultrasonic assessment of the high rate of human multiple pregnancy in the first trimester. J Clin Ultrasound，4：3 ~ 5.

Matoni M，et al. 1985. Ultrasound signs in threatened abortion and their prognostic significance. Obstet Gynecol，65：471.

Monteagudo A，et al. 1994. Early and simple determination of chorionic and amniotic type in multifetal gestations in the first fourteen weeks by high-freguenay transvaginal ultrasonography. Am J Obstet Gynecol，170：824.

Monteagudo A，Minior VK，Stephenson C，et al. 2005. Non-surgical management of live ectopic pregnancy with ultrasound-guided local injection：a case series. Ultrasound Obstet Gynecol，25：282 ~ 288.

Myberg DA，et al. 1988. Value of the yolk sac in evaluating early pregnancies. J Ultrasound Med，7：129.

Nyberg DA，et al. 1986. Abnormal pregnancy：early diagnosis by US and serum chorionic gonadotropin levels. Radiology，158：393.

Nyberg DA, et al. 1986. Threatened abortion: sonographic distinction of normal and abnormal gestational sacs. Radiology, 158: 397.

Nyberg DA, et al. 1987. Distinguishing normal from abnormal gestational sac growth in early pregnancy. J Ultrasound Med, 6: 23.

Nyberg DA, et al. 1988. Value of the yolk sac in evaluating early pregnancies. J Ultrasound Med, 7: 129.

Nyberq DA, et al. 1983. Ultrasonographic differentiation of the gestational sac of early intrauterine pregnancy from the pseudogestational sac of ectopic pregnancy. Radiology, 146: 755.

Pretourius DH, et al. 1990. Twin gestations. In: Nyberg DA, et al. Diagnostic Ultrasound of Fetal Anomalies: Text and Atlas. St. Louis: Mosby Year Book. 592.

Rempen A. 1988. Vaginal sonography in ectopic pregnancy. J Ultrasound Med, 7: 381.

Sebire NJ, et al. 1997. Increased nuchal translucency thickness at 10-14 weeks of gestation as a predictor of severe twin-to-twin transfusion syndrome. Ultrasound Obstet Gynecol, 10: 86.

Sepulveda W, et al. 1996. The lambda sign at 10-14 weeks of gestation as a predictor of chorionicity in twin pregnancies. Ultrasound Obstet Gynecol, 7: 421.

Shapiro HS, et al. 1988. Transveginal ultrasonography for the diaqnosfs of ectopic pregnancy. Fertil 6 teril, 50: 425.

Sharma S, et al. 1995. Detection of twin-twin transfusion syndrome by first trimester ultrasonography. J Ultrasound Med, 14: 635.

Skupski DW, et al. 1995. Early diagnosis of conjoined twins in triplet pregnancy after in vitro fertilization and assisted hatching. J Ultrasound Med, 14: 611.

Stabile I, et al. 1987. Ultrasonic assessment of complication during first trimester of pregnancy. Lancet, 2: 1237.

Timor-Tritsch IE, et al. 1989. The use of transvaginal ultrasonography in the diagnosis of ectopic pregnancy. Am J Obstet Gynecol, 161: 157.

Wee HY, Tan TY, Khoo PC, et al. 2003. A case series of pre-viable severe twin-twin transfusion syndrome. Ann Acad Med Singapore, 32: 645~8.

Yazicioglu HF, Turgut S, Madazli R, et al. 2004. An unusual of heterotopic twin pregnancy managed successfully with selective feticide. Ultrasound Obstet Gynecol, 23: 626~628.

Yeko TR, et al. 1987. Timely diagnosis of early ectopic pregnancy using a single blood progesterone measurement. Fertil Steril, 48: 1048.

第十五章　阴道超声在其他产科诊断中的应用

第一节　中晚期妊娠经阴道超声观察胎儿颅内结构

在第十三章已经描述了经阴道超声在妊娠早期观察胎儿形态结构和胎儿异常。随着妊娠的进展，子宫增大，胎儿的大部分已不在高频阴道探头的聚焦范围，故多采用经腹壁超声。然而，晚期妊娠颅骨钙化明显，颅缝相对狭小，颅内结构显示的清晰度不如中孕期。此时，大部分胎儿都已取头位，就像早孕期整个子宫都位于高频探头的聚焦区内，经阴道超声通过胎儿前囟观察颅内结构是非常清晰的。

一、超 声 技 术

选择 5～6.5MHz 频率的阴道探头，轻轻插入阴道直至看到整个胎头。虽然探头在阴

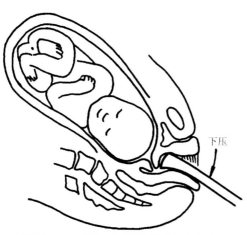

道内的移动范围不大，但仍可略微上下左右移动，探头的角度可以向前向后向左向右，探头也可以旋转。改变探头的方向或角度，为的是清晰显示颅内结构。通常需将探头角度向前，有时需要用另一手轻压孕妇腹壁，使胎头下降，更靠近探头（图 15-1-1）。

中期妊娠末及晚期妊娠胎头相对比较固定，经阴道超声就只能进行冠状切面和矢状切面检查，这两个切面经腹部超声是不易获得的。经腹部超声也可进行冠状切面检查，但角度不同，是胎头侧向冠状切面，而经阴道超声是囟门冠状切面，所观察到的结构有所不同。如果显示了冠状切

图 15-1-1　中晚期妊娠经阴道超声扫查
胎儿颅脑示意图

面，就可从面部开始慢慢变化探头角度，平面渐渐向枕部移动。旋转探头 90°得到矢状切面，也可变化扫查角度，从左侧至右侧（或右侧至左侧）。

二、正常胎儿颅内解剖声像图

(一) 矢状切面

中线矢状切面显示了一些重要的颅内结构，如胼胝体、透明隔。胼胝体呈"C"形无回声结构，位于透明隔上方，18～20周胼胝体发育完全，可分成膝部（前方）、干部（中段）和压部（后方）（图15-1-2），扣带回位于胼胝体上方，越近足月扣带回越明显（图15-1-3）。小脑位于颅后窝，回声略强，颅后窝池呈无回声区。

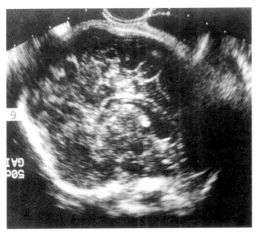

图 15-1-2　颅脑中线矢状切面 1

清晰显示"C"形的胼胝体、前下方的无回声透明隔

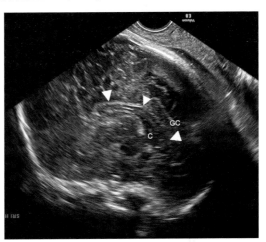

图 15-1-3　颅脑中线矢状切面 2

36 周余，中线矢状切清晰显示"C"形的胼胝体（箭头）、前下方的透明隔（C）及上方的扣带回（GC）

左右旁矢状切面能观察到侧脑室前角、侧脑室体部、侧脑室后脚及下角。声像图上侧脑室呈"C"形，开口朝向面部。均质而强回声的脉络丛位于侧脑室内，亦呈"C"形，但前方未达前角顶端，后方也未达后角顶端。近中线处脉络丛通过室间孔进入第三脑室（图15-1-4）。

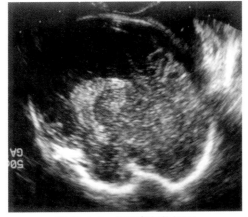

图 15-1-4　颅脑旁矢状切面

显示侧脑室呈"C"形及中间强回声的脉络丛

（二）冠状切面

从面部至枕部大致有 5 个平面。

第一平面：位于胼胝体前方，见大脑半球前叶及两半球中间的强回声裂隙。中期妊娠初，该裂隙相对较直，随着妊娠的进展，脑沟回的发育，裂隙越来越不规则。双侧大脑半球中央出现侧脑室前角。头颅下方正中为低回声的上矢状窦，呈三角形。大脑皮质和头颅间的低回声带为蛛网膜下腔（图 15-1-5a）。

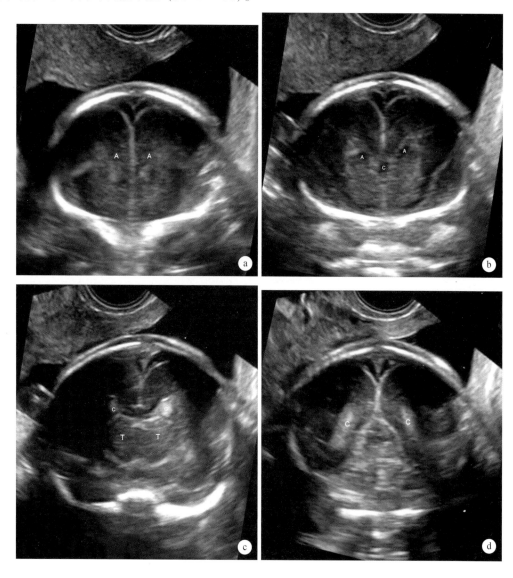

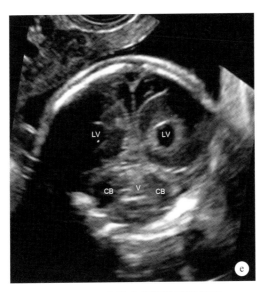

图 15-1-5　中孕中期颅脑冠状切面

a. 第一平面，中央垂直向下的大脑镰，双侧大脑半球内隐约见侧脑室前角；b. 第二平面，大脑镰断裂，断裂处的无回声区为透明隔（c），双侧大脑半球内的侧脑室前角清晰，内含脑脊液（A）；c. 第三平面，颅脑中央紧靠的两个核团为丘脑（T），中央的透明隔已经较小，透明隔上方为胼胝体，侧脑室略微外展，可见内部的脉络丛（C）；d. 第四平面，双侧脑室内的脉络丛清晰可见（C），胼胝体消失；e. 第五平面，侧脑室后脚的圆形无回声区（LV），颅后窝的小脑（CB）、蚓部（V）及颅后窝池

　　第二平面：显示侧脑室前角。低回声的透明隔位于中央大脑镰断裂处，侧脑室前角内含脑脊液。透明隔上方呈"＝"形的结构为胼胝体，其上方是扣带回。侧脑室下方并与侧脑室紧靠的是基底神经节的尾状核。尾状核下方见搏动的大脑中动脉，向双侧大脑侧裂行走（图15-1-5b）。

　　第三平面：即正中冠状切面，经过第三脑室。侧脑室体部在中线部位互相靠拢，强回声的脉络膜贴在侧脑室底部。胼胝体依旧横跨中线。侧脑室下方左右两个大核团是丘脑，丘脑中间为第三脑室，呈无回声区，但仅少数能被观察到，第三脑室不显示是正常现象，说明第三脑室无扩张（图15-1-5c，图15-1-6和图15-1-7）。

　　第四平面：经过侧脑室体部的后方，侧脑室内的脉络丛明显，呈"八"形，此处胼胝体已经消失。根据角度的不同、探头频率的不同及孕周的不同，能看见或是小脑或是中脑结构（图15-1-5d）。

　　第五平面：最靠近枕部的冠状切面。在这个平面上可见侧脑室后角，呈圆形无回声区，内无脉络丛。小脑位于颅后窝内，中间连接左右小脑半球的是小脑蚓部，其上方的无回声区为第四脑室，下方是颅后窝池（图15-1-5e）。

　　也有学者将胎头冠状切面分前、中、后三个区域，每个区域又有2~3个面，更为详细，见表15-1-1。

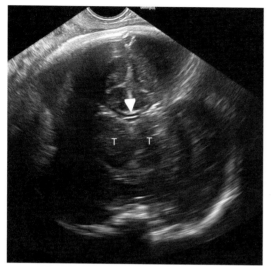

图 15-1-6　晚孕期颅脑中部冠状切面 1

孕 36 周余，丘脑呈椭圆形的中低回声区（T），丘脑上方中线部位"＝"样结构为胼胝体（箭头）

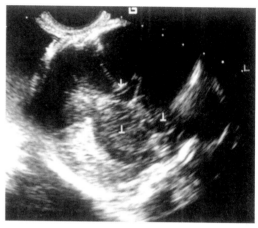

图 15-1-7　晚孕期颅脑中部冠状切面 2

丘脑呈椭圆形的中低回声区（倒 T），丘脑上方中线部位"＝"样结构为胼胝体（箭头），其下方无回声区为透明隔

表 15-1-1　妊娠 20 周后胎头从前向后的冠状切面

解剖结构		前区 1	前区 2	中区 1	中区 2	中区 3	后区 1	后区 2
眼眶			√					
侧脑室及连接	侧脑室	16 周前	√（前角）	√（体部）	√	√	√（后角）	
	室间孔				√			
	第三脑室				√（潜在）			
透明隔				√	√			
中脑	胼胝体			√（膝）	√（干）			
	尾状核体			√（压）				
	丘脑			√				
					√	√		
小脑	半球						√	√
	蚓部							√
	第四脑室						√	
脑膜	大脑镰	√	√	√	√	√	√	√
	小脑幕						√	√
颅后窝								√

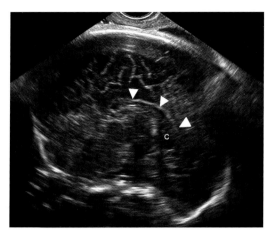

图 15-1-8　颅脑中线矢状切面

显示胼胝体（箭头）及透明隔（C），大脑皮质清晰可见

中期妊娠时，大脑皮质的脑沟脑回发育不完全，声像图上见大脑半球表面较光滑。28～30 周后，又有很多新的沟回生长发育（图 15-1-8）。有人研究了 300 多例胎儿经阴道头颅超声结果，发现声像图上观察到的胎儿脑发育仅次于预测的时间，超声识别脑间裂、脑沟、脑回迟于解剖学，差别最大的是首次见到扣带回，解剖学是在妊娠 18 周，而超声是在妊娠 26 周（图 15-1-3）；胼胝体沟，解剖学和超声观察到的时间相同：妊娠 14 周。

三、胎儿颅内结构异常

第十三章第七节已介绍了早孕期经阴道超声诊断先天性胎儿畸形。只要胎儿取头位，即使是中孕期末和晚孕期，照样能经阴道发现和诊断胎儿颅内异常，比经腹壁超声清晰得多。

以下情况有时需要经阴道超声检查胎儿颅内结构：

（一）中孕期胎儿取头位伴颈部仰伸

此时，经腹壁超声难以获得头围平面，无法测量双顶径及头围，无法显示常规畸形筛查应检查的颅内结构，包括透明隔、侧脑室、大脑镰、左右大脑半球、脑岛等结构。而经阴道超声则可轻易获取头围平面，观察上述结构。

（二）疑有颅脑中线结构异常

颅脑中线结构异常包括：全前脑、透明隔-视神经发育不良、透明隔缺失、胼胝体缺失、Dandy-Walker 畸形、颅后窝池扩张等。一旦常规超声检查在胎头横切面上疑有上述异常，就需要进一步获取颅脑正中矢状平面，以确诊是否存在畸形。如果胎儿取头位，经腹壁就无法获得正中矢状平面，需要经阴道超声检查。

无叶全前脑的诊断并不困难，在横切面上见新月形的单个扩张的原始脑室，无大脑镰，无透明隔。融合的丘脑靠近颅底部。半叶全前脑的声像图上见左右侧脑室后角已形成，枕部处的大脑见半球裂隙，丘脑可表现为不完全融合，但侧脑室前角未分裂、透明隔缺失。叶状全前脑的表现很不典型，仅见双侧脑室前角相通，透明隔缺失，脑室径线可正常或扩张。有时，缺失的透明隔部位仍显示无回声结构，其实为左右侧脑室前角相通的通道，此时就需要与其他中线结构异常鉴别。

　　典型的 Dandy-Walker 畸形声像图表现有：①完全性或部分性小脑蚓部缺失，小脑横切平面上见双小脑半球分开或小脑半球上部相连下部分开；②第四脑室扩张及颅后窝囊肿，且两者互相贯通，颅后窝池深≥10mm；③产前约有20％的 Dandy-Walker 畸形见有侧脑室扩张。颅后窝囊肿可大可小，较大的颅后窝囊肿可将小脑推向小脑幕，小脑幕抬高。小脑蚓部部分缺失者多为下蚓部缺失，做小脑上部横切面检查时仍可见之间的上蚓部，侧脑室扩张也相对较少。颅脑正中矢状切面能直接显示小脑蚓部的上下部分及第四脑室。小脑下蚓部缺失时在正中矢状切面上见不到下蚓部，第四脑室直接与小脑延髓池相连（图15-1-9），而 Blake 囊肿则表现为上下蚓部都存在，只是下蚓部向后上方移位。单纯小脑延髓池扩张多见于晚期妊娠，声像图上仅见颅后窝池深≥10mm，无蚓部缺失或发育不良，无侧脑室及第四脑室扩张。

　　在横切平面上，典型的胼胝体缺失声像图有以下表现：①侧脑室前角、侧脑室体部向外侧展开，失去正常侧脑室前角、体部向中线靠拢的结构，双侧脑室呈平行状；②脑室扩张，特指后角扩张（≥10mm）；③侧脑室体部与前角变窄，在前角处形成一个尖角峰，而双侧脑室又呈平行状，这种前角狭窄后角扩张的特点，有人称之为"泪滴状"侧脑室；④第三脑室扩张并上移，表现为在头围平面即可显示第三脑室；⑤透明隔缺失；⑥侧脑室与大脑镰之间显示脑回回声；⑦大脑半球间距增宽，有时见囊性或混合性包块，如单纯囊肿或脂肪瘤。然而，横切平面不能直接显示胼胝体是否存在，而在颅脑正中矢状切面声像图上，可见胼胝体与透明隔缺失，第三脑室上移，其上方的脑回呈异常放射状排列，胼胝体周围动脉缺失（图15-1-10）。部分性胼胝体缺失声像图表现为透明隔极小，似有似无，正中矢状切面见不到整个胼胝体，或仅见胼胝体膝部，胼胝体干和/或压部缺失（图15-1-11和图15-1-12）。

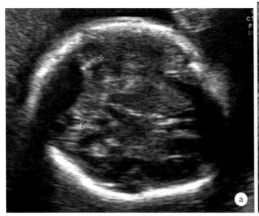 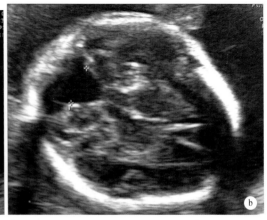

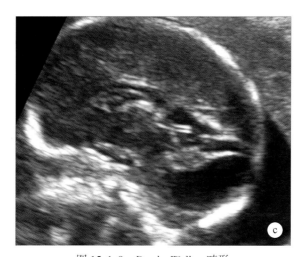

图 15-1-9　Dandy-Walker 畸形

a. 横切面上小脑平面显示上蚓部存在（测量键）；b. 横切面下部小脑半球分离（测量键）；

c. 颅脑正中矢状切面显示下蚓部缺失

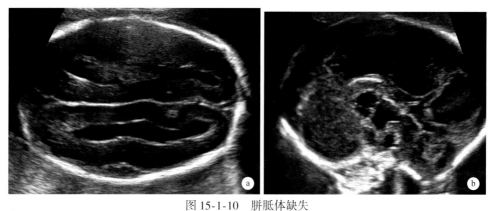

图 15-1-10　胼胝体缺失

a. 胎头横切面上透明隔缺失，双侧脑室外展；b. 正中矢状切面显示透明隔及胼胝体缺失，第三脑室扩张及抬高

（中央无回声区）

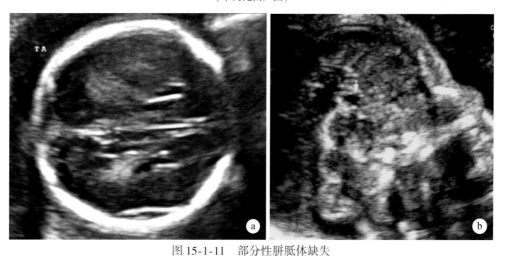

图 15-1-11　部分性胼胝体缺失

a. 胎头横切面上未见透明隔；b. 正中矢状切面显示透明隔极小（箭头），透明隔前上方仅有胼胝体膝部

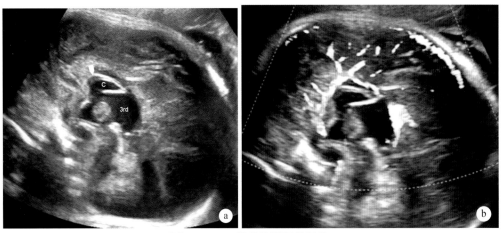

图 15-1-12　部分性胼胝体缺失

a. 胎头正中矢状切面显示透明隔极小（C），其前上方为胼胝体膝部（箭头），后下方为第三脑室（3rd）；b. 彩超显示大脑前动脉行走于胼胝体膝部前上方，未见胼胝体周围动脉

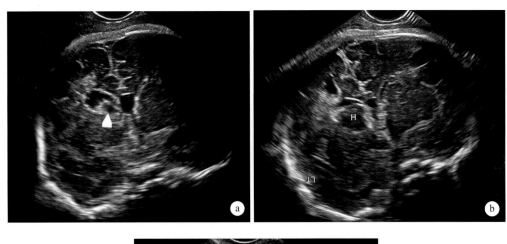

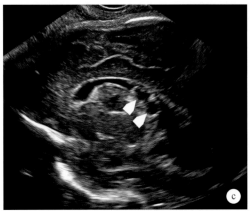

图 15-1-13　颅内出血

a. 妊娠 34 周余，经腹壁超声显示脑室扩张，经阴道超声显示一侧脑室前角内不规则中低回声结构（箭头）；b. 该侧脑室下方尾状核内中等回声团块（H）；c. 对侧脑室体部室管膜下囊性结构（箭头）

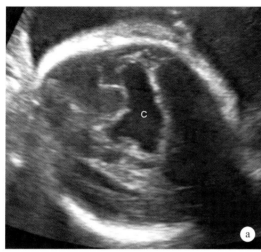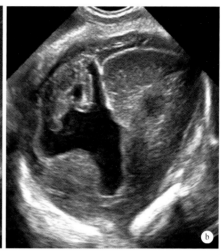

图 15-1-14　脑穿通

a. 胎头横切面上见一侧颅内无回声区（C），难以鉴别脑穿通或蛛网膜囊肿；b. 经阴道超声显示该无回声区形态不规则，与侧脑室相通

（三）晚孕期经腹壁超声颅内结构显示不清

随着孕周的增加，胎儿的生长，颅骨钙化也越来越强，颅缝透声窗相对越来越小，经腹壁超声颅内结构的显现越来越差，尤其是声像图的近场部分。经阴道超声若能获得经前囟的显像，就可能排除颅骨声影的遮挡，显示经腹壁超声难以观察到的结构（图 15-1-13 和图 15-1-14）。

（严英榴　杨秀雄）

第二节　胎　　盘

早期胎盘形成及发育已在第十三章作了介绍。中晚期妊娠时，由于绝大部分的胎盘都种植在正常部位（前、后、侧壁或宫底部），经阴道超声无法观察。在这节内，将介绍两种胎盘的异常情况——前置胎盘及植入性胎盘。

一、前置胎盘

（一）分类

最常有的分类法是根据胎盘位置与子宫颈内口的关系，有四种类型：

（1）完全性前置胎盘：胎盘完全覆盖宫颈内口。

（2）部分性前置胎盘：胎盘边缘覆盖部分宫颈内口。

（3）边缘性前置胎盘：胎盘边缘刚抵达宫颈内口缘但未覆盖。

（4）低置胎盘：胎盘边缘近宫颈内口，距宫颈内口距离小于7cm。

（二）经腹壁超声诊断前置胎盘的局限性

最大的局限性是中期妊娠末或晚期妊娠胎儿取头位，胎头比较低，又是后壁胎盘时，经腹壁超声很难看清胎盘边缘与宫颈内口的关系。有时即使为前壁胎盘，但受胎头压迫，胎盘下缘位于盆腔内，看不见宫颈内口，看不见胎盘边缘，也就无法评判前置胎盘。过度充盈的膀胱可能压迫子宫前壁下段，错以为是宫颈，而造成前置胎盘或低置胎盘的误诊。

表 15-2-1 总结了一个经腹壁及经阴道超声诊断前置胎盘实验的结果，两者的差别还是较大的。

表 15-2-1　经阴道超声和经腹壁超声定位胎盘与产时胎盘位置的比较

超声诊断	病例数	产时诊断
经腹壁超声无前置	20	所有产妇无前置胎盘
经阴道超声无前置		
经腹壁超声前置	22	所有产妇无前置胎盘
经阴道超声无前置		
经腹壁超声无前置	5	所有产妇前置胎盘
经阴道超声前置		
经腹壁超声前置	30	20 例前置胎盘
经阴道超声前置		10 例无前置胎盘

（三）胎盘的"移行"

很多作者都提到这一现象，即中期妊娠初超声诊断前置胎盘，但到足月时其中只有10%为前置胎盘。这种现象相当普遍，占人群的45%。原因为子宫峡部自中期妊娠初起逐渐扩展成子宫腔的一部分，至妊娠末期子宫峡部被拉长，形成子宫下段，胎盘就好像"移行"到了较高部位，由原来的"前置胎盘"变成了正常位置的胎盘（图15-2-1）。因此中期妊娠疑有前置或低置胎盘者，晚期妊娠一定要复查，明确是否为真正的前置胎盘。

（四）声像图表现

经阴道超声可清楚显示宫颈内口、外口和颈管。中期妊娠后子宫往往前倾，故贴近阴道探头的为宫颈前唇。找到宫颈识别宫颈内口最重要，然后观察胎盘位于何处。诊断标准与分类一样，共有四种。有时还能看见胎盘后方近宫颈内口处有不规则低回声结构，可能为血块，这些患者往往有无痛性阴道流血史（图15-2-2）。尤其对那些经腹壁超声疑有胎盘前置或低置，却又无法确诊的病例，经阴道超声往往能给予明确答复（图15-2-3和图15-2-4）。

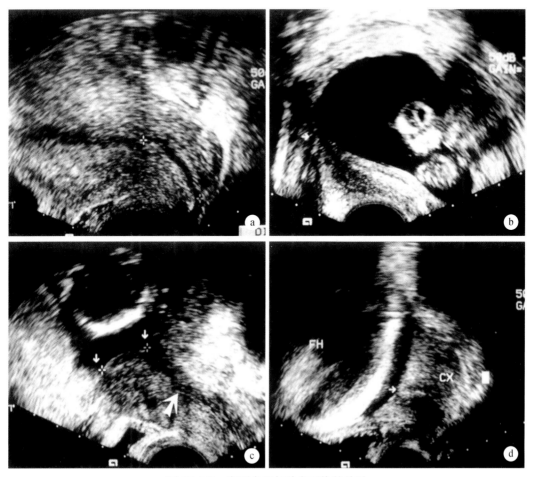

图 15-2-1　宫颈内口与胎盘下缘的关系

a. 妊娠 11 周，妊娠囊位于宫腔底部（未显示），阴道超声清晰显示宫颈、颈管、宫颈内口（"+"所示）及上方的子宫下段；b. 妊娠 14 周余，子宫后倾后屈，探头置于阴道后穹隆，见宫颈内口（箭头）及颈管；c. 妊娠 16 周余，"低置胎盘"似见胎盘下缘接近"宫颈内口"（箭头和"+"所示），阴道超声发现真正的宫颈内口位于右下方（大箭头）；

d. 晚期妊娠，胎儿头位已入盆，阴道超声仍能清晰见到宫颈内口（箭头）。CX. 宫颈；FH. 胎头

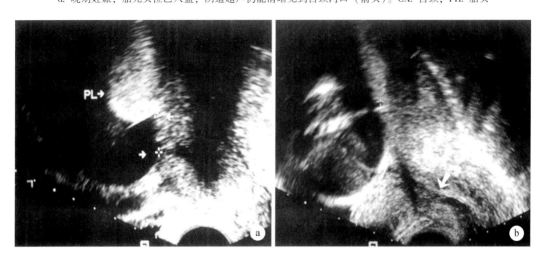

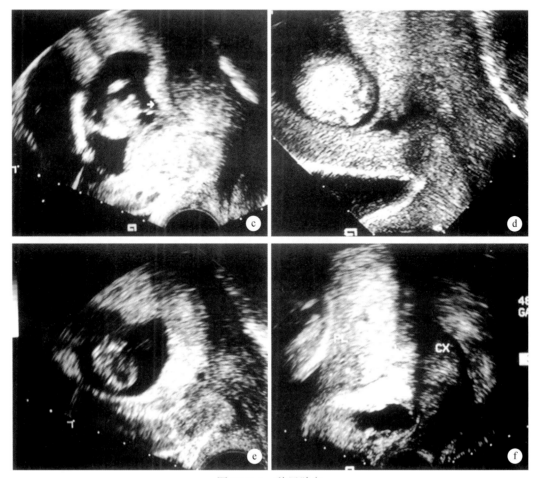

图 15-2-2 前置胎盘

a. 胎盘下缘近宫颈内口（箭头和"+"所示）；b. 真正的宫颈内口见箭头；c. 胎盘下缘刚达宫颈内口缘（箭头）但未覆盖；d. 胎盘下缘完全覆盖宫颈内口，在胎盘与内口间见低回声血块；e. 后壁胎盘完全覆盖宫颈内口；f. 后壁胎盘完全覆盖宫颈内口（箭头）。CX. 宫颈；PL. 胎盘

（五）经阴道超声诊断前置胎盘注意事项

（1）插入探头动作要轻，探头不可立刻抵达宫颈或穹隆，先插入一半阴道，然后在屏幕上监视探头前进。若探头位于阴道一半处就能看清，就不必再推进探头。若明确为前置胎盘，探头应尽量不要碰触宫颈及子宫下段，探头的移动、旋转动作要轻柔，以免引起大出血。

（2）阴道高频探头只能显示位于盆腔内的那部分子宫，超出盆腔的结构则看不见，若无前置胎盘或低置胎盘，阴道超声就无法判断胎盘方位，还得进行腹壁超声检查。

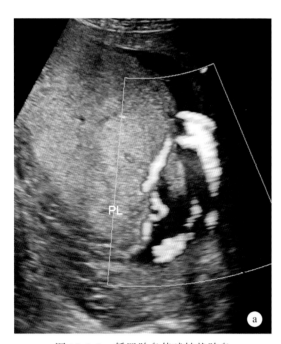

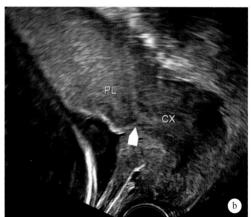

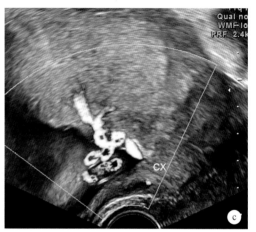

图 15-2-3　低置胎盘伴球拍状胎盘

a. 妊娠 23 周余，经腹壁超声示胎盘位于后壁，下缘位置低 (PL)，且见脐带位置低，但宫颈内口显示不清；b. 经阴道超声，清晰显示宫颈 (CX) 及内口 (箭头)，胎盘 (PL) 刚达宫颈内口；c. 彩超显示脐带发自胎盘下缘。CX. 宫颈

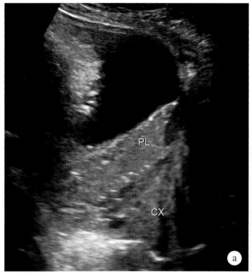

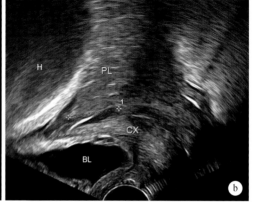

图 15-2-4　前置胎盘

a. 妊娠 36 周余，经腹壁超声示胎盘位置低 (PL)，下缘似覆盖内口，但宫颈内口显示不清；b. 经阴道超声，宫颈管 (CX) 及内口可清晰显示，见胎盘下缘 (PL) 完全覆盖宫颈内口并向前壁延伸 (测量键)。CX. 宫颈；BL. 膀胱；H. 胎头

二、植入性胎盘

正常情况下胎盘绒毛只侵入子宫蜕膜而不接触子宫肌层。植入性胎盘是指胎盘绒毛侵入子宫肌层。病理上，根据植入的深度不同，植入性胎盘分成三种：绒毛接触子宫肌层为轻度（placenta accreta）；中度植入性胎盘指绒毛深入子宫肌层或深肌层（placenta increta）；严重者绒毛穿过肌层达浆膜层（placenta percreta）（图15-2-5）。植入性胎盘的主要原因有：前置胎盘、先前子宫瘢痕、高龄孕妇及多产妇。由于剖宫产率的上升，大大增加了子宫瘢痕妊娠的机会，前置植入性胎盘的发生率也上升，绝大部分病例都有先前子宫手术史。

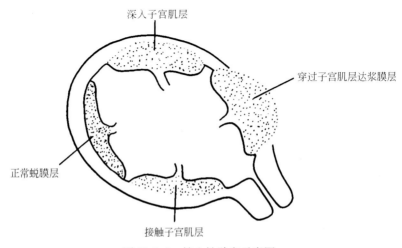

图 15-2-5　植入性胎盘示意图

超声诊断剖宫产切口植入性胎盘有以下特征：

（1）前壁胎盘合并前置胎盘（先前剖宫产史）。

（2）胎盘增厚。

（3）胎盘内多个大小不一、形态不规则液性无回声区（胎盘陷窝）。

（4）胎盘后方子宫壁肌层低回声带变薄或消失。

（5）膀胱后方的重度植入性胎盘：与子宫相邻的膀胱浆膜层强回声带消失，见不规则无回声结构突向膀胱。

（6）彩超见胎盘陷窝内血流丰富，呈旋涡状，宫旁血管充血，子宫动脉阻力降低。正常胎盘后方子宫肌层内弓状动脉血流中断、消失（图15-2-6～图15-2-8）。

产前诊断植入性胎盘，可让产科医生做好充分的准备，安排分娩时间、制定分娩方式、备血，并做好全子宫切除术的准备，可减少因毫无准备的植入性胎盘造成的大出血、DIC甚至产妇死亡。产后流血为产妇重要死亡原因之一，在我国仍高居首位。

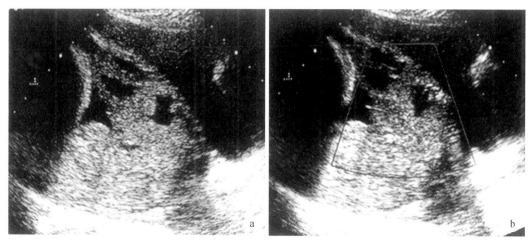

图 15-2-6　中央性前置胎盘伴植入性胎盘 1

a、b. 晚期妊娠经腹壁超声植入性胎盘，两次剖宫产史，中央性前置胎盘，子宫前壁下段胎盘后方低回声肌层消失，胎盘内见不规则无回声区，彩色超声显示不规则无回声区（胎盘陷窝）内血流，以及胎盘后方肌层内断续彩色血流突向膀胱

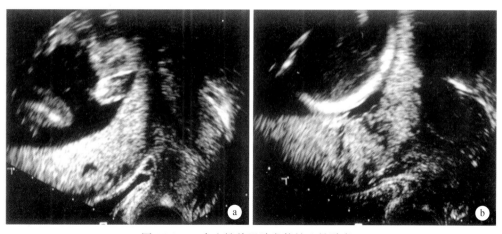

图 15-2-7　中央性前置胎盘伴植入性胎盘 2

a、b. 妊娠 20 周余，前壁完全性前置胎盘伴植入性胎盘。胎盘完全覆盖宫颈内口，胎盘内见多个不规则液性暗区

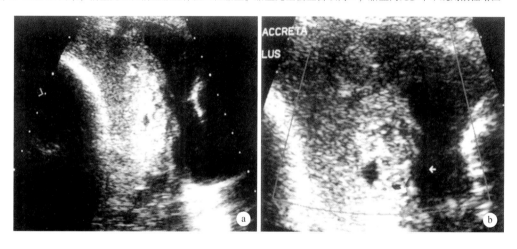

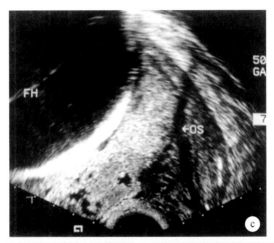

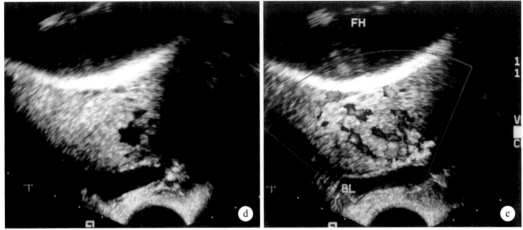

图 15-2-8　中央性前置胎盘伴植入性胎盘 3

a、b. 妊娠 36 周余，经腹壁超声显示子宫下段膀胱后壁毛糙不规则，浆膜层强回声带消失，子宫肌层内弓状动脉
血流中断；c. 胎盘下缘完全覆盖宫颈内口；d、e. 胎盘内不规则无回声区，血供丰富

第三节　早产的预测

　　早产是指胎儿在未成熟之前娩出，胎儿体重不足 2500 g。造成早产的原因较为复杂，常与子宫畸形、孕妇内分泌紊乱、胚胎染色体异常或宫颈因素有关。在发生分娩之前，首先发生的变化是子宫颈的长度和宫颈管的宽度。

　　子宫颈在妊娠时期具有重要的作用。正常妊娠情况下子宫颈保持闭合状态，从而维持子宫腔内的胎儿生长发育直至成熟。一旦子宫颈的功能因内外因素作用而受损伤，表现为宫颈功能不全，可以造成胎儿早产。由于宫颈功能不全引起的早产常发生在中期妊娠时期。但是晚期妊娠时，任何因素造成早产，均首先表现为子宫颈的变化，即宫颈过早的变短或宫颈管过早的扩张，均提示分娩即将发动。因此，观察妊娠时期宫颈的变化，对判断早产的可能性具有一定的帮助价值。

一、正常宫颈的解剖学及超声图像特点

1. 子宫颈的解剖学特点　子宫颈形态上呈圆柱形，生育年龄非妊娠期妇女子宫颈的长度约为子宫长度的1/3，与子宫体的比为1∶2，其长度一般3cm左右。子宫颈壁主要包括内膜层、肌层和外膜层。内膜主要是有高柱状水平细胞组成，形成子宫颈腺体，分泌黏液并构成黏液栓。肌层主要由平滑肌、纤维和结缔组织构成，其中平滑肌细胞的比例与子宫体相比明显降低，其子宫颈上部分为25%，中段16%，而下段仅6%左右，纤维结缔组织含量明显增加，故子宫颈的硬度明显高于子宫体。子宫颈的外膜由纤维结缔组织构成。宫颈与宫体交界处成为子宫峡部，非妊娠期生理状态下，子宫峡部的长度约1cm。子宫颈管一般呈菱形，下方开口于宫颈外口，上方借宫颈内口与宫腔相通。生理情况下内口处于关闭状态。当发生宫颈功能不全时，常表现为宫颈内口的扩张或子宫颈的缩短。

2. 正常宫颈声像图特征　超声评价子宫颈的方法包括经腹部超声、经阴道超声、经会阴超声和经直肠超声，其中以经阴道或会阴超声最为适宜。这是因为经腹部超声检查时需要膀胱充盈，对于中期妊娠以上的孕妇而言，由于子宫的增大，往往对膀胱有一定的压迫作用，因此，膀胱充盈较为困难。而且膀胱充盈后可以造成子宫下段的拉长，从而使得子宫颈的观察和测量不准确。经直肠超声检查对孕妇的刺激相对较大，不太适用于的孕妇的检查。经阴道超声或经会阴超声在观察子宫颈时不需要膀胱充盈，而且更加接近子宫颈，因此，观察较为直观、清晰，测量相对较为准确，是妊娠期（尤其中晚期）观察宫颈的最佳方法。

经阴道超声观察子宫颈呈圆柱形，边界清晰，宫颈壁的回声较子宫体壁的回声稍增强，可见呈高回声线条状周围包绕低回声带的宫颈管回声，呈菱形。并可以清晰地显示子宫颈的内口和外口，较为准确的测量子宫颈长度（即宫颈内口与外口间距离）（图15-3-1～图15-3-3）。

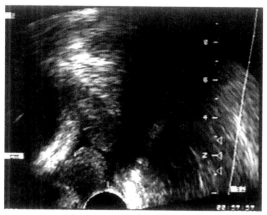

图15-3-1　足月妊娠时宫颈

显示宫颈明显缩短，宫颈管扩张。箭头所示为内口

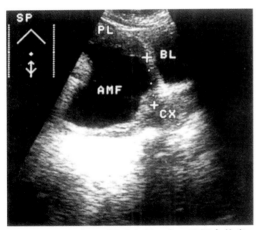
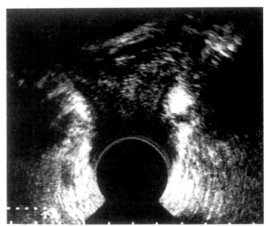

图 15-3-2 妊娠 24 周时宫颈，内口呈闭合状态　　图 15-3-3 妊娠 28 周时宫颈，宫颈管呈闭合状态

3. 正常妊娠时子宫颈形态及声像图的变化　妊娠时期宫颈的变化表现为壁的充血、延长，宫颈质地变软。早期妊娠时，宫颈的长度平均 2.8cm，晚期妊娠时平均可达 5.2cm（34 孕周时），随后宫颈长度逐渐减小。其回声可稍降低，宫颈管回声同非妊娠期，尤其内口闭合。当胎儿成熟产程即将发动时，首先宫颈的表现为长度的缩短，质地进一步变软和宫颈内口、宫颈管的扩张，从而为产程的顺利进行提供条件。

4. 妊娠期阴道超声检查的缺点　妊娠期阴道超声检查一般不会造成不良作用。但是其潜在的缺点包括：

（1）感染：阴道超声检查时，如果消毒不严格，可以造成阴道感染、羊膜感染，严重时可影响胎儿。

（2）诱发早产：由于阴道检查的刺激，可以诱发早产。

（3）阴道出血：阴道超声检查由于可引起阴道出血，因此，前置胎盘时应避免阴道超声检查。此时可采用会阴超声检查方法代替。

二、宫颈功能不全的诊断

1. 宫颈功能不全的病因及其临床表现　宫颈功能不全病因包括：

（1）宫颈发育不全：往往是由于子宫颈先天性发育不良造成，常表现为子宫颈较小或肌层的发育不良。

（2）外伤或手术：宫颈激光或电烫术、宫颈部分切除术、扩宫颈管手术等。

（3）反复流产，尤其人工流产手术。

宫颈功能不全主要临床表现为：妊娠中期反复发生的无痛性子宫颈管扩张以及早产的发生。在非妊娠期，可以无任何临床表现。造成中期妊娠早产的原因是因为宫颈功能的降低，致使宫颈内口和宫颈管不能承担胎儿及其附属物，而出现逐渐扩张，以至于胎儿提前娩出。

2. 宫颈功能不全的诊断　宫颈功能不全的诊断尚无可靠的方法。而发生 2 次以上妊娠中期早产的妇女中，绝大多数（70%）无宫颈功能不全。一般认为非妊娠期妇女宫颈内口的宽度到达 6~8mm，其通过无阻力，往往提示宫颈功能不全的存在。

X 线子宫输卵管造影术可以直接观察经后宫颈管的宽度，从而临床上常用作评价宫颈功能。但是，非妊娠期宫颈管的扩张并不意味着妊娠时期具有宫颈功能不全的表现。因此，超声检查（尤其阴道超声）在妊娠期直接检查宫颈管的变化，对诊断宫颈功能不全具有较高的临床价值。

中期妊娠时宫颈功能不全的诊断标准是宫颈管扩张达 1~2cm。超声检查不仅可以直接观察宫颈长度，而且可测量宫颈管宽度、内口大小，了解前羊膜囊突出情况和宫颈壁厚度，为宫颈功能的评价提供更为可靠的信息。

妊娠期宫颈长度随孕周逐渐缩短，膀胱充盈时变化范围是 3~7cm，正常分娩发动之前应大于 3cm。膀胱排空后，宫颈长度可以稍缩小，正常应大于 2.5cm。峡部的宽度（内口水平）随孕周增加而增宽，宫颈功能不全时较正常明显增宽，正常足月妊娠时宽度为 1.6~2.1cm。如果峡部宽度大于 2.8cm，同时如果有前羊膜囊通过宫颈内口向宫颈管内突出长度达 6mm，或伴内口扩张达 8~15mm，应高度怀疑宫颈功能不全。另外，子宫下段前壁的厚度在宫颈功能不全的患者中常小于 6mm。Podobnik 等报道宫颈功能不全患者其宫颈长度小于 3.2mm，峡部前壁厚度大于 7mm。一旦发现前羊膜囊突出达宫颈管内，诊断基本可以成立。

三、早产的预测

随着产前胎儿监护手段和水平的不断提高，其他（如畸形、胎儿宫内缺氧等）致围生儿死亡率的下降，早产是造成围生儿死亡的主要原因之一。造成这一现象的主要原因是因为临床上没有客观地预测早产的方法。超声技术（尤其阴道超声检查方法）的发展，为评价妊娠的安全性、观察宫颈的变化、预测早产的可能性提供了可靠的方法。

1964 年，Bishop 提出了采用手指阴道检查方法作为评价宫颈成熟度的评分方法，从而为指导临床判断临产时间、评价引产效果和指导宫颈功能不全提供了方便，同时也是预测早产的一种较为可靠的方法。但是由于手指阴道检查时受客观或主观因素的影响，往往结果误差较大，而且对经产妇而言，宫颈外口的扩张并不意味着内口的扩张，使得临产处理困难。20 世纪 80 年代中期以后，逐渐有采用经腹部超声和经阴道超声（经会阴超声）评价宫颈的方法报道，其不仅可以直接观察宫颈的长度，而且还可以评价宫颈内口和宫颈管的扩张程度、前羊膜囊向宫颈管内突出的大小，并建立了超声观察宫颈预测早产的方法。

叶蓉等报道宫颈管的长度随孕周增加而逐渐减小，13~18 周时平均长度为 41.3mm，28~37 周时平均长度为 36.7mm，大于 37 周时宫颈管长度降至 27.3mm。Anderson 等报道30 孕周时宫颈长度一般为（40.9±10.0）mm。普遍认为晚期妊娠时如果宫颈长度小于2.5~3.0cm，其早产的可能性明显增加。作者在研究中同样发现，当宫颈的长度小于25mm 时，产程发动时间平均为（26.7±4.1）小时，而大于 35mm 时，产程发动时间平均为（62.6±4.4）小时，揭示了宫颈长度与产程发动之间的关系。同时处理宫颈内口的扩张程度也是预测早产可能性的一个重要指标，作者在研究中发现，当宫颈内口小于 5mm时，产程发动时间平均为（33.9±3.8）小时，大于 6mm 时，产程发动时间平均为（11.6±3.4）小时。前羊膜囊突向宫颈管是产程即将发动的较为直接的征象，作者的研究中观察到，一旦前羊膜囊突向宫颈管内，提示分娩即将发动。在研究的基础上参照 Bishop 宫颈评分法，作者建立了超声子宫颈成熟度评分法（经会阴超声），结果见表15-3-1。

表 15-3-1　宫颈成熟度 B 超评分法

宫颈评分	宫颈长度（mm）	内口扩张（mm）	宫颈回声	宫颈位置	先露高度（mm）
0	≥35	≤5		>70	后
1	25~34	6~10	强	61~70	中
2	15~34	11~15	中	41~60	前
3	<15	>15	低		

　　其中宫颈评分>9 分提示宫颈已成熟，如果仍未足月妊娠，孕妇有发生早产的可能。小于 4 分说明宫颈未成熟。

　　平野秀人采用经阴道超声宫颈评分方法（表 15-3-2），同样发现宫颈评分与早产密切相关。分析发现 34 周之前宫颈评分正常者 97.8% 足月妊娠分娩，而宫颈评分异常者 46% 发生早产。并提出宫颈评分不仅可以用来预测早产，而且还可以评价宫颈功能不全的治疗效果和早产的治疗效果。

表 15-3-2　宫颈评分

	0	1	2	4
宫颈管长（cm）	≤3	2~3	1~2	<1
内口（cm）	0~0.5	0.5~1.5	1.5~2.5	≥2.5
前羊膜囊突出	无	<1/3 颈管长	1/3~2/3 颈管长	>2/3 颈管长

　　应用超声观察宫颈变化预测早产的可能性，需要在妊娠期内连续测量观察，其预测效果往往较单次检查更好。但怀疑有宫颈功能不全或早产可能时，临产的治疗常用的方法是卧床休息或宫颈缝扎术，大多数孕妇可以收到良好的治疗效果并妊娠延伸至足月，但是需要超声连续的宫颈测量评价。

（严英榴　杨秀雄）

参 考 文 献

常才，张珏华，王诚，等 .1995. 经会阴超声子宫颈成熟度评分 . 中华妇产科杂志，30：600~602.

乐杰 .1990. 正常分娩 . 见：郑怀美主编 . 妇产科学 . 第 3 版 . 北京：人民卫生出版社，63.

平野秀人 他 .1993. 子宫颈评分-超声扫描对妊娠期宫颈功能的客观评价 . 国外医学·妇产科分册，20：156~157.

苏应宽 .1990. 分娩期并发症 . 见：郑怀美主编 . 妇产科学 . 第 3 版 . 北京：人民卫生出版社，105.

叶蓉，张珏华，严英榴，等 .1995. 经会阴超声在妇产科应用的探讨 . 中国医学影像技术，11：31~32.

Achiron R, et al. 1994. First- trimester diagnosis of fetal congenital heart disease by transvaginal ultrasonography. Obstet Gynecol，84：69.

Achiron R, et al. 1994. Transvaginal echocardiographic examination of the fetal heart between 13 and 15 weeks' gestation in a low-risk population. J Ultrasound Med，13：783.

Achiron R, et al. 1995. Fetal lateral neck cysts：early second- trimester transvaginal diagnosis, natural history and clinical significance. Ultrasound Otstet Gynecol，6：396.

Anderson HF, Nugent CE, Wanty SD, et al. 1990. Prediction of risk for preterm delivery by ultrasonographic measurement of cervical length in pregnancy: Comparision between vaginal ultrasonography and digital examination. Obstet Gynecol, 76: 172.

Anderson HF, Nugent CE, Wanty SD, et al. 1990. Prediction of risk for preterm delivery by ultrasonographic measurement of cervical length in pregnancy. Am J Obstet Gynecol, 163: 859~867.

Beckman DA, et al. 1986. Mechanism of know enviromantal taratogens: drugs and chemicals. Clin perientol, 13: 649.

Beonshtein M, et al. 1991. Fetal cardiac abnormalities detected by transvaqinal sonoqraphy at 12~16 weeks' gestation. Obstet Gynecol, 78: 374.

Bernard JF, et al. 1997. Prenatal diagnosis of neural tube defect before 12 weeks' gestation: direct and inditect ultrasonographic semeiology. Ultrasound Obstet Gynecol, 10: 406.

Bishop EH. 1964. Pelvic scoring for elective induction. Obstet Gynecol, 24: 266.

Blaas HG, et al. 1994. Early development of the hindbrain: a longitudinal ultrasound study from 7 to 12 weeks of gestation. Ultrasound Obstet Gynecol, 5: 151.

Bonilla-Musoles FM, et al. 1994. Early Detection of Embryonic Malformations by Transvaginal and Color Doppler Sonography. J Ultrasound Med, 13: 347.

Bronshtein IH, et al. 1991. Transvaginal sonographic follow-up on the formation of fetal cephalocale at 13~19 weeks' gestation. Obstet Gynecol, 78: 528.

Bronshtein M, et al. 1989. First-trimester and early second-trimester diagnosis of nuchal cystic hygrosa by transvaginal sonography: Diverse prognosis of the septated from the nonseptated lesion. Am J Obstet Gynecol, 161: 78.

Bronshtein M, et al. 1990. Cardiac anomalies: detection and establishment of nomograms at 12-16 weeks gestation by a high frequency transvaginal probe. Proceedings of the Third World Congress of Vaginosonography in Gyneclolgy. San Antonio, Texas: 6.

Bronshtein M, et al. 1990. First and early second-trimester diagnoses of fetal urinary tract anomalies using transvaginal sonography. Prenat Diagn, 10: 653.

Bronshtein M, et al. 1990. Prenatal diagnosis of ventricular septal defect and overriding aorta at 14 weeks' gestation, using transvaginal sonography. Prenat Diagn, 10: 697.

Bronshtein M, et al. 1991. Acrania: anencephaly resulting from secondary degeneration of a closed neural tube: two cases in the same family. J Clin Ultrasound, 19: 230.

Bronshtein M, et al. 1991. Early detection of fetal anomalies. In: Timor-Tritsch IE, et al. Transvaginal Sonography. 2nd ed. New York: Elsevier, 327.

Bronshtein M, et al. 1991. Early transvaginal sonographic diagnosis of alobar holoprosencephaly. Prenat Diagn, 11: 459.

Bronshtein M, et al. 1992. Anencephaly in a fetus with oseteogenesis imperfecta: early sonographic diagnosis by transvaginal sonography. Prenat Diagn, 12: 831.

Bronshtein M, et al. 1992. Clues and pitfalls in the early prenatal diagnosis of "late onset" infantile polycystic kidney. Prenat Diagn, 12: 293.

Bronshtein M, et al. 1992. Transvaginal sonography—detection of findings suggestive of fetal choromosomal anomalies in the first and early second trimesters. Prenatal Diagnosis, 12: 587.

Bronshtein M, et al. 1992. Transvaginal ultrasound measurements of thefetal heart at 11 to 17 weeks of gestation. Am J Perinatol, 9: 38.

Bronshtein M, et al. 1993. Differential diagnosis of the nonvisualized fetal urinary bladder by transvaginal sonography in the early second trimester. Obstet Gynecol, 82: 490.

Bronshtein M, et al. 1993. Prenatal transvaginal diagnosis of theectrodactyly, ectodermal dysplasia, cleft palate (EEC) syndrome. Prenal Diagn, 13: 519.

Bronshtein M, et al. 1994. The early prenatal sonographic diagnosis of renal agenesis: techniques and possible pitfalls. Prenat Diagn, 14: 291.

Bronshtein M, et al. 1995. Prenatal diagnosis of congenital diaphragroatic, hernia: Timing of visceral herniation and outcome. Prenat Diagn, 15: 695.

Bronshtein M, et al. 1995. Prenatal sonographic signs of possible fetal genital anomalies. Prenat Diagn, 15: 215.

Bronshtein M, et al. 1995. Transvaginal sonographic diagnosis of fetal finger abnormalities in early gestation. J Ultrasound Med, 14: 591.

Brown DL, et al. 1989. Sonographic diagnosis of omphalocele during the 10th week of gestation. Am J Radiol, 153: 825.

Bulic M, et al. 1987. First-trimester diagnosis of low obstructive uropathy: an indicator of initial renal function in the fetus. J Clin Ultrasound, 15: 537.

Cullen MT, et al. 1990. Transvaginal ultrasonographic detection of congenital anomalies in the first trimester. Am J Obstet Gynecol, 163: 466~723.

Cullen MT, et al. 1995. Ultrasonography in the detection of aneuploidy in the first trimester. J Ultrasound Med, 14: 559.

Daskalakis G, et al. 1997. Body stalk anomaly at 10~14 weeks of gestation. Ultrasound Obstet Gynecol, 10: 416.

DeVore GR, et al. 1987. Fetal echocardiography: the prenatal diagnosis of a ventricular septal defect in a 14 weeks fetus with pulmonary artery hypoplasia. Obstet Gynecol, 69: 494.

Dolkart LA, et al. 1991. Transvaginal fetal echocardiography in early pregnancy: normative data. Am J Obstet Gynecol, 165: 688.

Duncan B. 1994. Ultrasound techniques and follow-up examinations in placenta previa. JDMS, 10: 151.

D'Ottavio G, et al. 1995. Pilot screening for fetal malformations: possibilities and limits of transvaginal sonography. J Ultrasound Med, 14: 575.

Farine D, et al. 1989. Is it really a placenta previa? European Journal of Obstet & Gynecol and Reproductive Biology, 31: 103.

Farine D, et al. 1991. The use of the vaginal probe in the diagnosis of placenta previa. In: Timor-Tritsch IE, et al. Transvaginal Sonography. 2nd ed. New York: Elsevier, 211.

Fisk NM, et al. 1991. Transvaginal ultrasound recognition of nuchal oedma in the first-trimester diagnosis of achondrogenesis. J Clin Ultrasound, 9: 588.

Fong KW, Ghai S, Tio A, et al. 2004. Prenatal ultrasound findings of lissencephaly associated with Miller-Dieker syndrome and comparison with pri-and postnatal magnetic resonance imaging. Ultrasound Obstet Gynecol, 24: 716~723.

Gembruch U, at al. 1995. First trimester diagnosis of holoprosencephaly with a Dandy-Walker malformation by transvaginal ultrasonography. J Ultrasound Med, 14: 619.

Gembruch U, et al. 1997. Results of chromosomal analysis in fetuses with cardiac anomalies as diagnosed by first- and early second-trimester echocardiography. Ultrasound Obstet Gynecol, 10: 391.

Gerobruch U, et al. 1993. Early diagnosis of fetal congenital heart disease by transvaginal echocardiography. Ultrasound Obstet Gyneool, 3: 310.

Ginsberg NE, et al. 1997. Prenatal diagnosis of body stalk anomaly in the first trimester of pregnancy. Ultrasound

Obstet Gynecol，10：419.

Grannum PA. 1990. The genitourinary tract. In：Nybreg DA，et al. Diagnostic Ultrasound of Fetal Anomalies. Text and Atlas. St. Louis：Mosby Year Book，433.

Green JJ，et al. 1988. Abdominal ultrasound examination of the first trimester fetus. Am J Obstet Gynecol，159：165.

Guy GP，et al. 1990. Ultrasonographic evaluation of uteroplacental blood flow patterns of abnormally located and adherent placentas. Am J Obstet Gynecol，163：723.

Harrison MR，et al. 1994. A prosprective study of the outcome for fetuses with diaphragmatic hernia. J Am Med Assoc，271：382.

Hernadi L，et al. 1997. Screening for fetal anomalies in the 12th week of pregnancy by transvaginal sonography in an unselected population. Prenat Diagn，17：753.

Heydanus R，et al. 1996. Prenatal diagnosis of fetal abdominal wall defects：a retrospective analysis of 44 cases. Prenat Diagn，16：411.

Hlaas HG，et al. 1994. Early development of the forebratn and midbrain：a longitudinal ultrasound study from 7 to 12 weeks of gestation. Ultrasound Obstet Gynecol，4：183.

Hlumenfeld Z，et al. 1993. The early diagnosis of neural tube defects. Prenatal Diagn，13：863.

Hlumenfeld Z，et al. 1995. A multidirectional sonographic approach to elevated amniotic alpha-fetoprotein or positive acetylcholinesterase. Obstet Gynecol，86：565.

Hoffman-Tretin JC，et al. 1992. Placenta accreta additional sonographic observations. J Ultrasound Med，11：29.

Hosli IM，et al. 1997. Cystic hygroma as an early first-trimester ultrasound marker for recurrent Fryns'syndrome. Ultrasound Obstet Gynecol，10：422.

Huisman TWA，et al. 1997. Transient increase in nuchal transluceney thickness and reversed end-diastolic ductus venosus flow in a fetus with trisomy 18. Ultrasound Obstet Gynecol，10：397.

Hulas D，et al. 1992. Cystic hygroma and congenital diaphragroatic hernia：early prenatal sonographic evaluation of Fryn'syndroma. Prenat Diagn，12：867.

Hyett J，et al. 1996. Abnormalities of the heart and great arteries in chromosomally normal fetuses with increased nuchel translucency thickness at 11～13 weeks of gestation. Ultrasound Obstet Gynecol，7：245.

Hyett J，et al. 1997. Lethal congenitai arthrogryposis presents with increased nuchal translucency at 10～14 weeks of gestation. Ultrasound Obstet Gynecol，9：310.

Hyett J，et al. 1997. Abnormalities of the heart and great arteries in first trimester choromasomally abnormal fetuses. Am J Med Genet，69：207.

Hyett JA，et al. 1995. Cardiac defects in 1st-trimester fetuses with trisomy 18. Fetal Diagn Ther，10：381.

Hyett JA，et al. 1995. First-trimester nuchal translucency and cardiac septal defects in fetuses with trisomy 21. Am J Obstet Gynecol，172：1411.

Hyett JA，et al. 1997. Increased nuchal translucency at 10～14 weeks of gestation as a marker for major cardiac defects. Ultrasound Obstet Gynecol，10：242.

Iams JD，Goldeberg RL，Meis PJ，et al. 1996. The length of the cervix and the risk of spontaneous premature delivery. N Engl J Med，334：567～572.

Iams JD，Johnson FF，Sonek J，et al. 1995. Cervical competence as a continuum：A study of ultrasonographic cervical length and obstetric performance. Am J Obstet Gynecol，172：1097～1106.

Johnson P，et al. 1992. The role of transvaginal sonography in the early detection of congenital heart disease. Ultrasound Obstet Gynecol，2：248.

Johnson SP，et al. 1997. Ultrasound screening for anencephaly at 10～14 weeks of gestation. Ultrasound Obstet

Gynecol，9：14.

Johrison A，et al. 1985. Early diagnosis of anencephaly. J Clin Ultrasound，13：503.

Kennedy KA，et al. 1990. First-trimester diagnosis of exencephaly. Am J Obstet Gynecol，162：461.

Lepinard C，Coutant R，Boussion F，et al. 2005. Prenatal diagnosis of absence of the septum pellucidum associated with septo-optic dysplasia. Ultrasound Obstet Gynecol，25：73～75.

Lerner JP，et al. 1995. Characterization of placenta accreta using transvaginal sonography and color Doppler imaging. Ultrasound Obstet Gynecol，5：198.

Lin Y，etal. 1992. Antenatal detection of hydranencephaly at 12 weeks' menstrual age. J Clin Ultrasound，20：62.

Malinger G，Lev D，Kidron D，et al. 2005. Differential diagnosis in fetuses with absent septum pellucidum. Ultrasound Obstet Gynecol，25：42～49.

Michaels WH，Montgomery C，Karo J，et al. 1986. Ultrasound differentiation of the competence from the incompetence cervix：Prevention of pretern delivery. Am J Obstet Gynecol，154：537～547.

Monteagudo A，et al. 1991. Transvaginal sonography of the second- and third-trimester fetal brain. In：Timor-Tritsch IE，et al. Transvaginal Sonography. 2nd ed. New York：Elsevier，393.

Monteagudo A，et al. 1997. Development of fetal gyri，sulci and fissures：a transvaginal sonographic study. Ultrasound Obstet Gynecol，9：222.

Nir A，et al. 1990. Anatomic evidence of spotaneous intranterine closure of a ventricular septal defect. Pediatr Cardiol，11：208.

Nyberg DA，et al. 1988. The Dandy-Walker malformation prenatal sonographic diagnosis and its clinical significance. J Ultrasound Med，7：65.

O'Rahilly，et al. 1974. The initial appearance of ossificatian in staged human embryos. Am J Anat，134：291.

Orlandi F，et al. 1997. First-trimester screening for fetal aneuploidy：biochemistry and nuchal translucency. Ultrasound Obstet Gynacol，10：381.

Pagliano M，et al. 1990. Echographic diagnosis of omphalocele in the first trimester of pregnancy. J Clin Ultrasound，18：658.

Pandya PP，et al. 1995. Nuchal translucency thickness and crown-rump length in twin pregnancies with choromosomally abnormal fetuses. J Ultrasound Med，14：565.

Pilu G，Tani G，Carletti A，et al. 2005. Difficult early sonographic diagnosis of absence of the fetal septum pellucidum. Ultrasound Obstet Gynecol，25：70～72.

Podonik M，et al. 1988. Ultrasonography in the detection of cervical incompatency. J Clin Ultrasound，16：383.

Ranzini AC，et al. 1997. Early diagnosis of triploidy. Ultrasouond Obstet Gynecol，10：443.

Reuss PD，et al. 1989. Dandy-Walker syndrome：a review of fifteen cases evaluated by prenatal sonography. Am J Obstet Gynecol，161：401.

Romero R，et al. 1998. The Central nervous system. In：Zn Romero R，et al eds. Prenatal Diagnosis of Congenital Anomalies. Appleton & Lange. East Norwalk.

Rottem S，et al. 1989. First trimester transvaginal sonographic diagnosis of fetal anomalies. Lancet，1：444.

Rottem S. 1997. IRONFAN：new time-oriented malformation work-up and classification of fetal anomalies. Ultrasound Obstet Gynecol，10：373.

Rushnir U，et al. 1989. Petal intracranial anatomy in the first trimester of pregnancy：trsnsvaginal ultrasonographic evaluation. Neuroradiology，31：222.

Rustico MA，et al. 1995. Fetal tricuspid valve dysplasia and pulmonary atresia at 14 weeks. J Ultrasound Med，14：623.

Schmidt W，et al. 1982. Early diagnosis of severe congenital malformations by ultrasonography. J Perinal Med，10：233.

Sebire NJ，et al. 1996. Fetal megacystis at 10～14 weeks of gestation. Ultrasound Obstet Gynecol，8：387.

Sebire NJ，et al. 1997. Presence of the "lemon" sign in fetuses with spina bifida at the 10- 14- week scan. Ultrasound Obstet Gynecol，10：403.

Sebore NJ，et al. 1997. Increased nuchal translucency thickness at 10～14 weeks of gestation as a predictor of severe twin-to-twin transfusion syndrome. Ultrasound Obstet Gynecol，10：86.

Sepuiveda W，et al. 1997. Diagnosis of the Meckel-Gruber syndrome at eleven to fourteen weeks'gestation. Am J obstet Gynecol，276：316.

Shalev E，et al. 1995. First Trimester transvaginal sonographic diagnosis of body stalk anatomy. J Ultrasound Med，14：641.

Shepard TH. 1986. Human teratogenicity. Adv Periatr，33：225.

Sherod C，et al. 1997. Prenatal diagnosis of trisomy 18 at the 10～14 weeks ultrasound scan. Ultrasound Obstet Gynecol，10：387.

Silver LE，et al. 1997. Placenta previa percreta with bladder involvement：new considerations and review of the literature. Ultrasound Obstet Gynecol，9：131.

Snijders RJM，et al. 1995. Fetal exomphalos and choromosomal defects：relationship to maternal age and gestation. Ultrasound Obstet Gynecol，6：250.

Soothill PW，et al. 1993. Achondrogenesis type 2 diagnosed by transvaginal ultrasound at 12 weeks of gestation. Prenat Diagn，13：523.

Souka AP，et al. 1997. Diagnosis of fetal abnormalities at the 10～14 week scan. Ultrasound Obstet Gynecol，10：429.

Stiller R. 1989. Early ultrasonic appearance of fetal bladder outlet obstruction. Am J Obstet Gynecol，160：584.

Thorpe-Beeston JG，et al. 1989. Prenatal diagnosis of congenital diaphragmatic hernia：associated malformations and chromosomal defects. Fetal Ther，4：21.

Timor-Tritsah IE，et al. 1991. Sonoembryology. In：Trimor-Tritsch IE，et al eds. Transvaginal Sonograghy. 2nd ed. New Yark：Elsevier，225.

Timor-Tritsch IE，et al. 1991. Transvaginal ultrasonographic definition of the central nervous system in the first and early second trimesters，Am J Obstet Gynecol，164：497.

Timor-Tritsch IE，et al. 1992. High-frequency transvaginal sonographic examination for the potential malformation assessment of the 9 weeks to 14 weeks fetus. J Clin Ultrasound，20：231.

Timor-Tritsch IE，et al. 1996. Transvaginal fetal neurosonography：standardization of the planes and sections by anatomic landmarks. Ultrasound Obstet Gynecol，8：42.

Toth Z，et al. 1986. Early prenatal diagnosis of cyclopia associated with holoprosencephaly，J Clin Ultrasound，14：550.

Townsend RR. 1994. Ultrasound evaluation of the placenta and umbilical cord. In：Callen PW. Ultrasonography in Obstetrics and Gynecology. 3rd ed. Philadelphia：W. B. Saunders Company，440.

van Zalen-Sproak RM，et al. 1997. First-trimester sonography of physiological midgut herniation and early diagnosis of omphalocele. Prenat Diagn，17：511.

van Zalen-Sproak RN，et al. 1996. First-trimester sonographic detection of neuro-developmental abnormalities in some single-gene disorders. Prenat Diagn，16：199.

van Zalen-Sprock RM，et al. 1998. First and early second trimester diagnosis of anomalies of the central nervous system. J Ultrasound Med，14：603.

van Zalen-Sprock RM, et al. 1997. Ultrasonographic and radiologic visualization of the developing embryonic skeleton. Ultrasound Obstet Gynecol, 9: 392.

van Zalen-Sprock Rht, et al. 1995. First trimester diagnosis of cyclopia and holoprosenaephaly. J Ultrasound Med, 14: 631.

Yoshida M, et al. 1995. Prenatally diagnosed female prune- belly syndroroe associated with tetralogy of Fallot. Gynecol Obstet Invest, 39: 141.

第十六章　滋养细胞疾病

　　滋养细胞疾病（gestational trophoblastic disease，GTD）是与妊娠有关的一组疾病，来源于胎盘绒毛的滋养细胞，包括葡萄胎、侵蚀性葡萄胎、绒毛膜细胞癌（简称绒癌）和胎盘位置滋养细胞肿瘤。超声（包括腹部超声和阴道超声）在其诊断及治疗效果的随访中具有重要价值。通过超声检查可以诊断葡萄胎，了解侵蚀性葡萄胎或绒毛膜细胞癌的浸润范围，从而判断治疗效果。

第一节　滋养细胞疾病的分类和病因

　　滋养细胞疾病是指来源于胎盘滋养细胞的疾病，绝大多数与妊娠有关，少数可以为卵巢原发性滋养细胞肿瘤。1975年世界卫生组织（WHO）将滋养细胞疾病分为合体细胞子宫内膜炎、葡萄胎、侵蚀性葡萄胎和绒癌。1983年WHO对此分类进行更改，将葡萄胎分为完全性葡萄胎和部分性葡萄胎，加入胎盘部位滋养细胞肿瘤（placental site trophoblastic tumor，PSTT），并将侵蚀性葡萄胎、绒毛膜癌和PSTT统称为妊娠滋养细胞肿瘤（gestationaltrophoblastic tumor，GTT）。1994年WHO对滋养细胞疾病分类再次进行了修改，以形态学为标准，将不符合诊断标准的某些妊娠滋养细胞疾病归类为未分类滋养细胞病变。由于侵蚀性葡萄胎和绒癌在临床表现、诊断和处理原则等方面基本相同，组织学证据获得困难，2000年国际妇产科联盟（FIGO）妇科肿瘤委员会建议滋养细胞疾病的临床分类不以组织学为依据，将侵蚀性葡萄胎和绒癌合称为妊娠滋养细胞肿瘤（gestationaltrophoblastic neoplasia，GTN），并进一步根据病变范围再分为两类：若病变局限于子宫，称为无转移性GTN；若病变出现在子宫以外部位，称为转移性GTN。

　　根据病理学特点的不同，可以分类如下：

　　（1）葡萄胎：是滋养细胞疾病中的良性疾病，又根据胎盘发生葡萄胎变化的范围，分为完全性葡萄胎和部分性葡萄胎。

　　（2）侵蚀性葡萄胎：病理学特点类似于葡萄胎，但是具有浸润的特性。

　　（3）绒毛膜细胞癌：细胞可以来源胎盘绒毛，或来源于卵巢形成原发性绒毛膜细胞癌，但是无绒毛结构。

　　（4）胎盘部位滋养细胞肿瘤：足月妊娠产后，原胎盘部位滋养细胞残留并继续生长，可侵犯子宫肌层。在滋养细胞疾病中是最少见的一种。

　　（5）混杂的GTT：超常胎盘部位反应和胎盘部位结节。

　　（6）未分类滋养细胞病变。

　　地域不同，滋养细胞发生率也有较大不同。东南亚、印度及非洲发病率高，而欧洲尤其意大利很少见。中国26省市300余万人的调查显示，葡萄胎的发生率为1/238次妊娠，葡萄胎的恶变率为 14.5%。

发病年龄分布特点：<20 岁及>40 岁妇女妊娠时易患葡萄胎，>50 岁妊娠时，葡萄胎的发生率 100 倍于育龄妇女。最低发病年龄在 20~29 岁。

滋养细胞疾病的发生原因不明，与多种因素有关，有多种假说。

(1) 营养不良学说：母体叶酸缺乏可能与滋养细胞肿瘤的发生有关，特别是胚胎的血管形成期（受孕后的 13~21 天），叶酸缺乏会导致胎盘绒毛的血管缺失以及胚胎的坏死与吸收，葡萄胎绒毛的基本病理改变也正符合此点。近年来美国和意大利的研究表明，胡萝卜素的缺乏也可能与葡萄胎的发生有关。

(2) 病毒学说：20 世纪 50 年代曾报道在葡萄胎和绒毛膜癌的组织中分离出一种滤过性病毒，60 年代在一些滋养细胞肿瘤组织标本中通过电镜检出胞质内包涵体，类似实验性白血病中见到的病毒颗粒。

(3) 内分泌失调学说：卵巢功能紊乱可能导致卵巢产生的卵子不健全，临床发现停服口服避孕药近期内受孕的常见其绒毛有水泡样变性。

(4) 细胞遗传学说：最受到大家认可的是从遗传学角度分析的细胞遗传学说。完全性葡萄胎通常是二倍体，其中 90% 为 46，XX，染色体均为父源性，是由一个正常精子（23X）与一个空卵受精后，核内 DNA 自身复制而成。约 10% 的完全性葡萄胎核型为 46，XY，它是 1 个空卵与 2 个正常精子受精而成。虽然完全性葡萄胎染色体成分均为父源性，但其胞质中线粒体 DNA 却是母源性的。部分性葡萄胎核型常见为三倍体，是由 1 个正常卵子与 2 个精子受精而成，表现为 69，XXX。也有报道鼠核配子移植试验成功地解释了葡萄胎发生的机制，将父源或母源早期生殖细胞核移植至不含卵原核的卵细胞内，当受精卵染色体全部来自母方时，胚鼠可发育成 25 个中胚叶节阶段，但无滋养细胞生长。而当受精卵染色体全部来自父方时，滋养细胞增生活跃，父源性基因成分对控制滋养细胞增生十分重要，而母源性基因成分则对调整胚胎生长发育至关重要。完全性葡萄胎与部分性葡萄胎均表现为过多的父源性染色体，以致促使滋养细胞的重度增生。

第二节　滋养细胞疾病的病理学特点

一、葡　萄　胎

葡萄胎（hydatidiform mole）是最常见的来源于滋养层细胞的良性疾病，由于其大体病理表现为绒毛水肿并形成水泡而得名，又称水泡状胎块。由于病变累及胎盘程度不同，一般分为完全性葡萄胎（complete hydatidiform mole）和部分性葡萄胎（partial hydatidiform mole），前者是指胎盘组织全部由葡萄胎组织代替，胎儿及其附属物（包括脐带、羊水和胎膜）消失。后者是指仅部分胎盘发生葡萄胎变化，胎儿多数死亡，或见小于孕周的胎儿或发育异常的胎儿；偶尔由于发生葡萄胎变化的胎盘面积较小，正常功能的胎盘仍能维持胎儿生长，胎儿可以生长至足月；极少数可以为双胎妊娠，其中一个胎儿死亡，其胎盘发生葡萄胎变化；而另一个胎儿正常生长。

完全性葡萄胎巨检示绒毛膜绒毛弥漫性水肿，形成大小不等的簇状圆形水泡，其间由纤细的索带相连成串，形如葡萄样水泡，其葡萄状结构的大小可以从数毫米至数厘米（一般可达3cm）。对于直径在2mm以下、肉眼不易发现的水泡状胎块，称为"镜下葡萄胎"，此时诊断应慎重，需与流产变性相鉴别。镜检示水泡状胎块的基本病理形态是绒毛间质水肿，中心液化池形成，血管消失或极少血管，滋养细胞增生。有一定数量的滋养层细胞异型：核质比失调、核深染、核形不规则。

部分性葡萄胎巨检示宫腔内除水肿绒毛外尚混杂正常绒毛，可伴有正常或异常发育的胚胎、羊膜囊及（或）残存胎盘组织。镜检示水肿与正常绒毛并存在同一切片中，绒毛外周滋养细胞不同程度局限性簇状增生。

在病理上与胎盘的退行性变的区别，即葡萄胎的特征性病理表现是滋养细胞的增生。完全性葡萄胎的恶性变率为10%～25%，对滋养细胞高度增生或增生不典型、年龄偏大或葡萄状水泡小者，应注意其向恶性转变的可能性，应严密随访或采用预防性化疗。而部分性葡萄胎的恶性变可能性极小。

葡萄胎时由于绒毛的滋养细胞高度增生，使得细胞分泌人绒毛膜促性腺激素（human chorionic gonadatropin，HCG），刺激卵巢内颗粒细胞和卵泡膜细胞，使得大量小卵泡黄素化而形成囊肿，称为黄素囊肿。30%～50%的葡萄胎患者合并有卵巢黄素囊肿，一般为双侧性。

二、侵蚀性葡萄胎

侵蚀性葡萄胎（invasive mole）是指葡萄胎组织超出宫腔、浸润子宫肌层或转移到子宫以外，为恶性肿瘤。均为葡萄胎发展而来，发生在葡萄胎清宫术后6个月内。发生率为15%～18%。

侵蚀性葡萄胎大体上可见子宫肌壁内有大小不等、深浅不一的水泡状组织，宫腔内可有原发病灶，也可以没有原发病灶。当侵蚀病灶接近子宫浆膜层时，子宫表面可见紫蓝色结节。常见直接转移的器官是阴道穹隆，在阴道的转移灶多呈结节状、紫蓝色，触及易出血，但一般不发生远处转移。镜下见侵入肌层的水泡状组织的形态与葡萄胎相似，可见绒毛结构及滋养细胞增生和异型性。滋养细胞更加高度增生和不典型增生，绒毛间质高度水肿，间质内无血管分布。肿瘤细胞常常侵犯子宫肌层血管，引起血管破裂，从而在肿瘤组织周围形成血窦，供应肿瘤细胞生长。肿瘤周围血管往往明显扩张，使得局部肉眼观察呈紫蓝色。常可在血管内发现肿瘤细胞。

同样，侵蚀性葡萄胎的肿瘤细胞可以产生大量的HCG，从而造成部分患者卵巢的黄素囊肿。

三、绒毛膜细胞癌

绒毛膜细胞癌（choriocarcinoma）是一种恶性度较高的肿瘤，继发于足月妊娠产后、流产后或葡萄胎清宫术后甚或异位妊娠6个月以上的妊娠滋养细胞肿瘤。可以在早期即发生血行转移，从而临床上表现出转移灶的症状。卵巢原发性绒癌可发生在绝经后妇女。在美国绒癌与足月妊娠比例为 1∶4000，2% ~5% 的葡萄胎可发展为绒癌。约 50% 的绒癌来源于葡萄胎，20% 来源于足月妊娠，30% 来源于流产后。

绒癌多数发生在子宫上，少数患者可以在子宫上无明显的病灶，而仅表现为转移灶。发生在子宫的绒癌病理表现为子宫不规则增大，呈紫蓝色，肌层内可见一个或多个病灶呈紫蓝色或暗红色，病灶组织极脆，触之易出血，病灶大小一般在 2 ~ 10cm，可位于子宫壁、子宫腔或突出在浆膜面。

组织学上肿瘤内无纤维结缔组织的间质细胞，无血管分布，来自滋养层的合体滋养细胞和细胞滋养细胞高度不典型增生，聚集呈团片状，侵蚀周围血管，造成血管破裂并开口于肿瘤周围，从而在肿瘤细胞周围形成血窦，为肿瘤细胞提供血液供应。因此，在肿瘤的中央部分常常有缺血坏死及血块形成。

四、胎盘部位滋养细胞肿瘤

胎盘部位滋养细胞肿瘤（placental site trophoblastic tumor，PSTT）是一种少见而独特的子宫肿瘤。PSTT 通常发生在正常妊娠和流产后，仅 5% ~ 8% 发生在葡萄胎之后。按 Vardar 报道在英文文献迄今共有 74 例 PSTT，其死亡率为 20%。

病理表现为子宫肿块呈局部结节状或息肉样突向宫腔，或肿块向肌层内浸润性生长而呈界限不清的肿块。有时刮宫已将主要病变去除，子宫内可找不到明显病灶。病灶呈黄褐色或黄色，质软，可有小区出血灶。肿块浸润深浅不一，有时浸润可达浆膜层而致自发穿孔。镜下可见肿瘤细胞为一种细胞，并不含有两类滋养细胞，几乎完全由中间型滋养细胞组成，无绒毛结构。瘤细胞生长的特点为分离性浸润，单个瘤细胞或成束成片瘤细胞呈分离性浸润生长于肌细胞及肌纤维束之间。

目前按组织学检查 PSTT 有其特征，但尚不能区分本病的良恶性，如瘤细胞丰富、胞质透明、核分裂象>5/10HPF，尤其是>10/10HOF，且肿瘤内有大片出血坏死，常提示恶性。

第三节　临床表现

一、葡　萄　胎

由于诊断技术的提高，在典型症状出现之前就得到诊断和治疗，所以症状典型的葡萄胎越来越少。典型症状：

1. 停经后不规则阴道出血　停经 8 ~ 12 周后，出现不规则阴道出血，出血量不等，少者表现为阴道少量点滴状出血，多者可以是阴道大量出血，造成患者出血性休克。时出时停，反复发作，有时可见水泡状组织随出血排出。

2. 子宫异常增大、变软　葡萄胎时滋养细胞高度增生、水肿及宫腔内积血，子宫体积往往明显大于停经月份，而质地较软。但是约 30% 的患者子宫体积可以等于或小于停经月份，有可能是水泡停止生长或大量排出所致。

3. 腹痛　由于子宫迅速增大，以及葡萄胎组织脱离或血块形成和排出，尤其是子宫平滑肌收缩，均可以造成患者不同程度的下腹部疼痛，常为阵发性。若并发卵巢黄素囊肿扭转或破裂，可出现急腹痛。

4. 妊娠呕吐　由于子宫异常增大和 HCG 水平异常升高，妊娠呕吐出现得早，症状严重，持续时间长。可导致水电解质平衡紊乱。

5. 卵巢黄素囊肿的形成　一般情况下卵巢黄素囊肿不引起临床症状，或较大的黄素囊肿可以造成下腹部隐痛不适。少数患者可因黄素囊肿扭转引起急腹症而就诊。

6. 其他表现　少数患者由于体内大量 HCG 的存在，以及子宫体积迅速增大，可以出现妊娠高血压综合征。10% 的患者可表现为甲状腺功能亢进。

二、侵蚀性葡萄胎

侵蚀性葡萄胎患者均有半年内发生葡萄胎的病史，出现血 HCG 升高等表现而就诊，其常见的临床表现包括：

1. 阴道不规则出血　葡萄胎清宫术后患者常恢复正常。发生侵蚀性葡萄胎时常表现为阴道不规则出血，出血量可多可少，严重者可突然大量阴道出血，造成患者失血性休克。

2. 腹痛　由于肿瘤细胞侵犯子宫肌层，或宫腔积血刺激子宫平滑肌细胞，引起肌细胞痉挛性收缩，从而造成腹痛。或黄素囊肿引起下腹部不适。严重时癌组织穿破子宫壁，引起腹腔内大出血，表现为急腹症和失血性休克。

3. 转移灶表现　发生在阴道或外阴的转移灶，一般表现为紫蓝色结节状。可以在性交或妇科检查时溃破而大量出血。转移至肺部的病灶可引起患者胸痛、咳嗽或咯血。

4. 妇科检查　子宫不均匀性增大，质地较软。有黄素囊肿时，可以在子宫旁扪及囊性肿块。阴道或外阴转移时，可发现转移灶呈紫蓝色，触之易出血，且出血量往往较大。

5. 血或尿 HCG 明显升高

三、绒毛膜细胞癌

发生在葡萄胎清宫术后 6 个月以上或足月妊娠、流产后。最常见的转移器官是肺部，其他分别为阴道、脑、肝和肾。临床表现有：

1. 阴道不规则出血　表现为足月妊娠分娩后、流产后或葡萄胎清宫术后，再次出现不规则阴道出血，出血量变化较大。少数患者可以无阴道出血而仅出现转移灶症状。

2. 腹痛　由于肿瘤细胞侵犯子宫肌层，或宫腔积血均可引起肌细胞痉挛性收缩，从而造成腹痛。严重时癌组织穿破子宫壁，引起腹腔内大出血，表现为急腹症和失血性休克。

3. 转移灶表现　阴道转移灶呈紫蓝色结节状，触之易出血。肺部转移可引起胸痛、咳嗽或咯血，严重时可造成血胸或急性肺动脉栓塞。脑转移引起颅内压升高、脑组织损失，甚至脑疝死亡。

4. 妇科检查　子宫增大，质地较软。如果阴道内有转移灶可见紫蓝色结节。黄素囊肿时能扪及增大的卵巢。

5. 绒癌的临床分期　我国及 WHO 提出的临床分期见表 16-3-1。影响绒癌预后的因素及其对预后的影响程度见表 16-3-2。临床上绒癌需要与葡萄胎、侵蚀性葡萄胎、胎盘位置的滋养细胞肿瘤、合体细胞炎以及胎盘的残留鉴别，其鉴别要点见表 16-3-3。

表 16-3-1　绒毛膜细胞癌的临床分期

	我国采用的分期	WHO 分期
Ⅰ 期	病变局限于子宫	病变局限于子宫，无转移
Ⅱ 期	病变转移到盆腔、阴道	病变超出子宫，但仍局限于生殖器官
Ⅱa 期	子宫旁或附件转移	
Ⅱb 期	阴道转移	
Ⅲ 期	肺部转移	肺部转移
Ⅲa 期	单个病灶直径小于 3cm，或片状阴影不超过一侧肺的一半	
Ⅲb 期	肺转移超出 Ⅲa 期	
Ⅳ 期	全身转移（脑、肝、肠、肾等）	其他部位转移

表 16-3-2　绒癌预后评分表

预后因素	评 分			
	0 分	1 分	2 分	4 分
年龄（岁）	≤39	>38		
妊娠	葡萄胎后	流产后	足月妊娠后	
病程（月）	<4	4~6	7~12	>12
HCG（U/L）	$<10^3$	$10^3 \sim 10^4$	$10^5 \sim 10^6$	$>10^6$
血型（ABO）		O×A	B	
肿瘤大小（cm）		3~5	>5	
转移部位		脾、肾	消化道、肝	脑
转移个数		1~4	5~8	>8
治疗后复发			单种药物	2 种以上药物

表 16-3-3　绒毛膜细胞癌的鉴别诊断

	葡萄胎	侵蚀性葡萄胎	绒毛膜细胞癌	胎盘位置滋养细胞肿瘤	合体细胞子宫内膜炎	胎盘残留
继发于	无	葡萄胎	流产、足月妊娠和葡萄胎等	流产、足月妊娠和葡萄胎等	流产、足月妊娠和葡萄胎等	流产、足月妊娠产后
潜伏期	无	<6 个月	>6 个月	<1 年	无	无
绒毛	有	有	无	无	无	有，退化
细胞增生	轻→重	轻→重	重	中间型	不增生	无
浸润深度	蜕膜层	肌层	肌层	肌层	浅肌层	蜕膜层
组织坏死	无	有	有	无	无	无
转移	无	有	有	少	无	无
HCG	+	+	+	+/-	-	+/-

四、胎盘位置滋养细胞肿瘤

PSTT 发生于育龄妇女，且发生于足月产、流产及葡萄胎后，前次妊娠至本次发病的间期为 3 个月至 15 年。临床表现为继发性闭经或阴道不规则出血，妇科检查时子宫有不同程度的增大。子宫增大为孕 40 天至 2 个月大小。

第四节　声像图特征

阴道超声检查是滋养细胞疾病诊断及观察随访治疗效果的最佳检查方法之一。对于绝大多数病例而言，均可见在阴道超声检查时获得满意的图像，为临床或超声诊断提供可靠的信息。通过阴道超声检查可以观察宫腔内病灶的范围、肌层是否有浸润及双卵巢形态和内部结构。阴道彩色超声的应用可以了解病灶局部血管扩张情况，对鉴别诊断具有较为重要的价值。但是，阴道超声检查在滋养细胞疾病的应用中有一定的禁忌证，其包括：

（1）葡萄胎子宫体较大，尤其子宫底部已达脐水平时，阴道超声往往仅能观察到位于盆腔内的一部分子宫及宫腔情况，不能全面地了解子宫及宫腔内部的结构、回声变化。

（2）阴道穹隆部位或外阴有转移灶存在时，阴道超声检查有造成转移灶溃破大出血的可能。故尽量不要行阴道超声检查，直到转移灶消失后。

（3）卵巢黄素囊肿较大时，同样阴道超声检查不能显示肿块的全部，不宜直接阴道超声检查。

一、葡　萄　胎

葡萄胎最常用的超声检查方法是腹部超声检查，尤其是停经时间较长、子宫较大时腹部超声检查对了解子宫形态、宫腔内病灶组织的回声情况具有极为重要的临床意义。而阴道超声检查适用于妊娠早期的葡萄胎，其子宫大小相当于妊娠 3 个月以下、子宫未超出盆腔者，可以更为仔细地观察宫腔内葡萄胎结构的回声，对于首次清宫后了解宫腔内是否仍有病灶残留均具有重要的临床价值。葡萄胎阴道超声检查包括：

（一）葡萄胎的阴道超声特征

（1）子宫增大且大于停经时间：由于滋养细胞的增生、绒毛水肿及宫腔内出血或积血均可以引起子宫体积的明显增大。子宫壁肌层相对较薄（图 16-4-1），但厚度均匀且回声一致，呈低回声结构。

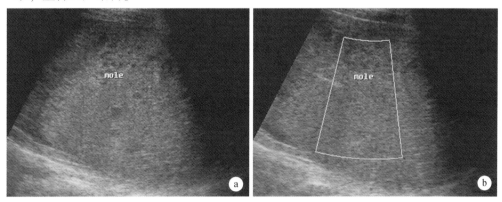

图 16-4-1　葡萄胎 1

停经 3 个半月，子宫增大，宫腔内见蜂窝状结构，见大小不等的小囊腔

（2）完全性葡萄胎时子宫腔内无胎儿、胎盘、羊水及脐带结构，取而代之的是大量大小不等、形态不规则的蜂窝状无回声区，小囊腔边界清晰、囊壁菲薄呈高回声状。有形容为"落雪状"回声。有宫腔内积血时可见较大的低回声囊腔，血块形成可表现为以高回声为主的不均匀回声结构（图 16-4-2a、b）。部分性葡萄胎时除可以观察到葡萄胎的特征性回声外，往往还可以探及胎儿和附属物，胎儿多已死亡或畸形，少数胎儿仍存活（图 16-4-3）。

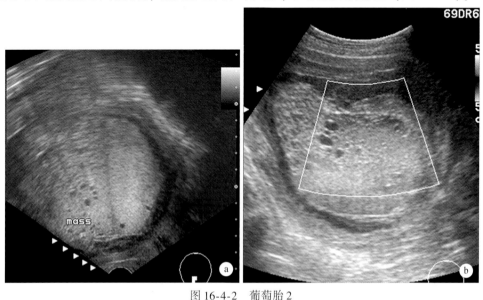

图 16-4-2　葡萄胎 2

a. 停经 3 个月，显示宫腔内蜂窝状结构，见大小不等的小囊腔；b. 停经 2 个月，显示宫腔内回声不均匀结构，见高回声区域和不规则小囊腔结构

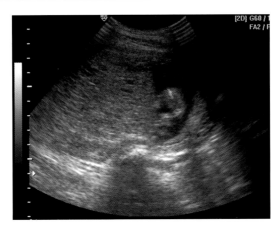

图 16-4-3 部分葡萄胎
显示宫腔内蜂窝状结构，见大小不等的小囊腔，
并且可以见正常存活的胎儿继续生长

（3）彩色多普勒超声表现，子宫动脉阻力往往明显下降，舒张期血流明显增加，而子宫肌层内血管扩张不明显，宫腔病灶内较难探及血管。

（4）卵巢黄素囊肿的形成，表现为多房性的囊肿（见第九章）。

二、葡萄胎的随访

葡萄胎的随访是其治疗的重要组成部分之一。通过首次清宫手术，绝大多数病灶组织可以被清除，但是往往还有部分病灶组织残留，需要再次清宫手术。以往清宫手术的次数是根据血 HCG 和前次清宫后的组织病理学检查结果而定，手术前或手术当时无法确定清宫的效果，有时会造成清宫过度、子宫内膜严重损失，从而引起宫腔粘连。因此，葡萄胎首次清宫手术后的超声（尤其阴道超声）随访对临床处理具有重要的意义。

葡萄胎首次清宫术后，阴道超声表现为子宫体积明显缩小，肌层因收缩而增厚，回声均匀。宫腔内是阴道超声观察的重点，表现为宫腔内实质不均匀结构，主要是由血块、脱落组织和葡萄胎组织造成，形态不规则，与肌层分界清晰。随着时间的推移，宫腔内容物逐渐随阴道出血而排出，宫腔内回声紊乱结构变小，部分区域可见正常的内膜层回声。一般情况下在 1 周后进行第二次清宫手术，如果手术彻底，患者往往在术后 2～3 天内阴道出血停止，阴道超声检查时发现宫腔内仅见少量积血或局部小的高回声血块，而子宫内膜层回声均匀，与肌层或两层内膜间的宫腔线清晰。如果宫腔内仍具有实质性结构，且回声不均匀，提示仍需要第三次清宫手术。阴道超声检查结合血 HCG 的下降或降至正常范围，对判断诊断疗效具有较大的价值。

三、侵蚀性葡萄胎

除极少数患者无原发灶、仅表现为继发灶（肺部转移）的症状而无需阴道超声检查内生殖器官或外阴阴道穹隆部位转移不能进行阴道超声检查以外，阴道超声（尤其彩色阴道超声）是侵蚀性葡萄胎超声检查的最佳选择。其声像图特征表现为：

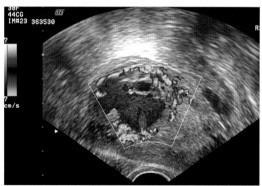

图 16-4-4　侵蚀性葡萄胎 1

显示子宫不规则增大，后壁突起明显，肌层内见不规则低回声区域，或囊腔结构

1. 子宫增大，形态不规则　由于肌层内和宫腔内病灶的存在，往往子宫不规则增大（图 16-4-4），且子宫质地柔软。

2. 宫腔内见回声紊乱结构　宫腔内病灶组织及积血或血块的存在，使得局部回声不均匀，表现为低回声、高回声和等回声同时存在。

3. 肌层内低回声或无回声结构　由于病灶向肌层的浸润性生长，肿瘤细胞常常造成局部血管壁破坏，在肿瘤组织周围形成血窦，因此病灶局部及周围血管明显扩张（图 16-4-5 ~ 图 16-4-13）。阴道超声下可见病灶局部呈多房性囊性结构，囊腔大小不等，形态不规则（图 16-4-14）。彩色超声显示囊性结构均为扩张的血管，以静脉为主，而且动静脉短路的形成及涡流的存在，使得局部在彩色超声下呈团块状多种色彩。部分患者可以造成子宫旁静脉丛的明显扩张，从而形成宫旁静脉曲张，超声下局部呈蜂窝状囊性结构，彩色超声提示为扩张的血管（图 16-4-15 ~ 图 16-4-19）。

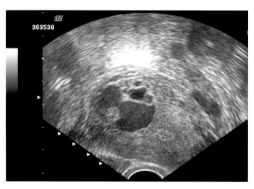

图 16-4-5　侵蚀性葡萄胎 2

显示子宫肌层内回声不均匀，见多个回声稍降低区

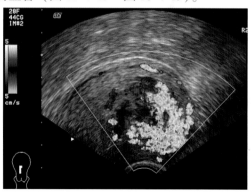

图 16-4-6　侵蚀性葡萄胎 3

同图 16-4-5，彩色超声显示低回声区域为扩张的血管

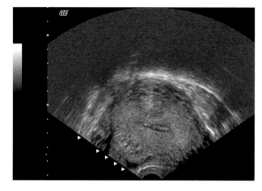

图 16-4-7　侵蚀性葡萄胎 4

箭头所示子宫前壁肌层内为低回声结构

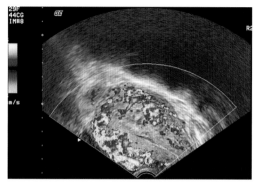

图 16-4-8　侵蚀性葡萄胎 5

同图 16-4-7，彩色超声显示病灶区域血管扩张明显

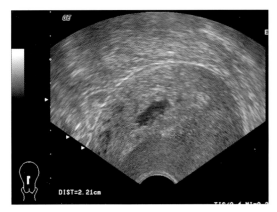

图 16-4-9　侵蚀性葡萄胎 6
显示子宫增大，质地不均匀，尤其前壁下段明显

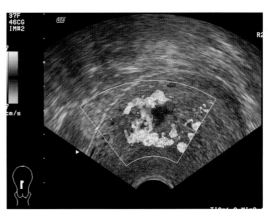

图 16-4-10　侵蚀性葡萄胎 7
同图 16-4-9，彩色超声显示
前壁下段肌层内血管扩张呈团块状

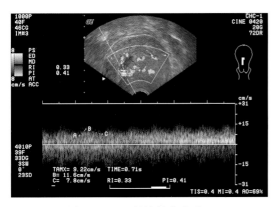

图 16-4-11　侵蚀性葡萄胎 8
同图 16-4-10，多普勒超声检查，
显示病灶局部血管扩张，呈现为低阻力型

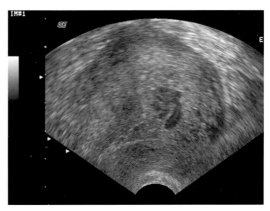

图 16-4-12　侵蚀性葡萄胎 9
子宫肌层回声不均匀，见小低回声结构

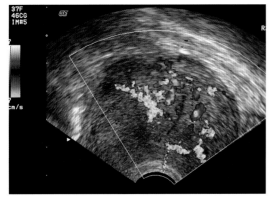

图 16-4-13　侵蚀性葡萄胎 10
同图 16-4-12，彩色超声显示肌层内血管
扩张明显

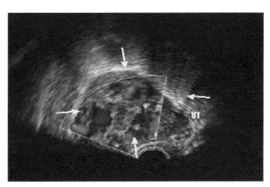

图 16-4-14　侵蚀性葡萄胎 11
子宫不规则增大，后壁肌层内见回声不均匀区域，
内部有不规则小囊腔

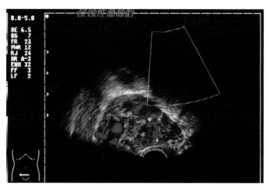

图 16-4-15 侵蚀性葡萄胎 12

同图 16-4-13，彩色超声显示囊性结构区域为扩张的血管

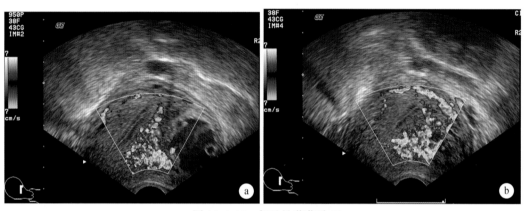

图 16-4-16 侵蚀性葡萄胎 13

子宫肌层内血管扩张明显，使得肌层回声不均匀

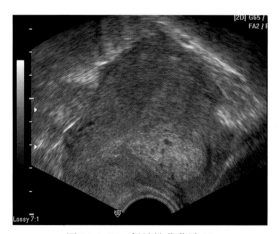

图 16-4-17 侵蚀性葡萄胎 14

子宫不规则增大，肌层内见不规则囊性结构，
为病灶侵犯造成的血管扩张

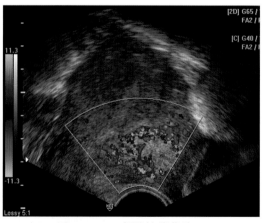

图 16-4-18 侵蚀性葡萄胎 15

同图 16-4-17，肌层内呈蜂窝状改变，见不规则扩张的血管

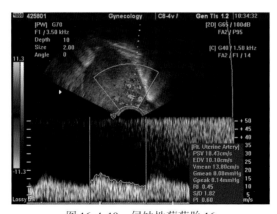

图 16-4-19　侵蚀性葡萄胎 16
同图 16-4-17，见肌层内血管扩张呈团状

4. 卵巢黄素囊肿的存在（图 16-4-20）　侵蚀性葡萄胎的治疗目前以药物化疗为主，其治愈率高达 70% ~ 80%。因此，药物治疗期间或治疗间隙的随访对指导卵巢用药具有重要的价值。

随着有效药物治疗方案的实施，子宫局部病灶逐渐缩小，肌层内血管扩张程度降低，子宫动脉阻力及病灶局部动脉阻力升高，局部血供减少，宫腔内病灶消失。当临床症状消失、血 HCG 降为正常范围、月经恢复后，临床上进入治愈期，此时的超声表现可以分为：

1. 子宫完全恢复正常　包括子宫形态、大小、肌层厚度及肌层的回声均恢复正常。

2. 局部不规则高回声结构　由于肌层

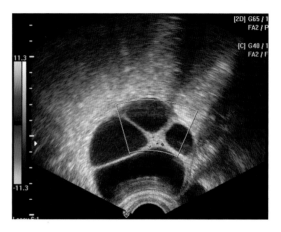

图 16-4-20　一侧卵巢黄素化囊肿

内病灶在药物治疗下逐渐愈合，局部出血或肿瘤细胞坏死区域可以为纤维结缔组织代替。因此，超声检查时可以发现原病灶部位呈形态不规则较小的高回声结构，边界不清，肌层内血管分别恢复正常。

3. 子宫旁及肌层内静脉丛曲张　由于肿瘤细胞或激素的作用，造成的子宫旁或肌层内扩张的静脉丛，可以在疾病治愈后仍继续存在，阴道超声下表现为蜂窝状结构，彩色超声显示多彩色团，从而形成盆腔静脉曲张症。

四、绒毛膜细胞癌

绒癌与侵蚀性葡萄胎之间除有组织学和发生学方面的差异外，其临床表现、治疗方法、治疗效果及超声特征二者之间无明显差异。临床上由于二者均为恶性肿瘤，而且治疗方案相同，对于超声诊断而言仅根据肿瘤发生前妊娠情况来判断，如继发于葡萄胎后 6 个月以上或足月妊娠、流产后诊断为绒癌，其声像图特征类似于侵蚀性葡萄胎：

1. 子宫增大、形态不规则 肌层内和宫腔内病灶的存在，且子宫质地柔软。

2. 宫腔内见回声紊乱结构 宫腔内病灶组织以积血或血块的存在，使得局部回声不均匀。

3. 肌层内低回声或无回声结构 由于病灶向肌层的浸润性生长，肿瘤细胞常常造成局部血管壁破坏，在肿瘤组织周围形成血窦，因此病灶局部及周围血管明显扩张。阴道超声下可见病灶局部呈多房性囊性结构，囊腔大小不等、形态不规则（图16-4-21和图16-4-22）。彩色超声显示囊性结构均为扩张的血管，以静脉为主，而且动静脉短路的形成及涡流的存在，使得局部在彩色超声下呈团块状多种彩色同时存在（图16-4-23）。部分患者可以造成子宫旁静脉丛的明显扩张，从而形成宫旁静脉曲张，超声下局部呈蜂窝状囊性结构，彩色超声提示为扩张的血管。

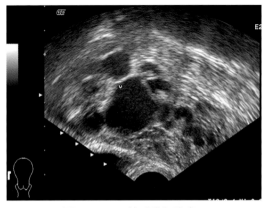

图 16-4-21 绒毛膜细胞癌 1

癌组织子宫肌层内侵犯，使得子宫不规则增大，肌层内见病灶区域呈现回声不均匀区

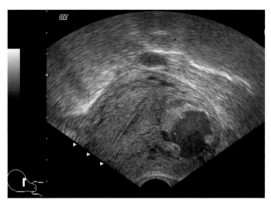

图 16-4-22 绒毛膜细胞癌 2

子宫肌层内侵犯，局部回声不均匀

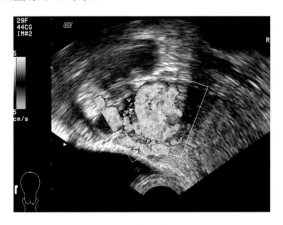

图 16-4-23 绒毛膜细胞癌 3

彩色及多普勒超声显示病灶局部血管扩张明显，并包绕病灶。病灶内部见坏死灶。血管呈现为低阻力型

4. 卵巢黄素囊肿的存在 同样，药物治疗期间或治疗间隙的随访对指导临床用药具有重要的价值。

随着有效药物治疗方案的实施，子宫局部病灶逐渐缩小，肌层内血管扩张程度降低，子宫动脉阻力及病灶局部动脉阻力升高，局部血供减少，宫腔内病灶消失。当临床症状消失、血 HCG 降为正常范围、月经恢复后，临床上进入治愈期，此时的超声表现可以分为：

1. 子宫完全恢复正常　包括子宫形态、大小、肌层厚度及肌层的回声均恢复正常。

2. 局部不规则高回声结构　由于肌层内病灶在药物治疗下逐渐愈合，局部出血或肿瘤细胞坏死区域可以为纤维结缔组织代替。因此，超声检查时可以发现原病灶部位呈形态不规则较小的高回声结构，边界不清，肌层内血管分别恢复正常。

3. 子宫旁及肌层内静脉丛曲张　由于肿瘤细胞或激素的作用造成的子宫旁或肌层内扩张的静脉丛可以在疾病治愈后继续存在，阴道超声下表现为蜂窝状结构，彩色超声显示多彩色团，从而形成盆腔静脉曲张症。

五、胎盘位置滋养细胞肿瘤

胎盘位置滋养细胞肿瘤是十分罕见的一种滋养细胞肿瘤，临床及超声观察均无详细的描述。主要超声特征是子宫体的增大，形态多不规则，宫腔内及肌层内出现坏死紊乱结构，部分肌壁间呈低回声区或腔内见光点紊乱区。Bajka 报道 1 例 PSTT 经阴道超声发现在深肌层内有一血管扩张的肿块，部分呈实质性及部分为无回声区，呈多房性囊肿病灶，多普勒显示在囊性病灶处为扩张的血管，在整个肿瘤区伴有低阻力血管。

（陈　萍）

参 考 文 献

张建民，许勤安，吴德明等 . 1992. 10 例胎盘部位滋养细胞肿瘤临床、病理、免疫组化及超微结构研究 . 临床实验病理学杂志，8（1）：1.

张珏华，常才 . 1994. 经阴道彩色多普勒超声在妇产科的应用 . 中国医学影像技术，10：26.

Abulafia O，Sherer DM，Fultz PJ，et al. 1993. Unusual endovaginal ultrasonography and magnetic resonance imaging of placental site trophoblastic tumor. Am J obstet Gynecol，170：750～752.

Ateash HK，Hogne JR，Grimes DA. 1986. Epidemiology of hydatidiform mole during early gestation. Am J Obstet Gynecol，154：906～909.

Bajka M，Kochli OR，Schmidt D，et al. 1995. Transvaginal ultrasound of "placental-site trophoblastic tumor". Gynakol-Geburtshilfliche- Rundsch，35（1）：38.

Bree RL，Silver TM，Wicks JD，et al. 1978. Trophoblastic disease with coexistent fetus: A sonographic and clinical spectrum. J Clin Ultrasound，6：310～314.

Carter J，Fowler J，Carlson J，et al. 1993. Transvaginal color flow Doppler sonography in the assessment of gestational trophobalstic. J Ultrasound Med，12：595～599.

DeLangeM，Tan-Sinn P，Grube GL. 1997. Gestational trophoblastic disease. In: Berman MC and Cohen HL eds，Diagnostic Medical Sonography: Obstet and Gynecol. 2nded. New York: Lippincott，507～515.

Fisher RA，Sheppard DM，Lawler SD. 1984. Two patients with complete hydatidiform mole with 46，XY karyotype. Br J Obstet Gynecol，91：690～693.

Fleischer AC，James AE，Krause DA，et al. 1978. Sonographic patterns in trophoblastic diseases. Radiology，126：215～220.

Hoffman JS，Silverman AD，Gelber J，et al. 1993. Placental site trophoblastic tumor: Areport of radiologic， surgical, and pathological methods of evaluating the extent of disease. Gynecol Oncol, 50: 110 ~ 114.

Hsieh FJ, Wu CC, Chen TM, et al. 1994. Correlation of uterine hemodynamics with chenotherapy response in gestational trophoblastic tumors. Obstet Gynecol, 83: 1021 ~ 1025.

Hsieh FJ, Wu CC, Lee CN, et al. 1994. Vascular patterns of gestational trophoblastic tumors by color Doppler ultrasound. Cancer, 74: 2361 ~ 2365.

Jaffe R. 1993. Investigation of abnormal first-trimester gestations by color Doppler imaging. J Clin Ultrasound, 21: 521 ~ 526.

Jauniaux E, Jurkovic D, Campbell S, et al. 1992. Doppler ultrasonographic featuures of the developing placental circulation: Correlation with anatomic findings. Am J Obstet Gynecol, 166: 585 ~ 587.

Lathrop TC, Lauchlan S, Nayak R, et al. 1988. Clinical characteristics of placental site trophoblastic tumor (PSTT). Gynecol Oncol, 31: 32.

Mangli G, Spagnolo D, Valsecchi L, et al. 1993. Trasvaginal ultrasonography in persistent trophoblastic tumor. Am J Obstet Gymecol, 169: 1218 ~ 1223.

Sauerbrei EE, Salem S, Fayle B. 1980. Coexistent hydatidiform mole and live fetus in the second trimester. Radiology, 135: 415 ~ 417.

Talor JW, Schwartz PE, Koharn EI. 1987. Gestational trophoblastic neoplasia: Diagnosi with Doppler ultrasound. Radiology, 165: 445 ~ 448.

Vardar MA, Altintas A. 1995. Placental-site trophoblastic tumor, Principles of diagnosis, Clinical behaviour and treatment. Eur J Gynecol Oncol, 16 (4): 290.

Wolman I, Hartoov J, Pauzner D, et al. 1997. Transvaginal sonohysterography for the early diagnosis of residual trophoblastic tissue. J Ultrasound Med, 16: 257 ~ 261.

Zanetta G, Lissoni A, Colombo M, et al. 1996. Detection of abnormal intrauterine vascularization by color Doppler imaging: a possible additional aid for the follow up of patients with gestational trophoblastic tumors. Ultrasound Obstet Gynecol, 7: 32 ~ 37.

第十七章　超声诊断在计划生育中的应用

第一节　宫内节育器的检查

超声对宫内节育器（intrauterine devise，IUD）的检查（图 17-1-1～图 17-1-10），是由 Winters 于 1966 年首次采用阴道方法进行的。超声束通过对子宫和 IUD 之间产生良好的界面反射，而获得清晰的 IUD 图像及其与子宫的关系。这项技术的发展，对 IUD 定位及其并发症的诊断具有重要的临床意义。

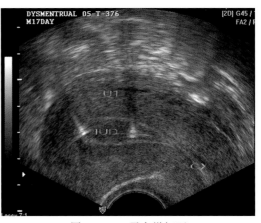

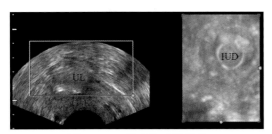

图 17-1-1　子宫体三维超声

宫内见金属单环，呈强回声光环

图 17-1-2　子宫纵切面

宫内金属单环为分离的两个强光团，后方为彗星尾征。
CX. 子宫颈；IUD. 宫内节育器

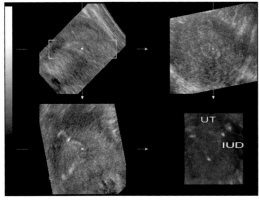

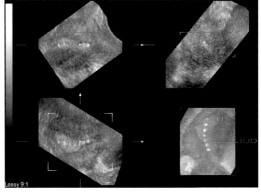

图 17-1-3　子宫三维超声 1

宫内 V 形节育器。IUD. 宫内节育器；UT. 子宫

图 17-1-4　子宫三维超声 2

Fix 型环，在宫腔中央可见似弹簧样回声。IUD. 宫内节育器；UT. 子宫

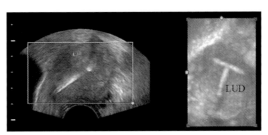

图 17-1-5　子宫体三维超声

"T" 形宫型节育器。其横臂略弯曲，长臂显椭圆形

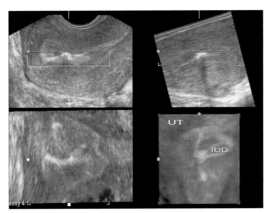

图 17-1-6　三维超声显示宫腔内节育器

宫底部横断面 "γ" 形宫形节育器，两横臂似展翅
飞翔中的小鸟

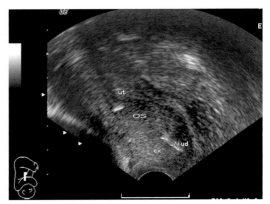

图 17-1-7　子宫纵切面 1

金属环下移到宫颈管内。CX. 宫颈；IUD. 宫内
节育器；OS. 宫内口；UT. 子宫

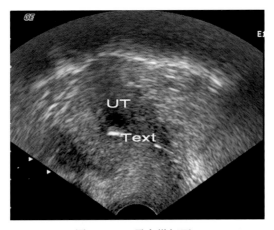

图 17-1-8　子宫纵切面 2

金属圆环嵌顿在光带深肌层内，其远端已接近浆膜层

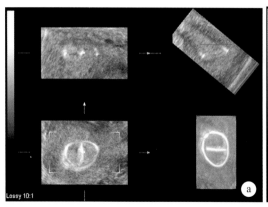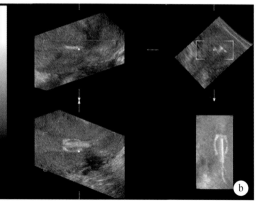

图 17-1-9 三维超声显示宫腔内节育器

可以直观地观察节育器的形态，类似 X 线透视。a、b 分别为两种少见的节育器，形态特别

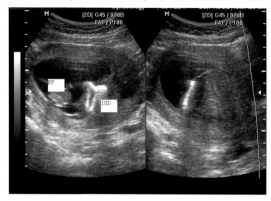

图 17-1-10 带环妊娠

图中显示同时存在胚胎和节育器。FP. 胚胎；IUD. 宫内节育器

经阴道检查时受检者在排空膀胱后取膀胱截石位。超声探头面涂满导声胶并套以避孕套。在探头端再涂以导声胶，然后将探头徐徐送入阴道，在阴道穹隆处做纵切扫查。经阴道超声检查能清晰显示子宫底，判断子宫位置，观察宫腔、子宫内膜及 IUD 的回声。阴道探头频率高（5～7.5MHz），且紧贴子宫，可获得较经腹部更清晰的图像。主要检查内容包括 IUD 在宫内的位置，有无脱落移位及嵌顿等并发症。

一、IUD 的声像特征

根据 IUD 的形状不同及其在子宫腔内产生的各种声像效应，可显示不同的声像表现。

1. 带状强回声 金属单环或 "T" 形及 "V" 形 IUD，在子宫纵切面图上均能显示高强回声，金属单环呈 "二" 字形，"T" 形呈 "i" 形，"V" 形呈 "I" 形强回声。在 IUD 的前后两缘，由于声出入界面反射，产生两条平行线。横切面时，探头做不同角度的倾斜，可显示完整的环形强回声。如圆形回声为金属单环，三角形为 "V" 形环。带尾丝的 IUD 在子宫颈内呈一条线状高回声带，并通向宫颈口外。

2. 声影和混响回声 IUD 的中心落在超声束内，产生声影，为一条无回声暗带。常用的 IUD 后方均有声影产生。超声声束的宽窄及产生信号放大的程度（即增益）决定了 IUD 的声影显示率。当 IUD 的中心落在相对狭窄的声束之间，并用相对低的增益，则能产生较清晰的声影。其他宫内异物如骨片、棉拭子、空气等也可产生声影。根据其形态，并结合病史可予以鉴别。IUD 的高强回声后方，由于产生多次反射形成混响回声，称彗星尾征。此现象多见于金属单环。

Gross 等根据宫内节育器的声像图特征，提出四条识别的标准：①特殊的形态特征；②后方伴彗星尾征或声影；③有声出入界面反射；④强回声。

二、IUD 的定位

明确 IUD 的位置是超声检查 IUD 的主要目的。诊断 IUD 的标准是确定 IUD 是否放置在子宫底部的内膜腔内。以金属环为例，正常 IUD 位置的声像图为其中心在子宫内膜腔，为增强回声，周围子宫内膜为一低回声的晕圈。此外，用测量 IUD 上缘与子宫底间距离或 IUD 下缘与子宫内口间距离，判断 IUD 位置是否正常。由于在声像图上对后倾或过度后屈子宫颈内口辨认困难，测量子宫颈内口与 IUD 下缘距离进行定位有较大误差，因此，多用测量 IUD 上缘与子宫底间距离来判断。IUD 在宫腔内的正常位置一般为 IUD 上缘与宫底间距离应≤2.0cm，其范围为 1.7~2.0cm。

三、IUD 与宫内异物的鉴别

胎骨残留为较常见的宫内异物。钳刮术后部分胎体或颅骨碎片残留在宫腔内，残骨部分或全部穿入肌层，形成强回声图像。遗留胎骨形态各异，以长条形或圆弧形多见，酷似 IUD 声像表现。残骨回声不伴彗星尾征，且有更清晰的声影，并多偏离于宫腔而在肌层内。此类病例均有人工流产后不孕而否认放置节育器的病史，可以资鉴别。

四、IUD 的并发症

1. 脱落 在子宫腔内和盆腔内无 IUD 回声。

2. 不完全性脱落 指 IUD 移位，常见环下移。根据环上下缘分别于宫底及宫内口之间的距离可给予判定，表现为 IUD 下移到子宫峡部、子宫颈内口及落到宫颈管内。在宫底部腔内常可见妊娠囊。带尾丝的"T"形和"V"形 IUD 正常位置时其下缘接近内口，尾丝为带状中强回声，延伸到颈管内。因此，判断这类 IUD 移位时，应注意其上缘距宫底的距离，而不应将内口处的环下缘误认为移位。

3. 嵌顿 包括部分性浅嵌顿和完全性肌层内嵌顿。

部分性浅嵌顿时指 IUD 部分植入子宫内膜和极浅表的肌层。IUD 对所接触的子宫内膜产生压迫，内膜表面逐渐被磨损以致坏死，最后被这些坏死组织所覆盖，在阴道超声检查中，见 IUD 的外缘位于浅肌层内，表面被内膜覆盖。对轻度的浅嵌顿，超声检出有一定的困难，须在取环术中确诊。

完全性肌层内嵌顿又称环穿孔，指 IUD 大部分或全部贯穿子宫肌层或穿出子宫浆膜层，进入腹腔。IUD 穿孔时，在子宫肌层内出现变形的 IUD 回声，穿破浆膜层时，该处浆膜层掀起，缺口为节育器所占。IUD 完全落入腹腔时，由于子宫周围肠气的干扰，致使 IUD 显示不清。部分穿透时，IUD 仍贴紧子宫，故能显示其特殊形态。IUD 穿孔常发生在 IUD 的放置过程中。对于过度前屈或后屈子宫、哺乳期子宫和产后子宫等，在放置 IUD 的术中常有发生穿孔的危险，甚至引起膀胱穿孔。因此，对放置 IUD 困难，或放置后有下腹胀痛者，应做超声检查以判断 IUD 的位置是否正常和有无穿孔。

第二节　流产术中的并发症

一、子宫穿孔

子宫穿孔是人工流产术中最严重的一种并发症（图 17-2-1）。子宫穿孔常发生在子宫过度前屈或后屈的情况下，由于手术者在扩宫及刮宫时过度用力和操作不慎所致。后屈子宫穿孔多发生在前壁，前屈子宫穿孔则多发生在后壁。受损伤的肌壁形成假性通道。根据肌壁受损程度有不同的声像表现。不完全性穿孔无明显出血时，肌壁内见一条低回声暗带，其近端与宫腔相通。当肌层严重受损贯穿整个肌层并穿破浆膜层有较多出血时，则在肌层内显示一条弯曲的带状中强回声，边缘毛糙不平。破损的浆膜层掀起，周围和盆底见液性暗区，这与穿孔出血有关。

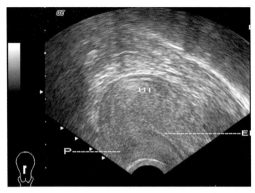

图 17-2-1　子宫纵切面图：子宫穿孔

人流术后检查在子宫前壁内见一中高回声带，形态不规则为被穿破的子宫肌壁（见箭头所指范围）。
EMC. 宫腔；P. 穿孔；UT. 子宫

二、妊娠组织残留（俗称胎遗）

因人工流产、药物流产或中期妊娠引产不全所致（图 17-2-2 ~ 图 17-2-4）。经阴道超声检查，残留组织主要表现是宫腔内的团状高回声。团状高回声可为成片的似正常胎盘组织，这类病例常出现在中期妊娠引产不全时。早期妊娠人工流产或药物流产不全时，残留组织与血块混杂，因此其团状强回声形态不规则，其间有散在的低回声区，常伴有宫腔积液。由于残留组织中绒毛的存在，使血中促绒毛膜性腺激素（β-HCG）可保持较高水平，使卵巢黄体囊不消退。因此，在注意宫腔检查时，还应注意卵巢内有无黄体囊肿存在。超声检查胎遗应与宫腔息肉及内膜下肌瘤鉴别。

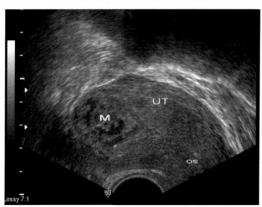

图 17-2-2 人流术后妊娠组织残留 1

子宫横切面图在宫腔中见成片中高回声区，其间见散在低回声区。M. 妊娠组织残留；OS. 子宫内口；UT. 子宫

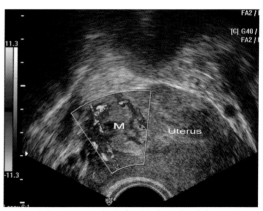

图 17-2-3 人流术后妊娠组织残留 2

子宫纵切面图：在宫内见较弥散的中高回声，宫壁外1/3 层内彩色血流图中见血管丰富且扩张。M. 组织残留；UT. 子宫

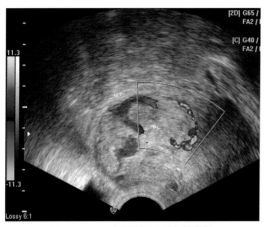

图 17-2-4 中期引产后胎盘残留

子宫纵切面图：残留大片胎盘附着于子宫后壁，为中高回声

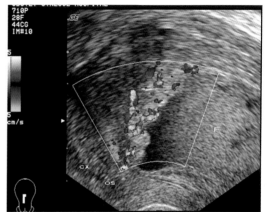

图 17-2-5 TVS 人流术后宫腔粘连

子宫纵切面图：在子宫内口上方见宫腔线中断，近宫底处宫腔线弯曲内膜为低回声，宫腔中段有少量积液。粘连在内口处。AH. 宫腔粘连；CX. 宫颈；F. 积液；OS. 宫内口

三、宫腔粘连

损伤性宫腔粘连又称 Asherman 综合征，是继发于宫腔内创伤性手术引起的子宫腔部分或全部粘连，成为继发性闭经、不孕和反复流产的主要原因。

经阴道超声检查，通过对子宫腔、子宫内膜的超声图像表现，有可能在宫腔和输卵管发生严重积血之前做出宫腔粘连的诊断（图 17-2-5）。

宫腔最常发生的粘连部位在子宫内口和峡部。发生粘连的内膜表面粗糙缺陷，致使月经量明显减少或闭经。当子宫内口及峡部粘连，而宫体处内膜未严重受损仍有周期性脱落时，则经血不能通畅经过子宫内口，而积聚在宫腔内，引起周期性腹痛。病程长者，宫腔积血日趋增多，最后引起双侧输卵管积血及子宫直肠陷凹内积血。当子宫腔内发生广泛粘

连时，宫腔内存在纤维索带且内膜菲薄，使月经量明显减少和闭经。

（1）子宫内口及峡部粘连的表现：粘连的病灶处因管腔线弯曲，回声不均匀。内膜回声低于正常。在粘连的上方子宫腔线整齐，内膜回声正常。有周期性腹痛者，在腹痛时超声检查可见宫腔分离，腔内有积血并可见阵阵血流回声。

（2）子宫体部粘连的表现：当宫腔内膜轻度受损，其表面附有疏松纤维索带时，宫腔有轻度分离，其间可见散在点状或带状中高回声。内膜仍可见有周期性变化，但在分泌期检查其回声比正常时减低。

当宫内膜严重损伤伴萎缩时，宫腔前后壁粘连引起闭锁。声像图上见宫腔线消失，内膜菲薄呈低回声或无回声区。

（陈　萍）

参 考 文 献

洪向丽，等.1992.腹部和阴道超声诊断宫腔内部分妊娠组织残留.上海医学，15（3）：133~135.

凌梅立，等.1994.Asherman 综合征的超声诊断——附 35 例临床分析.上海医学影像杂志，3（1）：16~18.

邵敬於.1993.迷路宫内节育器的处理.上海：上海科技文献出版社，58~63.

第十八章 妇产科介入性超声

介入性超声在妇产科领域中的应用正日趋普及，因它能使许多妇产科疾病在创伤极小的情况下达到诊断和治疗的目的，为临床提供了不可低估的实用价值。介入性超声作为现代超声医学的一个分支，在妇产科领域将进一步发展。经阴道内超声引导下穿刺是妇产科介入性超声的一条新的主要途径。

在妇产科领域，超声诊断作为穿刺定位的工具已有较长的历史。早在20世纪60年代，超声定位已应用于羊膜腔穿刺、注药等方面。目前，介入性超声的应用范围较广，在超声监视下可完成各种穿刺活检、抽吸、注药等操作，经阴道宫腔手术，羊膜腔穿刺，等等。

超声监测卵泡发育及超声引导下穿刺卵泡取卵，使"试管婴儿"技术的研究取得了重大突破。

在超声引导下羊膜腔穿刺取羊水已普遍应用。在此基础上，可对胎儿做宫内介入性诊断或治疗，如脐血管穿刺取胎血或输血；对胎儿脑积水、肾积水、胎儿胸腹水等做羊膜腔内引流；对胎儿皮肤、肝脏的活检以诊断某些疾病。

超声引导下盆腔肿块穿刺，不仅可用于明确诊断，还可用于治疗，如未破裂型输卵管妊娠和宫角妊娠的胚囊内穿刺注药；卵巢内膜样囊肿、中肾管囊肿、盆腔腹膜囊肿（即包裹性积液）等的穿刺注药；恶性肿瘤瘤体内穿刺注入化疗药；等等。穿刺途径以阴道超声引导为主。

超声引导下经宫颈吸取绒毛或经腹壁、阴道穿刺取绒毛，是产前诊断的一个方法。宫腔内超声近年来亦应用于临床，发挥了它的优势。

介入性超声将成为妇产科超声不可缺少的一部分。

第一节 盆腔肿块穿刺和活检

目的是避免不必要的剖腹手术，对某些肿块的性质进行细胞学或组织学检查，能进一步明确诊断；对某些疾病的保守治疗提供一种新方法、新的治疗途径。

一、适 应 证

（一）非赘生性肿块

1. 卵泡囊肿 成熟卵泡不排卵或闭锁卵泡持续增大使卵泡液潴留而形成。一般直径约5cm，为壁薄、球形无回声区，囊液清。一般4~6周自然吸收消退。但如卵泡囊肿持续存在（尤其用药物诱发的卵泡更易形成卵泡囊肿），对下一周期的用药有影响，为缩短疗程或排除此囊肿的干扰，需做卵泡囊肿的穿刺。

2. 卵巢单纯性囊肿 为单房、壁薄、内含澄清液体的囊肿。常来自卵泡囊肿或浆液性单房性囊肿，穿刺抽液做细胞学检查。

3. 卵巢内膜样囊肿（图 18-1-1~图 18-1-4）　卵巢内因异位的内膜周期性出血，血液潴留在卵巢内逐渐形成的囊肿。

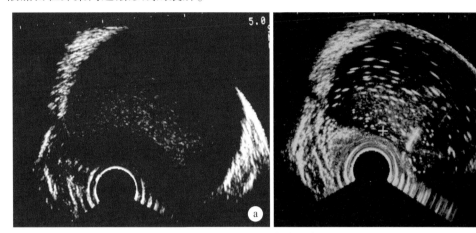

图 18-1-1　内膜样囊肿

a. 内膜样囊肿：经阴道超声引导下，显示穿刺前囊肿情况；b. 穿刺时囊腔内注射生理盐水稀释，呈散在的高回声点

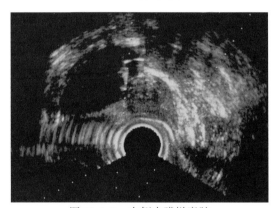

图 18-1-2　右侧内膜样囊肿

经阴道超声引导下穿刺，显示穿刺针位于囊腔内

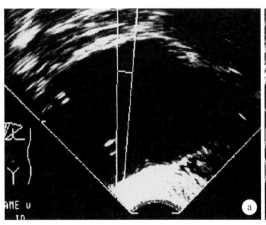
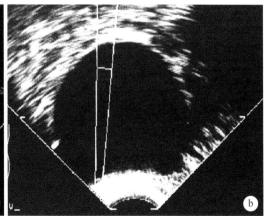

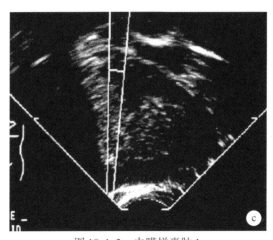

图 18-1-3　内膜样囊肿 1

a. 卵巢内膜样囊肿：经阴道超声引导下，穿刺针达到囊腔之中；b. 经抽吸后囊腔缩小，囊液减少；c. 抽吸后，囊腔消失，病灶局部形态不规则

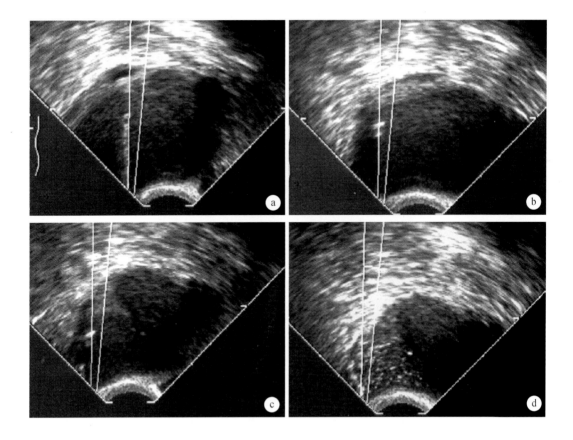

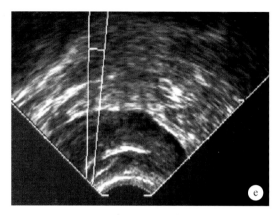

图 18-1-4　内膜样囊肿 2

a. 内膜样囊肿；显示穿刺针达到囊腔之中；b. 抽吸后囊肿缩小；c. 囊肿随囊液的减少，进一步缩小；
d. 穿刺局部囊液抽吸干净，呈等回声结构；e. 生理盐水冲洗，囊腔内显示有高回声的气体存在

4. 中肾管、副中肾管囊肿（图 18-1-5 ~ 图 18-1-7）

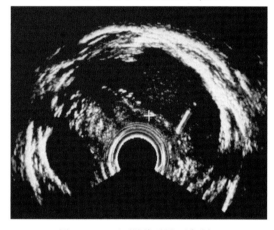

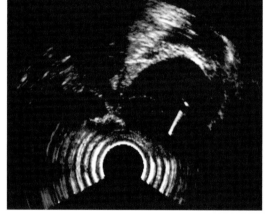

图 18-1-5　经阴道引导下穿刺 1

左侧中肾管囊肿超声引导下穿刺，显示针尖位于囊腔之中

图 18-1-6　经阴道超声引导下穿刺 2

中肾管囊肿经阴道穿刺，显示针位于囊肿之中

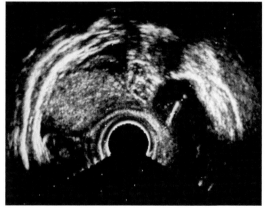

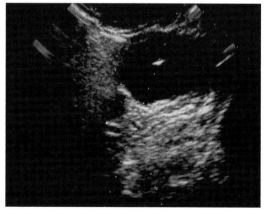

图 18-1-7　同图 18-1-6，抽吸囊液
后囊肿明显缩小

图 18-1-8　经腹部超声引导下穿刺
盆腔包裹性积液穿刺治疗，显示针尖位于囊腔中

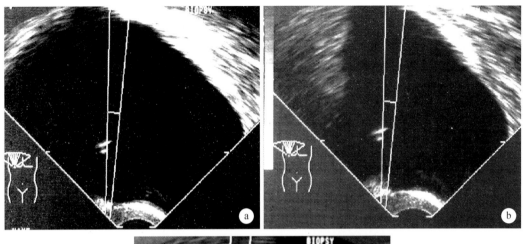

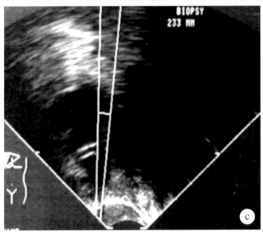

图 18-1-9　包裹性积液

a. 包裹性积液：经阴道超声引导下穿刺，显示穿刺针进入囊腔之中；b. 抽吸囊液后，囊腔缩小；

c. 囊液抽吸基本完成，囊腔明显缩小

5. 包裹性积液（图 18-1-8 和图 18-1-9）　　手术后或盆腔粘连形成的局限性的液性暗区，又称盆腔腹膜囊肿。超声引导下抽吸是最佳的方法，往往可以达到痊愈的结果。而手术治疗时往往在开腹后不能发现肿块，而增加患者的精神负担。

6. 脓肿　主要适用于长期抗炎治疗效果不理想，肿块无明显缩小，呈囊肿状的脓肿患者。或包绕子宫周围的盆腔脓肿或附件炎形成的局限性脓肿，穿刺抽液做细菌培养加药敏试验，必要时放置引流管。

（二）异位妊娠

1. 未破裂型输卵管妊娠　超声检查可见到输卵管内妊娠囊。在超声引导下行孕囊穿刺，吸取羊水后注甲氨蝶呤（MTX）或氯化钾（KCl）于胚囊内；也可同时做黄体穿刺。术后超声检查随访孕囊吸收的情况及有无内出血。

2. 宫角妊娠　宫角妊娠时由于绒毛的种植，局部血管扩张明显，而且宫角部位平滑肌层较薄，压迫止血效果差，临床治疗多采用全子宫切除或单侧宫角切除，手术出血量往往较大。在超声的帮助下，可以明显降低出血量，可在腹部超声监护下，用子宫探针进入宫腔以指示孕囊在宫腔内的位置，如明确为宫角妊娠而又刮不到孕囊时，可在阴道超声引导下做子宫角内孕囊穿刺，抽取羊水再注入药物。孕囊受药物作用后可从宫腔经阴道排出。

3. 陈旧性宫外孕　有时肿块性质不明，可做穿刺以助鉴别诊断，明确诊断后可保守治疗。

4. 宫颈妊娠　与宫角妊娠一样，宫颈妊娠在临床处理中均困难，这是因为宫颈部位平滑肌组织相对较少，一旦刮宫可以造成绒毛周围的血窦开放，出血量多，严重时可以造成出血性休克，以致全子宫切除。通过阴道超声引导局部直接注射杀胚胎药物，可以收到良好的治疗效果，出血量往往较少，安全系数相对较大。

（三）性质不明的盆腔肿块

已经有明确手术指征的妇科肿块，一般不做诊断性穿刺，特别是来源于卵巢的赘生性肿块，一般以手术切除为主。但对年龄较大的妇女，并有内科并发症不宜手术或麻醉时，可考虑在超声引导下做穿刺细胞学检查或活检组织学检查。

对一些不明性质的肿块，可做穿刺细胞学检查或活检组织学检查。

（四）妇科恶性肿瘤瘤体穿刺注化疗药（图 18-1-10 ～ 图 18-1-12）

晚期肿瘤或手术后复发者，可在超声引导下做穿刺细胞学检查或活组织检查，明确诊断后可在超声引导下做瘤体穿刺注药。每周 2 次以提高疗效。

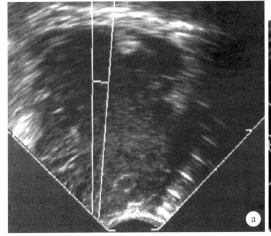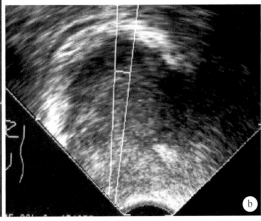

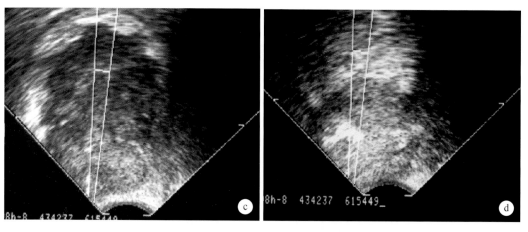

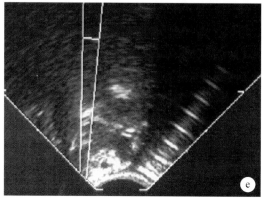

图 18-1-10 右卵巢黏液性囊腺癌

a. 图像显示穿刺前，肿瘤内部见不规则低回声区域；b. 显示肿瘤大部分为实质性结构；c. 活检针位于肿瘤内部，获得组织进行病理学检查，采用多点活检方法；d. 活检后，肿瘤内部注射药物（化疗药物或无水乙醇）治疗，呈不规则高回声；e. 肿瘤内部注射药物区域呈现为高回声结构，形态不规则

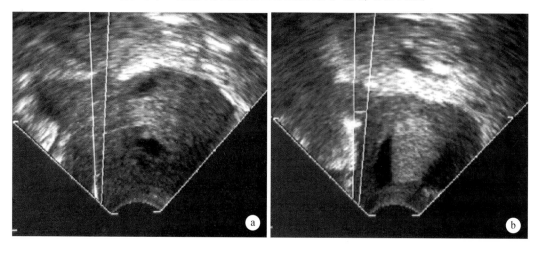

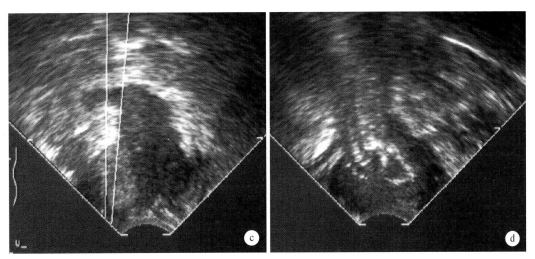

图 18-1-11　右侧卵巢恶性肿瘤

a. 经阴道超声引导下，穿刺肿瘤，可见针尖已通过阴道壁；b. 显示穿刺针已达到肿瘤内部；c. 肿瘤局部注射化疗药物，呈现为高回声不规则区域；d. 肿瘤穿刺注射药物后，显示注药局部高回声

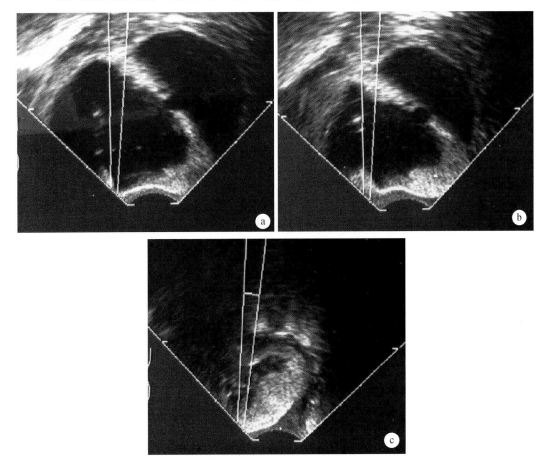

图 18-1-12　左侧卵巢浆液性囊腺癌

a. 呈多房性，显示穿刺针已达到囊腔之中；b. 囊液抽吸后，肿瘤明显缩小；c. 抽吸完成后，囊肿壁厚度不均匀，囊腔内注射化疗药物

二、术前准备

1. 仪器和器械（图 18-1-13）

（1）实时超声显像仪：备有穿刺装置，经腹壁穿刺用的线阵、凸阵、扇扫探头；阴道穿刺用的高频探头（5 ~ 7.5MHz 阴道探头）。手术前需消毒。

（2）穿刺针和活检针

1）穿刺针：腹壁穿刺针 20 ~ 30G，长 15 ~ 18cm。如用 22 ~ 23G 细针宜备有 18G 导针，以防细针偏向弯曲。阴道穿刺针直径 16 ~ 17G，长 30 ~ 40cm。

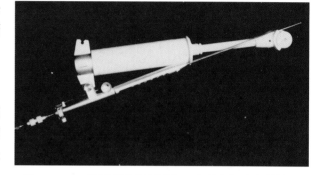

图 18-1-13　阴道超声穿刺探头、穿刺支架及穿刺针

2）活检针：组织活检针为国产 12 号阴道活检针，长 35cm。国产自动活检枪，与活检针配套。

（3）必备药物：卵巢内膜样囊肿穿刺用的无水乙醇，稀释用的生理盐水；输卵管妊娠穿刺用的甲氨蝶呤；包裹性积液穿刺用的药物庆大霉素 16 万 U、氢化可的松 50mg、糜蛋白酶 5mg，三种药混合；肿瘤穿刺注药的相应化疗药物。

2. 术前穿刺途径的选择　术前进行腹壁或阴道常规超声检查，既可选择最短穿刺途径，又可避开膀胱、宫颈等其他脏器。

3. 术前常规检查，必要时做好剖腹探查的准备

三、操作方法（图 18-1-14 ~ 图 18-1-18）

经阴道穿刺操作见图 18-1-14 ~ 图 18-1-18。

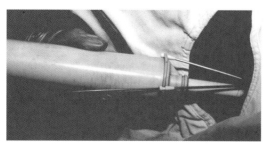

图 18-1-14　附带有穿刺支架的阴道探头放置于阴道内

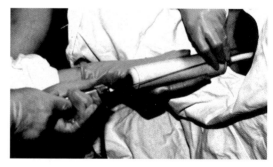

图 18-1-15　穿刺针进入囊肿腔内后，在负压下抽吸囊液

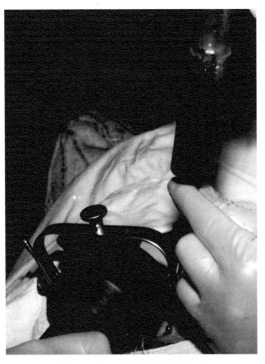

图 18-1-16　经腹部超声引导

腹部超声探头，穿刺支架和穿刺针

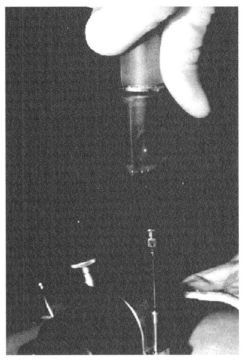

图 18-1-17　经腹部超声引导下，

用负压抽吸囊液

经阴道穿刺：

（1）患者取膀胱截石位，常规消毒外阴、阴道，铺巾。

（2）首先将已消毒的穿刺引导支架安装在消毒的阴道探头上，并将阴道探头放入阴道穹隆内。在穹隆部检查并显示肿块，测量大小，计算穿刺深度。将穿刺引导线对准肿块或囊肿，同时使穿刺线避开大血管和其他脏器。

（3）术者将阴道穿刺针沿阴道探头的穿刺引导管到达阴道穹隆部位，根据肿块的大小，计算进针深度后应用自动穿刺装置或手动，快速进针入肿块并到达理想位置。

（4）通过显示器监视穿刺针经穹隆进入肿块的线路和针尖的位置。然后取出针芯进行抽液或实质性肿块的活组织检查。

（5）用20ml或50ml针筒抽吸囊液。如液体稠厚（卵巢内膜样囊肿）可注入生理盐水稀释后再抽吸，但是注入生理盐水的容量不能超出已抽出囊液的容

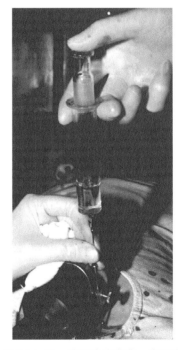

图 18-1-18　抽吸囊液完毕，囊腔内

注射生理盐水冲洗和药物治疗

量，以免人为造成囊肿破裂。抽吸时应尽可能将囊液抽尽。若为多房性囊肿，可刺破其隔进入另一房或退至腹壁另行进针穿刺另一囊腔。囊液做细胞学检查，如为脓液需做细菌培养加药敏试验。

（6）肿块或囊液内注入药物：对肿瘤瘤体内注入抗癌药物；对内膜样囊肿、单纯性囊肿注入无水乙醇 5～10ml，保留 5～10min 后抽回3～8ml。

四、注意事项

（1）穿刺前超声检查，结合病史作出诊断以及预先估计能否顺利完成穿刺操作各步骤是很重要的一环。经验证明，诊断正确、穿刺途径选择正确是成功的关键。

（2）将探头适当对腹壁或阴道穹隆施加压力，使肿块紧贴腹壁或穹隆，尽量避开肠曲。

（3）能否穿刺成功与穿刺针的质量和口径大小、术者手法和操作熟练程度有关。

（4）超声引导下穿刺结合细胞学、组织学活检对不明性质的肿块具有诊断和鉴别诊断的价值。国外自 1985 年以来陆续报道在超声引导下穿刺妇科恶性肿瘤及瘤体内化疗药物注射，以提高疗效。

第二节　阴道超声引导下自动活检

超声引导下自动活检技术是继细针抽吸细胞学检查技术的进一步发展。早在 20 世纪 80 年代，在超声引导下经阴道肿瘤穿刺，利用负压抽吸获得组织细胞学检查的材料，从而进行细胞学检查，以早期诊断卵巢恶性肿瘤，但是由于受条件等主客观因素的影响，获得的细胞学成功率较低，临床应用价值较小。20 世纪 90 年代以后，诊断活检技术的发展，使得在超声引导下可以直接获得足够量的组织块，从而可进行病理学检查，提高了活检的成功率和准确性，并在临产上迅速应用。

一、适　应　证

经阴道超声引导诊断活检技术适用于：
（1）实质性卵巢肿瘤、囊实性卵巢肿瘤的实质性部分。
（2）子宫壁的实质性病灶。
（3）输卵管的混合性病灶。

二、设备及操作步骤

（1）探头、穿刺引导支架的准备和消毒同阴道超声引导下穿刺手术。
（2）活检针应用器械消毒液浸泡消毒 30min。活检针一般采用 35～45cm 长的 12～18G，切割槽长度为 1～2cm，宽度为 0.01cm。
（3）金属自动活检枪采用高压蒸汽消毒。

（4）按阴道超声引导下穿刺手术要求消毒外阴、阴道和宫颈，将装置好阴道穿刺支架的阴道探头放置于阴道达穹隆部位，调整探头位置使得图像上显示活检区域，并将活检区域移动与穿刺引导线重叠。

（5）将活检针沿穿刺引导支架送达阴道壁时，快速进针达活检区域的边缘，放置活检针于自动活检枪内。启动自动活检枪，活检针可以自动切割组织。快速取出活检针，并逐渐旋转向前推出针芯，将针芯中的切割槽暴露在外套管之外，可见切割槽内活检的组织块，取出放置在甲醛溶液中固定，并送病理进行组织学检查。一般活检点应尽可能地多点取材，以免漏诊或误诊。

三、妇科临床应用

自动活检技术在 20 世纪 70 年代末期已应用在临床，早期主要是应用于前列腺活检、肝脏活检或肾脏的活检。90 年代才在我国的临床应用，其应用范围之广，几乎包括了所有可以进行超声检查的部位，取得良好的临床效果。但是在妇科疾病（与其临床恶性肿瘤的早期诊断）方面的应用罕见。

在临床应用方面北京医科大学第三医院张武教授具有丰富的经验，报道了大量活检资料，其活检获得组织的成功率高达 93.7%～97.4%。常见的并发症主要有脏器包膜下血肿的形成，其发生率不同器官有一定差异，一般为 0.9%～6.0%。无其他严重并发症。

上海医科大学妇产科医院在近 4 年中，对 27 例患者因盆腔内混合性肿块、阴道壁实质性肿块，而采用经阴道超声引导自动活检技术活检组织（图 18-2-1 和图 18-2-2）。26 例均获得足够的组织，经手术后大体病理学病理检查结果比较，其中 17 例卵巢恶性肿瘤中有 4 例不符合，发生率为 23.5%。10 例卵巢良性肿瘤均与术后病理学检查结果符合。故总的符合率为 85.2%（23/27）。而在 27 例中最长随访 4 年，最短半年，均无盆腔血肿、感染或癌细胞沿针道种植等并发症发生。在临床上取得较好的效果，并可以与恶性肿瘤局部注射化疗药物同时进行。

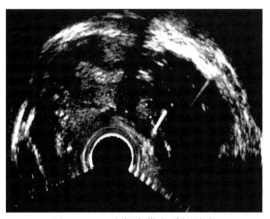

图 18-2-1　右侧卵巢实质性肿瘤

经阴道超声引导下活检术，图像显示

活检针位于肿瘤内部（箭头所示）

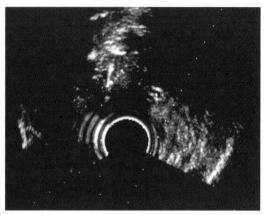

图 18-2-2　左侧卵巢实质性肿瘤

活检针位于肿瘤内部

第三节　超声引导下绒毛取样

自 1983 年初采用在超声引导下经宫颈取绒毛标本后，早期妊娠细胞遗传学诊断实现了突破性的进展。以后又相继发展为经腹穿刺取绒毛标本。取绒毛的时间一般选择在孕第 9 ~ 12 周进行，孕周过小时绒毛量相对较少，胚胎种植部位不明显，取绒毛失败率较高。孕周过大时容易造成羊膜囊损失，羊水流出，从而引起流产或因羊水过少致胎儿发育异常。

一、经阴道吸取绒毛标本

一般在妊娠 6 ~ 12 周进行，最好在 8 ~ 10 周。因在此期间绒毛膜已开始分化，出现丛密绒毛。声像图上表现为妊娠囊的种植部位回声增强，此区域内绒毛丰富，自绒毛与肌层交界处取绒毛为宜。

方法：

（1）术前先依次做常规超声检查，了解胎儿情况及胚囊种植的位置。取绒毛器是一根长 20cm、直径 1.5mm、内有铅质芯的塑料管。

（2）患者取膀胱截石位，常规消毒铺巾，用扩阴器扩张阴道，膀胱适当充盈以显示宫底为宜。

（3）在腹壁超声监护下，导管从子宫颈外口缓缓地经宫颈内口进入宫腔，进入孕囊种植部位（图 18-3-1 和图 18-3-2），取出针芯，接上 20ml 的针筒，慢慢向外抽，形成负压，停留半分钟即有绒毛和血液进入针筒内。随即将吸出物放在显微镜下或放入生理盐水的小瓶中，观察有无绒毛，如未见到绒毛，可以再取一次。一次成功率在 96% 以上。有 2% ~ 3% 流产率，0.3% 的孕囊刺破率。孕囊有一定的弹性力，吸取时可见孕囊被拉长、变形，术毕又恢复原样。

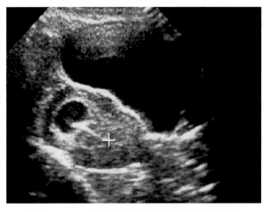
图 18-3-1　腹部超声监视下经阴道取绒毛
子宫内胚囊及位于胚囊下方的绒毛吸管（呈高回声）

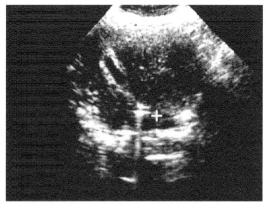
图 18-3-2　腹部超声引导下取绒毛术
显示宫腔内胚囊和取绒毛吸管（箭头所示）

二、经腹壁穿刺绒毛取标本

术前常规检查胎儿及孕囊种植部位，在超声引导下以 18G 针经腹壁、子宫壁肌层穿入，当针尖达到叶状绒毛层边缘时，用 20G 针进入滋养层内上下移动约 10 秒钟，并在持续吸引下退出。

手术在门诊进行，术后 1 小时超声检查胎儿是否存活，胚囊是否完整和滋养层内有无出血等。

经腹壁穿刺取绒毛可避免宫颈外口和颈管的微生物感染。自然流产率比宫颈途径低，未见严重并发症，不易损伤胚囊、胚胎，适用于早、中、晚期妊娠。

三、在阴道超声引导下经阴道穿刺取绒毛标本

适用于胚囊种植于子宫后壁时，在阴道超声引导下经阴道穿刺，方法同腹壁穿刺。

取绒毛术的优缺点：取绒毛术的优点十分明确，可以早期诊断胎儿发育异常、发育遗传性疾病。与羊膜腔穿刺比较，诊断时间明显提前，细胞培养成功率高及所需要的时间短。缺点是宫腔内操作有造成宫内感染、出血、流产的可能性。

第四节　经阴道宫腔手术

一些疑难的或特殊的宫腔手术在超声引导下进行，可提高成功率与安全性。

（1）疑难的宫腔手术（图 18-4-1 和图 18-4-2）

1）双子宫畸形的一侧子宫妊娠，需做人工流产终止妊娠者。

2）剖宫产后再次妊娠，因子宫黏于腹壁位置高而需终止妊娠者。

3）子宫穿孔修补术后再次妊娠，需终止妊娠者。

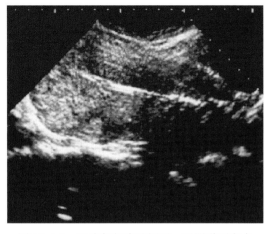

图 18-4-1　经腹部超声监视下，经阴道刮宫术
显示高回声的金属刮勺位于宫腔之中

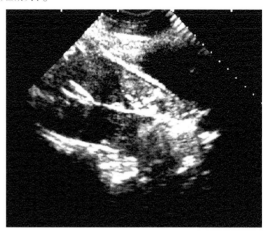

图 18-4-2　超声监视下刮宫术
显示刮勺位于宫腔内，可见刮勺前端的结构

4）节育器嵌顿于子宫肌层者。

5）胎盘残留或机化。

6）过期流产刮宫术后宫腔粘连者。

7）人工流产术后残留胎儿骨片需取出者。

8）葡萄胎刮宫术后需再次进行刮宫术者。

（2）宫腔镜检查及宫腔镜下手术：宫腔镜是一种直径 4mm 以内的纤维内镜，经宫颈进入宫腔。超声监护下可观察到宫腔镜进入宫腔内的位置、深度。宫腔镜下活检及子宫纵隔切除等手术可在超声监护下进行，以减少损伤并提高取标本及手术成功率。

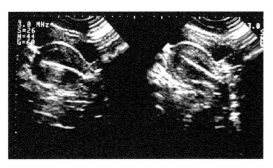

图 18-4-3 经腹部超声监视，经阴道宫腔探查术
显示探针位于宫腔内

（3）经阴道–宫颈的输卵管导管术

1）不孕妇女的输卵管通畅或一侧通畅，可在超声引导下用输卵管导管术将已获得或洗涤过的精子输往优势卵泡所在侧的输卵管（一侧通畅者要在该侧有优势卵泡时进行）。

2）治疗近端输卵管阻塞时，在超声引导下行输卵管插入术以达到治疗目的。

（4）在超声引导下，将体外受精培育的早期胚胎（桑葚期 8 个细胞）准确移植到宫腔底部。

（5）生殖道畸形进一步明确诊断：当阴道内有横隔或纵隔时，或阴道横隔仅有一小孔与外界相通时，要了解内部情况，可经小孔注入生理盐水，然后显示内部情况以明确诊断。

当双子宫畸形或合并妊娠时，为了解两个子宫关系及其与宫颈相通情况等，可在超声腹部监护下探宫腔以明真相（图 18-4-3）。

第五节　宫腔及输卵管疾病的介入性诊断

一、宫腔疾病的介入性诊断

适用于疑有宫腔内疾病者，于月经干净后第 3 ~ 5 天进行。在腹壁超声或阴道超声监护下进行。术前准备同一般刮宫术。患者取膀胱截石位，常规消毒外阴、阴道，铺巾，放入输卵管通气头，向宫腔内注入超声造影剂，显示宫腔。主要观察宫腔内有无异常回声、回声性质及其和子宫壁的关系。常见疾病声像图特征：

1. 正常宫腔　正常排卵前子宫内膜厚度 5 ~ 6mm，注入造影剂后，宫腔呈长管状充盈，扩张宽度在 5 ~ 10mm，宫腔内未见异常回声。

2. 子宫黏膜下肌瘤　纵切面上宫腔呈 "Y" 形充盈，宫腔内见实质性回声减弱区。不同切面可追踪到与宫壁相连的蒂部，肌壁间肌瘤突向宫腔时，肌瘤表面同时显示扩张宫腔。

3. 子宫内膜息肉　宫腔内见实质性稍强回声区，周围被造影剂所包绕。息肉较大时，宫腔也可呈 "Y" 形充盈，可借助造影液追踪其蒂部。与黏膜下肌瘤的鉴别是二者回声不同：息肉回声增强，肌瘤回声减弱。

4. 增厚内膜　造影前宫腔内见均匀增强回声，与宫腔形态吻合，注射造影剂后，宫腔扩张将其从中间分开。

5. 子宫纵隔　子宫横径增宽，注液后可见宫腔呈分叉状充盈，不同切面见两个宫腔间显示纵隔暗区，并可测量其大小。

6. 节育器嵌顿　造影液注入宫腔显示宫腔内节育器超出宫腔范围，可测量嵌入深度，并为取出节育器途径作出提示。

7. 流产后组织残留　宫腔内不规则强回声团，形态不规则，周围附有不规则低回声区。较强回声伴有声影，提示含有胎儿骨骼。

8. 子宫粘连　既可做诊断又可做治疗分离宫腔。

宫腔声学造影成功率95.4%，无严重并发症，操作简便，无需特殊器械，临床可推广应用。

对疑有子宫内膜癌的病例，一般以诊断性刮宫做病理检查为宜，不做宫腔声学造影。

二、输卵管疾病的介入性诊断

目的是了解输卵管通畅情况。术前准备、适应证、禁忌证同输卵管通液、通气术。

声学造影分为两种：正性造影剂和负性造影剂。以前用的负性造影剂是生理盐水，声像图显示输卵管呈低回声区。

正性造影剂声像图上显影呈增强回声，方法是在超声引导下注入造影剂约20ml。先注入生理盐水于宫腔内，见宫腔扩张，然后注入造影剂，随即观察两侧输卵管内有无微气泡回声形成的低回声区或增强回声区。通畅者还能见到卵巢周围或后陷凹内有积液的回声；如不通畅，输卵管内未见增强或低回声，液体部分从宫颈口反流入阴道。

超声子宫双侧输卵管造影与X线碘油造影相比，简便、安全、无创、图像清晰，副作用少，患者较不接受X线碘油造影。超声还能观察到子宫声像图及卵巢有否病变及两侧粘连情况。

近年来，随着新型子宫输卵管超声造影技术和新型超声造影剂的临床应用，结合三维超声技术，超声造影检查能获得更多、更准确的信息，可以更客观地准确评估子宫畸形、宫腔病变，直观地显示输卵管的空间走向、形态结构，在诊断及鉴别诊断显示出明显的优势，在一定程度上可替代子宫输卵管碘油造影，甚至可与宫腔镜检查媲美，在妇科临床有着广阔的应用前景。

第六节　宫腔超声检查

利用超声了解宫腔病变的历史可追溯到20世纪60年代，von Miscky首次应用装在金属杆顶端的超声探头在扩宫颈后进入宫腔进行扫查。1972年Bom等发展了第一个实时腔内探头。80年代，Hoetzinger等将此技术应用在子宫内膜癌的放疗计划中。但直至近几年，仪器和导管的发展才使得实时腔内探头得以应用。90年代初，Ragavendra等在动物模型的研究中，显示探头进入宫腔内和输卵管腔内进行扫描的可行性，提出此技术可用于检查内膜和邻近肌层的病变。

1991 年 Ragavendra 等报道应用频率 12.5MHz 的宫腔内探头观察早孕胚胎发育，1995年 Kikuchi 等报道应用频率 15~20MHz、直径 2mm 的宫腔内探头检查妇科疾病，认为它对于内膜癌肌层浸润深度的术前诊断及不孕症病因分析方面有一定的临床价值。Tsuda 等对 Ragvendra 的方法进行了改进，应用盐水膨胀宫腔，并同时进行宫腔镜检查，认为此方法对内膜癌及其肌层浸润深度的术前估计更有价值。因为用液体膨宫，起到造影剂的作用，可清晰分辨正常宫腔和肿瘤边界，且同时在宫腔镜下直接观察内膜表面，了解内膜和宫颈上皮有无病变。

宫腔超声检查是把特殊的宫腔探头经阴道、宫颈放入宫腔内进行检查，以显示宫腔内膜、肌层、浆膜及邻近器官的病变。

宫腔探头是由三组晶片组成的特殊探头，供不同部位检查所用。第一组晶片位于顶部，频率 7.5MHz，扫描角度 90°，在宫腔内位于宫底部；第二组晶片频率 7.5MHz，扫描角度 150°，在宫腔位于宫体中部；第三组晶片频率 10MHz，扫描角度 150°，在宫腔相当于内口水平。

一、操 作 方 法

患者取膀胱截石位，外阴、阴道、宫颈管常规消毒，铺盖消毒手术巾，用探头检查宫腔深度及子宫位置。

用 Hegar 宫颈扩张器扩张宫颈至 8 号，把探头放入宫腔直到宫腔底部。首先启动第一组晶片，观察宫底部、两侧宫角及宫体上部；启动第二组晶片，观察宫体中下部；启动第三组晶片，观察子宫内及宫颈管的情况。

观察的内容包括宫腔四周内膜及肌层回声和厚度、肌层和内膜间的分界线、宫腔内及子宫周围回声情况（见图 18-6-1 ~ 图 18-6-3）。

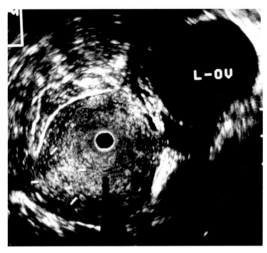

图 18-6-1　宫腔内超声 1

子宫体部正常回声，显示内膜层回声均匀，肌层回声
一致，并显示左卵巢内成熟卵泡

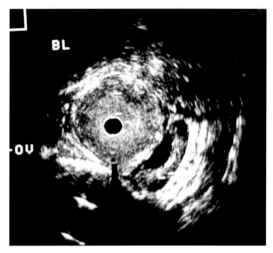

图 18-6-2　宫腔内超声 2

显示宫颈部位，回声较宫体增强

二、临床应用

主要用于宫腔内病变：

1. 子宫肌瘤　常见子宫肌瘤，子宫肌层内出现回声减弱区，可向黏膜或浆膜突起，或位于肌层之间，使肌层变厚。内膜层与肌层间的分界清晰，内膜厚度均匀。如为黏膜下肌瘤，见肌层内回声减弱区向宫腔突起部分或全部（图18-6-4）。

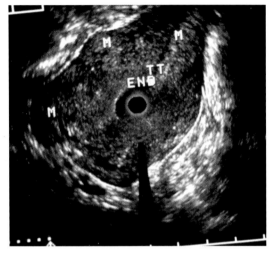

图18-6-3　宫角部位宫腔内超声检查显示左侧宫角

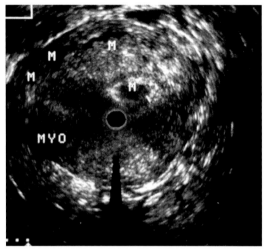

图18-6-4　宫腔内超声显示子宫肌层内多个小肌瘤。其中一个小肌瘤突向宫腔内

2. 子宫内膜癌　可用于诊断和分期。

宫腔内膜层呈不规则的增强回声，厚度增厚，可凸向宫腔，部分患者回声减弱。如有肌层浸润，可见内膜与肌层界线不清，肌层内出现低回声。根据病灶浸润肌层的深度，可以指导临床术前分期。

浸润宫颈的内膜癌表现为宫颈正常组织的中等回声消失，由癌组织的低回声所代替。

子宫范围浸润的内膜癌超声声像图显示子宫增大，看不到宫腔界线，整个子宫被癌组织所取代，失去原来形态，并向邻近器官生长。

3. 子宫内膜息肉　表现为宫腔内膜层厚度不均匀，病变内膜增厚并突向宫腔，回声增强，内膜与肌层分界清晰，息肉周围可以有少量积液（见图18-6-5）。

4. 在宫腔放疗中的应用　宫体癌、宫颈癌需进行宫腔内放射治疗前，先做宫腔超声检查，以了解宫颈到宫底的深度、宫腔大小和形态、肌层厚度、癌扩散和浸润的深度，使腔内放疗放置时目标明确，可选择与宫腔大小相适应的放疗器，以避免穿孔；也有助于了解放疗剂量、范围是否达到需治疗的病灶。

5. 正常子宫内膜及内膜增生过长　增生期内膜与肌层相比呈低回声或等回声，而分泌期内膜呈边界清的高回声区，比阴道超声分辨率高。内膜增生过长表现为围绕宫腔的强回声区。

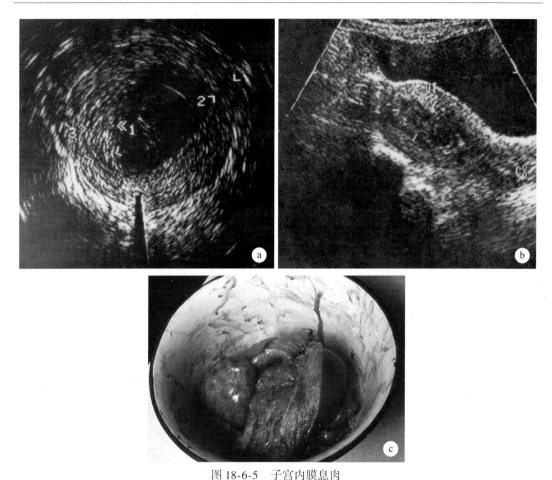

图 18-6-5　子宫内膜息肉

a. 宫腔内超声显示宫腔内呈现低回声为主的不均匀结构。肌层回声均匀。病灶分界清晰；

b. 经腹部超声检查，宫腔内实质性结构；c. 术后标本显示宫腔内息肉

6. 早孕期胚胎发育的评价　宫腔内超声可作为研究胚胎学发展的一种方法，用于早期胚胎发育的系统观察及对胚胎较大畸形的发现，因其声束透射深度仅约 20mm，一般仅适用于孕 7~8 周，其在产科应用的安全性尚未明确（图 18-6-6 和图 18-6-7）。

7. 宫颈癌　宫腔内超声能发现多数病灶，但不是诊断宫颈癌的最佳方法。

8. 不孕症　宫腔内超声在不孕症病因分析方面的作用主要是观察内膜发育情况，更好地显示内膜状态。

9. 内膜息肉　宫腔内超声在内膜息肉与子宫黏膜下肌瘤的鉴别诊断方面尤其有利。

10. 宫内节育环　宫腔内超声可显示异体如 IUD，观察其有无嵌顿，为全部或部分嵌顿、指导临床取出嵌顿较深的 IUD（见图 18-6-6）。

11. 其他方面　宫腔内超声对滋养细胞疾病（尤其局限于宫腔或肌层内者）、宫腔粘连、宫腔积脓、药流或人流后不规则出血等宫腔内病变的诊断也有一定的临床意义。

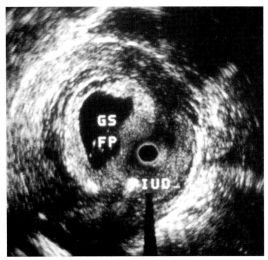
图 18-6-6 宫腔内超声
显示位于右侧内膜层的胚囊，以及胚芽、宫内节育器

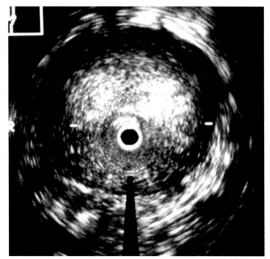
图 18-6-7 早期妊娠药物流产后
显示前壁胚囊种植部位呈现为高回声区域

宫腔超声有许多独特优点，临床应用会日趋广泛。但它必竟是一种宫腔内手术，有一定的适应证和禁忌证，如附件病变不适应；当生殖道急性感染期禁忌；妊娠期不适用；宫颈管不能扩张、探头不能通过颈管者不能用。且有造成内膜、肌层损伤，甚至穿孔、感染等并发症的可能。所以，宫腔超声选用时应严格掌握适应证，操作宜轻柔，以免造成损伤。宫腔内超声的初步应用表明该技术尚存在一定的局限性：不适用于对较大病变的观察，不适用于附件病变，有一定的禁忌证，可能导致子宫或宫颈的损伤甚至穿孔或引起迷走神经过度兴奋症状。

目前宫腔内超声的临床应用显示其图像质量好且不受子宫位置的影响，在子宫病变尤其内膜及肌层较小病变的观察方面，可作为腹部、阴道超声的补充，为临床提供更多、更准确的信息。随着探头技术的发展，输卵管内超声将得到进一步发展，宫腔内超声与之相辅相成，必然能发挥更大作用。

第七节 羊膜腔穿刺

羊膜腔穿刺在产科是常用的操作技术，根据穿刺的目的可分为诊断性穿刺和治疗性穿刺两类。

中期妊娠引产进行羊膜腔穿刺注药一般无需做超声定位，更不需要超声引导。超声定位仅用于某些特殊病例或盲目穿刺失败者。但诊断性的和胎儿宫内介入性治疗的羊膜腔穿刺时，需考虑胎儿的安全性，此时应用超声引导下的羊膜腔穿刺是必要的，因它可大大提高穿刺成功率，减少盲目穿刺所引起的并发症。

一、适 应 证

（一）诊断性羊膜腔穿刺

（1）中期妊娠取羊水做细胞染色体培养，测定甲胎蛋白、胆红质、血型等。

1) 高龄孕妇（35 岁以上者）常染色体三体儿的发生率明显增加，性染色体异常儿发生率也增加。国外许多围产中心对高龄孕妇常规取羊水做染色体检查。

2) 有畸胎史者，如神经管畸形、先天性代谢性疾病等。

3) 夫妇中有染色体异常疾病史及家族史者。

4) X-连锁遗传病及显性遗传病基因携带者需做性别鉴定者。

5) 有不明原因的流产早产史者。

6) 本次妊娠有异常者，如胎儿宫内发育迟缓、早期妊娠时有病毒感染或放射线接触史者。

（2）晚期妊娠取羊水做胎儿成熟度测定，如泡沫震荡试验、卵磷脂/鞘磷脂值测定、羊水橘红细胞计数等。

（3）胎膜早破取羊水做细菌学检查，同时做胎儿成熟度测定，这对胎儿处理及新生儿感染的预防有实用意义。

（二）治疗性羊膜腔穿刺

（1）中期妊娠羊膜腔穿刺给药引产

1) 中期妊娠引产盲目穿刺失败者。

2) 死胎、胎膜早破等羊水较少者，胎儿与羊膜紧贴、间隙较小时，可在超声引导下穿刺进入极小之羊水池内，如抽不到羊水，可注入生理盐水，监视屏上可见注入的生理盐水流动的水柱，证实在羊膜腔内，再注入药物。

3) 部分性葡萄胎合并存活胎儿引产者，可在超声引导下给存活胎儿羊膜腔内穿刺注药。

4) 双胎羊膜腔内给药时需分别穿刺两个羊膜腔。

5) 双子宫一侧妊娠者。

6) 剖宫产后再次妊娠引产时，因子宫与腹壁粘连而位置过高者，穿刺需在超声引导下进行以避开肠曲，又能正确定位。

（2）羊膜腔给药以促进胎儿肺成熟：在取羊水做胎儿成熟度检查时，同时注入地塞米松 100mg，间隔 1 周后可重复一次。

（3）胎儿宫内发育迟缓或羊水过少时，在超声引导下行羊膜腔穿刺注入氨基酸、碳酸氢钠或生理盐水，进行宫内治疗。

二、术 前 准 备

（1）超声仪：高分辨率实时超声诊断仪，探头频率 3.5MHz，备有穿刺导向装置。

（2）针具：20 ~23G 穿刺针，长 15 ~18cm。

（3）药品：不同的羊膜腔给药的药品，如地塞米松、氨基酸、碳酸氢钠、生理盐水。

（4）取出羊水做检查所需的各种试管、培养管等。

三、操 作 方 法

（1）孕妇取仰卧位，先做常规产科超声检查，并选择穿刺点，避开胎盘，寻找最大又紧贴腹壁的羊水池。

（2）按常规消毒铺巾，换用消毒的穿刺探头，调整探头引导穿刺角度，并从监视屏上观察穿刺部位是否置于穿刺引导线上，测量穿刺深度。

（3）穿刺者沿探头引导槽将穿刺针插入进行穿刺，通过监视屏可见穿刺针由皮肤经腹壁各层进入子宫壁、羊膜腔，取出针芯，用20ml注射器抽取羊水10~20ml。

（4）需作羊膜腔注药者，将事先备好的药物注入，监视屏上可见注入药液中微气泡的回声呈喷泉状（图18-7-1和图18-7-2）。

（5）术毕插上针芯取出穿刺针后，再次观察胎心胎动。

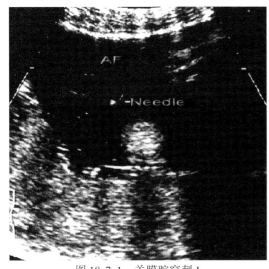

图18-7-1 羊膜腔穿刺1
显示穿刺引导线

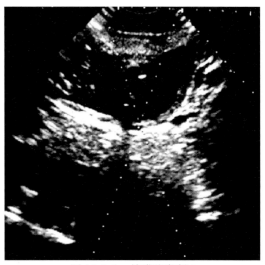

图18-7-2 羊膜腔穿刺2
显示针尖达到羊膜腔内（箭头所示）

四、注意事项和并发症

诊断性羊膜腔穿刺一般在妊娠第16~17周进行，有作者报道早期羊膜腔穿刺在孕9~12周进行，以代替绒毛取样检查。取羊水量一般为10ml，用22G针，动作要缓慢。早期羊膜腔穿刺将成为产前诊断的主流。

采用超声引导下进行羊膜腔穿刺，可使并发症减到最低限度，其羊膜破裂发生率<1%，自然流产率0.2%~1.2%，感染率0.3%~2%。

第八节　脐血管穿刺取血

随着围生医学的发展，用胎儿血做标本进行各种测定，以了解胎儿有无先天性缺陷及评估胎儿在宫内状况是产前诊断的一大进展，使产前诊断进入分子遗传学阶段。

胎儿取血，最早用胎儿镜，20世纪70年代对胎盘绒毛膜进行穿刺，因很难获得纯胎儿血，目前已不用。在超声引导下脐血管穿刺为目前常用的方法，也可做胎儿肝内静脉穿刺、胎儿心脏穿刺取血。

一、适 应 证

（1）胎儿溶血病：可做胎儿血细胞、网织细胞计数、测定血型、血清胆红素、血浆蛋白、IgG 抗体等。

（2）有遗传病分娩史或家族史孕妇做胎儿染色体检查。

（3）胎儿宫内发育迟缓时了解胎儿酸碱平衡情况。

（4）有胎儿弓形体病及病毒感染等致畸因素者。

（5）先天性胎儿血小板减少症。

（6）非免疫性胎儿水肿。

（7）双胎输血综合征。

二、操 作 方 法

（1）仪器、针具：同羊膜腔穿刺。

（2）孕妇取仰卧位，先做产科常规超声检查，并计算胎心率，寻找脐带的穿刺部位（可在脐带胎盘侧或胎儿侧脐窝的根部约 1cm 处，也可在脐带游离段，尽量避开胎盘，也可经胎盘穿刺）。

（3）常规消毒铺巾，先做羊膜腔穿刺，当穿刺针达期待表面时做短暂停顿后，快速、用力垂直刺入脐血管，当监视屏上见脐带下压后脐带内显示一强回声点，表示针已进入脐带。取出针芯，抽取脐血，先抽 0.5 ~ 1ml，立即做抗碱试验，确定为胎血后，再抽取脐血 1 ~ 3ml（图 18-8-1 ~ 图 18-8-3）。

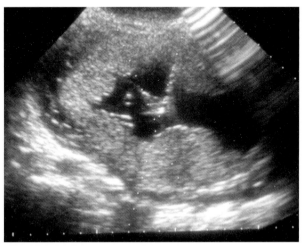

图 18-8-1　脐动脉穿刺：显示针尖位于羊膜腔内，达到脐动脉内

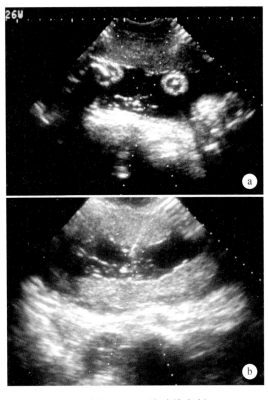

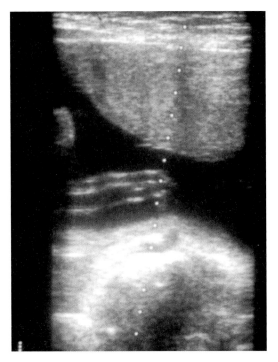

图 18-8-2 脐动脉穿刺
a. 显示穿刺线通过脐血管；b. 穿刺针经胎盘达到
脐动脉内

图 18-8-3 显示穿刺线通过脐动脉

（4）插入针芯后取出穿刺针，有时见脐血管针孔处有串珠状血液流出，持续 10～70s。

（5）再次观察胎儿心率胎动情况，1h 后再复查一次胎心、胎动、胎盘、羊水等情况。

三、注意事项和并发症

（1）脐血管穿刺在妊娠 18 周至足月妊娠间均可进行，以妊娠 20～22 周最佳。也有作者报道在 12～21 周进行。

（2）并发症：脐血管出血发生率 23%～37%，持续 0～70s，无严重后果；胎儿丢失发生率 0.8%～1.6%；胎儿心动过缓发生率 7%。

超声引导下脐血管穿刺成功率约 90%，为提高脐带穿刺的成功率，可采用局麻使产妇腹壁松弛；用药物抑制宫缩、减少胎动；也可给胎儿肌内注射药物。遇脐带变动时，在小范围内可侧动探头；若变动范围大，则需更换穿刺点。如脐静脉直径在 3mm 以上者，成功率高；穿刺针锋利，并且直，针垂直进入脐静脉也易成功。产后检查脐带时，不会寻见穿刺孔。

第九节　胎儿宫内介入性诊断和治疗

一、胎儿宫内介入性治疗

（一）胎儿取血

1. 胎儿肝内静脉穿刺取血　当脐血管穿刺有困难时，可做胎儿肝内静脉穿刺取血。

（1）孕妇排空膀胱，取仰卧位。

（2）超声常规产科检查，并找到胎儿肝内静脉，选择好腹部穿刺点。

（3）在超声引导下做羊膜腔穿刺：穿刺针达胎儿腹部表面，穿过肝实质进入肝内静脉取血 2 ~ 3ml，取出穿刺针后因肝实质可压迫血管而无出血。因腹部比脐带较易固定，成功率更高；且取得血标本为胎儿纯血，不必做胎血鉴定，也不必做是动脉血来源还是静脉血来源的鉴别。

1991 年国外有作者报导胎儿肝内静脉穿刺的成功率为 95.55%，国内尚未见报道。

2. 胎儿心脏穿刺取血

此法可接受性差，仅用于脐血管穿刺及胎儿肝内静脉穿刺失败者或不能进行者。

（1）超声常规产科检查后，显示四腔心平面的心脏。

（2）在超声引导下用 17G 穿刺针进行胎儿胸腔穿刺，拔出 17G 针芯，将 23G 针芯从 17G 针套管中穿过穿刺胎儿心脏右心室（因它近前胸壁）。

（3）取血后即移去穿刺针，并行超声检查穿刺点有无出血，有无心动过缓、心包积血。3h 后再观察一次，10 天后再随访一次。

（4）心脏穿刺所得血标本为纯胎血，也不必做胎血鉴定。

（二）胎儿活检

超声引导下胎儿活检仅用于致死性胎儿疾病的诊断。

1. 肝组织活检　诊断葡萄糖代谢常染色体隐性遗传病，也可对氨基甲酸鸟氨酸转化酶缺乏作出诊断。

用 Lee 软组织活检针，方法同肝内静脉穿刺，取肝组织。

2. 胎儿皮肤活检　适用于某些先天性遗传性皮肤病，如遗传性大疱性表皮松解症的产前诊断。

活检于妊娠第 20 ~ 26 周进行，用活检针对准胎儿臀部进行穿刺，对胎儿无明显影响，出生后臀部无明显瘢痕发现。

（三）胎儿肾脏发育不全的诊断

常规超声检查时未见明显肾脏时，给胎儿腹腔内注入生理盐水使腹腔内器官显影，用以诊断胎儿肾发育不全。

二、胎儿宫内介入性治疗

(一) 胎儿输血

胎儿输血是胎儿宫内治疗常用的方法，用于治疗胎儿溶血性疾病，还用于治疗其他胎儿疾病，如胎儿贫血、出血、水肿等。胎儿输血技术也在不断改进、提高。

1. 胎儿腹腔内输血 20世纪60年代用X线透视，输血前10~12h先做羊膜腔穿刺并注入泛影酸葡甲胺（泛影葡胺），借助于胎儿吞咽羊水使肠管显影，在X线监视下进行腹腔输血。现在改用超声监护，先做羊膜腔穿刺，使穿刺针到达胎儿脐下，取膈肌和肝脏下方、膀胱的上方，避开血管刺入胎儿腹腔（如有腹水先抽取腹水），先注入少量生理盐水作引导，无阻力后注入Rh阴性的O型血。输入血量为：孕20周前10ml，20孕周后以后输血量从10ml开始递增，每次输血量不宜过多，以免膈肌抬高影响心脏活动。超声监护除观察注入的血液的情况外，还须监视胎心情况，如见胎心率减慢应停止输血。术后需随访腹腔内血液吸收的情况。

胎儿腹腔内的血液是通过肠系膜淋巴管和膈下淋巴管吸收，经左锁骨下淋巴管进入血循环中，一般7~8天方可吸收。

2. 胎儿血管内输血

（1）胎儿脐血管输血：方法同脐血管穿刺取血。脐静脉是三根脐血管中最粗的一根，穿刺多选择脐静脉。

（2）胎儿肝内静脉内输血：用18G针进行羊膜腔穿刺并进入胎儿腹腔达肝脏表面，用22G针管进入肝脏的静脉内。

胎儿血管内输血操作技术要求高，适用于腹腔输血有困难者，如胎儿有腹水及水肿等。它的优点在于直接输入血管内，同时还能采集血标本做检测以决定输血量。输血速度每分钟2~5ml。

（3）胎儿心脏穿刺输血：用1.2mm直径导针插入胸腔后，用0.7mm直径针进入胎儿心脏左心室。

胎儿心内输血可能出现心动过缓，可能是对穿刺胸壁、心脏、母体宫壁的反应，由胎儿神经反射及胎儿心脏自律中心引起。

(二) 药物治疗

药物治疗不能根治先天性疾病和遗传性疾病，但可缓解与某些疾病有关的症状和体征。有报道经胎盘注入洋地黄治疗宫内胎心率慢的完全性房室传导阻滞，以及其他先天性心脏病或心衰所致的非免疫性胎儿水肿，提高胎儿存活率。

(三) 胎儿穿刺术或胎儿引流术

1. 胎儿脑积水引流术 先前是在超声引导下做穿刺引流，但需反复穿刺。现在用单次穿刺放置单向活瓣引流管，建立脑室→羊膜腔分流，以降低颅内压，保护脑实质。此法可使婴儿存活。一般宜在30~32周进行，太晚对保护脑实质意义不大，仅是减小头围，解决分娩。

2. 胎儿肾积水、尿潴留引流术　由于下尿路梗阻引起的尿潴留、双肾积水，此时以羊水量来衡量胎儿肾脏功能，羊水量减少且为进行性的提示肾功能损害明显，属手术指征。

可放置双猪尾导管建立膀胱→羊膜腔或肾→羊膜腔的引流。

3. 胎儿胸腹水　一般做穿刺性引流。用于分娩前做穿刺，以解决分娩时胎儿胸腹径过大的难产。

4. 胎儿卵巢囊肿穿刺　较大囊肿在超声引导下穿刺以减小腹部体积，以利于阴道分娩。也有主张不太大的卵巢囊肿分娩后再手术。

（四）胎儿宫内基因治疗

对严重的免疫缺陷病、地中海贫血等，可采用宫内肝细胞移植使其重建细胞免疫。国外有此成功报道。

（五）胎儿心脏穿刺

（1）取胎血和输血，接受性差。

（2）减少胎数

1）多胎妊娠：为确保 1~2 胎儿顺利生长、发育、分娩。国外围产中心已应用于临床，一般在早期妊娠时穿刺。

2）单卵双胎出现输血综合征时，为确保正常胎儿的生长发育，需刺杀供血儿时可进行心脏穿刺。

三、选择性减胎术

常用于辅助生育多胎妊娠或双胎妊娠，一胎严重畸形影响另一健康胎儿生存，或单绒毛膜双胎严重选择性胎儿生长迟缓（sIUGR）濒临宫内死亡。减胎术根据时间分为孕早期及孕中期。

（一）孕早期经阴道孕囊抽吸术

该术常用于停经 6~8 周孕囊，阴道常规消毒后在阴道超声定位引导下，穿刺针抽吸最靠近宫颈孕囊，术毕观察保留孕囊胎心。术后注意阴道流血等先兆流产迹象。

（二）孕中期选择性减胎术

根据绒毛膜性选择不同的方法。

1. 超声引导氯化钾心脏注射术　该法为常规经典用法，对于双胎妊娠，用于双绒毛膜双胎，超声引导定位需减灭胎儿心脏，胎儿心尖靠近胎儿胸前壁为最佳穿刺点，22G 穿刺套针进入羊膜腔，再快速进入胎儿胸壁胎儿心腔，回抽见血，缓慢推注氯化钾 2~3ml，见胎儿心跳逐渐减弱至停止，观察 5 分钟未见复跳，迅速拔出穿刺针。半小时后 B 超再观察胎心情况。

2. 超声引导射频减胎术　　该法是近年内发展起来的方法，适用于单绒毛膜双胎选择性减胎。术前对有适应证的病例进行评估（母体及胎儿），充分沟通，告知孕妇手术的优点及可能发生的并发症，同时告知术后随访的注意事项。常规腹部消毒铺巾，超声定位引导下后穿刺点局部麻醉，使用 SLIM 射频电极，在超声引导下穿刺脐带的胎儿腹内部分，尽可能避开胎盘，在射频伞状针爪打开之前，用彩色多普勒确定针尖位置，射频治疗模式选择加温，持续一个完整加热循环，多数病例整个治疗过程≤15 分钟，一般 2～3 个加热循环即可停止血流，用彩色多普勒确认被减胎儿的脐带血流停止后，结束加热，术后给予保胎、抗生素预防感染等治疗后24 小时超声检查，并进行保留胎儿大脑中动脉血流测定。该法所致流产率为80%～85%。

（王彦林　牛建梅）

参 考 文 献

常才，张珏华.1995. 卵巢恶性肿瘤的超声诊断价值. 中国实用妇科与产科杂志，11：326～327.

常才.2011. 浅谈子宫输卵管造影. 上海医学影像，9：177～179.

严英榴，张珏华，朱关珍.1990. 超声引导下穿刺术在妇科的应用. 中国医学影像技术，6：37～38.

张珏华，常才.1994. 宫腔超声在妇产科的应用——附 37 例临床分析. 中国医学影像技术，10（增刊）：35～37.

张珏华.1994. 介入性超声在妇产科的应用——579 例分析. 中国医学影像技术，10：37～39.

张珏华.1996. 妇产科介入性超声的应用. 见：袁耀萼，盛丹青主编. 妇产科学新理论与新技术. 上海：上海科技教育出版社，266～277.

张珏华.2003. 妇产科介入性超声. 见：周永昌，郭万学主编. 超声医学. 第4版，北京：科学技术文献出版社，1406～1419.

张武.2003. 自动活检装置的应用. 见：周永昌，郭万学主编. 超声医学. 第4版，北京：科学技术文献出版社，1359～1366.

Bom N，et al.1972. An ultrasonic intracardiac scanner. Ultrasonics，10：72.

Branbati B，Terzian E，Tognoni G.1991. Randomized trial of transabdominal vs transvaginal chotionic villus sampling methods. Prenat Diagn，11：285～292.

Chervenak FA，Isaacson GC，Campbell S，et al.1993. Ultrasound in Obstet and Gynecol. Boston：Littls Brown.

Cornier E，et al.1995. Intrauterine ultrasonography：first symptomatologic aspect. J Gynecol Obstet Biol Reprod Paris，24（5）：475～481.

Forestier F，et al.1986. Prenatal diagnosis of haemophilia by fetal blood sampling under ultrasound guidance. Haemostasis，16：346.

Fujiwaki R，et al.1995. Intrauterine ultrasonographic assessment of embryonic development. Am J Obstet Gynecol，173（6）：1770～1774.

George IS，Luid AB.1997. Amniocentesis and chorionic villus sampling. In：Berman MC，Cohen HL，eds. Diagnostic Medical Sonography：Obstet and Gynecol. 2nd ed. New York：Lippincott，579～591.

Golbus MS，et al.1985. Fetal urinary tract obstruction：Management and selection for treatment. Semin Perinatol，9：91.

Goldberg BB，et al.1990. Endoluminal US：Experiments with nonvascular uses in animals. Radiology，175：39.

Goldberg BB，et al.1991. Endoluminal gynecologic ultrasound：preliminary results. J Ultrasound Med，10：

583~590.

Goldberg BB, et al. 1991. Endoluminal sonography of the urinary tract: preliminary observations. AJR, 156: 99.

Goldstein P, et al. 1990. Ventriculoamniotic shunt for treatment od hydrocephalus in one of twins: Medical, ethical and legal considerations. Fetal Diagn Ther, 5: 84.

Harman CR, et al. 1990. Intrauterine transfusion – intraperitoneal versus intravascular approach: a case – control comparison. Am J obstet Gynecol, 162: 1020.

Hoetzinger H, et al. 1984. Intrauterine ultraschall tomogyaphie (IUT): Vergleich mit makroskopischen Prapar-atschnitten. Geburtsh und Frauenheilk, 44: 219.

Hoetzinger H, et al. 1988. Use of hysterosonography in the HDR after loading treatment of endometrium canc-er. Sonderbande Strahlenther Onkol, 82: 44.

Hoetzinger H. 1991. Hysterosonography and hysterography in benign and malignant diseases of the uterus: A comparative in vitro study. J Ultrasound Med, 10: 259~263.

Hsieh FJ, et al. 1987. Percutaneous ultrasound–guided fetal blood sampling in the mangement of nonimmune hy-drops. Am J Obstet Gynecol, 157: 49.

James B, Spies MD. 2002. New Trends in the Management of Uterine Fibroids A session at the 3rd World Congress on Controversies in Obstetrics, Washington, DC: Gynecology & Infertility meeting.

Khalifa E, et al. 1992. Sonographic appearance of the endometrium: The predictive value for the outcome of in-vitro fertilization in stimulatedcycles. Hum Reprod, 7: 681~684.

Kikuchi A, et al. 1995. Intrauterine ultrasonography with a high – frequency probe: Preliminary report. Obstet Gynecol, 85 (3): 457~461.

Kikuchi A, et al. 1997. Intrauterine sonography for preoperative assessment of cervical invasion in endometrial car-cinoma. Gynecol Oncol, 65 (3): 415~420.

Klein HM, et al. 1993. Assessment of incontinence with intraurethral US: Preliminary results. Radiology, 187: 141~143.

Kupesic S, Plavsic BM. 2007. 2D and 3D hysterosalpingo contrast sonography in the assessment of uterine cavity and tubal patency. Eur J Obstet Gynecol Reprod Biol, 133 (1): 64~69.

Kurjak A, Alfirevic Z, Jurkovic D. 1987. Ultrasonically guided fetal tissue biopsy. Acta Obstet Gynecol Scand, 66: 523.

Lebke RR, Cyr DR, Mack LA. 1985. Midtrimester genetic amniocentesis with simultaneous ultrasound guidance. J Clin Ultrasound, 13: 371.

McDonald TW, et al. 1987. Role of needle biopsy in the investigation of gynecologic malignancy. J Reprod Med, 32: 287.

Miller LS, et al. 1993. Endoluminal ultrasonography of the distal esophagus in systemic sclerosis. Gastroenterology, 105: 31~39.

Nikolic B, Spies JB, Lundsten MJ et al. 2000. Patient radiation dose associated with uterine artery embolization. Radiology, 214: 121~125

Obata A, et al. 1985. Ultrasound estimation of myometrial invasion of endometrial cancer by intrauterine radial scanning. JCU, 13: 397~404.

Pelage JP, LeDref O, Soyer P. 2000. Fibroid-related menorrhagia: Treatment with superselective embolization of the uterine arteries and midterm follow-up. Radiology, 215: 428~431

Pellicer A. 1988. Hysteroscopy in the infertile women. Obstet Gynecol, Clin North Am, 15: 99.

Quintero RA, et al. 1993. Embryoscopic demonstration of hemorrhagic lesions on the human embryo after placental trauma. Am J Obstet Gynecol, 168: 756~759.

Ragavendra N, et al. 1991. Endoluminal catheter – assisted transcervical US of the human embryo. Radiology, 181: 779 ~ 783.

Ragavendra N, et al. 1993. Transcervical sonography: an investigational technique for visualization of the embryo. Obstet Gynecol, 81: 155 ~ 158.

Romero R, Jeanty P, Reece EA. 1985. Sonographically monitored amniocentesis to decrease intraoperative complications. Obstet Gynecol, 65: 426.

Rosenberg P, et al. 1989. Intrauterine ultrasonography and endometrial cancer. Lancet, 1: 842 ~ 843.

Slepian MJ. 1991. Application of intraluminal ultrasound imaging to vascular stenting. Int J Card Imaging, 6: 285 ~ 311.

Tsuda H, et al. 1996. Diagnosis of myometrial invasion of endometrial cancer by intrauterine ultrasonography with a high frequency probe and fluid contrast augmentation in the uterine cavity. Br J Obstet Gynaecol, 103 (8): 840 ~ 841.

von Micsky LI. 1966. Ultrasonic tomography in obstetrics and genecology. Diagnostic Ultrasound, 6: 384.

Whitmire LF, et al. 1985. Image guided percutaneous hepatic biopsy: diagnostic accuracy and safety. J Clin Gastroenterol, 7: 511.

Worthen NJ, Gunning JF. 1986. Percutaneous drainage of pelvic abscesses: Management of the tubo – ovarian abscess. J Ultrasound Med, 1986, 5: 551.

第十九章　助孕技术中的介入性超声

第一节　人工助孕技术的概况

　　助孕技术（assisted reproductive technologies，ART）开始于 1978 年首例试管婴儿 Louise Brown 的诞生。随着人们对生殖医学认识的不断深入，助孕技术已从早期单纯的试管婴儿方法，发展为多种技术，包括人工授精、配子输卵管内移植（gamete intrafallopian trasfer，GIFT）、受精卵输卵管内移植（zygote intrafallopian transfer，AIFT）、胚胎输卵管内移植（tubal embryo transfer，TET）、试管婴儿（in vitro fertilization，IVF）和单精子卵子内注射技术（intracytoplasmic sperm injection，ICSI）（图 19-1-1 和图 19-1-2），是生殖内分泌、细胞生物学、超声和内镜等技术的结合。通过促排卵技术和卵泡穿刺技术，获得多个卵子，经受精后多个胚胎（配子或合子）移植，以期望提高妊娠成功率。因此，在助孕技术中超声是较为主要的部分，通过 HCG（FSH）/HCG 等药物促排卵技术，使得多个卵泡同时生长，而卵泡的生长程度和质量的监测有赖于超声卵泡监测技术（见第十二章）。卵泡成熟后卵子的摄取，也需要超声引导下穿刺技术。

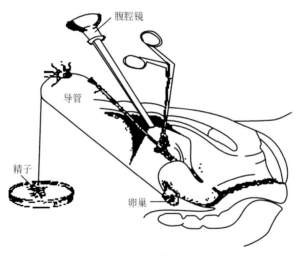

图 19-1-1　ART 工作程序示意图

　　助孕技术是采用人工的方法帮助患有不孕症的夫妇生育的技术。欲成功地培育"试管婴儿"，取得成熟的卵子是一个关键。为适时取得成熟卵子，需要监测卵泡的发育。目前，用超声监测卵泡是简便有效的方法。这种监测方法最好结合性激素的测定。

　　取卵技术是助孕技术的关键步骤之一，最早期取卵子技术是采用腹腔镜下取卵的方法。随着超声技术的发展，腹部超声引导下穿刺取卵技术代替了腹腔镜下取卵的方法。近

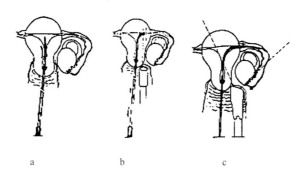

图 19-1-2 受精卵宫腔内或输卵管内移植示意

年来，发展到阴道超声引导下卵泡穿刺取卵为首选的方法，几乎取代了腹腔镜或腹部超声引导下穿刺取卵术。

第二节 超声引导下卵泡穿刺取卵

一、适 应 证

（1）输卵管疾患引起的不孕症：①输卵管阻塞；②输卵管缺如；③输卵管结扎术后需再妊娠者。

（2）子宫内膜异位症经药物或手术治疗后仍未受孕者。

（3）宫颈黏液异常者。

（4）原因不明的不孕症。

（5）男性不育：精液、精子减少，精子活动力低弱，或免疫性不孕，在精子处理后做人工授精而又失败者。

（6）遗传缺陷者：可用健康人的精子或卵子做人工授精或体外授精。

二、术 前 准 备

1. 仪器和器械 同盆腔肿块穿刺，但穿刺针的消毒、冲洗的生理盐水等需经特殊处理。阴道探头消毒液消毒后，以及术者手套上的粉尘必须用生理盐水冲净。另备负压吸引器。

2. 术前条件

（1）超声监测卵泡发育，见成熟卵泡直径大于 18mm。

（2）用 HCG 后 36 小时内进行穿刺。

（3）卵泡培养液及一套观察卵子及培养受精卵的设备。

三、操 作 步 骤

1. 用阴道超声探头引导经阴道穹隆穿刺取卵术

（1）患者取膀胱截石位，常规消毒外阴、阴道，铺巾。

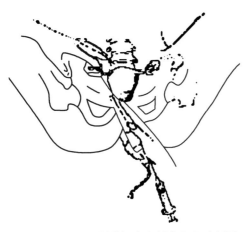

图 19-2-1　经阴道超声穿刺取卵术示意图

（2）将消毒的阴道探头放进阴道内，在穹隆部检查卵巢位置，然后将探头固定于穿刺部位，使需穿刺的卵泡位于穿刺引导线上，并进行正确的距离测定（图 19-2-1）。

（3）穿刺针接在培养管上，培养管另一端接负压器。

（4）术者用穿刺针通过穿刺引导管，用适当力度和速度经穹隆刺入卵泡内，或用手动穿刺枪穿刺穹隆直达卵泡内。

（5）监视屏上见针尖回声位于卵泡内，即开启负压吸引器（压力约为 13.3kPa），见卵泡随抽吸迅速塌陷。一个卵泡的卵泡液为 3 ～ 5.0ml（图 19-2-2 ～ 图 19-2-4）。

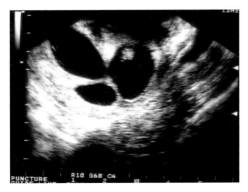

图 19-2-2　左卵巢内卵泡穿刺
超声图像显示穿刺针位于卵泡内

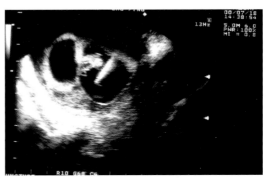

图 19-2-3　经阴道超声左卵巢取卵术，
显示针尖已达到卵泡中

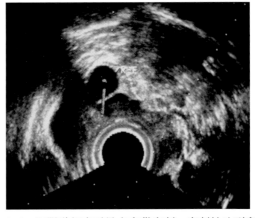

图 19-2-4　经阴道超声引导右卵巢穿刺，穿刺针达到卵泡中

（6）一个卵泡的卵泡液抽尽后再将针刺入邻近较大的卵泡。将双侧卵巢内大于15mm的卵泡均穿刺抽液（图19-2-5～图19-2-7）。

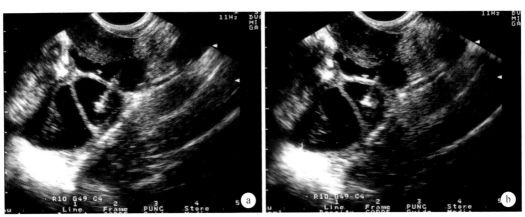

图 19-2-5　卵泡穿刺取卵

a. 右侧卵巢内多个卵泡发育成熟，穿刺前，将穿刺引导线调整在需要穿刺的卵泡上；b. 穿刺针沿引导线达到卵泡中，抽吸卵泡液后，显示周围卵泡因压力降低而增大

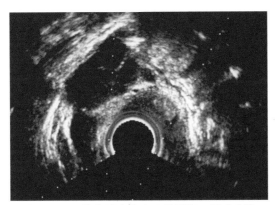

图 19-2-6　药物诱发卵泡生长周期，形成卵泡
囊肿，经阴道超声引导下穿刺治疗

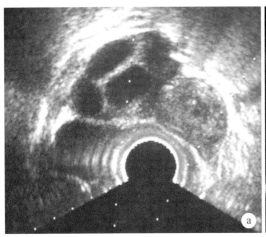
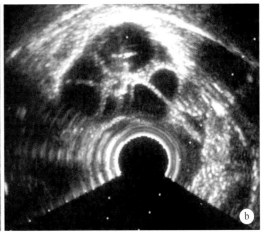

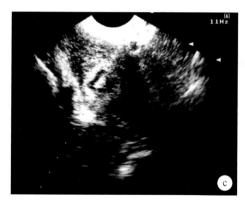

图 19-2-7　卵泡穿刺取卵

a. 右卵巢内见多个成熟卵泡；b. 见穿刺针已达到远端卵泡中；c. 右卵巢内卵泡完全抽吸后，
呈现为实质性，穿刺针仍位于卵巢内

（7）将抽出的卵泡液置于显微镜下观察有无卵子（有经验者用肉眼可见正常卵子在液体中浮动）。

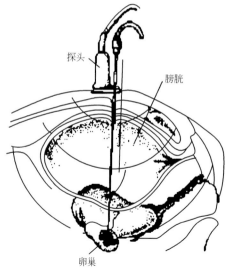

图 19-2-8　经腹壁、膀胱取卵示意图

2. 经腹壁、膀胱超声引导下穿刺取卵手术　目前不常用。

（1）患者取仰卧位，放置导尿管，用300～500ml 生理盐水加亚甲蓝注入膀胱，膀胱充盈度以显示卵泡但又不受压为宜。

（2）腹壁常规消毒铺巾，换上消毒探头，调节穿刺角度并测量深度，使需穿刺的卵泡定位于穿刺引导线上。

（3）术者将穿刺针沿穿刺导向槽插入，穿刺时用力适当。穿刺针在超声引导下刺入腹壁，穿刺膀胱前后壁，达卵泡表面，稍停留后，用适度的力量和速度刺入卵泡（图 19-2-8 和图 19-2-9）。

（4）以后均与阴道超声引导下穿刺同。

3. 腹壁超声引导，经阴道穹隆穿刺卵泡取卵术　此方法无需特殊的阴道探头，只要用普通探头置于腹壁，不是直接引导，且经阴道穿刺不经过膀胱。对于过度肥胖或卵巢位于子宫后方者，在没有阴道探头的情况下可采用。

（1）患者先饮水，适当充盈膀胱，以清楚显示卵泡为度。

（2）患者取膀胱截石位，消毒外阴、阴道，铺巾。

（3）在腹壁超声引导下，术者从阴道穹隆选择到达卵泡的最短途径做穹隆穿刺。

（4）其余步骤同前。

4. 经尿道穿刺取卵　不常用。

（1）患者取膀胱截石位，尿道口消毒，穿刺针在 Foley 导尿管顶端保护下插入膀胱，导尿管气囊充气，膀胱充液，在腹壁超声监护下，膀胱容量以显示卵泡为宜。

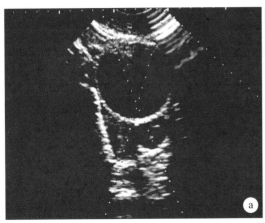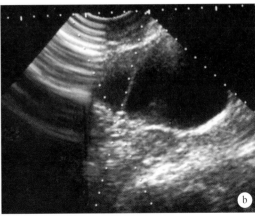

图 19-2-9　卵泡穿刺取卵

a. 经腹部超声引导，经膀胱穿刺取卵术。穿刺引导线位于双侧卵巢上；b. 显示穿刺针经膀胱达到右侧卵巢内

（2）在腹部超声引导下，穿刺针自膀胱后壁迅速刺入卵泡，其余步骤同前。

（3）穿刺术后取出穿刺针，排空膀胱内溶液，去除导尿管，患者休息 1h 后可回家。一般无严重并发症，若发生血尿，可自愈。偶有血凝块引起尿潴留，经膀胱冲洗消除血块即愈，不需住院。

四、影响超声引导下取卵率的有关因素

（1）穿刺针的内径大小，内壁光滑程度：内径大则取卵率高，但粗针穿刺卵泡液可能外溢，致卵母细胞流入腹腔。采用自动穿刺枪快速穿刺，可以改善。内壁光滑则取卵率高。

（2）卵泡监测：判断卵泡成熟度，适时用 HCG 可提高取卵率和妊娠率。

（3）自然周期一般只有一个成熟卵泡可供穿刺，虽然成熟卵泡数目少，但黄体发育健全，子宫内膜反应与胚胎同步，胚胎移植成功率高。

控制超排卵周期的卵泡数目多，有多个卵子发育，同时回收多个成熟卵子，一个周期有多个卵子受精，多个胚胎移植，提高临床妊娠率。

第三节　超声引导下卵泡内和腹腔内直接授精

1. 超声引导下卵泡穿刺直接注入精液授精

（1）适应证：输卵管通畅（双侧或一侧），人工授精失败者。

（2）方法：超声监测卵泡发育，最好同时测血清雌激素。当卵泡直径大于 18mm 时，给予 HCG 5000 ~ 10 000IU，12h 后在超声引导下做卵泡穿刺，每个卵泡内注入约含有200 000个正常精子的培养液 59μl。患者保持仰卧姿势 15min。

2. 腹腔内直接授精

（1）适用于输卵管正常者、人工授精失败者、宫颈因素不孕者。

（2）方法：同上述，用 HCG 后 24 ~ 36h，在超声引导下经腹壁或阴道进行腹腔或穹

隆穿刺。平均注入 $(11.8 \sim 3.5) \times 10^5$ 个活精子 $[(0.1 \sim 23) \times 10^5$ 个$]$。

也可在超声引导下做卵泡穿刺取卵，再将含有 4 个卵母细胞及含 4×10^9 个/L 活精子的 1ml 液体注入子宫直肠陷凹。

腹腔内直接授精所需精子的浓度相当高，因需补偿腹腔的稀释。

第四节　输卵管内配子（或合子）移植

1. 适应证　输卵管内配子（合子）移植适用于：

（1）有一侧输卵管功能完善（输卵管的蠕动功能良好）者。

（2）输卵管伞端粘连，而壁的蠕动正常，输卵管黏膜未受损伤者。

（3）宫颈因素不孕者。

2. 仪器设备　输卵管内配子（合子）移植是在超声监测下进行的，不需要特殊的超声设备，可在腹部超声或阴道超声监视下进行。其器材的准备同超声监视下宫腔手术（见第十八章），还需要特殊的输卵管导管。

3. 操作步骤

（1）按宫腔手术消毒阴道和宫颈。

（2）超声监视下观察输卵管导管经宫颈插入到宫腔内，阴道超声下导管呈高回声，并随操作者而运动。输卵管导管具有一定的弹性，其远端呈弯曲状。当导管到达宫腔底部时，弯曲的导管头部指向一侧宫角，并在超声继续监视下，观察导管的位置，缓慢地将导管送入输卵管内。

（3）将配子或合子经导管注射入输卵管腔内。

第五节　超声引导下减胎术

在助孕技术中，由于多个配子（或合子、受精卵、胚胎）同时移植入宫腔内，一旦多个胚胎同时种植在宫腔内，可以造成多胎妊娠。当宫腔内种植的胚胎数目大于 3 个时，胎儿在宫腔内的发育空间将受到影响，使得早期流产率、早产率及围生儿死亡率均明显高于单胎妊娠。因此，适当地减灭胚胎种植数目，对保证 1 个或 2 个胎儿的正常发育，降低围生儿死亡率是十分重要的。

超声引导下减胎术操作方法同阴道超声引导下穿刺术，当穿刺针进入要减灭的胚囊后，将囊液抽吸干净，局部可以注射少量 10% 氯化钾溶液，以杀伤胚胎。如果宫腔内胚胎较多，可以穿刺多次，一般以保留 2 ~ 3 个胚胎为宜。

超声引导下减胎术前后，为防止诱发流产的可能性，应适当地应用子宫平滑肌松弛药物（硫酸沙丁胺醇）和保胎药物（黄体酮），以减轻穿刺对子宫的刺激，防止宫缩的发生。

助孕技术造成的异位妊娠，同样可以在超声引导下穿刺抽吸囊液后局部注射杀伤胚胎药物进行治疗（详细见第十八章）。

（孙　莉　张珏华）

参 考 文 献

严英榴，张珏华，朱关珍．1990．超声引导下穿刺术在妇科的应用．中国医学影像技术，6：37～38．

张珏华．1994．介入性超声在妇产科的应用——579 例分析．中国医学影像技术，10：37～39．

张珏华．1996．妇产科介入性超声的应用．见：袁耀萼、盛丹青主编．妇产科学新理论与新技术．上海：上海科技教育出版社，266～277．

张珏华．1998．妇产科介入性超声．见：周永昌，郭万学主编．超声医学．第 3 版．北京：科学技术文献出版社，1406～1419．

Batzer FR，Gocial B，Corson SL，et al. 1988. Multiple pregnancies with GIFT：Complications of a new technique. J In Vitro Fertil Embryo Trans，5：35～37.

Batzer FR，Hastry LA，Corson SL，et al. 1993. Redefining the landmarks of early pregnancy utilizing transvaginosonography. Am J Fynecol Health，6：71～75.

Blumenfeld Z，Dirnfeld M，Abramovici H，et al. 1992. Spontaneous fetal reduction in multiple gestations assessed by transvaginal ultrasound. Br J Obstet Gynecol，99：333～337.

Breckenridge JW，Schinfeld JS. 1991. Technique for US-guided fallopian tube catheterization. Radiology，180：569～570.

Bryce RL，Shuter B，Sinosich MJ，et al. 1982. The value of ultrasoud，gonadotropin，and estradiol measurements for precise ovulation prediction. Fertil Steril，37：42～45.

Bustillo M，Murabi AK，Schulman JD. 1988. Pregnancy after nonsurgical ultrasound-guided gamte intrafallopian transfer. N Engl J Med，319：313.

Callahan TL，Hall JE，Ettner SL，et al. 1994. The economic impact of multiple-gestation pregnancies and the contribution of assisted-reproduction techniques to their incidence. N Engl J Med，331：244～249.

Cassidenti DL，Yee B. 1993. Ultrasound in the evalution and management of the infertile women. Ultrasound Quarterly，11：169～175.

Dellenbach P，Njsand I，Moreau L，et al. 1984. Transvaginal sonographically controlled ovarian follicle puncture for egg retrieval. Lancet，1：1467.

Dicker RP，Olar TT，Taylor SN，et al. 1993. Relationship of biochemical pregnancy to pre-ovulatory endometrial thickness and pattern in patients undergoing ovulation induction. Hum Reprod，8：327～330.

Dickey RP，Olar YY，Curole DN，et al. 1990. The probability of multiple biths when mulitple gestational sacs or viable embryos are diagnosed at first trimester ultrasound. Hum Reprod，5：880～882.

Feichtinger W，Keneter P. 1986. Transvaginal sector scan sonography for needle guided transvaginal follicle aspiration and other applications in gynecologic routine and research. Fertil steril，45：722～725.

Gonen Y，Blankier J，Casper RAF. 1990. Transvaginal ultrasound in selective embryo reduction for multiple pregnancy. Obstet Gynecol，75：720～722.

Hughes EG，Shekelton P，Leonie M，et al. 1988. Ultrasound guided fallopian tube catheterization per vaginal：A feasibility study with the use of laparoscopyic control. Fertil Steril，50：986～989.

Jansen RPS，Anderson JC. 1987. Catheterization of the fallopian tubes from the vagina. Lancet，2：309～310.

Kato O，Takatsuka R，Asch RH. 1993. Transvaginal transmyometrial embryo transfer：The Towako method. Experiences of 104 cases. Fertil Steril，59：51～53.

Lenz S，Leeton J，Rogers P，et al. 1987. Transfundal transfer of embryos using ultrasound. J In Vitro Fertil Embryo Trans，4：13～17.

Lucena E，Ruiz JA，Mendoza JC，et al. 1989. Vaginal intratubal insemination（VITI）and baginal GIFT endosonographic technique：Early experience. Hum Reprod，4：658～662.

Palermo G, Horis H, Devroey P, et al. 1992. Pregnancies after intracytoplasmic injection of a single spermatozoon into an oocyte. Lancet, 2: 17 ~ 18.

Schultes MCW, Roozenburg BFG, Alderba AT, et al. 1990. Transcervical intrafallopian transfer of zygotes. Fertil Steril, 54: 283 ~ 286.

Shapiro BS, DeCherney AH. 1989. Ultrasound and infertility. J Reprod Med, 34: 151 ~ 155.

Steptoe PC, Edwards RG. 1978. Birth after the reimplantation of a human embryo. Lancet, 2: 36.

Tabsh KM. 1993. A report of 131 cases of multifetal pragnancy reduction. Obstet Gynecol, 82: 57 ~ 60.

Thurmond AS, Patton PE, Hector DM, et al. 1991. US-guided fallopian tube catheterization. Radiology, 180: 571 ~ 572.

Waegemaekers CT, Berg-Helder A, Blankart A, et al. 1988. Transvaginal ovarian cyst puncture in the early follicular phase of an IVF cycle: Indications and results. Hum Reprod, 3 (suppl): 80.

第二十章　超声造影妇科应用

第一节　静脉超声造影概述

静脉超声造影是将造影剂经静脉注入体内，随血流到达病灶内，增强病灶内血流的散射信号强度，借以增强病灶、组织器官超声回声强度及多普勒信号强度，提高了超声对组织器官及病灶的细微结构分辨能力和血流信号显示的敏感性，并能反映组织血流灌注状况。现经静脉声学造影已在腹部和心脏超声检查中得到常规应用，如用于显示肝脏或肾脏毫米级微小病灶，辨别肿物性质，评价肿瘤介入治疗后效果等，但在妇科尚未得到广泛应用，主要原因在于，应用声学造影剂的目的是为了使经常规超声扫查不能显示或显示不清的病灶（过小或等回声，与周围组织分界不清）能清晰显示，或用以评价器官或肿物的血流灌注状况，而女性盆腔肿物尤其是卵巢肿物发现时通常已较大，在肿物较小时不是超声不能分辨出来，而是由于没有症状，患者未能及时就诊。但对常规超声已发现的盆腔肿物，有时囊实性或者良恶性的准确鉴别诊断仍有困难，经静脉声学造影很有帮助。

一、造　影　剂

现临床使用的声学造影剂多为微泡造影剂，这类造影剂能通过肺循环到达靶器官，获得良好的造影效果。

二、临床应用

1. 良恶性肿瘤的鉴别诊断　Meija-Riittarden 等研究了 72 例卵巢肿瘤患者经静脉注射微泡造影剂前后肿物彩色多普勒血流显像的表现并同手术结果相比较。结果显示：同良性肿瘤相比，注射造影剂后，恶性肿瘤的能量多普勒密度明显增加（$P<0.01$），造影剂灌注时间明显缩短（恶性肿瘤 17.5s，良性肿瘤 22.5s，$P<0.05$），造影剂洗脱时间明显延长（恶性肿瘤 190.4s，良性肿瘤 103.6s，$P<0.01$），时间强度曲线下面积明显增大（$P<0.01$），认为彩色多普勒血流显像结合静脉注射微泡声学造影剂，可提高附件肿物超声定性诊断的准确性。其他研究者也有类似的报道。

2. 鉴别肿物壁上实性结构

由于卵巢肿物结构的复杂多样性，常规超声有时难以区别壁上有乳头样或结节样结构的囊性肿物是囊腺瘤还是子宫内膜异位囊肿，因后者壁上的凝血块在常规超声显像时可形似结节或乳头。注射造影剂后，真性乳头由于其内有血液供应，回声明显增强；而凝血块回声无变化。

3. 确定肿物的囊实性 有些囊性肿物常规声像图酷似实性肿物，因为有少数较小的实性肿物内血管很细，血流速度很慢，即使用彩色多普勒血流显像仍难以辨别其为实性或囊性。经静脉造影后实性肿物回声较前增强，囊性肿物边界清晰，内部回声无变化。

4. 评价肿物浸润范围 晚期卵巢癌或盆腔恶性肿瘤浸润周围组织，边界常不清。作者研究了经静脉造影在评价盆腔肿物浸润范围中的作用，发现用常规超声检查对肿物边界显示不清者，注射造影剂后肿物与周围组织及器官的边界显示清晰，可较正确地判断肿物浸润范围与深度，有助于确定手术范围及方式。

第二节 静脉超声造影女性盆腔应用评价方法及常见病造影表现

一、静脉超声造影女性盆腔应用评价方法

（一）检查前准备

（1）询问患者有无过敏史，尤其是蛋白类如牛奶、鸡蛋过敏史。

（2）经腹部 CEUS 需适度充盈膀胱。

（3）经阴道 CEUS 无需特殊准备。

（4）患者本人或授权亲属签署检查知情同意书。

（二）检查方法

根据病灶位置选择经腹部或经阴道探头，经腹部探头频率 2.5～4.0MHz，经阴道探头频率 5.0～9.0MHz。

1. 造影前常规超声检查

采用经腹部及经阴道或经直肠联合方式检查，了解子宫及附件区情况，观察拟造影靶目标位置、大小、血液供应状态及靶目标与周围组织的关系。

2. CEUS 检查

（1）造影剂及造影条件设置：造影剂使用及造影条件设置参见总则。经腹部检查造影剂剂量 1.5～2.4ml；经阴道检查建议使用造影剂 2.4～4.8ml。条件设置要求图像达到最优化，能够获得充分的组织抑制并保持足够的深度穿透力，增益调节以二维灰阶超声背景回声恰好消失、膀胱后壁界面隐约可见为准。取样框内除包含靶目标外最好包含参照物在内。

（2）造影检查步骤

1）探头切面固定于目标区域，先切换到造影成像模式，调节 CEUS 成像条件。

2）注射超声造影剂同时开始计时，当造影剂微泡接近目标时，缓慢扇形扫查整个靶目标区，观察造影剂灌注情况。

3）连续存贮 CEUS 120s 内的图像，如有必要也可连续存贮 3min 之内的图像。

（3）检查注意事项

1）扫查途径选择：根据目标病灶大小及位置选择扫查途径，推荐尽量采取经腹部超声扫查。如果肿块位于子宫后方且位置较深，肿块后缘距离体表超过10cm，或需观察囊性肿块后壁小乳头或结节结构时，可采取经阴道超声扫查获取图像。

2）目标区域的选择：对于附件区实性或多房囊性肿块，若肿物较大，不能全部放入取样框内时，应选择彩超显示血流最丰富的区域为靶目标；对于附件区囊实性肿块，则应选择病灶的实性部分为靶目标。除病灶外，建议显示部分子宫肌层或卵巢组织作为参照。如不能同时显示病灶及参照目标，建议采取两次注射，先观察病灶造影剂灌注时间、消退时间及灌注模式，而后观察子宫或卵巢组织等参照物造影剂灌注时间、消退时间及灌注模式，再进行对比分析。

3）注射造影剂时针头直径不应小于20G，以避免注射时因机械冲击产生微泡大量破裂，影响造影效果。

4）对于需要采取两次注射的患者，两次造影剂注射时间间隔至少10min，以保证循环中的微泡被较彻底清除。

（三）适应证

1. 附件区肿块

（1）常规超声无法判断附件区囊实性肿块内部有回声部分血流情况时，可借助超声造影明确其内有无血流灌注，鉴别其是否为有活性组织。

（2）在常规超声基础上，需进一步了解附件区囊实性肿块的良恶性，以及附件区实性肿块的组织来源。

2. 子宫肌瘤或腺肌病非手术治疗　如病灶原位消融治疗、动脉栓塞治疗后评估消融或栓塞效果。

（四）观察内容

1. 造影时相的划分　将造影时相划分为增强早期和增强晚期。增强早期指子宫动脉开始灌注至子宫肌层灌注，回声逐渐增强达到峰值的过程；增强晚期指自子宫肌层造影剂灌注（回声）开始减低至减低到造影前水平的过程。

2. 观察指标　观察及记录病灶增强时间、增强水平及增强形态。病灶增强时间以子宫肌层为参照，分为早增强、同步增强及迟增强；增强形态可分为均匀及不均匀增强；增强水平以子宫肌层为参照分为高、等、低及无增强。

二、女性盆腔常见病静脉超声造影表现

1. 子宫肌瘤　典型的子宫肌瘤表现为周边环状早增强，而后内部均匀性增强，与子宫肌层增强水平一致或稍高；消退时由中心向外逐渐造影剂消退较快，周边消退较慢，有明确包膜感（图20-2-1和图20-2-2）。该表现可为浆膜下子宫肌瘤与卵巢来源的乏血供实性肿块的鉴别提供参考。

2. 子宫腺肌瘤　子宫腺肌瘤表现为增强早期多支粗大的线状增强进入病灶内，继而整个病灶区域迅速不均匀增强，常可见到不规则的无造影剂灌注区或低灌注区，瘤体的整体血流灌注强度与周边肌层基本一致，周边无环状增强，使病灶无明显边界感，廓清期瘤体内造影剂的消退亦与周边肌层无明显差异（图20-2-3）。弥漫性子宫腺肌病超声造影表现（图20-2-4）与子宫腺肌瘤相似。

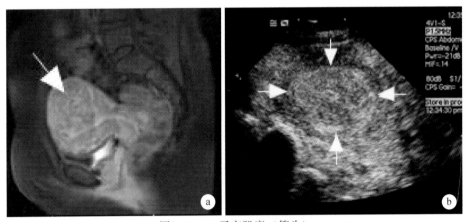

图 20-2-1　子宫肌瘤（箭头）

a. 盆腔 MRI 显示后壁肌壁间肌瘤；b. 超声造影早期见肌瘤环状增强

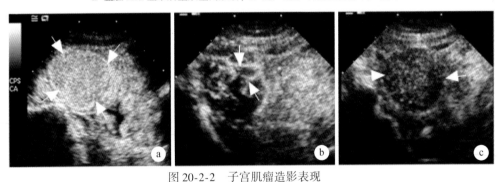

图 20-2-2　子宫肌瘤造影表现

a. 造影剂进入后子宫肌瘤呈周边强化方式（箭头）；b. 造影示肌瘤边界清晰，可见树枝状滋养血管（箭头）由周边深入中心；c. 肌瘤造影剂的廓清早于正常子宫肌层组织，呈周边强化状（箭头）

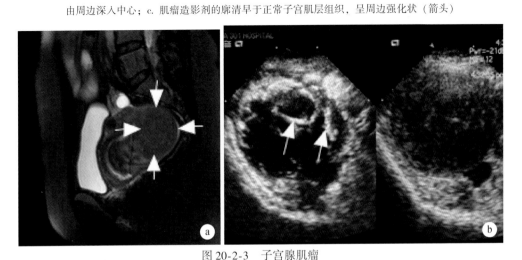

图 20-2-3　子宫腺肌瘤

a. 盆腔 MRI 显示宫底部局限性病灶（箭头）；b. 超声造影增强早期可见散在、线状增强（箭头）

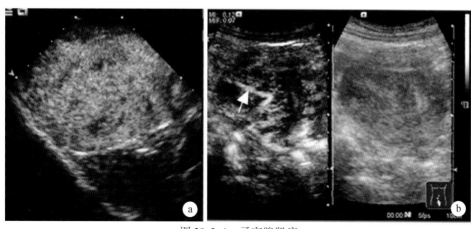

图 20-2-4　子宫腺肌病

a. 造影示子宫腺肌病病灶快速高增强，峰值时病灶与周围肌层分界不清晰；b. 整个腺肌病病灶可见
主要的灌注血流直接源于子宫内动脉，没有"包膜血管"

3. 子宫内膜癌　超声造影时在病灶显示为早期增强，尤其是滋养血管首先出现强化，随即整个病灶与肌层同步强化达到峰值，病灶与周围肌层分界欠清。增强晚期病灶造影剂消退较肌层稍快，呈相对低增强，与周围正常组织界限较清晰，从而可显示内膜癌浸润肌层的深度及范围。术前应用超声造影辅助诊断内膜癌的肌层浸润深度有一定意义。

4. 子宫颈癌　宫颈癌超声造影表现为早期高增强，呈均匀或不均匀增强，增强晚期病灶内部造影剂消退早于肌层呈低增强，周边部消退较慢呈稍高增强（图 20-2-5），因而可清晰显示病灶范围及其周围组织浸润情况，有助于宫颈癌的诊断及其周围组织浸润范围的评价，可为临床分期及制定治疗方案提供有用信息。

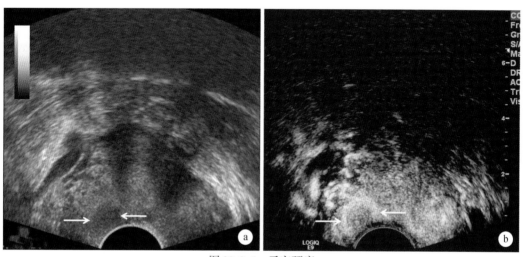

图 20-2-5　子宫颈癌

a. 二维超声显示宫颈前唇低回声病灶（箭头）；b. 超声造影显示增强早期病灶周边呈高增强（箭头）

5. 卵巢子宫内膜异位囊肿　卵巢子宫内膜异位囊肿的常规超声表现较具特征性，通常诊断不困难，但有些病史较长的病例病灶内的回声较高，与实性乳头样结构或实性肿物

的判别困难，超声造影可通过观察造影后囊肿内"似实性"回声部分是否有造影剂灌注以判别其囊实性性质，子宫内膜异位囊肿囊内超声造影表现为增强早期和增强晚期全程无增强（图 20-2-6）。

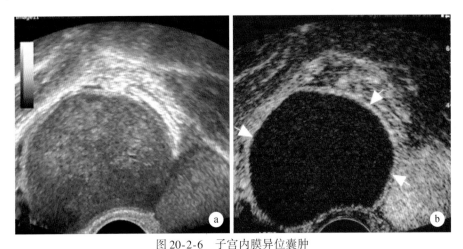

图 20-2-6　子宫内膜异位囊肿

a. 二维超声显示包块内可见细密点状回声和不规则的等回声；b. 超声造影显示囊内无增强，
仅被膜呈环状等增强（箭头）

6. 卵巢出血囊肿　卵巢出血囊肿如黄体出血囊肿等囊内常有高回声血凝块，尤其是围绝经期妇女的卵巢出血囊肿（图 20-2-7），需要同卵巢实性肿物相鉴别。黄体出血囊肿静脉超声造影表现为囊壁呈典型的环状增强，囊内有回声部分呈全程无增强（图 20-2-8）。

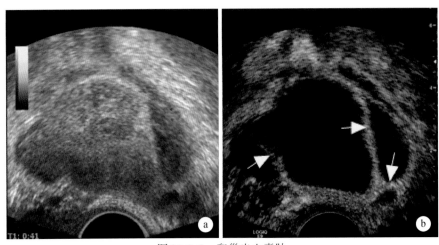

图 20-2-7　卵巢出血囊肿

患者既往盆腔超声未见异常，检查时发现：

a. 二维超声显示左卵巢内多房囊性肿物；b. 超声造影呈周边环状增强，囊内多分隔，隔上见造
影剂充盈（箭头），内部无增强，考虑卵巢出血囊肿

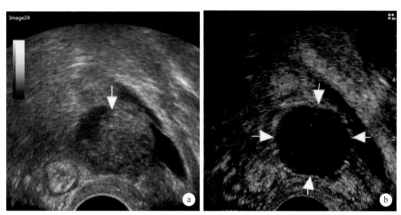

图 20-2-8　黄体出血囊肿

患者突发下腹痛，a. 二维超声显示左卵巢内肿物（箭头）；b. 超声造影显示肿物周边呈环状增强（箭头）、
内部无增强，考虑出血囊肿

7. 卵巢性索间质来源的实性肿瘤　静脉造影时主要表现为增强晚期瘤体呈整体等增强或低增强，与浆膜下肌瘤增强晚期呈由外向内逐渐低增强的增强模式不同，有助于卵巢肿瘤和浆膜下子宫肌瘤来源的鉴别。泡膜细胞瘤血管呈树枝状分布，由粗至细较规律地整个肿物逐渐缓慢充盈；纤维瘤则表现为增强晚期肿物低增强（图 20-2-9）。

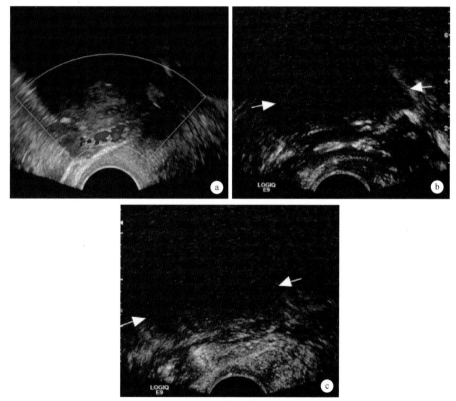

图 20-2-9　卵巢性索间质肿瘤

a. 肿物后方回声明显衰减，CDFI 内可见血流信号；b. 早期由周边向内部呈缓慢增强（箭头）；
c. 晚期造影剂消退呈低增强（箭头）

8. 卵巢癌 呈造影增强早期较均匀高增强，血管粗大，分支、走向无规律，肿物实性部分快速全部增强，肿物有坏死时造影剂分布不均匀（图 20-2-10）。

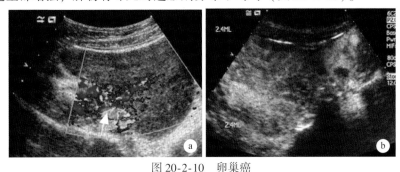

图 20-2-10 卵巢癌

a. 二维超声示附件区低回声包块（箭头）；b. 超声造影显示包块快速充盈（箭头），
造影剂分布不均匀，病理结果为卵巢癌

9. 卵巢转移瘤 卵巢转移瘤造影表现具有多样性，但来源于胃肠道的转移瘤常有如下表现：注入造影剂后肿瘤内部较大的供血动脉首先增强，而后向周边部分支，肿瘤灌注血管呈"树枝状"（图 20-2-11）。

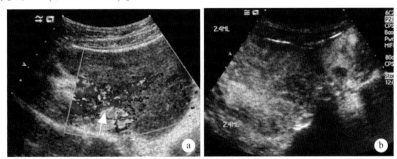

图 20-2-11 卵巢转移瘤：附件区实性包块

a. CDFI 可见树枝样血管走行（箭头）；b. 超声造影可见树枝样血管分布，提示卵巢转移瘤

10. 附件区脓肿 造影时常表现为较典型的不均匀多房环状增强，环内呈无增强（图 20-2-12）。

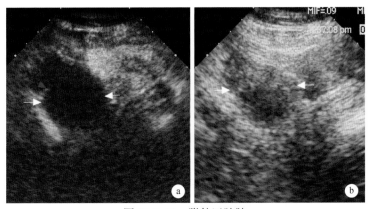

图 20-2-12 附件区脓肿

a. 造影示不均匀多房环状增强（白箭头，红箭头为分隔）；b. 二维超声示右附件区肿物，
结合病史考虑右侧卵巢结核性冷脓肿

第三节 静脉超声造影女性盆腔病变应用优势

一、鉴别有活性组织与脂质或凝血块

有回声的类实性成分如有造影剂灌注增强，则提示是有活性的组织（图 20-3-1 和图 20-3-2）；反之则提示该部分为无活性组织（图 20-3-3）。

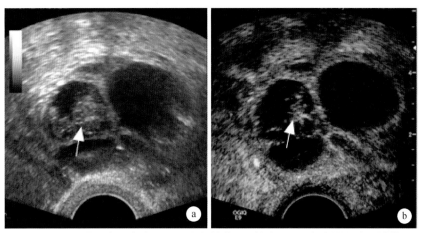

图 20-3-1 二维超声示囊内可见"实性结构"（箭头），超声造影见该区域快速增强（箭头），提示为有活性组织成分，术后病理为卵巢浆液性囊腺癌

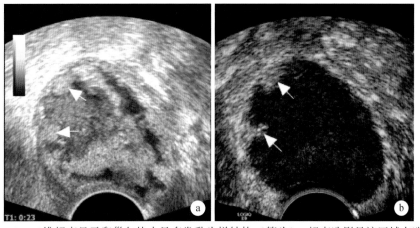

图 20-3-2 二维超声显示卵巢包块内见多发乳头样结构（箭头），超声造影见该区域有造影剂增强（箭头），提示为真性乳头组织，术后病理为卵巢浆液性囊腺癌

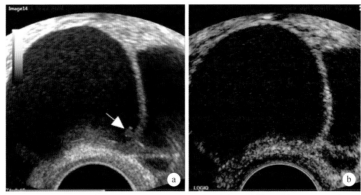

图 20-3-3　二维超声于囊壁上可见一"实性乳头样"结构（箭头），超声造影显示
该区域未见增强，提示为非"真性乳头"结构，符合良性肿瘤造影图像，
术后病理为卵巢浆液性囊腺瘤

二、评价子宫病变消融效果

　　消融治疗后超声造影检查可较准确判断治疗后消融灶坏死范围。造影全程无增强的区域为组织凝固坏死区（图 20-3-4 和图 20-3-5）。

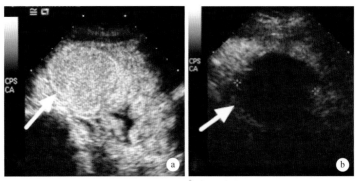

图 20-3-4　子宫肌瘤

a. 子宫肌瘤微波消融治疗前肌瘤呈均匀等增强（箭头）；b. 微波消融治疗后，消融灶显示
为边界较锐利、均匀一致，无增强（箭头）

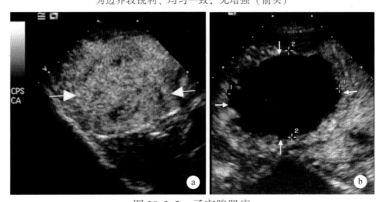

图 20-3-5　子宫腺肌瘤

a. 腺肌瘤微波消融治疗前超声造影（箭头）；b. 微波消融术后 12h 消融区持续无增强（箭头）

（张　晶　张冰松）

参 考 文 献

胡蓉，冯玉玲，向红，等. 2014. 卵泡膜细胞瘤—纤维瘤组肿瘤超声造影特征. 中国介入影像与治疗学，11（10）：664～667.

胡鸣，洪莉，陈璐，等. 2014. 超声造影结合参数图像处理在诊断卵巢恶性肿瘤中的应用价值. 临床超声医学杂志，16（12）：800～802.

李鑫，梁萍，于晓玲，等. 2014. 实时超声造影技术诊断肾脏实性占位病变的价值. J South Med Univ，34（6）：890～895.

毛永江，张新玲，郑志娟，等. 2013. 超声造影诊断卵巢纤维瘤. 中国医学影像技术，29（11）：1875～1877.

牛建梅，孙立群，张娟，等. 2013. 超声造影定量分析鉴别诊断卵巢良恶性肿瘤. 中国医学影像技术，29（6）：994～997.

王军燕，刘爱军，崔秋丽. 2011. 卵巢肿瘤超声造影与微血管密度的相关性研究. 中华医学超声杂志（电子版），8（1）：104～110.

王文平，齐青，季正标，等. 2000. 经周围静脉超声造影在肝内占位病变中的初步应用. 上海医学，23（9）：522～524.

张莹，董晓. 2014. 超声造影在妇产科疾病诊断及治疗中的研究进展. 临床超声医学杂志，16（3）：188～190.

Dutta S，Wang FQ，Fleischer AC，et al. 2010. New frontiers for ovarian cancer risk evaluation：proteomics and contrast-enhanced ultrasound. AJR Am J Roentgenol，194（2）：349～354.

Feng L，Zhang J，Wen B，et al. 2014. Uterine myomas treated with microwave ablation：The agreement between ablation volumes obtained from contrast-enhanced sonography and enhanced MRI. International Journal of Hyperthermia，30（1）：11～18.

Fleischer AC，Lyshchik A，Jones HW et al. 2009. Diagnostic parameters to differentiate benign from malignant ovarian masses with contrast-enhanced transvaginal sonography. J Ultrasound Med，28（10）：1273～1280.

Fleischer AC，Lyshchik A，Jones HW Jr，et al. 2008. Contrast-enhanced transvaginal sonography of benign versus malignant ovarian masses：preliminary findings. J Ultrasound Med，27（7）：1011～1018.

Ma X，Zhang J，Han ZY，et al. 2014. Feasibility study on energy prediction of microwave ablation upon uterine adenomyosis and leiomyomas by MRI. The British Journal of Radiology，87（1040）：20130770.

Song Y，Yang J，Liu Z，et al. 2009. Preoperative evaluation of endometrial carcinoma by contrast-enhanced ultrasonography. BJOG，116（2）：294～298.

Testa AC，Timmerman D，Van Belle V，et al. 2009. Intravenous contrast ultrasound examination using contrast-tuned imaging（CnTI）and the contrast medium SonoVue for discrimination between benign and malignant adnexal masses with solid components. Ultrasound Obstet Gynecol，34（6）：699～710.

Tombesi P，Di Vece F，Ermili F，et al. 2013. Role of ultrasonography and contrast-enhanced ultrasonography in a case of Krukenberg tumor. World J Radiol，5（8）：321～324.

Wang F，Zhang J，Han ZY，et al. 2012. Imaging manifestation of conventional and contrast-enhanced ultrasonography in percutaneous microwave ablation for the treatment of uterine fibroids. European Journal of Radiology，81（11）：2947～2952.

Wang J，Lv F，Fei X，et al. 2011. Study on the characteristics of contrast-enhanced ultrasound and its utility in assessing the microvessel density in ovarian tumors or tumor-like lesions. Int J Biol Sci，7（5）：600～606.

Xia M，Jing Z，Han ZY，et al. 2014. Research of dose-effect relationship parameters of percutaneous microwave ablation for uterine leiomyomas—a quantitative study. Sci Rep，4：6469. PMID：25267154.

Yang F，Yang TZ，Luo H，et al. 2014. Preliminary study of contrast-enhanced ultrasonography in the evaluation of angiogenesis in ovarian tumors. Sichuan Da Xue Xue Bao Yi Xue Ban，45（6）：964～969.

Yang Y, Zhang J, Han ZY, et al. 2014. Ultrasound–Guided Percutaneous Microwave Ablation for Submucosal Uterine Fibroids. The Journal Minimally Invasive Gynecology, 21 (3): 436~441.

Yu Y, Jing Z, Zhi–Yu H, et al. 2015. Ultrasound–guided percutaneous microwave ablation for adenomyosis: efficacy of treatment and effect on ovarian function. Sci Rep, 5: 10034. doi: 10. 1038/srep10034.

Zhang J, Feng L, Zhang BS, et al. 2011. The study of follow up of percutaneous microwave ablation for uterine fibroids treatment. Zhonghua Yi Xue Za Zhi, 91 (1): 48~50.

Zhang J, Feng L, Zhang BS, et al. 2011. Ultrasound–guided Percutaneous Microwave Ablation for Symptomatic Uterine Fibroid Treatment–A Clinical Study. International Journal of Hyperthermia, 27 (5): 510~516.

第二十一章　经阴道三维超声

随着微电子技术、计算机技术、图像处理技术和探头技术等工程技术的进步，超声医学已从模拟技术发展到数字技术、从线性技术扩展到非线性技术、从二维成像扩展到三维成像、从普通视野扩展到超宽视野及从单一功能到多功能等，不仅图像质量明显提高，而且诊断模式和方法也更加丰富。目前超声发展的前沿技术如谐波成像技术、三维成像技术、超声造影技术等已逐步应用于心脏、腹部和妇产超声领域。超声检查无创安全、操作简便、诊断快速准确，在妇产科尤其是产科诊断中发挥着不可替代的作用。特别是三维超声技术的迅速发展，进一步拓宽了超声在妇产科领域的临床应用，也成为妇产临床超声工作中不可或缺的检查方法之一。

早在 1961 年，随着二维超声应用，Baun 和 Greewood 提出了三维超声理论，80 年代首次开展了器官三维超声成像研究。直到计算机技术高速发展和超声探头制作技术提高的 90 年代初期，才真正开始了三维超声的临床应用。目前的三维超声成像取得了明显进展，在临床各个领域得以广泛应用，且随着研究的不断深入，三维超声成像在产前筛查及妇科疾病诊断中发挥的作用，越来越得到临床的关注。经阴道三维超声是近年来发展起来的一种新的检查方法，在胎儿早期筛查、盆底功能障碍性疾病诊断和不孕不育等领域的应用，又成为妇产超声医学新的研究热点，为妇产科三维超声检查开辟了新的检查途径。

第一节　三维超声成像技术

超声影像视野的扩展有利于了解器官整体的信息。从二维平面视野扩展到三维立体视野，三维超声提供的空间定位和容积测量比二维超声更准确，图像更直观、信息更丰富。三维超声成像技术主要包括数据采集和图像重建两部分，将所探测的三维物体以一系列二维超声数据及其在空间上的彼此位置关系采集并输入仪器系统，再经软件运算的方法重新构建一个三维体。三维超声成像技术，以成像速度为标准分为静态三维成像和动态三维成像或实时三维成像。目前临床超声检查中大多彩色多普勒超声诊断仪具备三维成像功能。

一、三维数据采集

三维数据的采集方式和类型有自由臂式与非自由臂式。自由臂扫查可自由地移动探头来选择扫查的部位和方向，优点是探查范围较大，且探头在移动中能自动适应体表形状的变化。自由臂式分为无定位系统的自由臂扫查法和有定位系统的自由臂扫查法两类。

非自由臂式扫查是通过容积探头获取三维图像数据，容积探头有机械驱动扫查式和电子式。机械驱动扫查式容积探头是采用一个二维成像探头和机械驱动装置组成的探头，利用机械方式驱动做扇形扫查或旋转扫查以获取三维数据，主要用于妇产科和腹部的三维成像。电子式是采用电子面阵探头，以相控阵的原理控制声束进行二维扫查，实现三维空间数据采集，构成一个金字塔形的三维图像，主要用于心脏超声检查。

二、静态、动态和实时三维成像

三维成像分为静态三维、动态三维和实时三维成像。静态三维即单一容积数据集，每扫查一次重建一个静止的容积图像，静态三维扫描期间观察目标或容积探头放置在探测部位不可移动。动态三维和实时三维是多个容积数据集，能连续容积采集和同步重建，获取容积图像，实现三维数据的动态显示。这种能连续显示脏器的三维图像的方式称为动态三维成像，当三维成像速度达到每秒 24 幅时称为实时动态三维成像。动态和实时三维是连续采集，扫描期间观察目标或容积探头放置探测部位可移动。三维超声数据采集时，需将要采集的组织器官应放在容积采集框内，才能获取所需组织器官的容积重建图像。因此，选择容积采集框的大小和位置应包含需采集对象的全部信息。

三、三维图像重建与显示

（一）容积图像重建方法

三维图像重建方法有基于特征的三维图像重构方法和基于体素的三维图像重构方法。前者是对感兴趣脏器边界的识别，特征的提取和分析，重建三维结构；后者是将二维平面图像中的每一个像素都转换到三维坐标系中的三维重建方法，这种重建方法保存了全部原始数据，可对保存三维图像进一步处理。

（二）容积图像主要显示模式

1. 表面成像模式　表面成像模式是最常用的三维成像模式，通过获取的容积数据，主要显示器官或胎儿表面（体表）而不是体内器官或组织图像。此模式用于观察有体液环绕的胎儿表面结构，如羊水中胎儿的颜面部、颈部、腹壁、脊柱、四肢和外生殖器等，早孕期可显示胎儿全身影像。重建图像直观逼真，清晰显示了胎儿体表解剖结构的立体形态和空间位置（图 21-1-1）。

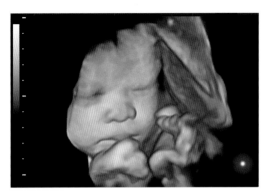

图 21-1-1　表面光滑模式显示胎儿颜面部

2. 透明成像模式　有最大投照模式和最小投照模式。最大投照模式突出显示容积数据中的最高回声区域，去除组织和血管显影，得到类似骨骼 X 线照片的图像，主要用于观察胎儿脊柱和肢体骨骼发育异常。最小投照模式是显示低回声结构的另一容积成像模式，去除组织、骨骼等高回声信息，突出显示无回声的结构，其周围高回声组织显示为黑色区域，所获得的图像与 X 线照片相似。常用于胃泡、膀胱、脑室和心脏大血管等器官显示

（图21-1-2）。

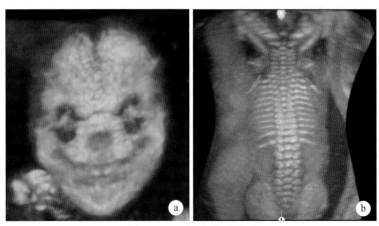

图 21-1-2 最大投照模式

a. 显示胎儿正常面部骨骼；b. 显示胎儿正常脊柱

3. 反转成像模式 又称为负性表面显示，来源于最小容积模式，将信息色彩反转，使低或无回声结构显示为高回声结构，将周围大部分组织显示为黑色，其所得图像与组织标本铸型相似。反转模式可应用于心脏、血管、肾积水、脑室，以及其他低回声、囊性结构的显像（图21-1-3）。

4. 毛玻璃成像模式 重点显示血管在组织中的空间走行、分布，显示图像包含了灰阶和彩色多普勒或能量多普勒的信息。常用于血管的空间位置及胎盘血管检查（图21-1-4）。

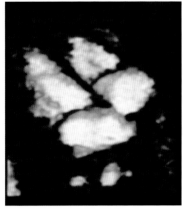

图 21-1-3 反转成像模式显示
胎儿心腔

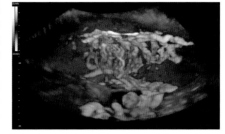

图 21-1-4 三维能量多普勒毛玻璃成像
模式显示胎盘血管树

5. 线断层超声成像（tomographic ultrasound imaging，TUI） TUI 是容积数据以层面形式显示的模式，各层面之间相互平行，容积部分显示在平行的平面中，平行平面间距可调节，平面数可设定，可获得感兴趣区域一系列连续切面信息。TUI 多平面分析技术和CT、MRI 相似（图21-1-5）。

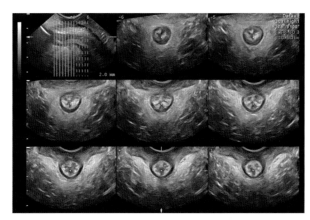

图 21-1-5　TUI 模式显示肛门括约肌

6. 时间–空间相关成像技术（spatio–temporal image correlation，STIC）　是应用容积探头采集的胎儿心脏大血管的大量连续二维切面组成三维数据库，与时间信息结合，将多个心动周期中的数据容积显示在一个心动周期内，形成胎儿心脏检测的实时三维容积数据（图 21-1-6）。

7. 容积对比成像（volume contrast imaging，VCI–C）　是一种显示 C 平面的实时三维成像技术，根据需要选取一定厚度显示感兴趣区的大小、边缘和内部结构，可用于胎儿脊柱和颅脑检查（图 21-1-7）。

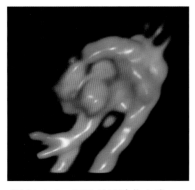

图 21-1-6　STIC 显示胎儿心脏、
大血管血流

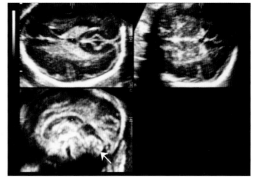

图 21-1-7　VCI–C 显示胎儿正常颅脑
结构，箭头示小脑

8. 仿真内镜成像模式（HD Live）　仿真内镜成像模式使用虚拟光源可以渲染重建三维对象的周围，从侧面加亮显示各种结构可提高三维效果，增加了立体效果，常应用于胎儿颜面、四肢等观察（图 21-1-8）。HD Live 煊影和煊流技术使胎儿结构和血流轮廓显示更清晰。

9. 自动体积测量技术（automatic volume calculation，SonoAVC）　SonoAVC 能在三维数据集内识别和量化低回声区，主要用于容积测量。常用于卵巢内卵泡观察，可获得卵巢容积数据，自动识别卵泡立体像素，在计算的基础上能够精确自动测量多个卵泡体积并计数（图 21-1-9）。

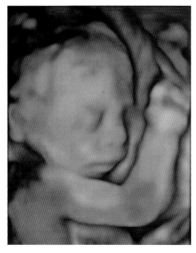

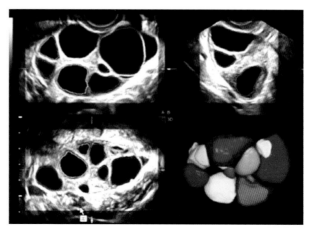

图 21-1-8　HD Live 模式显示胎儿
面部与上肢

图 21-1-9　SonoAVC 显示卵巢内卵泡的体积和数目

　　三维超声检查中不同成像模式的单独或联合应用，从不同角度和层面清晰显示了病变的空间关系，为观察胎儿生长发育和畸形及其他病变提供了新的视野，提高了产前诊断水平和部分病变的诊断符合率。

第二节　三维超声在产科中的应用

　　三维超声能准确显示胎儿解剖结构异常的空间位置关系及其与邻近器官的空间关系，在胎儿产前筛查应用中日趋广泛。三维超声提供了比二维超声更丰富的诊断信息，弥补了二维超声的不足，降低了操作依赖性，缩短了检查时间，在胎儿先天性畸形诊断中有着重要的临床应用价值。应用范围包括胎儿面部发育异常（唇腭裂、眼间距增宽等）、颅骨发育不全、颈部发育异常（颈部淋巴水囊瘤、脑脊膜膨出等）、胸腹部发育异常（胸腹壁缺损、内脏外翻、脐膨出、多囊肾、肿瘤、膀胱发育异常、先天性巨结肠等）、会阴部和外生殖器发育异常（畸胎瘤、尿道下裂等）、脊柱四肢发育异常（脊柱裂、肢体缺失等）、胎儿附属物异常（胎盘形态异常、胎盘植入、单脐动脉、羊膜索带等）。三维超声有经腹和经阴道三维超声两种检查方式，无论采用经腹或经阴道三维超声方式，二维与三维超声的联合应用，可大大提高胎儿畸形诊断的精确性（图 21-2-1 ~ 图 21-2-3）。

一、胎儿畸形筛查中三维超声应用

　　胎儿畸形是指由各种原因引起的胎儿发育过程中胎儿形态结构异常的出生缺陷。出生缺陷是指胚胎发育紊乱引起的形态、功能、代谢、精神、行为等方面的异常，包括先天畸形、智力障碍和代谢疾病等。我国出生缺陷总发生率11‰，每年有 20 万 ~ 30 万肉眼可见的先天性畸形儿出生，加上出生后显现出的缺陷，先天残疾儿童占每年出生人口总数的 4% ~ 6%。胎儿畸形是围生儿死亡的主要原因之一。因此，产前诊断胎儿畸形非常重要，可对不良结果的妊娠及时干预，降低围生期死亡及发病率。

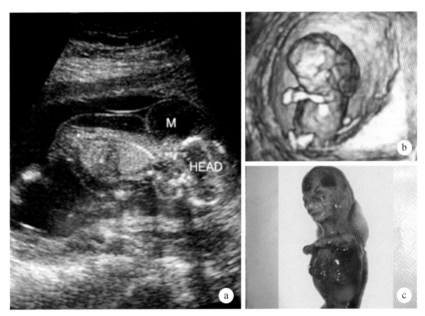

图 21-2-1　颈部淋巴水囊瘤

a~c. 分别为二维超声显示、三维超声显示和大体照片显示

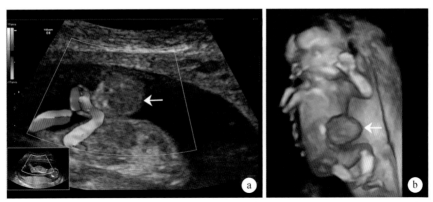

图 21-2-2　胎儿脐膨出的二维和三维表现

a. 二维超声显示胎儿脐膨出（箭头示）；b. 表面模式显示胎儿脐膨出（箭头示）

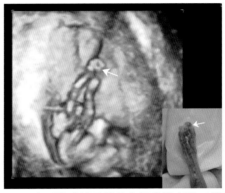

图 21-2-3　表面模式显示胎儿右足羊膜束带（箭头示）

右下角大体照片显示胎儿右足羊膜束带

二维超声作为一种无创伤性的检查，是及早发现和诊断胎儿畸形首选的诊断方法，但二维超声提供的是平面图像，对于复杂的畸形，需经验丰富的医师多切面、多角度观察方可准确诊断。三维超声对二维超声难以显示的结构，采用多种重建模式提供了更多的诊断信息。早孕期三维超声可显示完整的孕囊和初具人形的胚胎；中晚期三维超声可显示胎儿大部分组织器官及整个胎儿，也是诊断胎儿发育异常的最佳时期。三维超声在胎儿颜面部结构异常、骨骼系统结构异常、心血管系统异常及神经系统异常等方面发挥了重要作用。

（一）胎儿颜面部畸形三维超声

胎儿颜面部是产前超声检查的主要内容之一，产前超声对胎儿颜面部畸形的诊断技术成熟，而颜面部畸形又是胎儿体表结构异常中较常见的畸形。由于颜面部畸形是体表畸形，胎儿出生后畸形表现直观，因而极易引起关注及医疗纠纷。虽然整形美容手术技术的发展，部分畸形可经手术改善和修复，但仍对患儿及家属身心健康造成不良影响。颜面部畸形可合并其他部位的严重畸形，或是一些综合征的局部表现，或与染色体畸形密切相关，有报道唇裂伴硬腭裂的胎儿染色体异常发生率高达 20% ~ 30%。因此，产前超声检查尽早发现并明确诊断胎儿颜面部畸形具有重要临床意义。颜面部畸形中唇腭裂最常见且发生率最高，其他有小眼或无眼畸形、先天性白内障、眼距过窄或过宽、单鼻孔或无鼻、口腔寄生胎、小下颌畸形、外耳畸形、颜面部肿瘤等（图 21-2-4）。

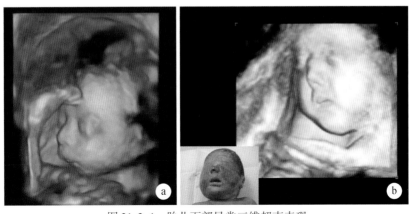

图 21-2-4　胎儿面部异常三维超声表现

a. 表面模式显示胎儿小下颌畸形；b. 表面模式显示胎儿单鼻孔，左下角为大体照片

三维超声诊断技术迅速发展，使其在胎儿体表畸形诊断中发挥了越来越重要的作用。为尽早及最大限度地检出胎儿异常，国际妇产科超声学会（International Society of Ultrasoundin Obstetricand ynecology，ISUOG）和英国胎儿医学基金会（Fatal Medical Foundation，FMF）将胎儿结构异常的孕早期超声筛查孕周定在 11 ~ 13^{+6} 周，此时胎儿大部分器官已分化形成，部分胎儿结构畸形已能够辨别。有研究发现早孕期超声能检出 59% ~ 87.3% 的胎儿结构畸形，孕早期三维超声即可显示胎儿颜面部，但此时胎儿较小或因操作者人为因素影响，部分颜面部畸形仍有漏诊及误诊的可能，且一些畸形在孕早期未出现，妊娠后期才表现出来，如颜面部肿瘤等。在不同的孕期可以发现不同类型胎儿畸形，颜面部畸形显示的最佳时期在中孕期，但孕早期和中期采用经腹或经阴道二维和三维

检查方式结合，可达到早期发现和准确诊断的目的。

　　Pretorious 报道二维超声胎儿口唇的显示率为 76%，三维超声显示率为 92%；孕 24 周前胎儿口唇二维超声显示率为 68%，三维超声显示率为 93%；孕 24 周后二者显示率无差别。研究表明在孕龄小于 24 周的胎儿，三维超声比二维超声更能清晰地显示胎儿口唇，有助于产前胎儿唇腭裂的诊断。唇腭裂畸形时二维超显示上唇线连续性中断，上牙槽突中断、排列不齐或上腭回声中断等；三维超声表面成像模式则清晰显示胎儿唇的连续性，观察到唇裂裂隙的深浅如唇裂为唇红部或直达鼻根部等，有利于唇裂畸形的超声分型；骨骼成像模式可显示牙槽骨、硬腭连续性中断；三维超声可根据腭裂发生的部位如软腭裂、硬腭裂或软腭、硬腭均裂开且达牙槽突等判断腭裂严重程度（图 21-2-5）。有文献报道，三维斜切面成像及侧角度扫查的正中矢状切面采集的容积数据可避开硬腭前方上颌骨的声影，最大限度显示胎儿硬腭与软腭的关系，提高腭裂的检出率。三维超声表面模式还可观察胎儿颜面部其他畸形，如鼻畸形、小下颌畸形等。产前检出胎儿颜面部畸形的意义在于这些畸形可能是部分染色体畸形或某些综合征的局部表现，如 18-三体、13-三体综合征时表现有小下颌畸形，21-三体综合征时表现有鼻骨发育不良或缺失（图 21-2-6）。

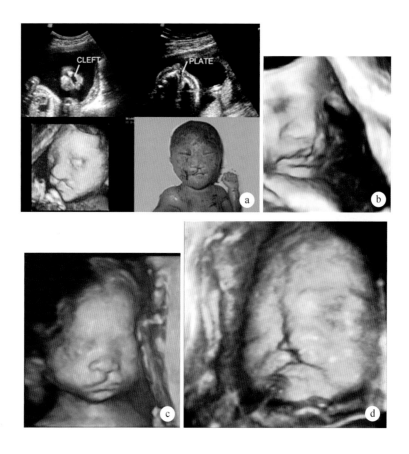

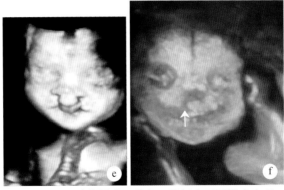

图 21-2-5 胎儿腭裂二维和三维超声不同模式表现

a. 二维、三维超声和大体照片显示胎儿唇裂；b~e. 表面成像模式显示
胎儿唇裂严重程度和位置；f. 骨骼模式显示胎儿腭裂（箭头示）

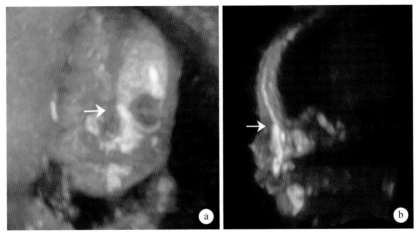

图 21-2-6 a、b. 骨骼模式显示胎儿鼻骨缺失（箭头示）

（二）胎儿骨骼系统畸形三维超声

胎儿骨骼发育异常是临床最常见的出生缺陷之一，目前我国建议每个孕妇在 18~24 周都进行一次系统胎儿超声检查，其中包括胎儿四肢系统检查。随着超声诊断技术的发展，早孕期胎儿结构畸形筛查逐渐受到重视，Mangione 发现 14 周前可检出胎儿肢体畸形如肢体姿势异常和截肢畸形等。有研究报道经阴道超声在早孕期可检出胎儿骨骼肢体畸形包括变形、长度异常、肢体缺失和骨代谢障碍，规范的早、中孕超声联合筛查能检出 81%~89% 的胎儿肢体畸形。

二维超声观察胎儿颅缝和囟门时，由于颅骨为曲线形态，颅骨异常轮廓线常难以在同一平面上清楚显示，有报道三维超声显示胎儿颅缝和囟门成功率几乎为 100%。三维超声观察椎体、肋骨、肩胛骨、锁骨和其他胸部骨骼，可清楚显示胎儿脊柱、肋骨的结构连续性。对于诊断胎儿骨发育不良、小胸廓畸形和脊柱畸形脊柱侧凸、脊柱裂、半椎体、蝴蝶椎和肋骨畸形等具有重要价值。特别是胎儿脊柱裂，是常见的导致新生儿死亡和终身残疾先天性畸形，对新生儿成长和家长都将带来沉重的心理及经济负担，三维超声可清晰、直观地显示胎儿病变椎体形态及局部软组织的完整性，有效提高了胎儿脊柱裂检出率，为产

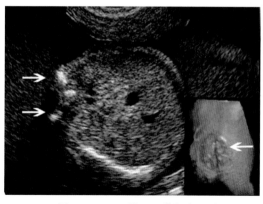

图 21-2-7 二维、三维超声显示
胎儿脊柱裂（箭头示）

科早期处理提供了可靠依据，已广泛应用于胎儿脊柱裂的筛查（图 21-2-7）。

胎儿脊柱四肢解剖结构多呈不同的曲性形态，虽然有文献报道采用连续顺序追踪超声法检测胎儿肢体畸形的检出率已达 87.2%，但仍有部分异常解剖结构二维超声反复多次检查均难以获得清晰完整的图像。三维超声解决了因胎儿解剖结构特性导致的图像显示困难以及检查耗时的难题，缩短了检查时间，在胎儿骨骼系统发育异常的产前超声诊断中发挥着重要作用。胎儿肢体畸形也常与染色体畸形有关，在 13- 三体和 18-三体综合征中常有多指畸形、重叠指、指异常弯曲、短肢及足内翻等畸形（图 21-2-8）。21- 三体综合征中常有小指中节指骨发育不良或缺失，故胎儿指（趾）的清晰显示对鉴定胎儿染色体畸形具有一定帮助。胎儿近段肢体畸形超声筛查显示率无论二维和三维均可达 100%，中远段肢体（前臂、小腿、手、足）畸形漏诊时有发生，这是由于中远段肢体活动范围大，表面曲率变化大，解剖细节多，二维超声很难或不能在同一平面显示，追踪扫查难度较大。有研究报道相对于二维超声，三维超声可提高 14~40 周胎儿中、远段肢体尤其手足的显示率，三维超声所有指（趾）完整地显示率明显高于二维超声，分别为 74.3% 和 52.9%。三维超声应用于胎儿肢体畸形的产前诊断，获得的图像立体、直观，弥补了二维超声的不足，是二维超声的重要补充（图 21-2-9）。

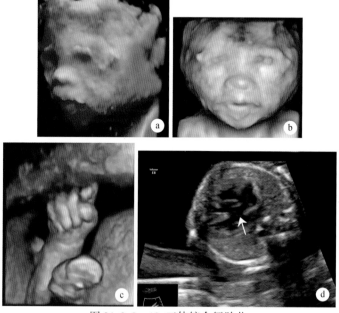

图 21-2-8 18- 三体综合征胎儿
a. HD Live 模式长眉征；b. HD Live 模式眼距增宽；c. 表面成像模式手指姿势固定；
d. 二维超声显示心内膜垫缺损（箭头示）

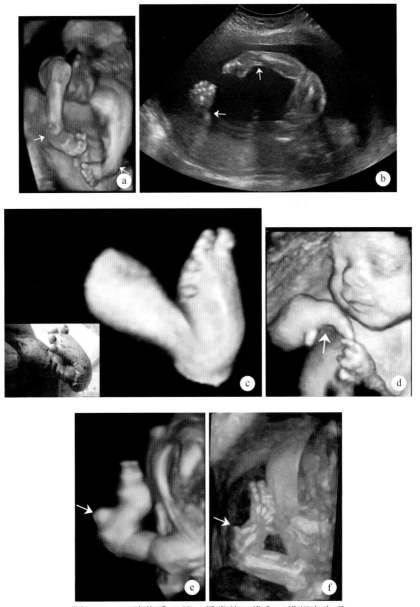

图 21-2-9　胎儿手（足）异常的二维和三维超声表现

a. 表面成像模式显示胎儿双足内翻（箭头示）；b. 二维超声显示胎儿双足内翻（箭头示）；c. 右图表面成像模式显示
胎儿左足异常（摇椅足），左下图为大体照片；d. 表面成像模式显示胎儿手指异常融合（箭头示）；e. 表面成像模式
显示胎儿前臂肢体短小（箭头示）；f. 透明成像模式显示骨骼成角畸形（箭头示）

（三）胎儿心血管系统畸形三维超声

先天性心脏病是胎儿最常见的先天性畸形之一，发病率高达4%～10%，胎儿超声心
动图是检查和诊断胎儿心脏病的重要工具，已成为产前系统畸形筛查的重要组成部分。四
腔心切面是筛查胎儿先天性心脏畸形的常用切面，但此切面难以发现部分心室流出道和大
血管畸形的复杂先天性心脏病如法洛四联症、大动脉转位、主动脉或肺动脉畸形等，这些

畸形的诊断常需四腔心切面、左右室流出道切面、三血管–气管切面等多切面观察。STIC 技术采集的三维超声容积数据，通过动态正交三平面模式或线断层超声显像模式可得常规

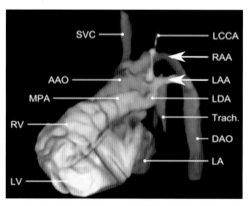

图 21-2-10　三维超声显示胎儿
双主动脉弓（箭头示）

二维超声心动图所需的各标准检查切面，对胎儿心脏的解剖结构进行多平面观察和多种模式的三维重建。三维彩色多普勒血流获得的心腔和大血管内的血流信息，能清晰地显示心外血管如主动脉、肺动脉、动脉导管及肺静脉；也能估测胎儿心腔容量，评价胎儿心脏的泵血功能。有研究认为三维超声可多个方向显示胎儿心脏解剖结构，减少了检查者经验依赖，缩短了检查时间，比常规二维胎儿超声心动图检查更快地提供更多的诊断信息，并有利于仔细观察心脏缺陷，可为胎儿先天性心脏病产前诊断提供有价值的诊断信息（图 21-2-10）。

（四）胎儿神经系统畸形三维超声

胎儿神经系统异常发病率较高，有研究报道，有 1 或 2 次神经系统畸形生产史的妇女，再患率分别增至 3% ~ 5% 和 10% ~ 20%。三维超声多平面成像技术可同时显示胎儿脑横切面、矢状切面和冠状切面，多方位、多角度的立体显像获得二维超声难以显示的平面如颅脑正中矢状切面等，为临床胎儿神经系统畸形的诊断提供了更丰富的参考信息。有报道，妊娠 16 ~ 24 周胎儿 3 个平面同时显示的显示率为 92%，胼胝体显示率 84%，小脑半球显示率 98%，小脑蚓部显示率 92%，丘脑及小脑池显示率 100%。经阴道三维超声可早期发现颅内结构畸形、颅内血管和颅骨发育异常，有助于提高胎儿神经系统畸形早期诊断率。有学者提出三维超声应该作为胎儿神经系统检查的常规手段（图 21-2-11）。

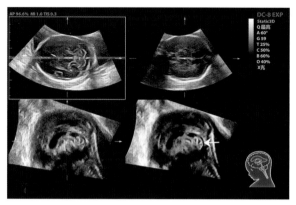

图 21-2-11　胎儿颅脑正中矢状面自动识别（Smart MSP）
显示正常胎儿小脑蚓部（箭头示）

胎儿颅脑结构复杂且腔隙繁多，畸形的发生亦复杂多变，有些畸形二维超声可清晰显示如无脑畸形、全前脑及脑膜脑膨出等，其诊断准确率高。而有些颅脑畸形涉及多个颅内

结构和腔隙，又常发生在大脑中线部位，造成畸形定位、定性诊断困难，如 Dandy – Walker 畸形、胼胝体发育不良、小脑蚓部发育不良、颅后窝蛛网膜囊肿等。应用三维超声的正中矢状切面可清晰显示透明隔腔完全消失或缩小变形，显示胼胝体完全缺失或部分缺失以及胼周动脉缺如或走行紊乱。又如，二维超声颅脑横切面显示颅后窝池增宽或伴有第四脑室增宽时，一些病变横切面难以明确病变来源，三维超声正中矢状切面则可清晰显示，在鉴别小脑幕上、幕下囊肿，以及在 Galen 静脉瘤、Blake – Pouch 囊肿、颅内出血、扩大的韦氏腔、中间帆腔等囊性病变的定位诊断中有重要意义。因此，在胎儿神经系统畸形的筛查中，经腹和经阴道二维、三维结合能有效提高颅脑畸形检出率（图 21-2-12 和图 21-2-13）。

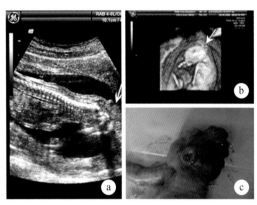 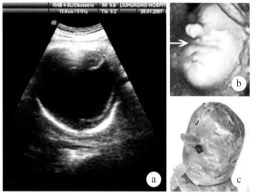

图 21-2-12　a ~ c. 二维、三维超声和大体　　　　图 21-2-13　a ~ c. 二维、三维超声和大体照片
　　　　照片显示无脑儿　　　　　　　　　　　　　显示无叶型全前脑胎儿颅内和颜面部畸形

　　此外，三维超声还可以用来评价胎儿内脏器官的容积如肝脏、肾脏、肺及心脏等，更加精确地了解各系统的成熟度，为进一步了解胎儿的生长发育提供参考。

二、胎儿附属物异常三维超声应用

　　1. 胎盘三维超声　　胎盘功能对胎儿正常生长发育有着重要影响，二维超声观察胎盘形态、内部回声、位置、大小及血流情况评估胎盘功能。三维超声为胎盘功能评估提供了新的监测指标，如胎盘表面成像，对膜状胎盘、副胎盘、轮状胎盘、帆状胎盘、球拍状胎盘及胎盘羊膜片等胎盘形态异常的观察更直观、清晰而全面；VOCAL 功能可准确测量胎盘体积，有研究表明胎盘体积与胎儿生长具有相关性，子痫前期、低出生体重儿、胎盘功能不全通常与胎盘较小有关。正常脐血管穿入绒毛板后由粗到细依次分为初级绒毛干、次级绒毛干、三级绒毛干、绒毛叶血管和小绒毛血管分支。三维超声能量多普勒超声可清晰显示正常胎盘绒毛血管树状结构，并能对胎盘血流进行定量评价。胎盘血管树的重建，有助于预测二维超声难以发现的胎儿宫内生长受限（图 21-2-14）。

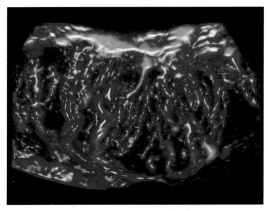

图 21-2-14 HDlive 煊流技术显示正常胎盘绒毛血管树血流分布

2. 脐带三维超声 三维超声图像清晰显示脐血管的两条动脉与一条静脉呈螺旋状走行的结构，更有利于对单脐动脉、脐静脉扩张、有无盘绕脐血管等脐血管异常的观察和准确诊断（图 21-2-15）。

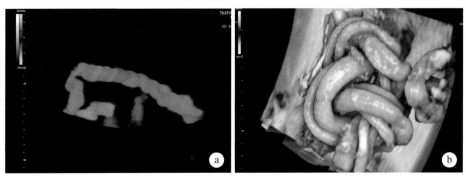

图 21-2-15 脐带的三维超声和彩色超声表现

a. 彩色多普勒血流三维显示单脐动脉螺旋状；b. HDlive 煊流技术显示脐带缠绕

三、胎儿三维超声检查的局限性

三维容积数据库的建立和成像质量是建立在二维超声基础上的，二维图像质量直接影响三维成像的效果。

（1）受二维超声图像质量的影响，如母体肥胖、孕周大小、胎儿位置不佳等，难以得到好的二维超声图像，往往也不能建立清晰的三维超声图像。影响二维超声图像质量的因素（探头频率、组织声特性等）对三维超声成像效果均有影响。

（2）胎儿静态三维超声成像时要求胎儿相对静止，如果发生胎动，可造成计算机在判断位置时的错误，从而使三维成像紊乱或形成伪像，造成图像观察分析困难。因此，成像时应充分认识三维超声伪像，避免得出错误结论或漏诊。

（3）感兴趣区域三维超声成像部分与其周围组织回声强度相差越大越好，如胎儿表面成像需有一定的羊水作为对比。羊水过少时，感兴趣区域三维成像与周围胎儿肢体、胎盘、脐带等紧邻，遮盖预重建部位，常导致三维成像困难或不能获得理想的图像。

（4）三维超声成像后图像分析需要一定的时间，如胎儿心脏检查的 STIC 技术，对于显示胎儿心血管畸形的诊断，后处理花费时间较多。且操作和图像后处理的专业技术要求较高，需进行专门的技术操作培训。

第三节 三维超声在妇科中的应用

二维超声在妇科疾病诊断中起着举足轻重的作用，是明确妇科疾病的常规辅助诊断手段，特别是在辅助生殖领域的应用有着其他影像技术不可替代的作用。妇科疾病诊断超声检查方式有经腹部、经阴道、经直肠超声检查，有二维、三维灰阶和多普勒超声检查以及灰阶超声造影检查等。三维超声克服了二维超声空间显像的不足，可多模式重建成像，多视角完整、立体显示感兴趣区的形态、内部结构和空间位置关系，更便于了解病变与周围组织的相互关系，在妇科领域的应用越来越受到研究者和临床医师的广泛关注。在子宫畸形、宫腔病变、卵巢功能评估等方面较二维超声更具优势，在子宫内膜容受性、盆底功能、输卵管通畅度评估等方面也有了新的、跨越式的发展。

一、妇科疾病诊断中三维超声应用

1. 子宫肌瘤三维超声 三维超声对比成像可了解肌瘤的形态、空间关系和肌瘤内部回声。当内膜显示较为清晰时，三维超声显示肌瘤位置更为明确，便于判断肌瘤与子宫内膜的关系，为子宫肌瘤剔除术时避免损伤内膜提供了有价值的信息。彩色超声三维成像可以获得子宫肌瘤的血管分布，立体显示位于子宫肌瘤假包膜内的血管网绕在肌瘤表面，有利于与子宫肌腺症鉴别。子宫黏膜下肌瘤时，由于肌瘤回声较分泌期内膜低，三维超声可显示内膜形态不规则并见突入宫腔内的肌瘤，呈现类似于造影的充盈缺失结构（图 21-3-1）。

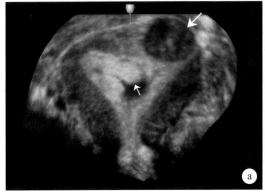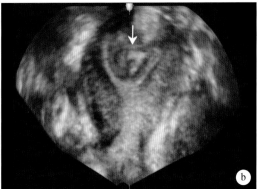

图 21-3-1 子宫肌瘤和宫腔关系的三维超声表现

a. 三维超声显示肌壁间子宫肌瘤紧邻内膜（大箭头示），宫腔内息肉（小箭头示）；

b. 三维超声显示黏膜下肌瘤突入宫腔（箭头示）

2. 宫腔内病变三维超声 正常子宫内膜三维超声显示形态近似倒置的三角形，内膜边缘光整，宫颈内口和两侧宫角处的内膜清晰可见。宫腔内存在病变时，三维成像可显示内膜边缘或形态异常。子宫内膜息肉时三维超声较为直观地显示宫腔内局部稍高回声团块从子宫内膜表面隆起，基底部较窄，三维成像有利于与整体增厚的子宫内膜增生过长鉴别。子宫内膜癌局部内膜病变时，病灶区域三维成像内膜形态不规则，病变处局部内膜与子宫肌层分界模糊不清，并可浸润毗邻肌层。宫腔粘连时，经阴道二维超声显示局部子宫内膜薄、回声不均、边缘毛糙或回声中断；三维超声成像则显示在高回声内膜中，粘连处呈局限性不规则低回声区，根据宫腔内低回声区域出现的位置、范围，参照宫腔粘连宫腔镜诊断标准可对其分型，评估宫腔粘连严重程度。经阴道三维超声对节育环位置判定优于经阴道二维超声，可清晰显示宫腔内节育器的形态、位置，准确判断节育器宫腔内位置是否下移、嵌顿、横置或倒置、异位等异常情况，有利于手术取器的安全（图21-3-2）。

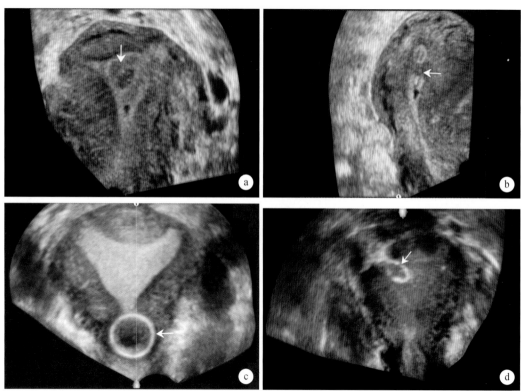

图 21-3-2　子宫腔内病变和节育器三维超声表现

a、b. 三维超声显示宫腔粘连致宫腔内局限性低回声区的部位与范围（箭头示）；

c、d. 三维超声显示宫腔内节育器位置下移和嵌顿（箭头示）

3. 异位妊娠三维超声　早孕期经阴道三维超声宫腔成像可清晰显示妊娠囊着床的位置，特别是在区别宫角妊娠和间质部异位妊娠或剖宫产瘢痕妊娠上有重要意义。宫角妊娠时，三维超声显示妊娠囊与内膜相连；而间质部妊娠时，妊娠囊与内膜不相连。瘢痕妊娠时，三维超声可显示瘢痕憩室的大小、范围及与妊娠囊的关系，为评估瘢痕妊娠转归，指导临床治疗提供了有价值的信息（图21-3-3）。

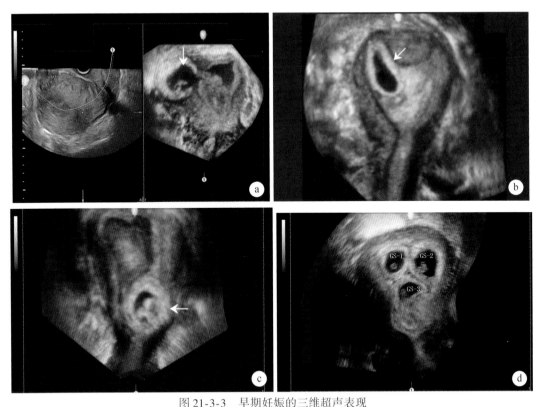

图 21-3-3　早期妊娠的三维超声表现

a. 三维超声显示间质部妊娠（箭头示）；b. 三维超声显示宫角部妊娠（箭头示）；c. 三维超声显示
剖宫产术后瘢痕处妊娠囊（箭头示）；d. 三维超声显示胚胎植入数目与位置

4. 宫颈三维超声　经阴道三维超声可清晰显示宫颈长度，测量宫颈体积，观察妊娠期宫颈漏斗形成的漏斗形态、大小和深度。对有宫颈手术史、早产史和子宫畸形等早产高危因素的孕妇，应用三维超声测量宫颈，对评价宫颈功能具有临床意义。

5. 卵巢肿瘤三维超声　在卵巢肿瘤方面，囊性肿块的三维超声主要观察囊腔内壁是否光滑、分隔的厚度是否均匀、分隔是否完全及分隔上有无连接孔。有乳头突起时，可以立体显示乳头的形态、表面光滑度，尤其对发现小乳头结构优于二维超声（图 21-3-4）。三维能量多普勒超声可对卵巢肿瘤内部血流进行定量分析，有利于良恶性病变的鉴别。

6. 盆底功能障碍性疾病三维超声　女性盆底是复杂的三维立体结构，在垂直方向上分为前、中、后盆腔，在水平方向上分为 3 个水平。经会阴二维超声矢状面可清晰显示盆底结构，对肛提肌及肛提肌裂孔的变化观察有限，而三维超声成像技术可以观察到"菱形"的肛提肌裂孔及穿过肛提肌裂孔的尿道、阴道、直肠、肛门括约肌和肛提肌，使盆底结构显示更加直观全面。如肛提肌损伤时，三维重建显示肛提肌不对称、变薄及断裂等；测量肛提肌

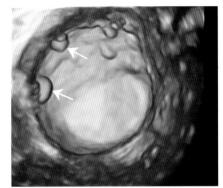

图 21-3-4　右卵巢单房性囊肿

三维超声显示囊壁多发乳头（箭头示）

裂孔面积、长、宽改变，能早期反映和发现盆腔脏器脱垂，在盆底功能障碍性疾病诊断中发挥了主要作用（图21-3-5）。

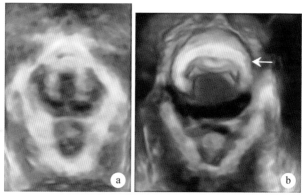

图21-3-5　盆底结构三维超声图

a. 静息状态下三维超声显示肛提肌裂孔面积；b. Valsalva 动作时三维超声显示肛提肌裂孔面积增大，膀胱和阴道前壁膨出（箭头示）

二、不孕症诊治中三维超声应用

（一）先天性子宫畸形三维超声

子宫轮廓和宫腔形态是诊断子宫畸形的关键影像学改变，经阴道三维超声可重建宫体、宫颈的冠状切面，清晰显示宫颈到宫底部和宫角的内膜形态，全面了解子宫形态与宫腔内结构关系。子宫内膜冠状面三维成像有利于各种类型子宫畸形诊断如中隔子宫宫底无凹陷或轻微凹陷<10mm 或不低于双侧宫角连线，宫腔内见低回声肌性分隔与宫底部肌层相延续，中隔长度>10mm，其两侧有各自的子宫内膜，内膜形态呈梭形，与双角子宫相似，两宫角间距一般<40mm。单角子宫宫腔内膜呈"管状"或"香蕉形"，略偏向一侧。双角子宫表现为"Y"形，宫底部浆膜面见明显凹陷，切迹>10mm，子宫内膜在近宫底部两宫角呈分叶状，两宫角间距较宽，一般>40mm（图21-3-6）。

（二）子宫内膜容受性三维超声

三维超声 VOCAL 技术可测量子宫内膜容积，有学者认为，子宫内膜容积可客观评价子宫内膜容受性，亦有研究提出三维能量多普勒超声可对内膜血流特点进行定量评价如VI、FI、VFI 等，对子宫内膜容受性评估有意义。三维超声以直观、可重复性强的优势为评估子宫内膜容受性提供了一种新手段。

（三）卵巢功能评估三维超声

在妇科内分泌和生殖医学中三维超声主要用于卵泡发育监测和窦卵泡计数。卵泡容积测量时，由于大量卵泡相互挤压，造成卵泡形态不规则，二维超声测量误差增加，而三维超声 Sono AVC、VOCAL 技术可准确测量卵泡容积和进行卵泡计数。Raine-Fenning 等于取

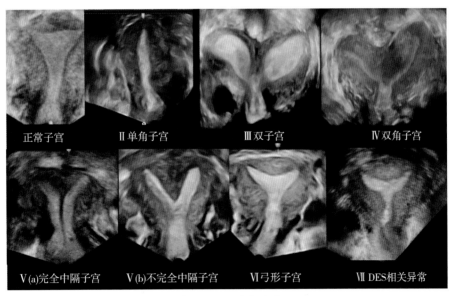

| 正常子宫 | Ⅱ单角子宫 | Ⅲ双子宫 | Ⅳ双角子宫 |
| V(a)完全中隔子宫 | V(b)不完全中隔子宫 | Ⅵ弓形子宫 | Ⅶ DES相关异常 |

图 21-3-6 子宫畸形

卵日采用 SonoAVC、VOCAL 和二维超声测量卵泡容积与卵泡抽吸液比较，研究显示 SonoAVC 测量卵泡液最准确，其次为 VOCAL 技术，二维超声准确性最差。多囊卵巢综合征中经阴道三维超声技术能够准确检测卵泡数目、卵巢体积等超声指标。Tulandi 等应用三维超声技术检测多囊卵巢综合征患者，在手术治疗前后卵巢体积的变化，发现在手术治疗后的一段时间内，卵巢的体积发生短暂性的增大，随着体内内分泌的变化恢复，卵巢的体积明显缩小。

（四）胚胎移植三维超声

胚胎移植是人类辅助生殖技术中关键步骤之一，超声监测下胚胎移植有助于提高受孕率。二维超声不能整体显示宫腔形态，引导放置移植管位置不够精确，导致胚胎移植不够准确或位置过前、侧偏等，三维超声成像则能准确地定位移植管和胚胎植入的位置。有研究应用实时三维超声引导最大种植潜能位点（两侧子宫输卵管连接处的两条遐想线与宫腔中线的交叉点）胚胎移植，结果显示整体受孕率上升 10.04%，实时三维超声监测有助于提高胚胎着床率和 ART 的安全性，进一步提高移植成功率。

（五）输卵管通畅度评估三维超声

输卵管源性不孕发病率逐年增加，多种因素引起输卵管功能障碍或阻塞约占 35%。输卵管通畅度检验是不孕症检查的重要环节，常用于评估输卵管通畅度的方法有子宫输卵管通液、X 线子宫输卵管碘油造影、子宫输卵管超声造影和腹腔镜直视下输卵管通染液。子宫输卵管超声造影具有无创、安全、费用低、重复性好等优点，也广泛应用于筛查输卵管通畅度。特别是近年来随着特异性超声造影技术和微泡造影剂发展，经阴道三维子宫输卵管超声造影越来越多地应用于临床。

有研究显示经阴道二维子宫输卵管造影可清晰地显示宫腔和输卵管走行，但二维超声存在不易在同一扫查平面显示输卵管全段的缺陷，追踪扫查需要一定的操作技巧和经验。特别是当输卵管明显扭曲、盘曲和成角反折时，这对观察输卵管走行方向和扭曲形态，判断梗阻部位，评估其通畅度带来一定难度。经阴道三维子宫输卵管造影可获得清晰的输卵管全程立体走行图像，图像直观、逼真，并可多角度任意旋转、观察，提高输卵管显示率，尤其是明显扭曲、盘曲或成角反折的输卵管；降低了操作者的依赖性，减少了检测时间。特别是经阴道实时三维造影可动态显示造影剂进入宫腔、在双侧输卵管内流动并从伞端溢出，继而包绕卵巢和弥散至盆腔的顺序，并可逐帧回放，逐步显示子宫输卵管和盆腔弥散的影像。有研究显示经阴道实时三维子宫输卵管超声造影提高了输卵管的显示率和评估输卵管通畅度的准确性，与金标准的腹腔镜检测具有良好的一致性。总之，经阴道容积超声造影评估输卵管通畅性可多视野地观察输卵管在盆腔内的空间走行和形态，动态显示造影剂在子宫输卵管流动以及卵巢、盆腔内弥散过程，更有利于输卵管通畅性评估以及对输卵管拾卵功能的研究，是筛查不孕症患者输卵管通畅性的有效手段（图21-3-7 ~ 图21-3-10）。

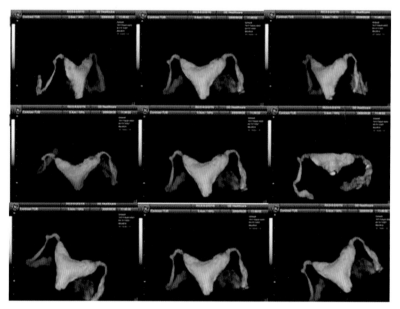

图 21-3-7 经阴道三维子宫输卵管超声造影多角度旋转观察

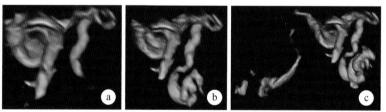

图 21-3-8 经阴道子宫输卵管超声造影逐帧回放

a. 显示左侧输卵管近端反折；b. 显示左侧输卵管远端盘曲；c. 显示双侧输卵管显影

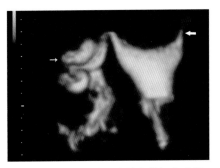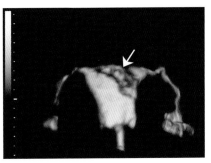

图 21-3-9　经阴道子宫输卵管超声造影
显示右侧输卵管扭曲、膨胀(小箭头)，
左侧输卵管不通，未显影(大箭头)

图 21-3-10　经阴道子宫输卵管超声
造影显示近左侧宫角处宫腔不光整、
凹凸不平，造影剂充盈缺损（箭头）

三、妇科三维超声检查的局限性

妇科三维超声检查中三维成像的效果不仅依赖于二维图像质量，还依赖于三维成像感兴趣区与其周围组织结构的回声差异度。

（1）三维超声图像受月经周期的影响，如分泌期子宫内膜较厚回声相对强时，内膜与周围肌层回声差异度大，内膜成像清晰，但对回声略高的子宫内膜息肉清晰显示有影响。

（2）病变与周围组织对比差异度小时，影响三维成像效果如子宫内膜癌浸润毗邻肌层，当癌组织与正常子宫肌层回声相近似时，三维超声成像二者的边界难以区分；有如剖宫产术后瘢痕憩室形成，憩室内充满陈旧性经血，三维超声成像则不能清晰显示憩室的范围和深度。

（3）目前用于腹部、妇产科实时三维超声的探头多为机械式，帧频仍较低，在实时三维超声成像时感兴趣区的器官移动速度不能过快，否则可使实时三维成像紊乱或形成伪像，造成图像观察分析困难。

（4）用于卵巢容积测量的 SonoAVC 技术，较大程度上依赖于二维图像质量，即卵巢周围肠道气体常影响三维超声成像效果，且图像后处理亦需花费一定的时间。

第四节　三维超声的临床应用前景

三维超声成像技术飞速发展，使其在临床诊断领域得到了广泛应用。三维超声成像主要有数据采集和重建后处理两部分，而数据采集是三维成像的基础与关键。三维数据采集部分已经由自由臂、辅助装置发展到目前临床常用的三维机械容积探头、电子面阵探头进行的三维数据采集，三维超声成像也有了静态三维到动态三维、实时三维的发展。实时三维超声技术领域的新突破是矩阵型多方位声束快速扫描探头的三维数据采集，增加三维图像采集的帧频，成像速度快而失真小，减少或消除了呼吸和位移的干扰，是真正的实时三维图像显示，其在心脏、妇产等超声检查中显示了重要的临床应用价值。高速数据采集是实时三维成像处理中的关键技术，容积探头是解决高速数据采集的重要途径，而电子面阵探头是目前最先进的采集技术，但该探头价格高昂难以普及且尚无国产化。另外，实时三维成像处理中超大数据量的高速运算能力也是必不可少的关键技术，二者紧密而完美地结合才能使三维超声采集精度更高、速度更快。

三维采集是将带有时间、空间位置信息的一系列二维图像按空间、时间顺序重组形成三维影像。妇产超声检查中三维数据采集应用较多的是机械容积探头，其三维图像采集时的帧频低于矩阵阵列容积探头，因而图像采集的实时性亦受一定的影响，呼吸、胎动、心律不齐或所采集的组织器官移动较快等因素，常导致伪像，影响三维图像质量。因此，三维成像要达到真正的实时三维图像显示，需改进探头技术。

三维超声技术的不断发展，其与彩色多普勒、超声造影和弹性成像等技术结合的融合三维超声成像，在临床逐渐得到了广泛的研究和应用。相信随着超声技术的研发，不久的将来三维超声在妇产科领域的应用，必将成为新的不可缺少的超声诊断技术之一，在妇产科疾病的诊治决策及预后评估中发挥重要的作用。

（王莎莎　程　琦）

参 考 文 献

李秋明，韩瑾，虞斝，等.2008. 高危妊娠 11～14 周胎儿的超声筛查. 中国优生与遗传杂志，16（1）：70～71.

王莎莎，程琦，朱贤胜，等.2013. 经阴道实时三维子宫输卵管超声造影的临床应用. 中华超声影像学杂志，22（5）：414～417.

王新房.2003. 实时三维超声心动图——超声技术领域内的新突破. 中华超声影像学杂志，12（2）：71～75.

郑瑜，周晓东，王西林，等.2009. 实时动态三维超声诊断胎儿肢体畸形的临床研究. 中国超声医学杂志，25（1）：67～70.

Correa FF, Lara C, Bellver J, et al. 2006. Examination of the fetal brain bytransabdominal three-dimensional ultrasound: potential for routineneurosonographic studies. Ultrasound Obstet Gynecol, 27（5）：503～508.

Dietz HP. 2007. Quantification of major morphological abnormalities of the levatorani. Ultrasound Obstet Gynecol, 29（3）：329～334.

Mangione R, Fries N, Godard P, et al. 2008. Outcome of fetuses withmalformations discovered before 14 weeks. Where the discovery isrevealed by echography during the first trimester, is it responsible forthe voluntary termination of the pregnancy? Comparison before and after July 2001. J Gynecol Obstet Biol Reprod（Paris），37（2）：154～162.

Matijevic R, Kurjak A. 2002. The assessment of placental bloodessels by threed imensional power Doppler ultrasound. J Perinat Med, 30（1）：26～32.

Mercel T, Barco M J, Bau S, et al. 2005. Assessment of placental vascularization by three-dimensional power Doppler "vascular biopsy" in normal pregnancies. Croat Med J, 46（5）：765～771.

Raine-Fenning N, Jayaprakasan K, Chamberlain S, et al. 2009. Automatedmeasurements of follicle diameter: a chance to standardize? Fertil Steril, 91（4 Suppl）：1469～1472.

Raine-Fenning N, Jayaprakasan K, Clewes J, et al. 2008. SonoAVC: a novel method of automatic volume calculation. UltrasoundObstet Gynecol, 31（6）：691～696.

Thame M, Osmond C, Bennett F, et al. 2004. Fetal growth is direcly related to maternal anthropometry and placental volume Eur. J Clin Nutr, 58（6）：894～900.

Wieczorek A, Hernandez-R ob les J, Ewing L, et al. 2008. Prediction of outcome of fetal congenital heart disease using a card iovascular profile score. Ultrasound Obstet Gyneco, 31（3）：284～288.